Clinical Application of Endobronchial Ultrasound：
Cases in Practice

支气管内超声临床应用
病例解析

主　　审　王国本
主　　编　张　骅　于鹏飞　王　可
副 主 编　张自艳　柳　威　方年新
　　　　　卢　晔　刘庆华　王　冲
编写秘书　张子涵

北京大学医学出版社

ZHIQIGUAN NEI CHAOSHENG LINCHUANG YINGYONG BINGLI JIEXI

图书在版编目（CIP）数据

支气管内超声临床应用病例解析/张骅，于鹏飞，
王可主编.—北京：北京大学医学出版社，2021.4
ISBN 978-7-5659-2384-5

Ⅰ.①支…　Ⅱ.①张…②于…③王…　Ⅲ.①支气管
疾病－超声波诊断－病案－分析　Ⅳ.① R562.04

中国版本图书馆 CIP 数据核字（2021）第 055189 号

支气管内超声临床应用病例解析

主　　编：张　骅　于鹏飞　王　可
出版发行：北京大学医学出版社
地　　址：（100191）北京市海淀区学院路 38 号　北京大学医学部院内
电　　话：发行部 010-82802230；图书邮购 010-82802495
网　　址：http://www.pumpress.com.cn
E - m a i l：booksale@bjmu.edu.cn
印　　刷：北京信彩瑞禾印刷厂
经　　销：新华书店
策划编辑：高　瑾
责任编辑：畅晓燕　梁　洁　　责任校对：靳新强　　责任印制：李　啸
开　　本：889mm×1194mm　1/16　印张：28.75　字数：780 千字
版　　次：2021 年 4 月第 1 版　2021 年 4 月第 1 次印刷
书　　号：ISBN 978-7-5659-2384-5
定　　价：265.00 元

二维码资源扫描说明

在观看二维码视频资源之前，请您刮开下面二维码，使用微信扫码激活。

本册图书激活二维码

温馨提示：每个激活二维码只能绑定一个微信号。

主编简介

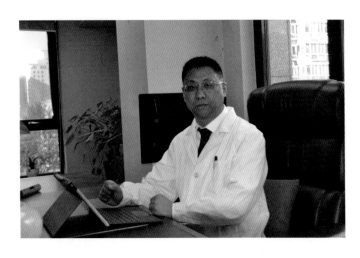

张骅，医学博士，主任医师，教授，硕士生导师。北京市和平里医院呼吸与危重症医学科主任。

学术兼职：中国医师协会介入医师分会超声介入专业委员会胸部介入学组副主任委员，世界内镜医师协会呼吸内镜协会理事，中国医药教育协会介入微创专业委员会呼吸介入学组常委，中国中医药信息研究会青年医师分会常务理事，北京中医药学会肺系病专业委员会常委，中国残疾人康复学会ICU学组委员，中国非公立医疗机构协会体外生命支持专业委员会委员，中国研究型医院学会过敏医学专业委员会科学普及学组委员，北京中西医结合学会第一届重症医学专业委员会委员，《临床肺科杂志》编委。

研究方向：介入呼吸病学、呼吸危重病学。

主持、参与科研项目8项。发表中英文论文100余篇。主编《肺部疾病超声诊断临床解析》《新冠肺炎典型病例临床解析》。

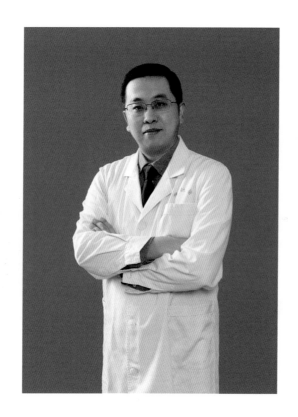

于鹏飞，硕士，副主任医师，硕士研究生导师，烟台毓璜顶医院呼吸与危重症医学科。

学术兼职：中国医药教育协会介入微创专业委员会呼吸介入学组委员，华东地区介入呼吸病协作组青年委员，山东省医师协会呼吸介入医师分会青年委员。学术方向：超声支气管镜及导航气管镜诊疗技术、中央气道肿瘤内镜诊疗技术、肺部感染性疾病的诊断、胸膜疾病的胸腔镜下诊疗。

参与省市级课题3项，参编专著3部，SCI收录论文4篇。

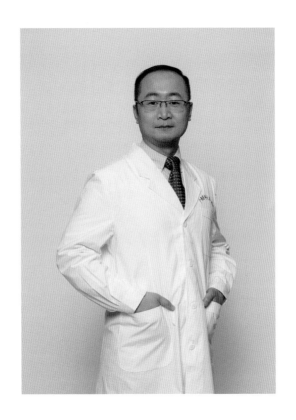

王可，博士，主任医师，硕士生导师，广西医科大学第一附属医院呼吸与危重症医学科。中国医药教育协会介入微创专业委员会呼吸介入学组常委，广西医学会呼吸病学会委员。研究方向：肺部感染、胸膜疾病和呼吸介入。

曾经留学新加坡和意大利，跟随意大利Giuseppe Marciano 教授，学习 ROSE 技术。主持国家自然科学基金 2 项，从 2008 年至今发表 SCI 文章约 30 篇，其中第一作者和通讯作者15 篇。

编者名单

（按姓名汉语拼音排序）

陈　辉　　襄阳市中心医院（湖北文理学院附属医院）
陈文艳　　襄阳市中心医院（湖北文理学院附属医院）
陈旭君　　福建中医药大学附属厦门第三医院
方年新　　东莞市人民医院（东莞市呼吸和重症医学研究所）
冯　宇　　上海同济大学附属东方医院
郭丽红　　襄阳市中心医院（湖北文理学院附属医院）
韩　勃　　西安国际医学中心医院
何　芳　　襄阳市中心医院（湖北文理学院附属医院）
胡慧佳　　浙江大学医学院附属杭州市第一人民医院
胡煜东　　东莞市人民医院（东莞市呼吸和重症医学研究所）
黄文侨　　福建中医药大学附属厦门第三医院
黄溢华　　福建中医药大学附属厦门第三医院
孔晋亮　　广西医科大学附属第一医院
李　芸　　湖南省人民医院（湖南师范大学附属第一医院）
林志平　　福建中医药大学附属厦门第三医院
刘庆华　　上海同济大学附属东方医院
刘镇威　　东莞市人民医院（东莞市呼吸和重症医学研究所）
刘志光　　湖南省人民医院（湖南师范大学附属第一医院）
柳　威　　湖南省人民医院（湖南师范大学附属第一医院）
卢　晔　　福建中医药大学附属厦门第三医院
秦　浩　　海军军医大学附属长海医院
秦　林　　首都医科大学附属北京胸科医院
秦　崴　　襄阳市中心医院（湖北文理学院附属医院）
沈　凌　　浙江大学医学院附属杭州市第一人民医院
盛　艳　　湖北医药学院附属襄阳市第一人民医院
唐　飞　　安徽省胸科医院
王　冲　　首都医科大学附属北京胸科医院
王　可　　广西医科大学第一附属医院
王利民　　浙江大学医学院附属杭州市第一人民医院
王生成　　海南省儋州市人民医院

王咏雪　　岳阳市第一人民医院

吴奕群　　福建中医药大学附属厦门第三医院

伍楚蓉　　南方医科大学附属南海医院（佛山市南海区人民医院）

肖　奎　　中南大学湘雅二医院

于鹏飞　　烟台毓璜顶医院

张　骅　　北京市和平里医院

张　维　　浙江大学医学院附属杭州市第一人民医院

张自艳　　襄阳市中心医院（湖北文理学院附属医院）

钟　犁　　福建中医药大学附属厦门第三医院

朱芷若　　中南大学湘雅二医院

序言一

1989年有学者将胃肠道的微小放射状扫描探头及心血管超声探头共同应用于气道检查，甚至可探及肿瘤是否侵犯肺动脉。这两项技术的首次联合应用开启了支气管内超声（endobronchial ultrasound，EBUS）发展的新纪元。与消化超声内镜发展的历程相同，支气管内超声由于设备昂贵，一段时间仅在国内大型医院购置了相关设备，大大限制了此项技术的发展。众所周知，几乎所有的支气管内超声技术都来源于消化超声内镜学，而有关超声内镜检查及其介入治疗技术的书籍有曲高和寡之感。近些年来，经过众多同道的不懈努力，支气管内超声技术，特别是介入诊疗技术在国内得到了极大推广。其临床应用范围也越来越广，为多种气道以及气道周边脏器疾病，甚至是消化道疾病的诊治提供了新的诊疗方法，成为内镜领域重要的前沿技术。

当今世界医学技术的发展突飞猛进，知识更新日新月异。诊断治疗技术是临床工作中极为重要的学科，它是医疗技术水平发展的具体体现。一项诊断技术及治疗方法的产生和发展往往对疾病的处理和预后产生重大影响。多年来，超声内镜已从单纯诊断方法逐步发展成为内镜介入治疗手段。然而，EBUS技术仍需要我们不断探索。在科学探索的道路上总是充满艰难险阻，只有不断跨越种种坎坷，坚持追逐梦想，才能最终把付出变成回报。

本书编者是一批来自超声内镜领域的中青年学者，这些年轻一代医务工作者跻身于世界医学之林，临床与科研并举，努力钻研业务和技术，在支气管内超声领域积累了丰富的经验和心得体会，他们积极进取，参考国内外的医学文献，收集了百例支气管内超声临床应用案例，并整理成书。本书图文并茂，除包含内镜、超声图像及视频外，还包含了国内外相关领域的最新研究进展和观点，以期增强读者对各种图像的认识、理解及临床思维能力。简而言之，本书文字简练，撰写规范而全面，有较强的理论性、实用性和可读性，有一定的深度和广度。无论对于一个超声支气管镜的初学者，还是具有一定操作经验的呼吸内镜医师，本书都是不可多得的工具书。

荀子云："学不可以已。青，取之于蓝，而青于蓝"，祝愿，支气管腔内超声领域再创辉煌，是为之序。

王国本

约翰·霍普金斯大学医院介入肺科教授

李　强

上海同济大学附属东方医院呼吸医学中心教授

序言二

受本书副主编卢晔教授邀请，为本书写序，但迟迟没有下笔。这既受限于本人的专业水平，又因为要对书的内容作如实介绍和评价。今天得空再次学习和回顾支气管内超声的发展历史，悉知本书有关内容，谈一下自己的感受。

与卢晔教授认识十多年，他的认真、执着令人印象深刻，带领科室和团队不断进步，尤其持续关注呼吸介入技术国内前沿，并开展新的探索，令人敬佩。他善于从实际案例中分析问题、总结经验和教训，敢于发表自己的见解，提出新的思路。本书是卢晔教授与张骅、于鹏飞、王可教授等一起组织国内一线中青年学者编著的支气管内超声临床案例，提供了解决临床问题的新视角、新技巧。这些来自临床实践的案例分析和分享一定会给读者带来许多启发和领悟，并具有一定的借鉴价值。

超声在呼吸系统的应用一直以来受到肺解剖特性的影响和制造技术的制约。但随着工程技术和电子技术的发展，超声在呼吸系统的应用已经非常广泛，无论是经胸壁的应用还是经腔道的应用，都发挥了重要的作用，无论是呼吸系统疾病检查诊断还是辅助治疗都离不开超声应用。支气管内超声不仅用于大气道及周边病变的诊断和辅助穿刺、外周病变的定位和引导，也应用于大气道及周边病变的辅助治疗，国内外也有许多应用于慢性支气管疾病评估和诊断的探索。相信超声技术在呼吸系统疾病诊疗中的应用将不断拓宽，技术将不断成熟，新技术和新方法将不断涌现。

支气管内超声的应用和发展也体现了临床问题引导的创新和转化的意义。自王国本教授把经支气管针吸活检（transbronchial needle aspiration，TBNA）应用到临床后，明显推动了肺癌等相关疾病诊治水平的提高。实际应用中也产生了对穿破周围血管的恐惧，从而催生了超声内镜引导下经支气管针吸活检（endobronchial ultrasound-guided transbronchial needle aspiration，EBUS-TBNA）。由于肿瘤对局部淋巴结侵犯的不均衡，穿刺时不能保障取得肿瘤组织，因此也催生了超声弹性成像检查。外周超声的应用也同样如此，基于临床需求不断地促进新技术和新设备的创新与转化，从而提高临床诊疗水平。

医者仁心、医者初心，呼吸介入同道们秉持初心和仁心，解患者疾苦。愿作者、读者、患者有所释、有所悟、有所获。

陈成水

温州医科大学

2020 年 8 月 15 日

前　言

目前支气管内超声检查的种类根据超声探头分为两种类型。第一种是于1992年报道的360°环扫径向探头支气管内超声（radial probe endobronchial ultrasound，RP-EBUS），也称径向式扫描超声、辐射状扫描超声，通过在气管镜内置入细径超声探头获得气管、支气管外的周围组织结构的超声断层扫描图像。第二种是一体化的搭载电子凸阵扫描超声探头的超声支气管镜。从2002年开始，奥林巴斯公司和日本千叶大学胸外科安福和弘（Yasufuku Kazuhiro）医生共同研发超声支气管镜，使之从最初的超声纤维支气管镜发展到新一代超声光纤电子支气管镜，即目前的凸式探头支气管内超声（convex-probe endobronchial ultrasound，CP-EBUS），也称扇形超声，CP-EBUS主要用于纵隔病变和中央气道周围肿物或淋巴结活检，最常用于恶性肿瘤的诊断和肺癌分期。随着科技的进步，实时超声内镜引导下经支气管针吸活检（real time EBUS-TBNA）在肺癌分期和良恶性胸内病变诊断领域迅速发展。2008年，凸面探头超声支气管镜首次在中国引进，由广州呼吸病研究所投入使用。

相对于常规支气管镜，超声支气管镜技术稍显复杂，按照《呼吸内镜诊疗技术临床应用管理规范（2019年版）》，超声支气管镜技术属于三级手术管理范围。但相比消化超声内镜的使用，超声支气管镜就比较落后了。消化超声内镜早在20世纪80年代即开始应用，我国著名的消化超声内镜领军人物中国医科大学附属盛京医院孙思予教授、上海长海医院金震东教授、上海交通大学医学院诸琦教授等团队的技术达到世界先进水平。当然，呼吸道跟消化道是有区别的。在德国呼吸内镜医师的培训有一项要求，必须进行适当的消化内镜培训，这是值得我们借鉴的。因为几乎所有的超声支气管镜技术都来源于消化超声内镜学。

由于超声支气管镜设备价格昂贵，以及其他诸多原因，该技术目前主要集中在北京、上海、广州、深圳及经济发达地区的大型医院开展，对该技术的普及和提高任重而道远。我们把在工作中的体会整理成病例分析，希望在有限的条件下做一些力所能及的事情，能在超声支气管镜的推广和使用中起到抛砖引玉的作用。我们根据超声支气管镜诊疗技术规范，通过典型病例加以解析，辅以图片和视频展示，提出诊治思路、治疗经验、失败的教训、操作技巧、注意事项，以便内镜医师在临床工作中少走弯路，熟练地掌握此项技术。限于我们的学识和临床经验有限，而内镜医学发展迅猛，学术观点日新月异，因此，本书难免有许多疏漏和错误之处，期待前辈老师、各位同道批评指正。

可弯曲支气管镜的发明者日本池田教授曾说：吾必以吾最佳之精神力量和永不放弃之生活信念，竭尽吾之所能地工作，来服务于大众。

我们希望本书的出版能有助于读者了解此项技术以及池田教授在追求支气管镜这门艺术与科学的过程中永不放弃的精神。

特别感谢国际著名介入呼吸病学大师、美国约翰·霍普金斯大学医院介入肺科王国本（Ko-Pen Wang）教授。作为世界介入肺病学的先驱，他是经支气管针吸活检术（TBNA）的发明者、革新者和推动者，该技术彻底改变了肺癌患者的诊断和分期，他由此被誉为"世界TBNA之父"，他积极推动中国呼吸内镜技术的发展，为中国的介入呼吸病学做出了重要贡献。王国本教授作为本书的主审，认真审阅每一篇文章，精益求精，是我们学习的榜样！特此致敬！

感谢中国介入呼吸病学领域的主要奠基人和开拓者之一，上海同济大学附属东方医院呼吸医学中心李强教授对本书的指导与建议，并与王国本教授共同作序，特此致谢！

感谢中国介入呼吸病学领域的领军人物之一温州医科大学附属第一医院陈成水教授为本书作序，特此致谢！

感谢北京大学医学出版社编辑为此书倾注的心血！

本书是全体著者智慧的结晶，感谢编写团队务实、创新的工作。

感谢所有关心、给予我们无私帮助的朋友们！

张　骅

2020 年 8 月 4 日

缩略语表

ALB	白蛋白	FDG	氟代脱氧葡萄糖
ALP	碱性磷酸酶	FDP	纤维蛋白（原）降解产物
ALT	谷丙转氨酶	FEV$_1$	第 1 秒用力呼气量
AFP	甲胎蛋白	FPSA	游离前列腺特异性抗原
ANA	抗核抗体	FVC	用力肺活量
ANCA	抗中性粒细胞胞质抗体	GGN	磨玻璃结节
APTT	活化部分凝血活酶时间	HbA1c	糖化血红蛋白
AST	谷草转氨酶	HBcAb	乙型肝炎核心抗体
BALF	支气管肺泡灌洗液	HBeAb	乙型肝炎 e 抗体
BE	碱剩余	HBeAg	乙型肝炎 e 抗原
BNP	脑钠肽	HBsAb	乙型肝炎表面抗体
BP	血压	HBsAg	乙型肝炎表面抗原
BUN	血尿素氮	HCRP	高敏 C 反应蛋白
CA	糖类抗原	HGB	血红蛋白
CEA	癌胚抗原	HRCT	高分辨率 CT
CK	细胞角蛋白	INR	国际标准化比值
CK	肌酸激酶	LCNEC	大细胞神经内分泌癌
CK-MB	肌酸激酶同工酶	LDH	乳酸脱氢酶
CP-EBUS	凸式探头支气管内超声	LY%	淋巴细胞百分比
CREA	肌酐	mNGS	宏基因组第二代测序
CRP	C 反应蛋白	NGS	第二代测序
c-TBNA	常规经支气管针吸活检	NEU	中性粒细胞
CT-PNB	CT 引导下经皮肺活检	NSCLC	非小细胞肺癌
CYFRA	细胞角蛋白片段	NSE	神经元特异性烯醇化酶
DD	D- 二聚体	NT-proBNP	N 端脑钠肽前体
EBB	支气管黏膜活检	P	脉搏
EBUS	支气管内超声	PAS	过碘酸希夫（染色）
EBUS-GS-TBLB	支气管内超声小探头引导下经支气管肺活检	PCO$_2$	二氧化碳分压
		PCR	聚合酶链反应
EBUS-RTE	支气管内超声实时弹性成像	PCT	降钙素原
EBUS-TBLB	超声内镜引导经支气管肺活检	PET-CT	正电子发射–计算机断层显像
EBUS-TBNA	超声内镜引导下经支气管针吸活检	PLT	血小板
		PO$_2$	氧分压
EBUS-TENA	超声内镜引导下经食管针吸活检	PSA	前列腺特异性抗原
ESR	红细胞沉降率	PT	凝血酶原时间
EUS-FNA	超声内镜引导下细针穿刺活检	R	呼吸频率

RBC	红细胞	TBLB	经支气管肺活检
ROSE	快速现场评价	TBNA	经支气管针吸活检
RP-EBUS	径向探头支气管内超声	TP	总蛋白
SCCA	鳞状细胞癌抗原	TSH	促甲状腺激素
SCLC	小细胞肺癌	TT	凝血酶时间
SO_2	氧饱和度	TTF-1	甲状腺转录因子 -1
SpO_2	脉搏氧饱和度	WBC	白细胞
T	体温	UA	尿酸
TBCB	经支气管冷冻肺活检	UREA	尿素

目 录

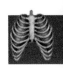

第一部分 肺部肿瘤

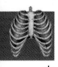

支气管内超声临床应用病例解析

第二部分　肺部感染

第三部分　纵隔疾病

第四部分　间质性肺疾病及其他疾病

第一部分

肺部肿瘤

病例 1　右肺上叶鳞状细胞癌

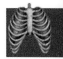

【入院病史采集】

患者男，76岁，退休干部。

主诉：咳嗽、咳痰半年余。

现病史：患者于入院前半年无明显诱因出现咳嗽、咳痰，白色痰，量少，无发热、胸痛、痰中带血、呼吸困难等其他症状。就诊于当地医院，胸部CT提示右肺上叶结节，考虑恶性可能。

既往史：无特殊。

个人史：有吸烟史，60包/年，戒烟10年。

婚姻史：无特殊。

家族史：无特殊。

【体格检查】

T 36.7℃，P 80次/分，R 20次/分，BP 112/76 mmHg，皮肤黏膜正常，浅表淋巴结未及肿大。双肺呼吸音粗，无啰音。心率80次/分，律齐，无杂音。腹软，无压痛、反跳痛，肝脾肋下未及。双下肢无水肿，病理征（一）。

【辅助检查】

胸部增强CT（2016-10-14）：①右肺上叶后段贴近纵隔旁结节，大小2.2 cm，恶性病变待除外，请结合临床；②双肺肺气肿、肺大疱；③双肺轻度间质性改变可能；④纵隔及肺门多发小淋巴结（图1-1）。

【初步诊断】

右肺上叶结节：肺癌可能大。

【确定诊断】

右肺上叶鳞状细胞癌。

【鉴别诊断】

1.肺结核球　由纤维组织包绕干酪样结核病变或阻塞性空洞被干酪样物质充填而形成的球形病灶。一般为单个，直径不小于2 cm，可为圆形、椭圆形或分叶状，多位于肺上叶，是继发性肺结核的一种类型。影像学表现多为球形肿块影，轮廓清楚，密度不均，可含有钙化灶或透光区，周围可有散在的纤维增殖性病灶。

2.肺部良性肿瘤　较少见，以错构瘤最常见。多数病例无症状，部分病例可有咳嗽、声嘶、肺部感染和咯血等症状。无阳性体征，往往在X线检查时发现，肿瘤多位于肺的周边部位，体积较小，绝大多数为单发，呈圆形、椭圆形、分叶状或结节状，密度均匀，边缘锐利，极个别肿瘤有毛刺。X线检查、支气管造影、CT等检查对于显示和分析肺部良性肿瘤的特征具有较高的诊断价值，确诊依靠病理组织学检查。

3.肺炎　发生于终末气道、肺泡和肺间质的炎症。可由病原微生物、寄生虫、理化因素、免疫损伤、过敏及药物引起。以发热、咳嗽、气促、呼吸困难以及肺部固定湿啰音为主要表现，胸部影像学表现为急性浸润影。

【治疗】

支气管内超声（EBUS）穿刺明确为非角化型鳞状细胞癌，常规检查未见其他部位转移，心肺功能正常，行胸腔镜右肺上叶切除、淋巴结清扫术。术后病理分期为$T_{1C}N_0M_0$，ⅠA3期。

【诊治思路】

从CT上看，该病变呈椭圆形，边缘有短毛刺，内部密度不均匀，增强轻度强化，具有

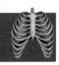

恶性肿瘤的特点，因为紧贴右主支气管后壁，可以尝试超声内镜引导下经支气管针吸活检（EBUS-TBNA）明确诊断。术中将气管镜倒转180°，于右主气管后壁可见低回声区，即肿瘤组织（图1-2）。最终病理明确为非角化型鳞状细胞癌（图1-3）。患者有手术指征，遂继续行手术治疗。

【治疗经验】

EBUS-TBNA 通常用于纵隔淋巴结或肺门肿物的诊断，但对于特殊位置的周围型肿物，甚至食管肿物，只要紧贴大气道，都可以尝试 EBUS-TBNA。本例的难点在于如何找到病变：进入右主支气管后将气管镜倒转180°，从上向下、左右调整寻找，很快就能找到病变。另外需要注意的是，操作者无须移动，只需将支气管镜倒转，并不难适应。我们用同样的方法对另外一位类似的患者进行了穿刺（图1-4）。这两位患者的肿瘤都位于胸膜下，多次穿刺未出现明显气胸，提示该方法比较安全。

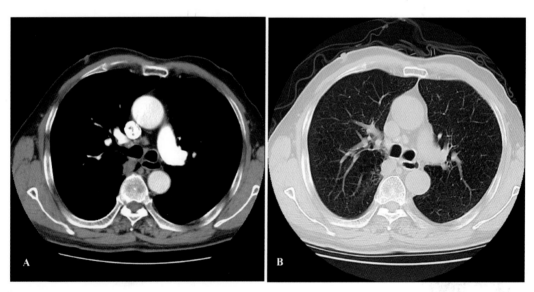

图1-1 （2016-10-14）胸部增强CT。右主支气管后壁可见一结节，大小约2.2 cm，椭圆形，内部密度不均匀，考虑恶性可能大

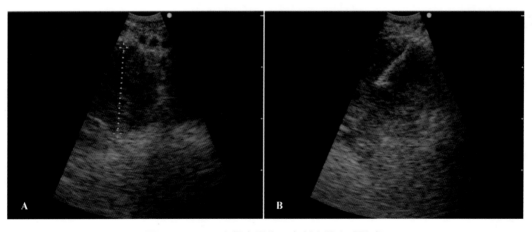

图1-2 EBUS 中超声图像。穿刺右肺上叶肿瘤

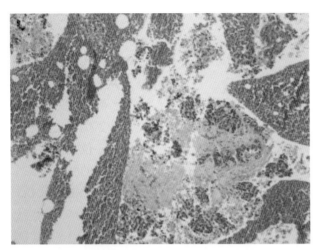

图1-3 EBUS穿刺标本病理切片。红细胞中可见巢片状肿瘤细胞，结合免疫组化提示非角化型鳞状细胞癌

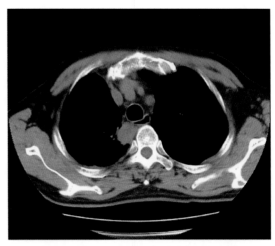

图1-4 另一位类似患者的胸部CT图像

（王冲）

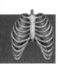

病例2　左侧肺鳞状细胞癌合并阻塞性肺炎

【入院病史采集】

患者男，69岁。

主诉： 体检发现左肺占位性病变5个月余。

现病史： 体检发现左肺占位性病变5个月余就诊于当地医院，行支气管镜检查病理提示肺鳞状细胞癌，入我院治疗。

既往史： 无特殊。

个人史： 无特殊。

婚姻史： 无特殊。

家族史： 否认家族遗传病史。

【体格检查】

T 36.6℃，P 78次/分，R 20次/分，Bp 125/75 mmHg，神清，查体合作。颈软，全身皮肤黏膜无黄染，浅表淋巴结无肿大。口唇无发绀，咽无充血，扁桃体无肿大。双肺呼吸音低，未闻及干、湿啰音。心率79次/分，律齐，无杂音。腹平软，无压痛、反跳痛，肝脾肋下未及。下肢无水肿。

【辅助检查】

入院后行PET-CT检查提示左肺门占位伴纵隔及两肺门淋巴结转移，但右肺门及纵隔淋巴结代谢不高，考虑炎症可能性大。

支气管镜检查及胸部增强CT见图2-1。

【初步诊断】

①左肺门占位性病变伴纵隔及两肺门淋巴结转移？②右肺感染？

【确定诊断】

左侧肺鳞状细胞癌合并阻塞性肺炎。

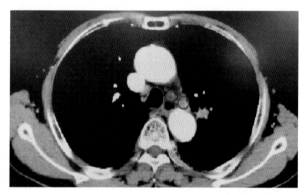

图2-1　胸部增强CT。5组淋巴结（蓝色圆圈）增大，但支气管腔内超声只探及4L组（红色圆圈）

【治疗】

入院后考虑患者为局限性肿瘤病灶，转胸外科手术治疗，术中清扫淋巴结，快速病理结果同EBUS-TBNA结果吻合，但5组淋巴结病理结果阳性，术后辅助化疗。

【诊治思路＋治疗经验】

入院后行PET-CT检查提示左肺门占位性病变伴纵隔及两肺门淋巴结转移，但右肺门及纵隔淋巴结代谢不高，考虑炎症可能性大，再次行支气管镜检查。

肺癌患者的分期决定了后续的治疗，常见的分期方法为根据影像学表现及病理结果，本例患者左肺门占位合并阻塞性炎症，如果不进行EBUS-TBNA检查，分期为晚期不可切除。但支气管腔内超声仅可探测到纵隔及肺门的部分淋巴结，该患者的5组淋巴结在气管镜下无法探及，此时可联合EUS进行治疗前诊断，为临床分期提供更可靠的依据。

（秦浩）

病例 3　右肺下叶外基底段鳞状细胞癌

【入院病史采集】

患者男，72 岁。

主诉： 咳嗽、咳痰 1 个月余，右侧胸痛 20 天。

现病史： 患者于入院前 1 个月余无诱因出现阵发性刺激性咳嗽，痰少，色白，未见痰血，无声嘶，无呼吸困难，无畏寒、发热，无咯血、盗汗等。入院前 20 天无诱因出现右侧胸痛，程度中等，无放射痛，不能自行缓解。

既往史： 有高血压病史多年，具体不详。

个人史： 生于并久居本地，无疫区、疫水接触史，无牧区、矿区、高氟区、低碘区居住史。吸烟 30 余年，约 20 支 / 日，已戒 10 年。无化学物质、放射性物质、有毒物质接触史，无吸毒史、饮酒史。

婚姻史： 无特殊。

家族史： 否认家族遗传病史。

【体格检查】

T 36.9℃，P 69 次 / 分，R 20 次 / 分，BP 138/82 mmHg，神清，呼吸平稳，浅表淋巴结无肿大。口唇无发绀，气管居中，胸廓对称，双肺呼吸音粗，无啰音。心率 69 次 / 分，律齐，无杂音。腹平软，无压痛、反跳痛，肝脾肋下未触及，肝 - 颈静脉回流征阴性，无杵状指（趾），双下肢无水肿。

【辅助检查】

入院后肿瘤标志物：细胞角蛋白 19 片段测定 10.3 ng/ml ↑；CA125 449.3 U/ml，CA199 41.9 U/ml，CEA 28.59 ng/ml。

振荡肺功能：气道阻力正常，响应频率增高，提示气道阻力增高，肺顺应性下降，气体陷闭。肺通气功能：FEV_1 占预计值 44%，FEV_1/FVC：47.7%。

胸部 CT 平扫＋增强（图 3-1）：右肺下叶占位，考虑肺癌可能性大，肺气肿，双肺多发肺大疱，双肺多发条索影，纵隔内及右侧肺门多发肿大淋巴结，双侧胸膜局部增厚、粘连。

超声支气管镜（小超声探头下）：右下叶内基底段、后基底段呈暴风雪样改变。右下叶外基底段可见边界清晰的灰暗色回声区，其中 5 点钟方向见无回声区（图 3-2）。于右下叶外基底段行超细细胞刷（直径 ≤ 1.1 mm）盲刷，脱落细胞回报提示低分化鳞状细胞癌。

【初步诊断】

右肺下叶占位性病变原因待查。

【确定诊断】

右肺下叶外基底段鳞状细胞癌。

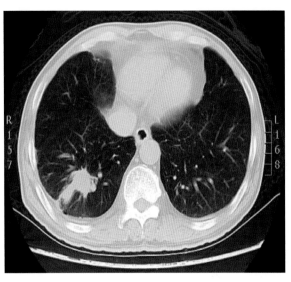

图 3-1　胸部 CT 影像

7

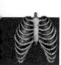

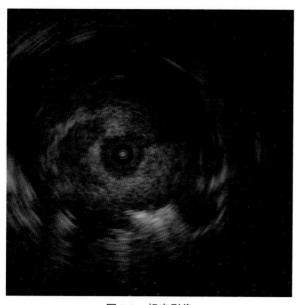

图 3-2　超声影像

看见支气管镜和超声图像，这使得该操作失败率增加，而标本量减少。Kurimoto首次报告[3]将支气管镜腔内超声与一个引导鞘管共同使用，即在直视下将支气管镜送达目标支气管，然后通过支气管镜的操作孔导入一根内含EBUS小探头的引导鞘管。此时的引导鞘管可作为操作孔道的延长管，以便活检钳、毛刷、刮匙等通过而实施活检取样。从而进一步提高诊断阳性率。另有研究发现[4]经引导鞘管的作用，123例肺外周病灶中76例（61.8%）得到确诊。1090例接受EBUS引导下支气管镜检查的肺外周病变患者的结果显示，其总体诊断敏感性为73%，特异性为100%。因此，支气管镜腔内环形超声是安全和相对准确的诊断肺外周病灶的方法，本例CT显示为后基底段病灶，而在实时超声影像下显示为右下叶外基底段病灶，最终获得阳性结果。

（卢晔　陈旭君　黄溢华）

【诊治思路＋治疗经验】

超声成像与X线成像过程不同。由于软组织间阻抗不同，使超声得以应用于临床诊断。环形超声（小探头）可提供气道病灶的360°影像，使活检更为直接、精确，诊断率得以提高。

本例是经超声小探头精确定位后获取标本从而明确诊断右肺下叶外基底段肺癌的病例。EBUS中肿瘤的典型特征[1]：①有连续清晰的边缘回声；②粗糙的内部回声；③无代表含气的支气管强回声斑，或者即使存在也无连续性。术前应尽可能做好高分辨率CT（high resolution CT，HRCT）定位，从而缩短操作时间。病灶与支气管的位置关系可影响诊断阳性率。可尽量将超声小探头向支气管前端推进，至遇到阻力为止，后开启超声观察，边观察边缓慢向后退，否则易损坏探头。正确选择活检、刷检或TBNA术应视病灶的血管分布和病灶与支气管的关系而定。

使用环形超声的缺点是活检前需从支气管镜操作孔通道移除超声小探头以插入其他活检工具[2]，因此，活检或刷检时，操作者不能同时

参考文献

[1] Atul Mehta，Prasoon Jain. 介入支气管镜临床指南. 汪浩，张哲民，译. 上海：上海科学技术出版社，2017.

[2] 阿曼·恩斯特，菲力克斯·J.F. 赫斯. 介入呼吸病学理论与实践. 李强，译. 天津：天津科技翻译出版有限公司，2017.

[3] Kurimoto N，Miyazawa T，Okimasas S，et al. Endobronchial ultra-sonography using a guided sheath increases the ability to diagnose perpheral pulmonary lesions endoscopically. Chest，2004，126：959-965.

[4] Yoshikawa M，Sukoh N，Yamazaki K，et al. Diagnostic value of endobronchial ultrasonography with a guide sheath for peripheral pulmonary lesions without x-ray fluoroscopy. Chest，2007，131：1788-1793.

[5] Steinfort DP，Khor YH，Manser RL，et al. Radial probe endobronchial ultrasound for the diagnosis of peripheral lung cancer：systematic review and meta-analysis. Eur Respir J，2010，31（4）：902-910.

病例 4　空洞型鳞状细胞癌

【入院病史采集】

患者男，57岁。入院时间：2020年5月4日，出院时间：2020年5月12日。

主诉：胸痛、咳嗽20天。

现病史：患者诉于入院前20天无明显诱因出现左侧胸痛，以胸背部疼痛明显，阵发性胀痛为主，活动及咳嗽时疼痛明显，无放射痛，伴有阵发性咳嗽，咳少许白色黏稠痰，晨起时咳嗽明显，无畏寒、发热，无潮热、盗汗，无咯血，无胸闷、心悸、气促，无头痛、头晕等不适。在当地卫生院就诊，完善胸部CT提示左下肺空洞，未做处理，建议至上级医院进一步诊治，遂来我院门诊就诊，门诊以"肺炎，左肺病变性质待查"收住我科，患者起病以来精神、食欲及睡眠可，大小便正常，体重无减轻。

既往史：否认肝炎、结核、伤寒、疟疾病史，否认高血压、心脏病病史，否认糖尿病、脑血管疾病、精神疾病病史，无手术史、外伤史，无输血史，否认食物、药物过敏史，预防接种史不详。

个人史：生于湖南平江县，久居本地，否认血吸虫疫水接触史，吸烟30年，平均30支/日，未戒烟。否认毒物接触史。

婚育史：适龄结婚，育有子女，配偶及子女均体健。

家族史：父亲患冠心病，母亲患糖尿病，弟弟因肺癌病故，否认家族遗传病史。

【体格检查】

T 36.5℃，P 74次/分，R 20次/分，BP 114/81 mmHg，SpO$_2$ 95%，吸入氧浓度：21%。全身浅表淋巴结未及肿大。口唇无发绀，伸舌居中，咽部无充血，双侧扁桃体无肿大，无脓性分泌物。颈软，无抵抗，颈静脉无怒张，胸廓对称无畸形，双侧呼吸动度未见异常，语颤未见异常，双肺叩诊呈清音，双肺呼吸音清晰，未闻及干、湿啰音。心率74次/分，律齐，心音未见异常，无杂音。腹平软，全腹无压痛，无肌紧张及反跳痛，无杵状指（趾），双下肢无水肿。

【辅助检查】

（2020-05-02）平江县第五人民医院胸部CT：左肺下叶两个不规则空洞，较大空洞伴壁结节；病变性质待查，建议进一步检查明确诊断。

入院后相关检查：血常规：WBC 6.45×10^9/L，NEU% 73.3%↑，LY% 17.7%↓，HGB 139 g/L，余正常；尿常规：白细胞82.60个/μl↑，白细胞脂酶++↑，余正常；心肌酶：CK 27 U/L↑，余正常；肝功能：总蛋白59.7 g/L↓，余正常；血脂：高密度脂蛋白胆固醇1.96 mmol/L↑，载脂蛋白A 2.10 g/L↑，脂蛋白α 869.8 mg/L↑，余正常；CEA 5.13 ng/ml↑，细胞角蛋白19片段40.02 ng/ml↑，总前列腺特异性抗原5.30 ng/ml↑，游离前列腺抗原1.20 ng/ml↑，余正常；粪常规、大便隐血、电解质、肾功能、肌钙蛋白、凝血功能、ESR、CRP、NT-proBNP、输血前检查、G试验及GM试验均正常。新型冠状病毒核酸（初筛）：（－）。两次痰细菌涂片：白细胞10～25/LP，鳞状上皮细胞＞25/LP，白细胞外可见大量革兰氏阴性杆菌，真菌涂片镜检未找到真菌；两次痰涂片镜检未找到抗酸杆菌；两次痰培养及鉴定无致病菌生长，无真菌生长。心电图：窦性心动过缓。肺功能示：肺通气功能：FEV$_1$ 3.57 L，FEV$_1$/pred 109.6%，FVC 4.97 L，FVC/pred 117.13%，FEV$_1$/FVC 89.25%，结论：肺通气功能正常。弥散功能正常。呼气一氧化氮测定：FeNo 9 ppb，CaNo 10.5 ppb。浅表淋巴结彩超：双侧颈部、锁骨上窝及腋窝未见明显肿大淋巴结声像。

胸部 CT 见图 4-1。支气管镜见图 4-2 和图 4-3。

【初步诊断】

左肺病变性质待查：炎症？肺癌？肺结核？

【确定诊断】

左肺鳞状细胞癌。

【治疗】

入院予头孢羟羧氧抗感染、桉柠蒎肠溶软

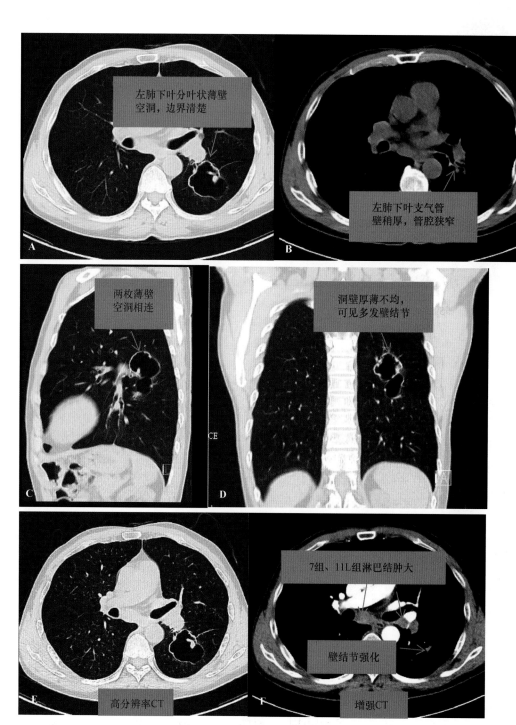

图 4-1（2020-05-06）胸部 CT 平扫 + 增强。左肺下叶可见两枚薄壁空洞，冠状位及矢状位显示二者上下相连，病灶边界清楚，边缘呈分叶状，洞壁厚薄不均，可见多发壁结节（**A** 至 **E**），增强扫描壁结节可见强化（**F**）；左肺下叶支气管壁稍厚、管腔狭窄（**B**）；纵隔、左肺门多发肿大淋巴结（**F**）

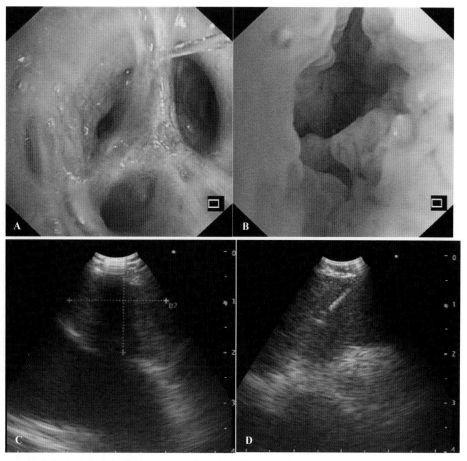

图 4-2　（2020-05-11）支气管镜。左下叶背段支气管黏膜肿胀肥厚并管腔狭窄；EBUS-TBNA 术后

胶囊＋盐酸氨溴索化痰、宣肺止嗽合剂止咳、艾瑞昔布止痛、薄芝糖肽增强免疫力等对症支持治疗。2020-05-11 患者病情好转出院。

出院情况：患者间断有咳嗽，咳少许白色黏液痰，胸痛较前缓解，无畏寒、发热，无胸闷、气促等不适，精神、食欲及睡眠尚可。

【诊治思路＋治疗经验】

对胸部 CT 显示异常肺部阴影高度怀疑肺癌的患者，如果胸部 CT 存在肿大的淋巴结，可先进行 PET-CT 检查。在诊断性支气管镜检查期间，如果肿大的淋巴结或 PET-CT 诊断阳性的淋巴结在 EBUS-TBNA 范围内，即为 2 组、4 组或 7 组淋巴结，建议使用 EBUS-TBNA 对病变淋巴结进行穿刺活检。如果病理检查结果为阴性，可考虑胸腔镜手术治疗。如果 5 组、6 组、8 组或 9 组淋巴结肿大或 PET-CT 提示阳性，应考虑超声内镜引导下细针穿刺活检（endoscopic ultrasound-guided fine-needle aspiration biopsy，EUS-FNA）。

PET-CT 融合了 PET 和 CT 的技术优势，既能获得带有纵隔淋巴结及其周围组织精确解剖信息的 CT 图像，又能获得具有淋巴结代谢功能信息的 PET 图像，为临床提供更为真实的信息。PET-CT 对 NSCLC 纵隔淋巴结的诊断价值已被大多数临床医生所认可。但 PET-CT 无法获得组织标本，故存在一定的假阳性率。本例患者为左下肺空腔性病变，如经济条件许可，可先行 PET-CT 检查，高度怀疑恶性病变时再考虑有创性检查。

EBUS-TBNA 检查时可先行普通电子支气管镜检查（超声内镜较普通内镜管径粗，视野欠佳，清晰度较低），找到病变位置时退出电子支气管镜，更换超声支气管镜，先标准化逐步探查所有胸内淋巴结，顺序为 4R 组 -2R 组 -10R 组 -11R 组 -4L 组 -2L 组 -10L 组 -11L 组 -7 组。探查完毕后，一旦可探及淋巴结，无论大小，均按照 N3-N2-N1 的顺序行 EBUS-TBNA，每一部位穿刺 2 ～ 3 次以提高阳性率。EBUS-TBNA 操作的成功率与对胸部 CT 的认识程度直接相关，

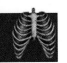

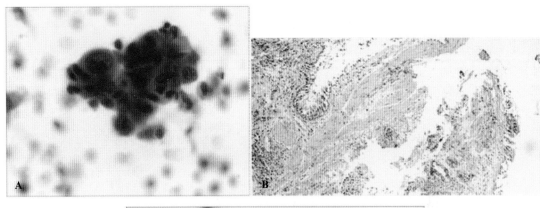

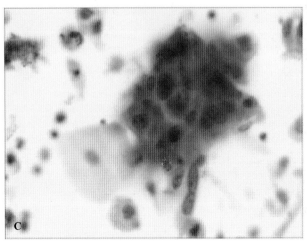

图4-3 病理。A.（2020-05-14）4R组TBNA液基涂片及刷片：可见癌细胞，考虑分化较差的鳞状细胞癌。B.（2020-05-15）支气管黏膜活检标本：①（左下叶背段）鳞状细胞癌。②（4R组EBUS-TBNA穿刺物、7组EBNA-TBNA穿刺物）转移性鳞状细胞癌。免疫组化：2009131-A02#：CD56（－）、CgA（－）、CK5/6（＋）、CK7（－）、Ki-67（50%＋）、Napsin A（－）、p40（＋）、p53（50%＋）、p63（＋）、SP-B（－）、Syn（－）、TTF-1（－）。C.（2020-05-14）（肺泡灌洗液）液基制片：可见鳞状上皮细胞、纤毛柱状上皮细胞、吞噬细胞及炎症细胞，其中可见少量异型细胞，考虑鳞状细胞癌

故加强阅片能力是必不可少的基本功。

EBUS-TBNA检查可反复操作，并可在门诊进行检查，无须住院；当有多组肿大淋巴结时尽量选择多组进行穿刺，同一组淋巴结可多抽吸几次（至少3次以上），增加穿刺次数，可使疾病诊断的准确性相应提高；穿刺后标本的处理十分重要，将血液等其他异物尽可能清除干净后，挑选实性成分进行细胞学涂片，液基细胞学技术结合细胞免疫组化技术可提高检出率，液基细胞学较传统细胞学检查具有细胞保存完整、涂片均匀观察清晰、样本可重复制片等优点，同时所获得的细胞块还可行EGFR基因突变等分子生物学检测；穿刺活检时应尽量避开病灶坏死区域，坏死区域在胸部增强CT上显示为相对较黑的部分，同时应尽可能避开血管，若无法规避，可在严格

检测负压注射器时尝试穿刺，若有血液从负压注射器中流出，须立即暂停操作，并用水囊轻压穿刺部位，一般情况下，发生无法控制的大出血的可能性较低；对较深病灶进行穿刺时，水囊大小应适宜，必要时可不打水囊，否则超声支气管镜可能无法到达穿刺部位；对于疑似恶性肿瘤的患者，若存在多组可供穿刺的淋巴结，应尽量选择直径＞2 cm的淋巴结，直径＞3 cm的淋巴结或肿物的坏死成分相对较多，影响穿刺的准确性；主气管旁淋巴结或肿物，尤其是当肿物压迫主气管时，穿刺须慎重，避免操作时堵塞气道，造成严重低氧血症，若仅出现少量术中出血，亦可增加窒息的可能性。

（柳威　陈辉　张骅）

病例 5　纵隔型肺鳞状细胞癌

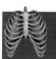

【入院病史采集】

患者男，63 岁，农民。

主诉：发现纵隔占位病变 20 余天。

现病史：患者于入院前 20 余天因"左侧肩胛骨疼痛 2 个月，检查发现纵隔占位伴进食困难 10 天"入住我院介入科，入院后上消化道造影诊断考虑食管占位性病变，后行胃镜检查示食管上段 20～30 cm 右侧壁黏膜下见纵行弥漫隆起，边界不清，致腔狭窄，进镜困难，表面黏膜光滑，活检钳触之质硬（图 5-1）。给予对症支持治疗，患者症状减轻后出院。出院后自觉仍有左侧肩胛骨疼痛，近 3 天伴有右侧肩胛骨疼痛，自行止痛对症治疗。患者为行进一步诊治就诊于我科，门诊以"肺部占位性病变"收入院。患者发病后精神状态一般，食欲一般，睡眠良好，大小便正常，体力情况良好，体重下降约 3 kg。

既往史：既往体健，无高血压、冠心病、糖尿病病史，无手术及外伤史。

个人史：生于本地并久居本地，否认血吸虫疫水接触史，无吸烟、饮酒史，否认毒物接触史。

婚姻史：24 岁结婚，婚后育有 2 女，妻女体健。

家族史：否认家族遗传病史。

【体格检查】

T 36.3℃，P 79 次/分，R 20 次/分，BP 106/77 mmHg，神清，皮肤无黄染，浅表淋巴结未及肿大，胸廓正常，呼吸运动正常，双肺呼吸音清，未闻及干、湿啰音。心率 79 次/分，律齐，未及杂音。全腹无压痛及反跳痛，肝脾肋下未及，双下肢无水肿。病理征（一）。

【辅助检查】

血常规：RBC 3.78×10^{12}/L，HGB 122 g/L，WBC 5.21×10^9/L，CRP 14.89 mg/L，ESR 27 mm/h；血清肿瘤标志物：CEA 5.14 ng/ml，CA19-9 ＞ 1000 U/ml，SCCA 0.7 ng/ml，CYFRA 4.33 ng/ml，CA72-4、CA19-9、NSE、CA125、AFP、FPSA 正常。心电图正常。心脏彩超：主动脉瓣中度反流，三尖瓣轻度反流，肺动脉高压（轻度），左心室舒张功能减退。腹部超声未见异常。

胸部 CT 见图 5-2。

【初步诊断】

①纵隔占位 纵隔型肺癌？②肺大疱；③慢性浅表性胃炎。

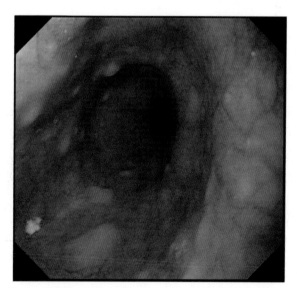

图 5-1　胃镜。食管上段 20～30 cm 右侧壁黏膜下见纵行弥漫隆起，边界不清，管腔狭窄，表面黏膜光滑，进镜困难，活检钳触之质硬

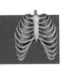
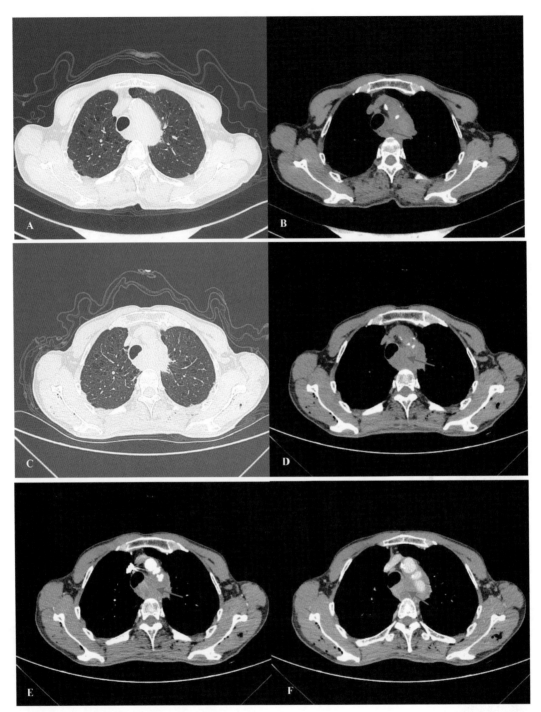

图 5-2 （2020-01-21）胸部 **CT**。**A** 和 **B.** 上纵隔斑片状低密度影，建议结合增强扫描；中纵隔食管旁软组织影，上段食管管腔扩张食管中上段管腔内斑片状低密度影，请结合临床，必要时结合镜检；双肺散在微小结节。**C** 至 **F.** 胸部增强 CT。左肺上叶纵隔旁占位，纵隔型肺癌？病变与邻近食管分界欠清，不能完全除外食管癌，建议行支气管镜检查；增强扫描轻度不均质强化，病变与邻近食管上段分界欠清。双肺散在微小结节

【确定诊断】

①纵隔型鳞状细胞癌；②慢性浅表性胃炎。

【鉴别诊断】

1. 纵隔型肺癌　好发于 40 岁以上成人，男性多见，主要临床表现多为肿瘤引起的干咳、咳痰、声嘶、痰中带血、吞咽困难，以鳞状细胞癌多见，前纵隔多见，增强扫描不均匀强化，瘤肺

界面不清，可见毛刺或棘状突起。

2. 食管癌　常有胸骨后疼痛、进食困难等症状，CT可表现为食管壁增厚及管腔狭窄，影像学表现有时与纵隔型肺癌难以鉴别，行食管镜检查有助于鉴别诊断。

3. 淋巴瘤　以青少年多见，可有发热、咳嗽、胸闷、胸痛症状，可见多发淋巴结肿大、融合，前中纵隔多见，可伴有腋窝和颈部淋巴结肿大，行淋巴结活检有助于鉴别诊断。

【诊治思路】

患者为老年男性，以进食困难为主诉入院，胸部CT提示纵隔内占位，但颈部、腋窝淋巴结未触及肿大。入院首先考虑食管癌，胃镜检查发现食管上段狭窄，但局部黏膜未见溃疡糜烂，以

腔外压改变为主，所以胃镜下未行活检。因病变位于中纵隔，被主动脉、气管、食管等重要结构包绕，无法行经皮穿刺确诊，为明确诊断决定行支气管镜检查。

支气管镜检查见中央气道Ⅱ区[1]呈外压性狭窄，局部黏膜隆起粗糙；超声气管镜于气管外探及肿物，变换不同穿刺点和角度，共穿刺5针，穿刺物大部分为坏死液化物，标本质量差，快速现场评价发现视野内均为坏死性改变，未见完整形态细胞，故将超声镜在声门后方插入食管，可见食管狭窄段上方有少量可疑白色坏死物附壁，在食管内将超声镜前端超声探头贴紧管壁，在食管腔外确定肿块位置（图5-3），经此穿刺2针，标本质量较好，可见成条组织，送检病理。

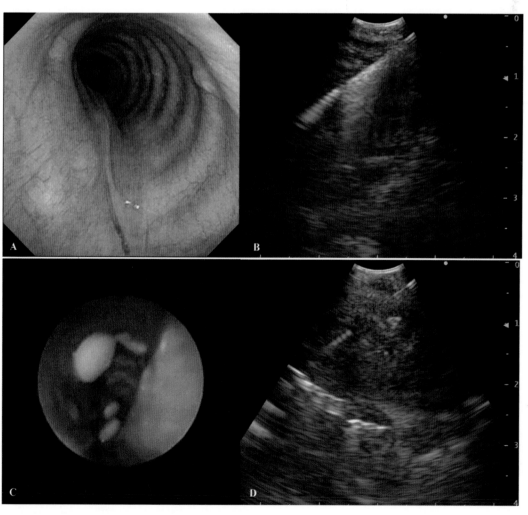

图5-3　支气管、食管超声探查。A. 气管镜下见气管中段左后方呈外压性改变，局部黏膜粗糙，未见新生物及溃疡。**B.** 超声支气管镜在气管狭窄部位气管腔外探及肿物，在此处行穿刺活检5次。**C.** 超声镜进入食管，见食管狭窄，可见管腔几乎闭塞，狭窄上方黏膜坏死物附壁。**D.** 超声内镜经食管行肿块穿刺

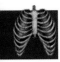

病理结果显示，灰白灰红块状组织 1 cm×0.8 cm×0.2 cm，部分呈絮状，病理非小细胞癌，结合组织形态及免疫组化结果，大部分倾向鳞状细胞癌分化，另见少部分 TTF-1（强＋）的肿瘤细胞，不除外腺癌分化（图 5-4）。患者进一步行头颅 MRI、骨扫描等检查未见远处转移，但因肿瘤包绕主动脉，经多学科会诊后转至放疗科行同步放化疗治疗。

【治疗经验】

本例患者为纵隔占位病变，邻近气管和食管，对气管和食管均产生明显外压，但管腔内无明显肿瘤浸润表现，这是行 EBUS-TBNA 的绝佳适应证。在实际穿刺过程中，经气管内穿刺的标本均为液化坏死物，这种质量的标本常常因坏死彻底而难以建立确定诊断，这也是 EBUS-TBNA 操作时经常会碰到的情况。对于大的肿块或淋巴结，其内部往往坏死严重影响标本质量。此时可穿刺肿块或淋巴结的边缘区域以改善穿刺标本的质量，边缘区域组织的坏死程度一般较低。

本病例在反复切换穿刺部位和角度进行穿刺后仍无法获取较满意的标本，经食管进行穿刺是一种选择。超声内镜引导下细针穿刺活检（EUS-FNA）是指在超声实时引导下对病变部位进行细针穿刺获取细胞、组织或体液标本，从而获得细胞学和（或）病理学等诊断的检查方法。EUS-FNA 在消化道管壁邻近组织占位性疾病的诊断中应用广泛，已被认为是胰腺疾病诊断最先进、最准确的技术。EUS-FNA 的靶器官包括：纵隔和食管下段区域、胃周围区域、胰腺和胰腺周围大部分区域、直肠周围甚至盆腔区域。呼吸科常用的 EBUS-TBNA 即是由 EUS-FNA 技术改良发展而来。EUS-FNA 联合 EBUS-TBNA 几乎可以实现对纵隔内结构的全方位覆盖（图 5-5 和图 5-6），对于 EBSU-TNBA 无法覆盖的 5 组、8 组、9 组淋巴结可由 EUS-FNA 进行很好弥补，两者联合基本可以取代纵隔镜检查[2]。

本例患者需经食管行 EUS-FNA，但这样会增加操作成本和时间，降低诊疗效率。因此尝试将超声气管镜插入食管替代超声胃肠镜进行穿刺，即超声内镜引导下经食管针吸活检术（endobronchial ultrasound-guided transesophageal needle aspiration，EBUS-TENA）。EBUS-TENA 技术可将超声支气管镜经食管对纵隔内和食管旁的肿块或淋巴结进行穿刺活检，可获得 EBUS-TBNA 无法到达区域的标本。在技术熟练的前提下，EBUS-TBNA 和 EBUS-TENA 联合应用可有效减少纵隔病变的诊断盲区，提高诊断效率。

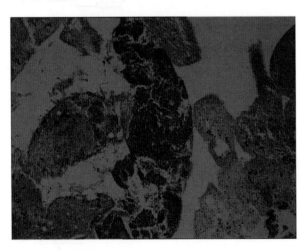

图 5-4　免疫组化。P40（＋）、CK5/6（＋）、TTF-1（少许＋）、NapsinA（－）、CK7（＋）、Syn（－）、CgA（－）、Ki-67（约 60%＋）

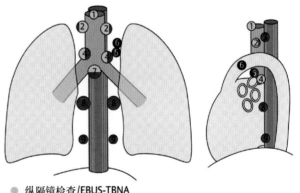

○ 纵隔镜检查/EBUS-TBNA
● EUS-FNA
● 胸骨旁纵隔切开术

图 5-5　EBUS-TBNA 和 EUS-FNA 对纵隔内病变的覆盖区域。（引自奥林巴斯公司网站）

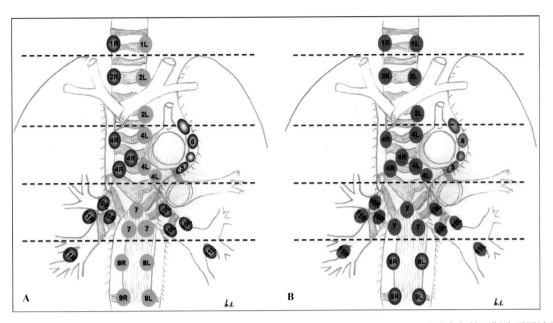

图 5-6　EUS（超声内镜）与 EBUS 可以达到的淋巴结比较。A. EUS。B. EBUS。（引自奥林巴斯公司网站）

（于鹏飞　张骅）

参考文献

［1］王洪武，中央型气道新的八分区方法和恶性气道肿瘤的治疗策略. 临床荟萃，2016，31（11）：1167-1169.

［2］Annema JT，Rabe KF. State of the art lecture：EUS and EBUS in pulmonary medicine. Endoscopy，2006，38（Suppl 1）：S118-122.

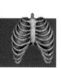
病例6　右下肺鳞癌伴淋巴结坏死液化

【入院病史采集】

患者女，50岁，工人。

主诉：咳嗽4年，加重半年。

现病史：患者于入院前4年无明显诱因出现咳嗽，呈阵发性干咳，多发生于冬季，无胸闷、气短，无胸痛，无盗汗、消瘦、骨痛，无声音嘶哑，无头痛、头晕、全身乏力、四肢酸痛，无恶心、呕吐，无腹痛、腹泻等不适。一直未行诊治，入院前半年感咳嗽加重，夜间为甚，为阵发性连声干咳，无发热，无胸闷、胸痛，入院前3天就诊于当地医院，行胸部CT（图6-1）示右肺占位合并纵隔淋巴结肿大。为进一步治疗到我院门诊就诊，门诊以"肺部占位"收入院。自发病以来，食欲正常，大小便无异常，体重较前下降（具体不详）。

既往史：否认肝炎、结核、疟疾病史，否认高血压、心脏病病史，否认糖尿病、脑血管疾病、精神疾病病史，否认手术、外伤、输血史，否认食物、药物过敏史，预防接种史不详。

个人史：生于山东省龙口市，久居本地，无疫区、疫水接触史，无牧区、矿区、高氟区、低碘区居住史，无化学物质、放射性物质、有毒物质接触史，无吸毒史，无吸烟、饮酒史。

婚育史：20岁结婚，育有1子1女，配偶及子女均身体健康。

家族史：父母已故，死亡年龄及死因不详，1姐1弟1妹均体健；否认家族遗传病史。

【体格检查】

T 36.9℃，P 77次/分，R 22次/分，BP 134/65 mmHg，神清，查体合作。颈软，全身皮肤黏膜无黄染，浅表淋巴结无肿大。口唇无发绀，咽无充血，扁桃体无肿大。双肺呼吸音正常，未闻及干、湿啰音。心率：77次/分，律齐，无杂音。腹平软，无压痛、反跳痛，肝脾肋下未及。下肢无水肿。

【辅助检查】

血常规：RBC 4.01×10^{12}/L，HGB 71 g/L，WBC 4.94×10^9/L，CRP 12 mg/L，ESR 36 mm/h；血清肿瘤标志物：CEA 4.21 ng/ml，SCCA 1.7 ng/ml，CYFRA 9.04 ng/ml，NSE 25.48 ng/ml、CA72-4、CA125、AFP、CA19-9正常；结核感染T细胞检测（-）。3次痰查抗酸杆菌（-）。

心电图、心脏彩超、腹部超声未见异常。

【初步诊断】

①右下肺肺癌合并纵隔及肺门淋巴结大；②中度贫血。

【确定诊断】

右下肺鳞状细胞癌 $T_3N_2M_0$ Ⅲb期。

【鉴别诊断】

1. 肺结核　可有长期咳嗽、咳痰、低热、盗汗、乏力、消瘦等结核中毒表现。肺内病变一般表现为多发多形态，可出现实变和斑片影、树芽征、支气管扩张、空洞、钙化等多态性表现。本例患者无结核中毒表现，右下肺为偏心厚壁空洞，可见壁结节，肿块边缘可见分叶、毛刺征象，不符合结核感染特点。应反复行痰及肺泡灌洗查抗酸杆菌、结核分枝杆菌核酸检测以排除结核可能。

2. 肺脓肿　患者呈慢性病程，无畏寒、发

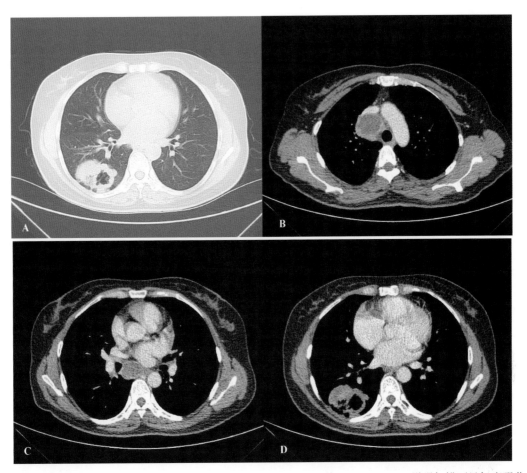

图 6-1　胸部 CT 影像。右下叶不规则团块影，约 6.0 cm×4.6 cm，CT 值 11～53 HU，增强扫描可见轻度强化，病灶内密度不均，可见空洞影，有分叶，可见短细毛刺，与胸膜有牵拉，余双肺野未见异常。右肺门、纵隔内可见肿大淋巴结，内部液化坏死明显。结论：右肺下叶占位，合并右肺门、纵隔淋巴结肿大，考虑恶性肿瘤可能性大

热，无咳嗽、咳大量脓痰等相关临床表现，血常规、CRP 等未见明显异常，影像学右下肺空洞壁不光滑，无液气平，不符合肺脓肿相关表现。

3.支气管囊肿　影像学常表现为囊腔样改变，壁薄，壁内外均光滑，如感染后腔内可出现液平，增强扫描后无强化。

【诊治思路】

患者为中年女性，长期刺激性干咳，无畏寒、发热，无胸痛、胸闷，无咯血、咳痰表现，且感染性指标不高，伴有贫血，胸部 CT 示右下肺空洞，伴有右肺门及纵隔淋巴结肿大。结合临床和病史，应首先考虑肺部肿瘤。但右下肺空洞病变增强扫描后未见显著强化，纵隔淋巴结有明显环形强化[1]特点，不能除外结核感染可能，或存在肿瘤合并结核感染可能。因此，为明确诊断并防止误诊漏诊，选择行气管镜下肺泡灌洗、

EBUS-TBNA 及经胸肺穿刺活检。

气管镜检查示各支气管开口位置正常，管腔通畅，黏膜正常，未窥及新生物，在右下叶基底段行支气管肺泡灌洗。超声探及 4R 组、7 组和 11Ri 组淋巴结肿大，超声图像示淋巴结内部低回声，多普勒模式见血管稀疏（图 6-2）。4R 组和 7 组在穿刺负压抽出了黄色液体，穿刺进入淋巴结后，接负压抽吸，在超声实时监测下 4R 组淋巴结抽吸出约 20 ml 黄色脓性液体及散在白色坏死组织条，7 组淋巴结抽吸出约 8 ml 黄色脓性液体及散在白色坏死组织条（图 6-3）；在抽吸过程中，随着黄色液体的抽出，淋巴结逐渐缩小。肺泡灌洗液细菌培养、查抗酸杆菌、结核分枝杆菌 DNA 检测等均无阳性发现；淋巴结穿刺病理示送检组织大部分坏死，考虑为少许鳞状上皮重度异型增生，不除外鳞状细胞癌可能（图 6-4）。同时进行经皮肺穿刺（右下肺肿块）病理结果显示病变符合鳞状细胞癌（图

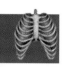

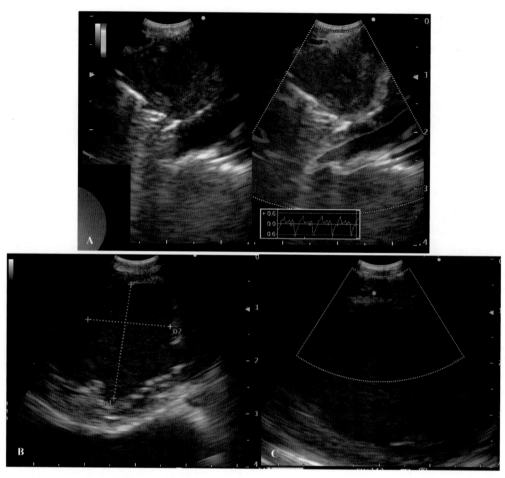

图6-2 4R、7组、11Ri组淋巴结超声。内部低回声，回声信号弱，血管稀疏，弹性成像以蓝色为主，提示恶性可能

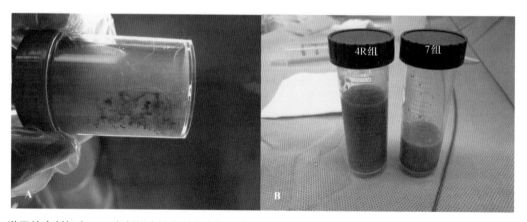

图6-3 淋巴结穿刺标本。**A.** 穿刺标本见大量白色坏死物，标本散碎，质量较差。**B.** 淋巴结中回抽出的疑似脓性液体，其中左瓶为4R组淋巴结抽出液，右瓶为7组淋巴结抽出液

6-5）。

患者最终诊断为肺鳞状细胞癌（$T_3N_2M_0$ Ⅲb期），经多学科会诊后，患者行肺癌驱动基因检测未见突变，选择同步放化疗治疗。

【治疗经验】

患者初步诊断为肺癌合并肺门、纵隔淋巴结转移，但CT示右下肺肿块内部空洞形成，纵隔及肺门淋巴结明显增大，且内部液化坏死明显，

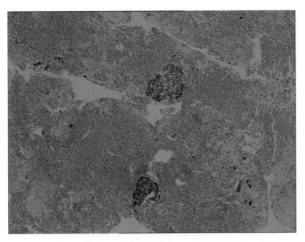

图 6-4 淋巴结穿刺病理。散在少许异型上皮细胞巢，可见核分裂象，免疫组化：CK（＋），CK5/6（弱＋），TTF-1（－）

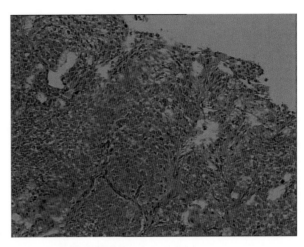

图 6-5 肺穿刺组织病理。免疫组化：CK5/6（＋），P40（＋），CK7（＋），TTF-1（－），NapsinA（－），Ki-67（约70%＋）

淋巴结呈明显环形强化，未见钙化影，难以与结核鉴别。如考虑肺癌，影像学表现中明显坏死多为鳞状细胞癌，但女性鳞状细胞癌少见[2]。

本例提示在诊断方向不确定时，尽量选择多种方式多部位活检，以防止出现误诊漏诊。

（于鹏飞 张骅 张自艳）

参考文献

［1］刘甫庚，潘纪成，吴国庚，等.成人纵隔淋巴结结核的 CT 诊断.中华放射学杂志，2001，35（9）：655-658.

［2］Torre LA，Bray F，Siegel RL. et al. Global cancer statistics，2012. CA Cancer J Clin，2015，65（2）：87-108.

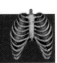

病例 7　纵隔淋巴结转移性鳞状细胞癌

【入院病史采集】

患者男，65 岁，退休职工。

主诉：声音嘶哑 1 个月，咳嗽伴胸痛 6 天。

现病史：患者于入院前 1 个月无明显诱因出现声音嘶哑，偶有喉痛不适，无饮水呛咳、吞咽困难，无咳嗽、咳痰、咯血，无胸闷、胸痛、呼吸困难，无盗汗、乏力，无恶心、呕吐等不适。当时未予重视。入院前 6 天患者出现阵发性干咳，无咳痰及咯血，伴右侧胸部疼痛，疼痛较轻，尚可忍受，深呼吸及咳嗽时胸痛明显。2018 年 12 月 26 日在我院门诊行胸部 CT 检查：双上肺陈旧性结核（纤维化为主）；右肺上叶结节样高密度灶，考虑钙化灶形成；右下肺少许慢性炎症；气管右侧软组织密度影，考虑淋巴结。患者为求进一步治疗，门诊以"双肺病变查因"收住院治疗。起病以来，患者精神、食欲一般，睡眠正常，大小便正常，体重无变化。

既往史：2015 年行双侧腹股沟疝修补术，否认肝炎、结核、疟疾病史，否认高血压、心脏病史，否认糖尿病、脑血管疾病、精神疾病史，否认外伤、输血史，否认食物、药物过敏史，预防接种史不详。

个人史：生于长沙市，久居本地，否认血吸虫疫水接触史，吸烟 40 余年，平均 20 支 / 日，已戒烟 7 天，否认毒物接触史。

婚姻生育史：27 岁结婚，育有 1 女，配偶及子女体健。

家族史：母亲有肺癌病史，父亲有消化道肿瘤病史。

【体格检查】

T 36.5℃，P 88 次 / 分，R 20 次 / 分，BP 118/88 mmHg，SpO_2 96%，吸入氧浓度：21%。全身浅表淋巴结未触及肿大。胸廓无畸形，双侧呼吸运动度对称，语颤无增强，双肺叩诊清音，呼吸音清晰，未闻及干、湿性啰音和胸膜摩擦音。心率 88 次 / 分，律齐，无杂音。腹平软，无压痛、反跳痛，肝脾肋下未及。下肢无水肿。

【辅助检查】

（2018-12-29）湖南省某医院喉镜：右侧声带固定，左侧声带正常。

胸部 CT 见图 7-1。

【初步诊断】

①双肺占位：结核？恶性肿瘤？其他？②右侧气管旁占位：结核性？转移瘤？③声带麻痹。④双侧腹股沟疝术后。

【确定诊断】

①纵隔淋巴结转移性鳞状细胞癌 原发灶不明；②双肺陈旧性肺结核；③滑动性食管裂孔疝；④反流性食管炎；⑤声带麻痹；⑥双侧腹股沟疝术后。

【鉴别诊断】

该患者为 65 岁老年男性，因声音嘶哑伴咳嗽入院，查体无明显阳性体征。门诊胸部 CT 见两肺多发结节伴纵隔淋巴结肿大，仔细阅读其胸部 CT 可见两肺尖后段、左下肺背段见散在结节样病变，边缘清晰，结节周围见纤维化病灶，并可见钙化结节，肺内病灶符合结核纤维化病灶，胸廓入口层面气管右侧（2R 位置）可见一肿大淋巴结，增强扫描呈轻度强化。喉镜见右侧声带麻痹，故其声音嘶哑考虑由 2R 组淋巴结肿大压迫喉返神经所致，结合其肺内病灶符合肺结核，故考虑结核性淋巴结肿大；但患者有肿瘤家族史、长期大量吸

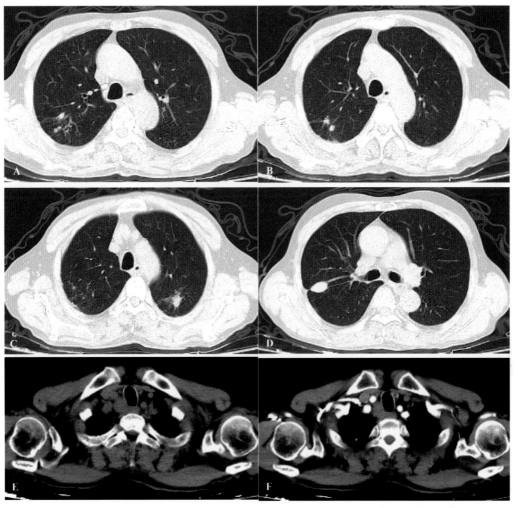

图 7-1 （2018-12-27）胸部 CT。双上肺陈旧性结核（纤维化为主），右肺上叶结节样高密度灶，考虑钙化灶形成，右下肺少许慢性炎症；气管右侧 2R 处肿大淋巴结

烟史，且左上肺结节相对较大，应与肺癌合并纵隔淋巴结转移相鉴别。完善肿瘤标志物、结核抗体、PPD 皮试、支气管镜检查等有助于明确诊断。

【治疗】

入院后血、尿、粪常规、肝、肾功能、电解质、凝血功能、甲状腺功能、肿瘤标志物、心电图正常；PPD 皮试（＋）；结核抗体 IgG（＋）、IgM（－）；鼻内镜未见异常。湖南省某肿瘤医院 PET-CT：①胸廓入口气管旁肿大淋巴结影，PET 于气管右侧 2R 处可见异常放射性浓缩影，符合淋巴结转移瘤；②食管胸中下段带状浓缩影考虑食管炎可能性大，建议食管镜检查以除外其他病变可能；③双肺见斑索状阴影及结节钙化影，PET 于气管右侧 2R 处见淡淡的放射性浓缩影，考虑肺结核，病灶大部分纤维化，钙化；④双

肺门、纵隔淋巴结增生；⑤全身其他部位未见异常；胃镜：①滑动性食管裂孔疝；②反流性食管炎；③十二指肠球炎。

支气管镜（图 7-2）：常规支气管镜检查未见异常，于 LB1 ＋ 2b 行刷检及灌洗，标本送检病理细胞学、抗酸染色；2R 组淋巴结行 EBUS-TBNA。TBNA 术后立即行快速现场评价（rapid on-site evaluation，ROSE），镜下可见成团分布的鳞状细胞癌细胞（图 7-3）。病理诊断：（2R TBNA）送检组织内见分化差的鳞状细胞。特殊染色：过碘酸希夫染色（periodic acid-Schiff，PAS）（－）（图 7-4）。（2R 组 淋 巴 结 TBNA 穿刺液基及刷片）可见柱状上皮细胞、鳞状上皮细胞、吞噬细胞及炎症细胞，其中少许鳞状上皮细胞有异型，鳞状细胞癌可能性大。（左上肺肺泡灌洗液及刷片）可见柱状上皮细胞、鳞状上皮细胞、吞噬细胞及少量炎症细胞，未见肿瘤细胞；

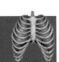

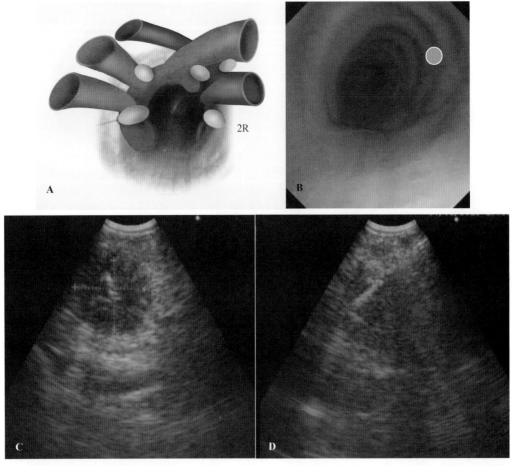

图 7-2　支气管镜。**A** 和 **B**.穿刺位置的确定：#4R 淋巴结与 SVC（上腔静脉）找到后，向 3 点方向旋转（并向外撤）即可找到 #2R（上气管旁-右）淋巴结。**C** 和 **D**.EBUS 于 2R 探及 10.4 mm×11.8 mm 稍肿大淋巴结，于该处行 EBUS-TBNA

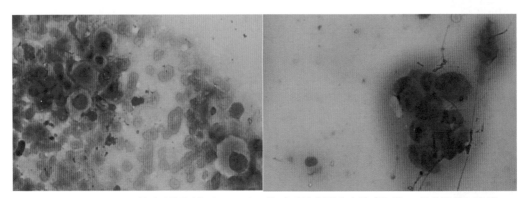

图 7-3　2R 组 TBNA 快速现场评价（ROSE），镜下可见成团分布的癌细胞，考虑鳞状细胞癌

左上肺灌洗液抗酸染色（-）。患者 2R 组淋巴结为肿瘤转移性淋巴结，完善肿瘤评估，甲状腺＋颈部彩超：甲状腺左侧叶混合回声结节，考虑 TI-RADS 3 类；右侧颈部多发低回声结节伴钙化形成，考虑转移灶？左侧颈部低回声结节，考虑淋巴结。鼻咽＋颈部 MRI：气管上段右侧恶性肿瘤；左侧颌下淋巴结肿大；右侧声带固定改变；颈椎退行性变，颈椎不稳；C3/4、C4/5、C5/6、C6/7 椎间盘突出；鼻咽部平扫＋增强未见异常。

患者行基因检测明确是否存在基因突变，但肿瘤组织含量少，RNA 含量明显低于质控水平。患者于 2019 年 1 月 28 日行"紫杉醇脂质体第一天 200 mg＋卡铂第一天 450 mg"方案化疗，化疗顺利完成，出院后门诊随诊并规律化疗。

【复诊】

患者分别于 2019 年 1 月 28 日、2019 年 2

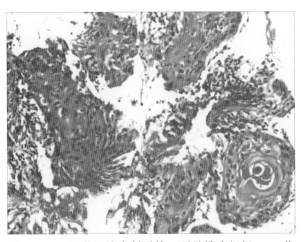

图 7-4　2R 组淋巴结穿刺活检。可见鳞癌组织。HE 染色：×20

月 20 日、2019 年 3 月 19 日、2019 年 4 月 10 日行化疗，方案均为"紫杉醇脂质体 210 mg ＋卡铂 450 mg 每日 1 次"，过程顺利，2R 组淋巴结明显缩小，症状稳定。

2019 年 4 月 30 日复查胸部＋全腹部 CT（图 7-5）：与 2019 年 3 月 18 日前片比较，双肾实质内见多发小囊性低密度灶同前，无强化征象。余腹部 CT 平扫及增强未见明显异常密度灶及异常强化灶。患者左上肺病灶较前增大，除考虑感染，需警惕肺癌可能。遂予以莫西沙星抗感染，并于 2019 年 5 月 9 日经支气管镜 LB1 ＋ 2b 支、RB1bii β 支行肺活检，病理结果：（左上肺）（图 7-6 A）送检肺组织部分区域肺泡腔纤维组

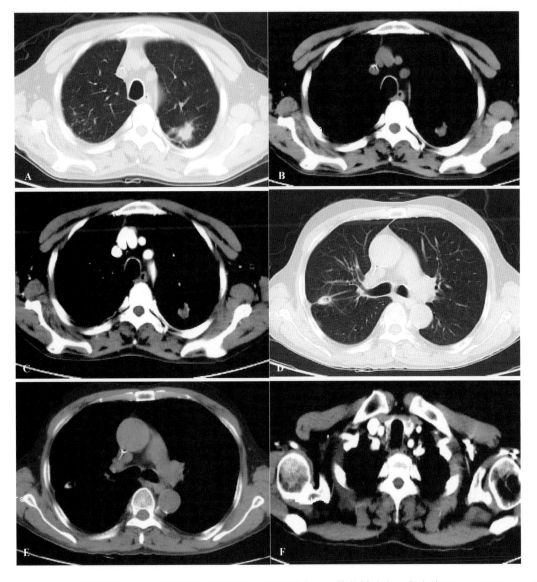

图 7-5　（2019-4-30）复查胸部 CT。左肺上叶尖后段病灶较前增大，呈结节样改变，大小约 1.1 cm×1.7 cm，呈分叶状，周围见多发长毛刺，与邻近胸膜粘连，增强扫描轻中度强化。右肺上叶后段结节较前缩小。原纵隔内肿大淋巴结明显缩小，呈化疗术后改变

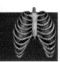
织增生，伴纤维素性渗出、玻璃样变性、淋巴细胞浸润，考虑机化性肺炎。免疫组化及特殊染色结果：肺泡上皮：TTF-1（＋），NapsinA（＋），CK7（＋），CK5/6（－），Ki-67（个别细胞＋），p63（个别细胞＋），CK（pan）（＋），CD56（－）；VG（＋）。肺泡灌洗液 X-Pert：（－）；灌洗液刷片：未找到抗酸杆菌；肺泡灌洗液：无细菌、真菌生长。（右上肺）（图 7-6 B）肺组织呈慢性炎症改变，间质纤维稍增生，另见少许软骨，未见肿瘤；灌洗液刷片：未找到抗酸杆菌；肺泡灌洗液：无细菌、真菌生长。（右上肺灌洗液及刷片）可见柱状上皮细胞、鳞状上皮细胞、吞噬细胞及少量炎症细胞，未见肿瘤细胞；（2019-05-18）复查胸部 CT（图 7-7）：与（2019-04-30）CT 比较，纵隔淋巴结转移性鳞状细胞癌化疗后，纵隔内小淋巴结较前无显著改变，未见明确增大淋巴结。左肺上叶尖后段病灶较前缩小，大小约 0.8 cm×1.6 cm，呈分叶状，周围见多发长毛刺，与邻近胸膜粘连。余肺部改变同前。诊断结论：①纵隔淋巴结转移性鳞状细胞癌化疗后。②左上肺病灶较前缩小。左上肺病变考虑感染性，遂于（2019-05-20）"紫杉醇脂质体 210 mg ＋卡铂 450 mg 每日 1 次"化疗。后患者拒绝第 6 次化疗，门诊随诊，症状稳定，于（2019-10-15）复查 CT（图 7-8），提示左上肺病变进一步缩小，右上肺病变较前缩小、稳定，纵隔无肿大淋巴结。

【诊治思路】

纵隔镜是目前纵隔病变活检的金标准，但创伤相对较大，存在出血、气胸、纵隔损伤风险且重复性差，临床应用受限[1]。EBUS-TBNA 在纵隔良、恶性病变的诊断及肺癌纵隔淋巴结分期中具有很高的应用价值。研究显示，EBUS-TBNA 和纵隔镜在纵隔淋巴结的病因诊断效能方面无统计学差异，但 EBUS-TBNA 更加微创、不良反应更为轻微、费用更低[2-3]，可作为纵隔淋巴结肿大的首选检查方法[1,3]。根据 2009 年国际肺癌研究协会（IASLC）分期委员会制定修正的肺癌区域淋巴结图谱[4]，结合超声支气管镜特点，EBUS-TBNA 能够穿刺的部位包括纵隔 2、4、7、10、11 及部分 12 组淋巴结，结合经食管针吸活检，可进一步拓展其穿刺范围[5]。不同部位淋巴结穿刺难度有差异，其中 2 组淋巴结位置较高，穿刺难度相对较大，但研究显示，不同部位淋巴结穿刺阳性率无统计学差异[6]。

本例患者因声音嘶哑行胸部影像学检查提示 2R 组淋巴结肿大，行 PET-CT 提示恶性转移性淋巴结可能，故首选 EBUS-TBNA 来明确诊断，最终病理诊断为转移性鳞状细胞癌，同时对左上肺结节行径向超声探查，未能探及病变，于局部刷检后无阳性发现，在随访过程中，该患者右上肺结节缩小、左上肺结节增大，故再次行支气管镜检查，希望能够明确 2R 组转移性淋巴结是否来源于上述两部位，但均为阴性结果。诊疗过程中对患者头颈部、腹部均进行评估而未发现原发灶，故有待进一步随诊来明确其原发部位。

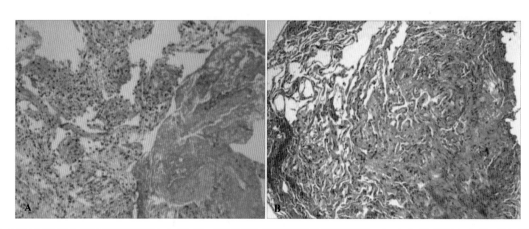

图 7-6 （2019-05-09）经支气管镜 LB1 ＋ 2b 支、RB1biiβ 支行肺活检病理改变。**A.** 左上肺（LB1 ＋ 2b 支）送检终末肺组织，多个肺泡腔内可见渗出及机化，伴有淋巴细胞浸润，符合机化性肺炎改变，未见肿瘤。**B.** 右上肺（RB1biiβ 支）送检终末肺组织，肺组织呈慢性炎症改变，间质纤维稍增生，未见肿瘤。HE 染色：×20

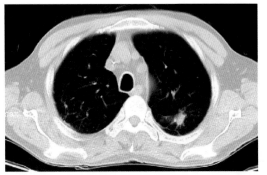

图 7-7 （2019-05-18）胸部 CT：左肺上叶尖后段病灶较前缩小

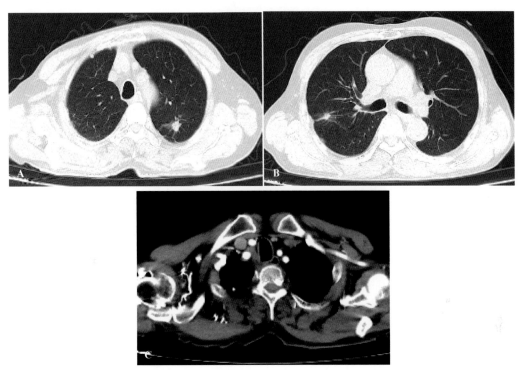

图 7-8 （2019-10-15）胸部 CT：左上肺病变进一步缩小，右上肺病变稳定，纵隔无肿大淋巴结

（柳威　李芸　刘志光）

参考文献

[1] Verdial FC，Berfield KS，Wood DE，et al. Safety and costs of endobronchial ultrasound-guided nodal aspiration and mediastinoscopy. Chest，2019，pii：S0012-3692（19）34002-34004.

[2] Nakajima T，Anayama T，Shingyoji M，et al. Vascular image patterns of lymph nodes for the prediction of metastatic disease during EBUS-TBNA for mediastinal staging of lung cancer. J Thorac Oncol，2012，7（6）：1009-1014.

[3] Divisi D，Zaccagna G，Barone M，et al. Endobronchial ultrasound-transbronchial needle aspiration（EBUS/TBNA）：a diagnostic challengefor mediastinal lesions. Ann Transl Med，2018，6（5）：92.

[4] Rusch VW，Asamura H，Watanabe H，et al. The IASLC lung cancer staging project：a proposal for a new international lymph node map in the forthcoming seventh edition of the TNM classification for lung cancer. J Thorac Oncol，2009，4（5）：568-577.

[5] Colella S，Scarlata S，Bonifazi M，et al. Biopsy needles for mediastinal lymph node sampling by endosonography：current knowledge and future perspectives. J Thorac Dis，2018，10（12）：6960-6968.

[6] Fernandes MGO，Santos VF，Martins N，et al. Endobronchial ultrasound under moderate sedation versus general anesthesia. J Clin Med，2018，7（11）.pii：E421.

病例8 左肺鳞状细胞癌合并纵隔、左肺门、右锁骨上淋巴结及骨转移 $T_3N_3M_1$ IV期

【入院病史采集】

患者男，55岁，农民。

主诉：咳嗽4个月余。

现病史：2018年6月患者无诱因出现咳嗽，以干咳为主，连声咳，偶有少量白色痰，夜间咳嗽加重，无胸痛、咯血、无畏寒、发热等不适，上诉症状反复发作，于2018年10月9日至柳州某医院就诊，胸部＋腹部增强CT：①左肺中央型肺癌合并左肺门、纵隔淋巴结转移；②左侧胸膜腔积液合并左下肺膨胀不全，右侧胸腔少量积液；③右肾多发结石合并右肾积水，双肾多发囊肿；④腹膜后淋巴结稍增大。2018年10月11日支气管镜：左肺下叶支气管呈外压性狭窄，左肺下叶内前基底段完全闭塞，支气管镜不能进入，外后基底段及背段呈外压性狭窄，未见新生物，右肺各叶段未见明显异常，管腔内可见中量白色黏稠痰，左下肺组织病理：支气管黏膜慢性炎症。2018年10月17日行胸腔穿刺引流术，胸腔积液为渗出液，细胞学未找到恶性肿瘤细胞。2018年10月18日行超声支气管镜下4L、4R及7组淋巴结EBUS-TBNA活检，组织病理学结果支持低分化鳞状细胞癌，但活检组织内肿瘤细胞极少，待结合临床全面判断。全身骨扫描（ECT）：右髋骨局部骨代谢异常活跃，考虑癌骨转移灶。诊断"①左肺恶性肿瘤合并纵隔及左肺门淋巴结转移骨转移；②左下肺阻塞性肺炎；③右肾多发结石合并右肾积水；④双肾多发囊肿；⑤乙型肝炎病毒携带"，予抗感染、解痉平喘等对症支持治疗，现为进一步明确诊断，患者于2018年10月31日转至我院呼吸内科。近期体重下降2kg。

既往史：乙型肝炎病毒携带20余年。有输血史。

个人史：生于原籍，久居当地，无牧区、疫区接触史，无化学物质、放射性物质、有毒物质接触史，无矿区、高氟区、低碘区居住史。吸烟饮酒30余年，1包/天，0.5升/天。

婚姻史：适龄结婚，配偶体健，育有2女，体健。

家族史：父母均体健，否认相似家族病史及遗传病史。

【体格检查】

T 36.7℃，P 89次/分，R 20次/分，BP 107/73 mmHg。神清，右锁骨上窝可触及一枚肿大淋巴结，1 cm×1 cm，活动度可，质韧，无压痛。双肺叩诊呈清音，双肺呼吸音清，左下肺呼吸音减弱，未闻及干、湿啰音及胸膜摩擦音。心界不大，心率89次/分，律齐，各瓣膜区未闻及杂音。腹部外形正常，全腹柔软，无压痛及反跳痛，肝脾肋下未触及。四肢可见杵状指，未见静脉曲张，四肢无水肿。生理反射存在，病理反射未引出。

【辅助检查】

（2018-10-09）（外院）胸部＋腹部增强CT：①左肺中央型肺癌合并左肺门、纵隔淋巴结转移；②左侧胸膜腔积液合并左下肺膨胀不全，右侧胸腔少量积液；③右肾多发结石并右肾积水；双肾多发囊肿；④腹膜后淋巴结稍增大（图8-1）。

（2018-10-17）（外院）胸腔积液常规：李凡他试验（＋），有核细胞计数2070×10⁶/L，

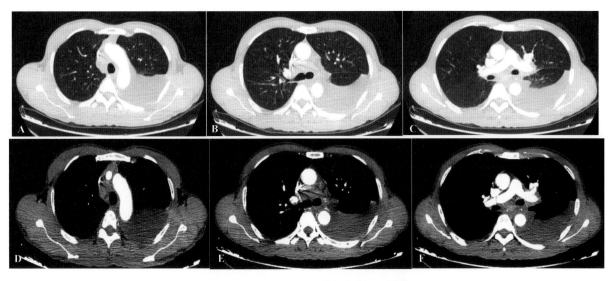

图 8-1 （2018-10-09）增强胸部 CT 影像

胸腔积液生化：总蛋白 54.0 g/L，乳酸脱氢酶 234 U/L，腺苷脱氨酶 18.0 U/L，氯 105 mmol/L，葡萄糖 6.97 mmol/L，胸腔积液肿瘤标志物：细胞角蛋白 19 片段测定 32.03 ng/ml ↑，糖类抗原 125 783.9 U/ml ↑，余未见异常；胸腔积液细胞学未见明显异常。

（2018-10-18）（外院）4L、4R 及 7 组淋巴结细胞病理学结果：（纵隔淋巴结刷检 / 冲洗液）均未见恶性肿瘤细胞；组织病理学：（4L、4R 组淋巴结）送检黏液样组织中见异形细胞，考虑恶性肿瘤；（7 组淋巴结）送检黏液样组织中见少许异形细胞，散在炎症细胞浸润，局部出血，未见恶性病变。免疫组化：Ki-67（约 30%　＋），TTF-1（－），CK7（－），CgA（－），Syn（－），CD56（－），EGFR（＋），CK5/6（＋），较支持低分化鳞状细胞癌。穿刺活检组织内瘤细胞极少，未能反映肿瘤全貌，请结合临床全面判断。

我院会诊柳州医院病理切片结果：（肺组织）镜下见少许破碎纤维素样物质，其中混有小片状纤维结缔组织，可见少量核深染细胞，细胞排列稍密集，但未形成巢状结构，因组织破碎，在免疫组化切片内的组织形态不太一致。组织太少，可疑肿瘤，但未能确定肿瘤类型，建议再次取组织送检，以便确诊。

【初步诊断】

①左肺鳞状细胞癌合并纵隔、左肺门淋巴结、骨转移　左侧胸腔积液。左下肺阻塞性肺炎；

②右肾多发结石合并右肾积水；③双肾多发囊肿；④乙型肝炎病毒携带。

【确定诊断】

①左肺鳞状细胞癌合并纵隔、左肺门、右锁骨上淋巴结及骨转移 $T_3N_3M_1$ Ⅳ期　左下肺阻塞性肺炎；②右肾多发结石合并右肾积水；③双肾多发囊肿；④乙型肝炎病毒携带；⑤非甲状腺性病态综合征；⑥糖耐量减低？

【鉴别诊断】

1. 肺结核球　结核球又称结核瘤。一般为单个、直径 2 cm 以上的由纤维组织包绕干酪样结核病变或阻塞性空洞被干酪样物质充填而形成的病灶，一般表现为球形块状影，边界清楚，密度不均，可含有钙化灶或透光区，周围可有散在纤维增殖性病灶，常被称为"卫星灶"。结核球是相对稳定的病灶，可长期保持静止状态，但当机体抵抗力降低时，病灶可恶化进展。多见于年轻患者，多无症状。病灶多位于肺上叶尖后段和下叶背段，边界清楚，密度高，可有包膜，有时含钙化点，周围有纤维结节状病灶，多年不变[1]。

2. 肺炎　多为急性起病，可有发热、咳嗽、咳痰等症状，抗生素治疗有效。若无中毒症状，抗生素治疗后肺部阴影吸收缓慢或同一部位反复发生肺炎时，应考虑肺癌可能。肺部慢性炎症机化形成团块状炎性假瘤也易与肺癌相混淆。

但炎性假瘤往往形态不规则，边缘不齐，核心密度较高，易伴有胸膜增厚，病灶长期无变化[1]。

3. 淋巴瘤　淋巴瘤是起源于淋巴系统的恶性肿瘤，主要表现为无痛性淋巴结肿大，肝脾大，全身各组织器官均可受累，伴发热、盗汗、消瘦、瘙痒等全身症状。临床上怀疑淋巴瘤时，可行淋巴结或其他受累组织或器官的病理切片检查（活检）以确诊。

【治疗】

2018 年 11 月 1 日行超声引导下淋巴结穿刺活检术，淋巴结细胞病理涂片：淋巴结转移性癌。11 月 3 日行支气管镜检查，镜下气管黏膜充血明显，左舌叶和左下叶黏膜明显粗糙，左舌叶开口黏膜隆起；管腔：左上叶后段，左下叶各级管腔明显狭窄，镜身不易进入。更换超声支气管镜在 4R 组、7 组淋巴结 EBUS-TBNA 穿刺（图 8-2），快速现场评价（ROSE）提示可见异型细胞，病理镜检回报（图 8-2）：低分化癌，免疫组化：CK（＋）、CK5/6（＋）、TTF-1（－）、NapsinA（－）、CEA（－）、CK7（－）、CgA（－）、

CD56（－）、P40（＋），支持低分化肺鳞状细胞癌。4R 组、7 组淋巴结穿刺涂片：可见癌细胞。

【诊治思路＋治疗经验】

患者外院支气管镜和 EBUS-TBNA 的活检标本量不够，未能确诊，且如果考虑非小细胞肺癌，还需要获得更多的标本送表皮生长因子受体（EGFR）等基因检查。因此，转至我院后从两方面明确诊断：①淋巴结穿刺术和淋巴结活检；②患者 4R 组 7 组淋巴结肿大，行 EBUS-TBNA 活检。

恶性肿瘤一般表现为快速膨胀性生长，瘤体迅速增大挤压周围正常肺组织，形成薄层肺萎缩带，这是恶性肿瘤边界清晰的原因之一。由于呈浸润性生长，恶性肿瘤组织内部一般含气极少甚至不含气体，与周围含大量气体的肺组织比较，两者声阻抗差别明显，在 EBUS 图像中可显示出清晰的病灶边缘。需注意，在 EBUS 检查过程中部分病变边界不完整，可能是由于声波的衰减或伪影干扰，高频探头的穿透力有限，远离探头的病灶部分显示不清。恶性肿瘤病灶内部正常肺组织消失，

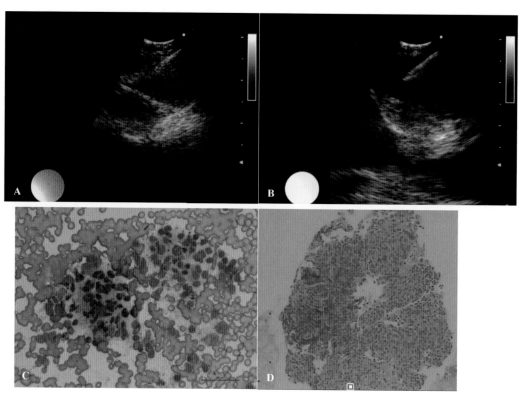

图 8-2 （2018-11-03）EBUS-TBNA 及病检结果。A.4R 组淋巴结 TBNA。B.7 组淋巴结 TBNA。C. ROSE 找到异型细胞。D. 病理证实低分化肺鳞状细胞癌

不同区域的肿瘤细胞和间质组织所含比例往往不一致，可存在坏死、出血、间质纤维化等，致使肿瘤病灶在 EBUS 图像上容易呈现异质性。

根据我国 2016 年《肺癌小样本取材中国专家共识》和 2017 年《诊断性介入肺脏病学快速现场评价临床实施指南》[2-3]，ROSE 有助于临床医生尽快找到合适的标本组织，指导送检组织病理、微生物镜检或培养，减少穿刺次数。细胞分化较高时肺鳞状细胞癌 ROSE 细胞学特点包括：癌细胞形状不规则，"不圆、多角、畸形明显"，呈梭形、多角形等，边缘相对清楚；胞浆呈"角化"的"均匀石膏样"，红染为主，部分少浆甚至裸核；可形成角化珠，即大的类圆形癌细胞，环绕多个核，伴明显角化；胞核染色质浓集深染，核大小不规则、成角度，畸形明显；"阳性背景"明显[3]。分化较低时肺鳞状细胞癌 ROSE 细胞学特点包括癌细胞生长活跃，角化不显著；形状相对规则，类圆形，可成团分布；核大而畸形，染色质粗网状，分布不均，核仁明显；胞浆少而偏碱，边缘不清[3]。由于外院 EBUS-TBNA 并没有找到足够的肿瘤标本，为避免再次发生，在 EBUS-TBNA 活检过程中进行 ROSE，指导迅速找到癌细胞。

建议在 ROSE 指导下进行 EBUS-TBNA 以获取更多的组织行基因检测[2]，再根据结果选择化疗或靶向药物治疗[1]。

（王可　孔晋亮）

参考文献

[1] 林果为，王吉耀，葛均波.实用内科学.15 版.北京：人民卫生出版社，2017.

[2] 中华医学会呼吸病学分会，中国肺癌防治联盟，肺癌小样本取材中国专家共识.中华内科杂志，2016，55（5）：406-413.

[3] 国家卫计委海峡两岸医药卫生交流协会呼吸病学专业委员会，中华医学会结核病学分会呼吸内镜专业委员会，中国医师协会儿科学分会内镜专业委员会，等.诊断性介入肺脏病学快速现场评价临床实施指南.天津医药，2017，45（4）：441-447.

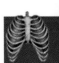

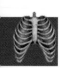

病例 9　食管癌合并气管膜部鳞状细胞癌

【入院病史采集】

患者男，85 岁。

主诉：体检发现腹主动脉瘤 3 天。

现病史：患者于入院前 3 天体检发现腹主动脉瘤，入院后血管外科行手术治疗。

既往史：入院前 1 个月因声音嘶哑就诊于我院，胸部 CT：上纵隔占位性病变，食管癌？

个人史：生于并久居上海市，无疫区、疫水接触史，无牧区、矿区、高氟区、低碘区居住史，无化学物质、放射性物质、有毒物质接触史，无吸毒史，无吸烟、饮酒史。

婚姻史：无特殊。

家族史：否认家族遗传病史。

【体格检查】

神清，查体合作。颈软，全身皮肤黏膜无黄染，浅表淋巴结无肿大。口唇无发绀，咽无充血，扁桃体无肿大。双肺呼吸音正常，未闻及干、湿啰音。心率 78 次 / 分，律齐，无杂音。腹平软，无压痛、反跳痛，肝脾肋下未及。下肢无水肿。

【辅助检查】

胸部 CT：食管上段癌伴气管受侵，双肺气肿。

入院后行支气管镜：气管上段膜部外压性狭窄，局部黏膜凹凸不平，外压狭窄段长约 5 cm，狭窄上端距声门约 4.5 cm，最窄处直径约 11 mm，气管中下段管腔通畅，隆突锐，活动可，气管及左右两侧叶段支气管管腔通畅。更换超声支气管镜经鼻插入顺利，更换弹性超声界面后，在气管上段膜部外压狭窄处探及管壁外病灶，病灶最长径约 3 cm，边界清晰，弹性超声观察内部密度欠均匀，呈混合性，选取弹性超声显像显示蓝色主导区域，在超声引导下行 EBUS-TBNA（图 9-1），共穿刺 5 针，获取组织结果满意，分别送检病理、脱落细胞及细菌。

病理：气管膜部鳞状细胞癌，结合病史考虑食管癌累及。

【初步诊断】

上纵隔占位性病变原因待查。

【确定诊断】

食管癌合并气管膜部鳞状细胞癌。

【诊治思路＋治疗经验】

弹性超声指导下行 EBUS-TBNA 检查可以提高穿刺阳性率。

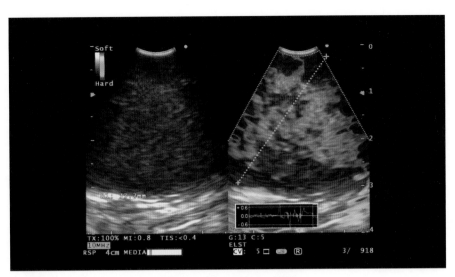

图 9-1　EBUS-TBNA 影像

（秦浩）

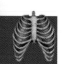
病例 10　径向超声引导下微波消融局部晚期肺鳞状细胞癌

【入院病史采集】

患者男，83 岁，退休干部。

主诉： 体检发现左肺结节 1 年，咳嗽 1 个月。

现病史： 患者于入院前 1 年体检时胸部 CT 提示左上叶结节，患者拒绝手术，嘱定期复查。入院前 1 个月余出现咳嗽再次行胸部 CT（图 10-1）发现左上叶结节增大。

既往史： 前列腺增生 6 年，口服"保列治、前列通"；高血压半年余。

个人史： 吸烟 4 年，3 ~ 4 支 / 日，已戒 60 余年，饮酒 10 余年，黄酒 0.75 升 / 日，戒酒 20 余年。生于并久居本地，无疫区、疫水接触史，无牧区、矿区、高氟区、低碘区居住史，无化学物质、放射性物质、有毒物质接触史，无吸毒史。

婚姻史： 28 岁结婚，育 1 子，妻儿均体健。

家族史： 父母及 1 弟均已故，死因不详；无遗传及传染性疾病。

【体格检查】

T 36.7℃，P 89 次 / 分，R 20 次 / 分，BP 164/81 mmHg，神清，口唇无发绀，浅表淋巴结未及肿大，咽部未见充血，双侧扁体无肿大。双肺未闻及啰音。心率：89 次 / 分，律齐，各瓣膜区未闻及病理性杂音。腹平软，无压痛及反跳痛，肝脾肋下未触及，移动性浊音（－）。肾区叩击痛（－），无双下肢水肿，无杵状指，神经系统查体（－）。

【辅助检查】

血常规：WBC 10.7×10^9/L，NEU% 80.9%，CRP 51 mg/L。肺癌相关抗原：癌胚抗原 1.15 μg/L，

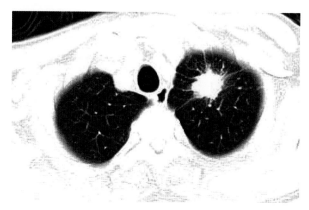

图 10-1　胸部 CT。 左肺尖团片状高密度影，边缘见长毛刺征象，大小 2.5 cm × 2.2 cm

NSE 7.3 μg/L，鳞癌相关抗原 2.2 μg/L。

【初步诊断】

左上肺占位：肺癌可能性大？

【确定诊断】

左上肺鳞状细胞癌。

【鉴别诊断】

采用超声气管镜检查（图 10-2），经支气管镜下超声找到左上叶尖后段，探及偏心低回声区，行经支气管肺活检（transbronchial lung biopsy，TBLB）术取组织行病理检查，诊断为鳞状细胞癌。故诊断明确，无须鉴别。

【治疗】

由于患者高龄，患者及家属均拒绝手术、放疗和化疗等治疗措施，故决定给予微波消融

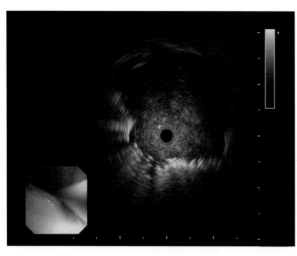

图 10-2　径向超声。可见偏心低回声病灶，边界清楚，内部回声均匀

术。于 2017 年 11 月 23 日在磁导航下行微波消融治疗，具体如下：选择日本奥林巴斯支气管镜（BF260 型），根据电磁导航路径设计为 2 个路径，先按照路径 1 顺利到达左上叶尖段病灶，退出导管，进入径向超声探及低回声灶，边界清楚，内部回声均匀，固定鞘管位置，退出超声探头，进入活检钳行 TBLB，快速现场细胞学可见癌细胞。进入微波消融导管，先给予能量 80 W 持续 10 min，过程顺利；然后按路径 2 导航到达病灶，再给予能量 60 W 持续 5 min 消融，过程顺利。术后复查见图 10-3 至图 10-6。

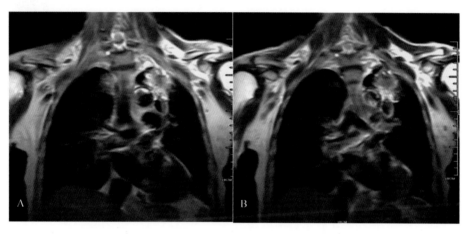

图 10-3　（2017-11-23）行微波消融治疗术后行肺部磁共振检查。可见消融后肿瘤内部大量坏死（低密度区）以及周围有炎症反应

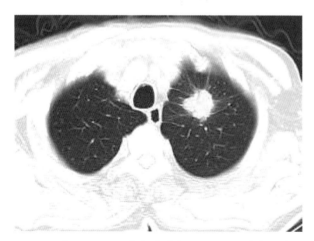

图 10-4　（2018-03-14）复查胸部 CT。左上叶病灶略有缩小

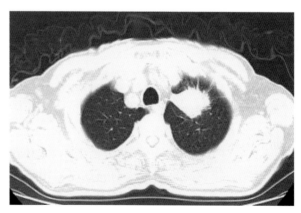

图 10-5　（2019-02-20）复查胸部 CT。原病灶又有所增大，最大径 4.5 cm×3.3 cm；于 2019 年 3 月 7 日再次行微波消融术，手术方式与 2017 年 11 月 23 日相同

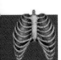

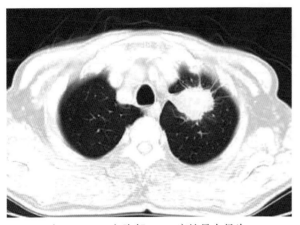

图 10-6 （2019-04-17）胸部 CT。病灶最大径为 4.3 cm× 3.0 cm

【诊治思路】

患者高龄（> 80 岁），不支持将外科手术作为首选方案，患者的备选方案包括放射治疗和局部消融治疗。微波射频消融术的原理是通过微波辐射器把某个微波频率下的电磁波能量转换成微波的辐射能，后者被组织吸收而转换为热能，当肿瘤内部温度上升至 41 ~ 45℃时，即可选择性抑制和杀死肿瘤细胞。其他机制还包括提高宿主抗肿瘤免疫功能、凝固肿瘤滋养血管和降低肿瘤扩散转移率。

本患者经射频消融术（RFA）治疗后，在未行其他治疗的情况下，病情和病灶基本稳定已维持 2 年。根据一项 meta 分析，RFA 治疗肺癌的五年总生存率优于微波消融术[1]。因此对于高龄患者，尤其是晚期有转移的病例，RFA 可以优先考虑。

【治疗经验】

既往临床上常用的 RFA 多为经皮穿刺至肺外周的病灶，但此操作存在气胸等风险，临床上经皮直接行 RFA 的并发症高达 16% ~ 35%。Tanabe[2] 对 10 例 CT 引导下进行 RFA 的患者进行总结，提出对不同大小的病灶应采用不同长度的探头。Koizumi[3] 首次报道了采用气管镜引导下的冷却 RFA 治疗周围型肺癌获得满意效果。冷却 RFA 内径只有 1.67 mm，能够顺利通过 BF260 型号的气管镜，因此可以对周围型肺癌进行消融。标准电极探头常由于周围温度上升过快，导致肺组织出现爆裂现象，这是由于探头周围凝固的坏死组织使组织阻抗快速增加，为了防止这一现象，须用水对电极头进行冷却。由于电极探头是在电极导管内采用循环流动水进行冷却，因此电极探头不会达到非常高的温度，与标准的非冷却 RFA 相比，冷却 RFA 允许在更长时间内使用更大能量的输出，引发更大区域的凝固性坏死。

既往为了使 RFA 定位准确，常采用 X 线透视或者 CT 引导，电磁导航技术既可以精准地进行定位，也可以减少辐射对操作者带来的伤害。应注意，由于探头长短与治疗病灶的大小有关，因此对于直径 2 cm 以上的病灶在操作过程中通常选用 10 mm 探头。在能量输出方面，与既往研究多采用的 30 W 不同，我们将输出能量增加至 60 ~ 80 W，结果显示既可以使肿瘤组织内部的坏死面积增加，且不良反应并没有相应增加。

（沈凌 王利民）

参考文献

［1］Yuan Z，Wang Y，Zhang J，et al. A meta-analysis of clinical outcomes after radiofrequency ablation and microwave ablation for lung cancer and pulmonary metastases. J Am Coll Radiol, 2019, 16（3）: 302-314.

［2］Tanabe T，Koizumi T，Tsushima K，et al. Comparative study of three different catheters for CT imaging-bronchoscopy-guided radiofrequency ablation as a potential and novel interventional therapy for lung cancer. Chest, 2010, 137（4）: 890-897.

［3］Koizumi T，Kobayashi T，Tanabe T，et al. Clinical experience of bronchoscopy-guided radiofrequency ablation for peripheral-type lung cancer. Case Rep Oncol Med, 2013（1）: 515160.

病例 11　左上肺中分化腺癌

【入院病史的采集】

患者男，54 岁，农民。

主诉：咳嗽、活动后气促半月。

现病史：患者半月前受凉感冒后出现咳嗽、活动后气促。起病以来无发热、咳脓痰、咯血等不适。吸烟 20 余年，每日约 20 支，已戒烟 2 年余。

既往史：体健。

个人史：生于并久居本地，无疫区、疫水接触史，无牧区、矿山、高氟区、低碘区居住史，无化学性物质、放射性物质、有毒物质接触史，无吸毒史，无吸烟、饮酒史。

婚姻史：无特殊。

家族史：否认家族性遗传病史。

【体格检查】

T 36.6℃，P 87 次 / 分，R 20 次 / 分，BP 116/64 mmHg。神清，查体合作。颈软，全身皮肤黏膜无黄染，浅表淋巴结无肿大。口唇无发绀，咽无充血，扁桃体无肿大。双肺呼吸音正常，未闻及干湿啰音。心率 87 次 / 分，律齐，无杂音。腹平软，无压痛、反跳痛，肝脾肋下未及。下肢无水肿。

【辅助检查】

入院后肺部增强 CT：左上肺尖后段不规则占位性病变（19 mm×14 mm），左肺门、纵隔、隆突下、右肺门多发淋巴结肿大，部分融合，考虑左上肺周围型肺癌并纵隔肺门淋巴结转移（图 11-1）。心电图：窦性心律，大致正常。血常规、凝血功能、肝肾功能、电解质未见异常。肿瘤标志物：CEA 17.5 ng/ml。肺功能：轻度阻塞性通气功能障碍，舒张试验（－）。

支气管镜检查：白光镜下见左主支气管管腔狭窄，黏膜充血肿胀，血管丰富，未见新生物及活动性出血。于左上叶尖后支亚分支远端行 EBUS 小探头探查，见 15.8 mm×15.3 mm 不规则肿块（图 11-2 A），行支气管内超声小探头引导下经支气管肺活检（EBUS-GS-TBLB）穿刺 5 处，活检后局部少量出血，标本取材满意。更换超声支气管镜后经鼻进镜，到达气管内改用超声模式观察见 4R 组、4L 组、11Rs 组、7 组多个淋巴结肿大，淋巴结内可见均质超声声像及分隔带形成。彩色多普勒超声检查可见淋巴结旁纵行及横行血管声像，并可见淋巴结内面向探头及背向探头方向的血流声像。超声下测量各组淋巴结大小为：4R 组 17.1 mm×16.9 mm，4L 组 11.2 mm×15.1 mm，10L 组 31.9 mm×22.2 mm，7 组 12.8 mm×17.7 mm（图 11-2 B ～ E）。行 EBUS-TBNA 穿刺 4R 组、10L 组淋巴结 5 处，获得组织 3 条，送检组织病理及液基细胞学等检查（图 11-2 F 和 G）（视频 11-1）。

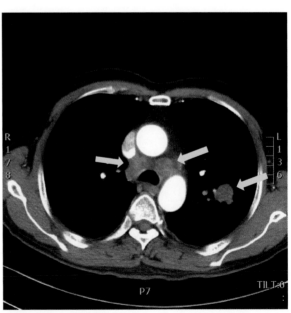

图 11-1　左上肺占位性病变 19 mm×14 mm，并可见 4 L 组、4R 组淋巴结肿大

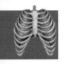
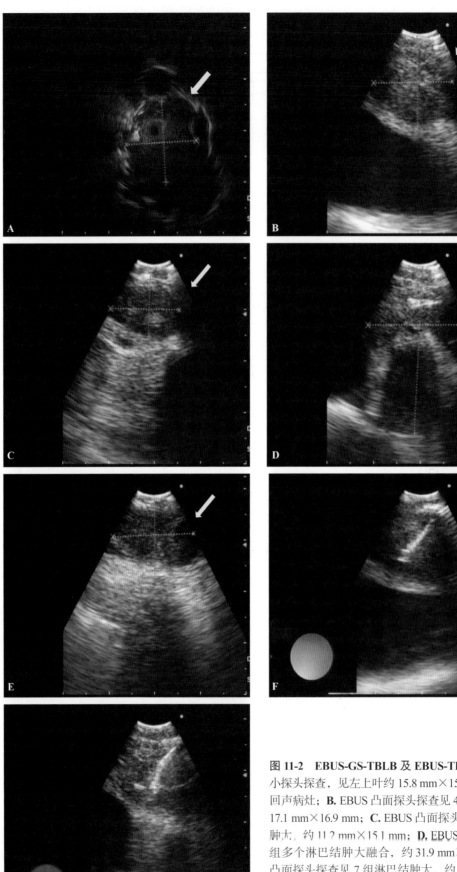

图 11-2 EBUS-GS-TBLB 及 EBUS-TBNA 影像。A. EBUS 小探头探查，见左上叶约 15.8 mm×15.3 mm 大小的实质性回声病灶；**B.** EBUS 凸面探头探查见 4R 组淋巴结肿大，约 17.1 mm×16.9 mm；**C.** EBUS 凸面探头探查见 4L 组淋巴结肿大，约 11.2 mm×15.1 mm；**D.** EBUS 凸面探头探查见 10L 组多个淋巴结肿大融合，约 31.9 mm×22.2 mm；**E.** EBUS 凸面探头探查见 7 组淋巴结肿大，约 12.8 mm×17.7 mm；**F.** EBUS-TBNA 穿刺 4R 组淋巴结，白色线状高回声为金属穿刺针；**G.** EBUS-TBNA 穿刺 10L 组淋巴结，白色线状高回声为金属穿刺针

视频 11-1 中分化腺癌 EBUS-GS-TBLB + EBUS-TBNA

病理检查：（EBUS-GS-TBLB 标本）中分化腺癌，附刷片两张，少数高度可疑恶性肿瘤细胞。（EBUS-TBNA 标本）10L 组标本见极个别核大深染异型细胞，倾向中分化腺癌；4R 组标本见少数可疑癌细胞。

【初步诊断】

左上肺占位原因待查。

【确定诊断】

左上肺中分化腺癌。

【诊治思路＋治疗经验】

本例患者中老年男性，吸烟指数 > 400 年支，因"咳嗽、活动后气促半月"入院，入院后完善 CT 检查发现左上肺占位性病变并双侧纵隔肺门淋巴结肿大，肿瘤标志物中 CEA 明显升高，初诊考虑肺癌。从肺癌的治疗原则来说，应首先明确其病理类型，再根据其 TNM 分期及是否存在表皮生长因子受体（EGFR）等敏感基因突变为其制订后续治疗方案。本例患者通过 EBUS-GS-TBLB 即可明确其病理诊断，为何还要加做 EBUS-TBNA 检查？这主要是考虑到对其纵隔淋巴结进行分期，淋巴结分期为 N_2 还是 N_3，其治疗原则完全不同。据报道，EBUS-TBNA 用于探查纵隔肺门淋巴结转移时敏感性、特异性、阳性预测值、阴性预测值均较高，较纵隔镜创伤小且费用少，较 PET-CT 费用少且准确性高，是纵隔肺门淋巴结分期的有效工具[1-4]。

与以往开展的 TBLB 盲检相比，经超声小探头引导的 TBLB 能准确发现外周型病灶的精确位置，并对病灶大小、形态、周围血管等进行细致观察与测量；退出探头后，活检钳等工具可通过引导鞘管到达病灶部位进行活检、刷检、刮检等检查，大大提高了周围型病灶活检的阳性率。并且，多家中心的实践表明，如果活检后病灶出血，嵌塞在病灶近端的鞘管可以起到一定的局部压迫作用，有助于减少 TBLB 导致的出血。

（肖奎）

参考文献

［1］杨会珍，滕家俊，钟润波，等．气管内超声引导下经支气管针吸活检对肺内病变的诊断价值．中华结核和呼吸杂志，2013，36（1）：17-21.

［2］Zhu T, Zhang X, Xu J, et al. Endobronchial ultrasound guided-transbronchial needle aspiration vs. conventional transbronchial needle aspiration in the diagnosis of mediastinal masses：a meta-analysis. Mol Clin Oncol, 2014, 2（1）: 151-155.

［3］毛晓伟，杨俊勇，郑筱轩，等．两种支气管内超声弹性成像定量方法评估胸内良恶性淋巴结的比较．中华结核和呼吸杂志，2017，40（6）：431-434.

［4］El-Osta H, Jani P, Mansour A, et al. Endobronchial ultrasound for nodal staging of patients with non-small-cell lung cancer with radiologically normal mediastinum. a meta-analysis. Ann Am Thorac Soc, 2018, 15（7）: 864-874.

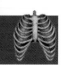

病例 12　右肺腺癌合并右肺门、纵隔淋巴结转移：快速现场细胞学评价

【入院病史采集】

患者男，60 岁，离退休人员。

主诉： 背痛伴气促、胸闷 1 个月。

现病史： 2018 年 7 月底患者无诱因出现背部胀痛，伴气促、胸闷，伴咳嗽，无咳痰、咯血、无畏寒、发热，无心前区疼痛，无恶心、呕吐，于 2018 年 8 月 20 日到桂林某医院检查，胸部 CT：①右肺门占位性病变，右肺门、纵隔淋巴结肿大，右肺阻塞性炎症，建议增强检查；②左上肺舌段结节影；③肺气肿。于 2018 年 8 月 27 日至永福县某医院行胸部增强 CT：①考虑右肺门中央型肺癌合并右侧肺门、纵隔淋巴结转移；②右肺下叶阻塞性肺炎；③两肺肺气肿；④右侧少量胸腔积液；⑤肝内多发囊肿。于 9 月 1 日为进一步治疗至我院。自患病以来，患者精神、睡眠及食欲较差，大小便未见异常，体重减轻 1.5 kg。

既往史： 无特殊。

个人史： 生于原籍，久居当地，无牧区、疫区接触史，无化学物质、放射性物质、有毒物质接触史，无矿区、高氟区、低碘区居住史。吸烟 40 年，1 包 / 天。否认饮酒史。

婚姻史： 23 岁结婚，配偶体健。育有 2 女。

家族史： 父母均已故，否认相似家族病史及遗传病史。

【体格检查】

T 36℃，P 65 次 / 分，R 20 次 / 分，BP 122/76 mmHg。神清，皮肤巩膜无黄染，全身淋巴结未扪及。双肺叩诊呈清音，双肺呼吸音清，未闻及干、湿啰音。心脏、腹部查体未见特殊。未见杵状指（趾）。生理反射存在，病理反射未引出。

【辅助检查】

（2018-09-01）胸部 CT（图 12-1）：①考虑右侧中央型肺癌并右肺门、纵隔淋巴结转移、右肺下叶阻塞性肺炎、右肺中叶内侧段、下叶背段阻塞性肺不张；②两肺上叶胸膜下多发结节，转移瘤？炎症性结节？建议抗感染治疗后复查，左肺炎症；③两肺上叶混合型肺气肿合并右肺上叶尖段肺大疱形成；④两侧胸腔少量积液，心包少量积液；⑤肝内多发低密度灶，囊肿？建议进一步增强扫描检查；⑥L1 椎体右侧附件骨岛？转移瘤？建议定期复查。

实验室检查：CEA 3.27 ng/ml，CA125 81.50 U/ml，Fe 344.15 ng/ml，CYFRA21-1 12.82 ng/ml，NSE 30.56 ng/ml。血常规、尿常规、粪常规、肝功能、肾功能、心肌酶、凝血功能、乙型肝炎抗体、人免疫缺陷病毒抗体、丙型肝炎抗体、梅毒检查、ESR、空腹血糖、G 试验、细菌毒素测定、肺炎支原体抗体（IgM）、抗链球菌溶血素 O、类风湿因子、补体（C3 ＋ C4）、T 细胞亚群、CD4 和 CD8 细胞计数、降钙素原、呼吸道感染病原体检测、隐球菌乳胶凝集试验、NK 细胞、结核抗体、痰涂片找细菌 / 真菌 / 抗酸杆菌均未见异常。

【初步诊断】

①右侧中央型肺癌合并右肺门、纵隔淋巴结转移可能性大 右侧阻塞性肺炎；②慢性阻塞性肺疾病？

【确定诊断】

①右肺腺癌合并右肺门、纵隔淋巴结转移

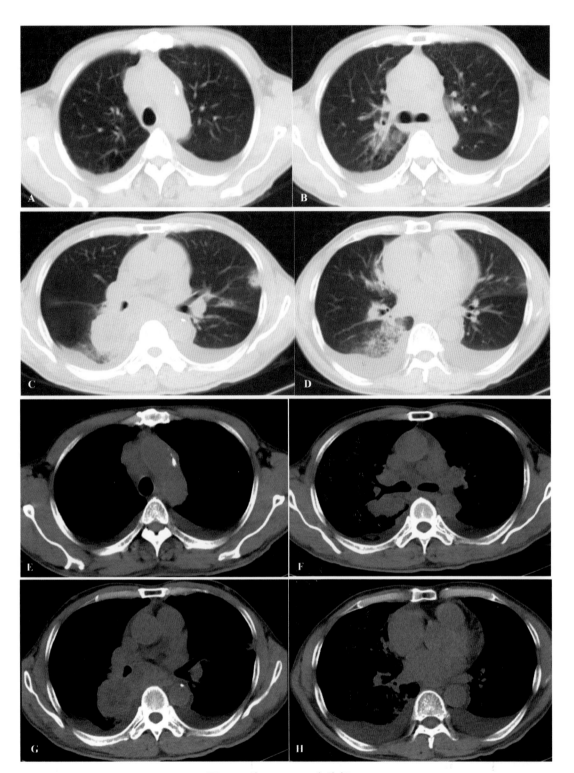

图 12-1　（2018-09-01）胸部 CT

右侧阻塞性肺炎；②肝囊肿。

【鉴别诊断】[1]

1. 肺结核球　多见于年轻患者，病灶多见于结核好发部位，如肺上叶尖后段和下叶背段，直径多 < 3 cm。一般无症状，病灶边界清楚，密度高，可有包膜。可含钙化点，周围有卫星灶。

2. 急性血型播散型肺结核　应与弥漫型细支气管肺泡癌相鉴别。血型播散型肺结核患者年龄常较轻，有发热、盗汗等全身中毒症状，呼吸道症状不明显。X 线表现为细小、分布均匀、密度较淡的粟粒样结节病灶。细支气管-肺泡细胞癌患者双肺多有大小不等的结节状播散病灶，边界清楚、密度较高，呈进行性增大，且有进行性呼吸困难。

3. 肺脓肿 起病急，中毒症状严重，多有寒战、高热、咳嗽、咳大量脓臭痰等症状。肺部 X 线表现为均匀大片状炎症性阴影，空洞内常见较深液平。结合支气管镜检查和痰脱落细胞检查可以鉴别。

4. 纵隔淋巴瘤 类似中央型肺癌，常为双侧，可有发热等全身症状，需病理诊断。

【治疗】

入院后予左氧氟沙星抗感染，9 月 3 日行支气管镜检查，镜下见隆突稍增宽，右主支气管开口可见炭末沉积，右上叶前段、右中间段局部外压性隆起，管腔狭窄约 30%，可见血管汇聚和黏膜增厚，右中叶、下叶支气管通畅，左主支气管下 1/3 近隆突处可见局部黏膜增厚。超声支气管镜经鼻进镜，可见右侧第 4R、7 组淋巴结及隆突下淋巴结团块影，回声不均匀，多普勒检查示团块影区域短棒状血管征象、分隔带和较多低密度坏死区。EUBS 实时引导下，行 4R 组、7 组淋巴结 TBNA 细针穿刺（图 12-2），ROSE 确诊找到异型细胞，将活检组织送病理＋细胞学检查＋抗酸杆菌。结果回报：（肺泡灌洗液）未找抗酸杆菌 / 细菌 / 真菌；未培养出细菌 / 真菌；隐球菌乳胶凝集试验、G 试验、GM 试验均阴性。（气管肿物 TBNA、隆突下 TBNA）涂片未找到抗酸杆菌；一般细菌及真菌培养＋鉴定：无细菌生长，未培养出真菌。（4R 组、7 组淋巴结，肺门肿物 TBNA）涂片：可见癌细胞。病理回报：①（7 组淋巴结）镜检血浆背景中见数灶异型细胞巢，形态倾向于癌细胞；②（4R 组淋巴结）血性背景中见数灶异型细胞巢，形态不除外癌细胞；免疫组化结果：（7 组淋巴结）TTF-1（＋），NapsinA（＋），P40（－），P63（＋，部分），CK5/6（－），Ki-67（40%＋）。（4R 组淋巴结）CK（＋），TTF-1（＋），CK5/6（－），

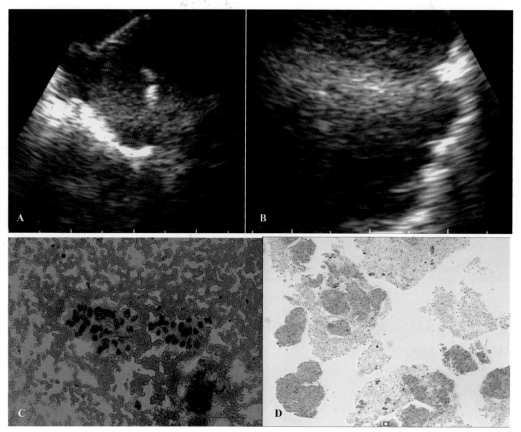

图 12-2 EBUS-TBNA 及病理。A. 4R 组淋巴结 TBNA。**B.** 7 组淋巴结 TBNA。**C.** ROSE 找到异型细胞。**D.** TBNA 活检病理证实腺癌

LCA（－），P40（－）；诊断肺腺癌。

患者未同意接受基因检测。鉴于患者有全身化疗指征，排除相关禁忌证后，于9月8日予培美曲塞＋卡铂行化疗，过程顺利，患者无恶心、呕吐，无心悸、胸闷等不适。

【复诊】

末次复诊时间为2018年10月16日，对比我院胸部CT和外院胸部CT，肺部肿瘤明显缩小。10月22日行第三周期化疗后出院。

【诊治思路＋治疗经验】

根据我国2016年《肺癌小样本取材中国专家共识》[2]，EBUS-TBNA有助于明确纵隔淋巴结的病变性质，该共识与2017年《诊断性介入肺脏病学快速现场评价临床实施指南》[2-3]均指出ROSE有助于临床医生获取高质量的活检组织，甚至确诊肿瘤性质，从而减少穿刺次数，缩短操作时间。因此，共识高度推荐在对疑诊肺癌患者、纵隔肺门淋巴结肿大患者、中央型肿瘤患者实施TBNA时加用ROSE；特别是对拟行基因检测的晚期肺腺癌患者，推荐加用ROSE[2]。

ROSE技术包括快速现场细胞学评价（C-ROSE）和快速现场微生物学评价（M-ROSE）。C-ROSE的临床意义包括：①指导介入诊断，如指导经气管镜黏膜活检、TBLB、TBNA、细针穿刺（FNA）、经气管镜支气管肺泡灌洗（BAL）、经皮穿刺肺活检等。在介入过程中进行初步评价并指导下一步操作。②提高诊断效能。临床医生在介入操作过程中可结合ROSE结果，初步判定标本的合格率，最终提高诊断效能。③减少介入操作的并发症。通过提高标本的合格率和诊断效能，减少操作次数及其他有创操作，缩短操作时间，从而减少并发症。

ROSE操作由制片、染色和观察3部分构成。由于对时间的要求严格，C-ROSE操作的核心是提高制片和染色的速度。C-ROSE快速制片方式主要包括：①小外检组织块滚片（印片）法。用于多数经气管镜或胸腔镜黏膜活检与肺活检、经皮肺活检取得的组织块，还可

用于TBNA取得的条形组织块。②细胞刷涂抹法。用于多数经气管镜刷检标本或用于其他较黏稠的样品。③喷片法与喷射推片法。用于多数FNA，也可用于经皮细针吸引肺细胞学活检的细胞学标本，还可用于TBNA取得的条形组织块以外的细胞学标本。④液基薄层细胞制片（TCT）法。用于液基标本，如胸腔积液或TBNA、FNA获得的液基标本。⑤微孔滤膜过滤法。用于液基标本。⑥涂抹法。用于痰液等黏稠的液体标本。

ROSE在支气管镜检查中的作用类似于外科手术中"冰冻切片"的作用，它是一项细胞形态学诊断技术，可以评估支气管检查是否取到靶部位的标本以及取材的满意度，从而形成初步诊断，实时指导介入操作。

当肺腺癌分化较高时ROSE细胞学特点为癌细胞较大，"类圆形"，成堆、成团分布；细胞核大，胞浆丰富、有空泡，呈"高分泌样"或"印戒样"；呈腺泡样、乳头样、桑葚样排列；染色质呈粗颗粒状；核仁大而清楚，可多个核仁[3]。当肺腺癌分化较低时ROSE细胞学特点为癌细胞较小，单个散在或成团，结构性脱落，界限不清；细胞核可偏于边缘，边缘隆起；染色质浓集不均，胞浆可少而呈嗜碱性，可有透明空泡[3]。

肺腺癌以周围型为主，获取标本较为困难，但该类型较易发生纵隔淋巴结转移，故EBUS-TBNA可以对纵隔淋巴结穿刺以获取标本进行EGFR突变、KRAS突变、EML4-ALK融合突变等检测，为肺腺癌的个体化治疗提供可靠的参考[4-5]。但本例患者拒绝进行基因检测，给予化疗。

（王可　张骅　孔晋亮）

参考文献

[1] 林果为，王吉耀，葛均波.实用内科学.15版.北京：人民卫生出版社，2017.

[2] 中华医学会呼吸病学分会，中国肺癌防治联盟，肺癌小样本取材中国专家共识.中华内科杂志，2016，55（5）：406-413.

[3] 国家卫计委海峡两岸医药卫生交流协会呼吸病学专业委员会，中华医学会结核病学分会呼吸内镜专业

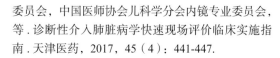

委员会，中国医师协会儿科学分会内镜专业委员会，等 . 诊断性介入肺脏病学快速现场评价临床实施指南 . 天津医药，2017，45（4）：441-447.

［4］Navani N，Brown JM，Nankivell M，et al. Suitability of EBUS-TBNA specimens for subtyping and genotyping of NSCLC：a multi-centre study of 774 patients. Am J Respir Crit Care Med，2012，185（12）：1316-1322.

［5］Mohamed S，Yasufuku K，Nakajima T，et al. Analysis of cell cycle-related proteins in mediastinal lymph nodes of patients with N2-NSCLC obtained by EBUS-TBNA：relevance to chemotherapy response. Thorax，2008，63（7）：642-647.

支气管内超声临床应用病例解析

病例 13　左上肺腺癌：虚拟导航的应用

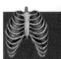

【入院病史采集】

患者男，63 岁，农民。

主诉：咳嗽、胸闷 2 个月，加重 1 个月。

现病史：患者 2 个月前无明显诱因出现咳嗽、咳黄痰，伴有胸闷，无胸痛、咯血，无头晕、头痛，无恶心、呕吐，未系统诊治。1 个月前上述症状加重，伴有发热，最高体温 37.9℃，无畏寒、寒战，来我院就诊，血常规示 WBC 13.37×10^9/L、NEU 10.21×10^9/L，血气分析示 PaCO$_2$ 60.7 mmHg、PaO$_2$ 44.9 mmHg。胸部 CT 示，左肺上叶尖后段占位；气管内略低密度影，考虑痰栓可能。于门诊给予解痉、平喘、祛痰、控制感染及对症支持治疗，患者症状较前减轻。今为明确左上肺病变性质入院。患者自发病以来，精神较差，饮食及睡眠差，小便量少，大便正常，体重无变化。

既往史：9 年前因车祸导致肾挫伤、肋骨骨折；高血压病史 1 年，最高血压 207/ 100 mmHg，未服用降压药物。否认肝炎、结核、疟疾病史，否认心脏病史，否认糖尿病、脑血管疾病、精神疾病史，否认输血史，否认食物、药物过敏史。

个人史：生于并久居本地，否认血吸虫疫水接触史。有长期吸烟史，无饮酒史。否认毒物接触史。

婚姻史：29 岁结婚，育有 1 女，配偶及女儿身体健康。

家族史：父母已故，具体时间及死因不详。有 1 弟 1 姐 1 妹，均体健，家族中无类似患者。否认遗传病史。

【体格检查】

T 36.9℃，P 88 次 / 分，R 21 次 / 分，BP 175/ 106 mmHg。神清，皮肤无黄染，浅表淋巴未及肿大，桶状胸，呼吸运动正常，双肺呼吸音略低，未闻及干湿性啰音。心率 88 次 / 分，律齐，未及杂音。全腹无压痛及反跳痛，肝脾肋下未及，双下肢无水肿。

【辅助检查】

血常规：RBC 4.53×10^{12}/L，HGB 106 g/L，WBC 9.21×10^9/L，CRP 20.5 mg/L，ESR 22 mm/h。血清肿瘤标志物正常，凝血功能正常，BNP 正常。结核感染 T 细胞检测阴性。心电图正常，心脏彩超示左心室舒张功能减退。腹部超声无异常。

胸部 CT：①左肺上叶尖后段占位，建议穿刺活检；②双肺肺气肿；③右肺中叶钙化灶；④双肺条片影，考虑慢性炎症或纤维灶；⑤纵隔内钙化影，考虑淋巴结钙化可能；⑥冠状动脉管壁钙化；⑦右肾囊肿（图 13-1）。

【初步诊断】

①左上肺腺癌；②慢性阻塞性肺疾病；③高血压 3 级，很高危组。

【确定诊断】

①左上肺腺癌；②慢性阻塞性肺疾病；③高血压 3 级。

【鉴别诊断】

1. 肺结核球　好发于上叶尖后段及下叶背段，大小一般＜ 3 cm，圆形或类圆形，边缘光滑，内部可见钙化或低密度影，增强扫描一般无强化或轻度强化，周边多可见卫星病灶。本患者需要进一步行活检鉴别。

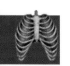
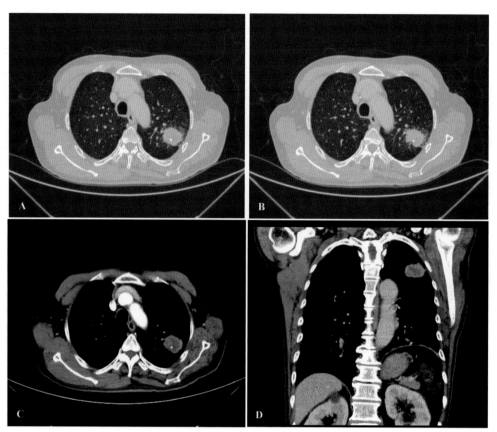

图 13-1　胸部 CT。左上肺尖后段肿块影，边缘可见毛刺及胸膜牵拉征，内部密度不均，不均匀强化，可见低密度坏死及钙化

2. 机化性肺炎　患者前期有发热、咳嗽症状，经抗感染治疗后症状减轻，胸部 CT 示左上肺孤立性结节灶，内部可见低密度区，不除外机化性肺炎并脓肿形成可能，可短期抗炎治疗复查或穿刺活检鉴别。

3. 错构瘤　肺部最常见的良性肿瘤之一，多表现为肺部孤立性结节病灶，边缘光滑，增强扫描多无强化或轻度强化，内部密度不均，如同时见到钙化及脂肪密度影有助于鉴别。

【治疗】

患者因左上肺占位入院，胸部 CT 提示左上肺尖后段肿块影，病变靠近胸膜下区，整体呈膨胀性生长，内部密度不均，中心区域见低密度坏死，边缘可见短毛刺，邻近斜裂可见明显的胸膜牵拉征象，应首先考虑恶性肿瘤。为明确诊断，行 EBUS-GS-TBLB 检查。行支气管镜检查前，先应用虚拟导航软件（奥林巴斯，Direct Path）进行了路径规划设计（图 13-2，视频 13-1）。

支气管镜普通白光镜下见左 B1 ＋ 2a 支气管

腔内色素沉着，黏膜水肿（图 13-3）。超声小探头于左 B1 ＋ 2a ＋ biα 支探及肿物（图 13-4），在此行刷检、活检，刷片见可疑肿瘤细胞，活检病理提示肺腺癌（图 13-5）。

患者最终诊断为左肺腺癌，转胸外科进一步手术治疗。

【诊治思路＋治疗经验】

本例患者基础病为慢性阻塞性肺疾病，肺癌是其常见并发症。患者病变位于左上叶，近后胸壁处，胸部 CT 显示肺气肿及肺大疱。如行经皮肺穿刺进行诊断，则需要从前胸壁处进针，进针较深，发生出血及气胸等并发症可能性大，权衡利弊，最终选择了 EBUS-GS-TBLB 方法，创伤性更小，并发症少见。

一般位于上叶的病变，内镜操作时需要变换的角度较大，路径较长，尤其是左上叶分支较多见，在刚开展此项技术时准确寻找到病变所在位置相对困难，其活检难度相对中下叶病变来说更大。在技术不熟练的情况下，提前应用导航软件

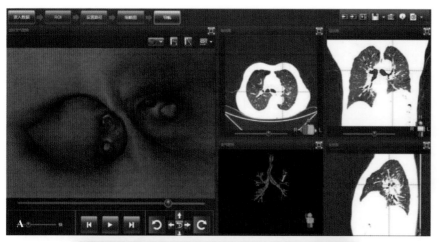

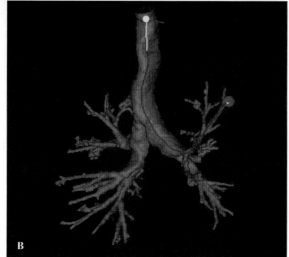

图 13-2　虚拟导航软件下模拟支气管图像及到达病灶的路径展示

视频 13-1　虚拟导航

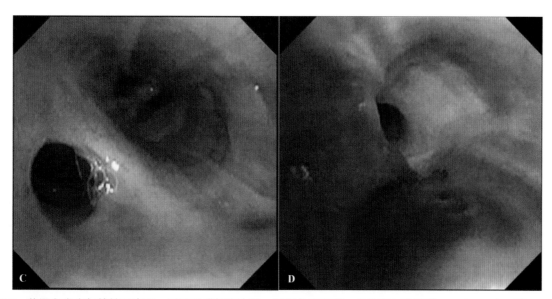

图 13-3　普通白光支气管镜下表现。可见黏膜轻度水肿，局部色素沉着，未见充血及坏死。**A.** 左 B1 ＋ 2 开口；**B.** 左 B1 ＋ 2a ＋ bi 开口

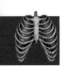
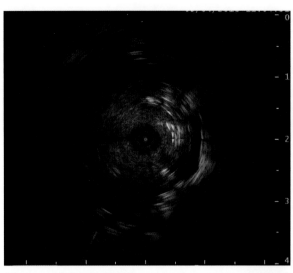

图 13-4 超声小探头图示：于左 B1 ＋ 2a ＋ biα 支探及病变，探头位于病灶内，病变边界呈清晰高回声，内部可见散在短线状高回声影

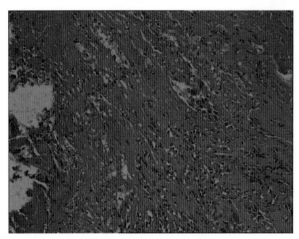

图 13-5 左上叶活检病理：增生的纤维组织内见异型上皮样细胞巢浸润，病变倾向腺癌。免疫组化：CK7（＋），TTF-1（－），CK5/6（＋），P63（－），CK20（－），vilin（－），CR（－），WT-1（－），P40（－），NapsinA（－）

对气管镜路径进行规划有助于提高活检效率[1]。本例在行支气管镜检查前，使用虚拟导航软件提前进行了路径规划，明显缩短了超声探查病灶的时间。

Kurimoto 等[2]对超声探头下肺外周病变的超声图像特征进行了分析，基于内部回声、血管和支气管是否通畅、高回声区的形态学、肺泡和细支气管内的空气反射等，将病变分为 3 类和 6 亚类：Ⅰ型，均质型（Ⅰa 型，可见血管、支气管；Ⅰb 型，无血管和细支气管）；Ⅱ型，高回声点和线性弧型（Ⅱa 型，无血管；Ⅱb 型，可见血管）；Ⅲ型为异质型（Ⅲa 型，有点和短线状高回声影；Ⅲb 型，无点和短线状高回声影）。Kurimoto 研究中，92.0% 的 Ⅰ 型病变是良性，而99.0% 的 Ⅱ 型和 Ⅲ 型病变是恶性。Ⅱ型病变中87.5% 为高分化腺癌，所有Ⅲb 型病变均为恶性，其中 81.8% 是低分化腺癌[2]。本例患者超声图像内部可见点线状高密度影，病变内探头右下方可见圆形的无回声区，为病变内部血管影，其属于Ⅱb 型，最终 TBLB 确诊为腺癌。其图像形成基础可能是腺癌首先于肺泡腔和细支气管腔内贴壁生长，逐渐将空间填实，在未被填实的区域其肺泡腔和细支气管腔内有残余的气体，在超声下形成点状或线状的高回声影。EBUS 为肺外周病变的内部结构可视化提供了一种新的方法，超声图像的分类对病变的病理和组织学有一定的提示意义。

（于鹏飞 张骅）

参考文献

[1] 方芳，潘蕾，薄丽艳，等. 导向鞘引导的超声支气管镜联合虚拟导航对周围型肺癌的诊断价值. 中华结核和呼吸杂志，2018，41（6）：472-476.

[2] Kurimoto, Noriaki, Murayama, et al. Analysis of the internal structure of peripheral pulmonary lesions using endobronchial ultrasonography. Chest, 2002, 122（6）: 1887-1894.

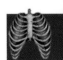

病例 14　右肺腺癌伴左肺门、纵隔及锁骨上淋巴结、左胸膜、肾上腺转移

【入院病史的采集】

患者男，56岁，农民。

主诉：检查发现肺部阴影伴消瘦2个月。

现病史：2018年8月患者因左肩部外伤至当地医院门诊就诊，行胸部CT检查提示肺部病变（不详），未住院治疗。此后患者自觉乏力，食欲下降，无恶心、呕吐，无反酸、嗳气，无腹胀、腹痛，无黑便、呕血等症状。为求进一步诊治，遂至我院门诊就诊，胸部增强CT示左肺下叶前内基底段结节，考虑周围型肺癌并左肺门、纵隔淋巴结转移，门诊遂拟"肺癌"收住入院。自患病以来，患者精神、睡眠可，大小便正常，2个月体重减轻7.5 kg。

既往史：无特殊。

个人史：生于原籍，久居当地，无牧区、疫区接触史，无化学物质、放射性物质、有毒物质接触史，无矿山、高氟区、低碘区居住史。40余年烟酒史，4包/日，1斤白酒/日。有大量鱼生食用史。

婚育史：适龄结婚，配偶体健，育有2子1女。

家族史：否认相似家族病史及遗传病史。

【体格检查】

T 36.5℃，P 93次/分，R 20次/分，BP 106/65 mmHg。神清，皮肤巩膜无黄染，全身淋巴结未扪及肿大，颈静脉正常。桶状胸，呼吸节律规整。双肺叩诊呈过清音，双肺呼吸音粗，未闻及干湿啰音及胸膜摩擦音。心腹查体未见特殊。四肢无畸形，未见杵状指（趾），未见静脉曲张，四肢无水肿。生理反射存在，病理反射未引出。

【辅助检查】

（2018-10-18）胸部增强CT（图14-1）：①左肺下叶前内基底段结节，考虑周围型肺癌并左肺门、纵隔淋巴结转移，左侧胸膜转移，左侧肾上腺转移；②两肺下叶炎症；③两肺混合型肺气肿并肺大疱形成；④肝内胆管扩张，寄生虫感染？血常规：白细胞 11.88×10^9/L，血红蛋白108 g/L，血小板 472.00×10^9/L，NEU% 73%，淋巴细胞百分比13%。腹部+泌尿系统超声：①左侧肾上腺区域多发低回声团（建议进一步检查）；②双侧颈部锁骨上窝多发低回声团（肿大淋巴结）；③双侧腋窝多发低回声团（淋巴结声像，部分肿大）；④肝、胆、胰、脾、双肾、膀胱、前列腺回声未见异常，双侧输尿管未见扩张；⑤右侧肾上腺区域未显示明显肿块声像。心脏超声：①静息状态下左心室顺应性欠佳；②左心室收缩功能测定在正常范围（EF 61%）。骨ECT：可见左肩部、左胫骨造影剂浓聚（建议结合临床）。头颅CT：①头颅CT平扫未见异常；②右侧乳突炎症。余项检查无异常。

【初步诊断】

①右肺癌并左肺门、纵隔淋巴结转移，左侧胸膜转移，左侧肾上腺转移；②双侧肺炎；③慢性阻塞性肺疾病？④肝吸虫病。

【确定诊断】

①右肺腺癌并左肺门、纵隔及锁骨上淋巴结、左胸膜、肾上腺转移，$T_1N_3M_{1b}$ Ⅳa期；②双侧肺炎；③慢性阻塞性肺疾病？④肝吸虫病。

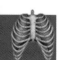
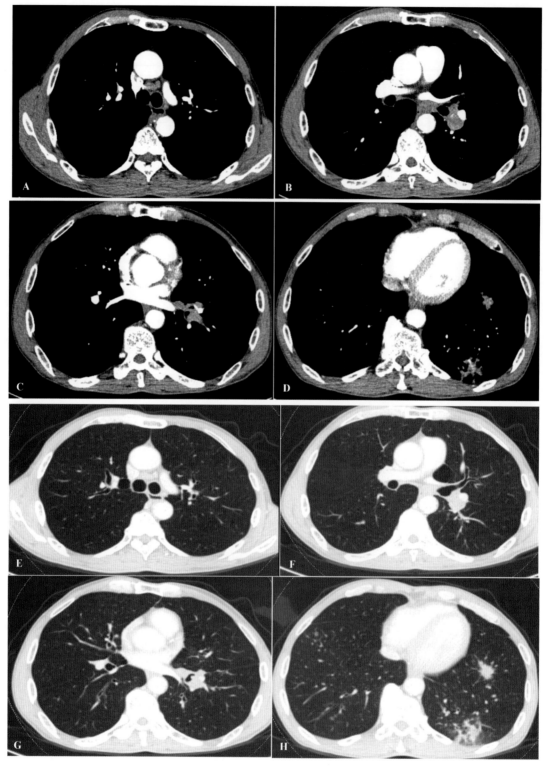

图 14-1　胸部增强 CT。A 至 D. 纵隔窗；E 至 H. 肺窗

【鉴别诊断】[1]

1. 肺结核球　多见于年轻患者，病灶多见于结核好发部位，如肺上叶尖后段和下叶背段，直径一般 < 3 cm。一般无症状，病灶边界清楚，密度高，可有包膜。有时含钙化点，周围有卫星灶。

2. 急性粟粒性肺结核：应与弥漫型细支气管肺泡癌相鉴别。通常粟粒性肺结核患者年纪较轻，有发热、盗汗等全身中毒症状，呼吸道症状

50

不明显。X线表现为细小、分布均匀、密度较淡的粟粒样结节病灶。而细支气管肺泡癌两肺多有大小不等的结节状播散病灶，边界清楚、密度较高，进行性发展和增大，且有进行性呼吸困难。

3. 肺炎 若无毒性症状，抗生素治疗后肺部阴影吸收缓慢，或同一部位反复发生肺炎时，应考虑到肺癌可能。肺部慢性炎症机化，形成团块状的炎性假瘤，也易与肺癌相混淆。但炎性假瘤往往形态不整，边缘不齐，核心密度较高，易伴有胸膜增厚，病灶长期无明显变化。

4. 肺脓肿 起病急，中毒症状严重，多有寒战、高热、咳嗽、咳大量脓臭痰等症状。肺部X线表现为均匀的大片状炎性阴影，空洞内常见较深液平。结合支气管镜检查和痰脱落细胞检查可以鉴别。

5. 纵隔淋巴瘤 颇似中央型肺癌，常为双侧，可有发热等全身症状，需病理诊断。

【治疗】

排除相关禁忌后，患者于 2018 年 10 月 22 日行支气管镜下淋巴结针吸活检术（图 14-2）。镜下见隆突锐利，右中下叶黏膜稍充血，左下叶开口处黏膜稍肥厚，左下叶内前基底段开口可见结节影，将管腔阻塞约 50%，管腔可见脓性分泌物，左下叶背段黏膜轻度肥厚褶皱加深，未见新生物。超声支气管镜检查可见 11L 组淋巴结轻度增大团块影，回声不均匀，多普勒检查示团块影区域短棒状血管征象。予支气管肺泡灌洗、左下叶结节咬检、支气管镜刷检、11L 组淋巴结 EBUS-TBNA，活检组织标本经 ROSE 提示找到异型细胞（图 14-3），随即将标本送检

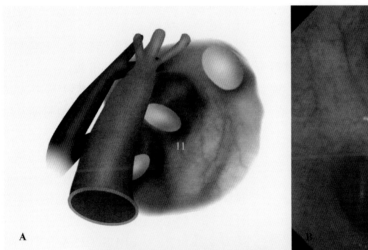
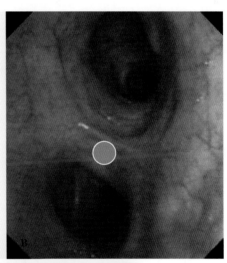
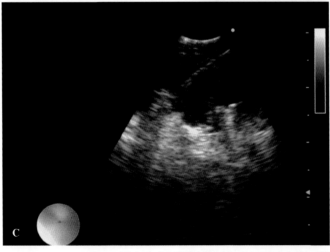

图 14-2　支气管镜检查及 EBUS-TBNA。A 和 B. 经左主支气管进镜至左上、下叶之间，因左上叶支气管角度的关系，气管内穿刺点多选择位于左下叶支气管外侧壁近背段开口处 9 点左右，超声下可见附近的叶间肺动脉和 11L 组淋巴结；**C.** 11L 组淋巴结行 TBNA

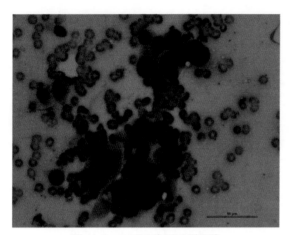

图 14-3　ROSE 找到异型细胞

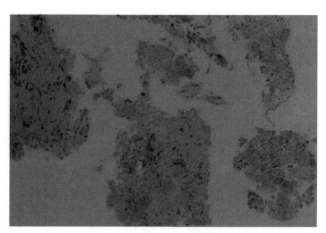

图 14-4　TBNA 活检病理证实腺癌

病理。结果回报：（肺泡灌洗液）涂片未见恶性细胞，可见多量中性粒细胞；灌洗液涂片未找到细菌、真菌、抗酸杆菌。支气管镜刷片结果：可见腺癌细胞。病理结果：11L 组淋巴结活检组织和左下叶结节活检组织形态均符合腺癌（图 14-4 和图 14-5）；免疫组化结果示，CK5/6（弱＋，少量）、P40（－）、P63（弱＋，少量）、TTF-1（－）、NapsinA（－）、Ki-67（60%），支持腺癌。患者诊断晚期肺腺癌明确，建议患者尽快行化疗，或行驱动基因测序，但患者及家属表示理解病情，不同意上述诊治方案并出院。

【诊治思路】

关于气道内超声对恶性淋巴结的预测作用，近年国内外的研究逐渐增多。正常淋巴结呈"蚕豆样"，随着淋巴结内癌细胞不断地增殖浸润，淋巴结体积明显增加，形状更趋于圆形。肿瘤内

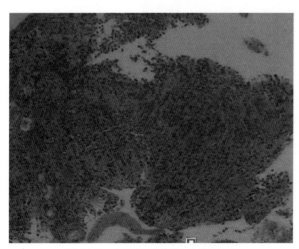

图 14-5　左下叶活检病理证实腺癌

新生血管丰富、扭曲变形，正常淋巴门血管破坏，髓质形态出现缩窄、移位、偏心等改变，甚至髓质结构消失，从而出现相应的超声改变。当淋巴结超声出现以下指标中的 2 项时，考虑为恶性可能：淋巴结短径超过 1 cm，内部出现微量钙化；边界不清晰，边缘出现毛刺征；回声不均；淋巴门结构消失；淋巴结融合、无包膜，形态不规则；血流 Adler 分级＞Ⅱ级。

恶性淋巴结的彩色多普勒超声表现可分为无血管型、血管移位型、中央血管紊乱型和周边血管型，而良性淋巴结无一例出现上述类型。

左下叶结节和纵隔淋巴结同时活检，一方面有助于患者疾病的诊断和分期，另一方面有助于排除合并其他疾病的可能，如结核、非结核分枝杆菌病。根据我国 2016 年《肺癌小样本取材中国专家共识》[2]，EBUS-TBNA 有助于明确纵隔淋巴结的病变性质。该共识和 2017 年《诊断性介入肺病学快速现场评价临床实施指南》[2-3] 都指出 ROSE 有助于临床医生获取高质量的活检组织，甚至确诊肿瘤性质，从而减少穿刺次数，缩短操作时间。

肺腺癌 ROSE 的细胞学特点如下。腺癌分化较高时：癌细胞较大，类圆形，成堆、成团分布；细胞核大，胞质丰富、有空泡，呈"高分泌"样甚或"印戒样"；细胞呈腺泡样、乳头样、桑葚样排列；染色质呈粗颗粒状；核仁大而清楚，可有多个核仁[3]。腺癌分化较低时：癌细胞小，单个散在或成团，结构性脱落，界限不清；细胞核可偏于边缘，边缘隆起；染色质浓集不均，胞质可少而嗜碱，可有透明空泡[3]。EBUS-TBNA 过

程中，我们行 ROSE 的确找到异型细胞，最终病理证实是腺癌。

【治疗经验】

近年来，肺癌（特别是非小细胞肺癌）的个体化治疗飞速发展，这对病理诊断和活检组织的充分性提出了更高的要求。对于晚期非小细胞肺癌患者，基因突变检测是指导治疗的一个重要条件。对于存在基因突变的患者，应用靶向治疗相对于化疗，疗效更佳且毒性作用更低，因此，已经在各项国际和国内指南中被列为一线治疗的首选方案。EBUS-TBNA 所取得的活检组织作为一种小标本，可否满足临床对于基因检测的需求，是临床医生关注的重要问题[4]。研究表明，EBUS-TBNA 可提供充足的组织对肺癌进行诊断和基因分型。肿瘤病理类型可能是影响基因检测阳性率的因素。

一旦患者被确诊为肺腺癌，建议基因检查，明确有无靶向药物治疗适应证，可惜患者不愿意进行基因检测和化疗。

（王可　张骅）

参考文献

［1］林果为，王吉耀，葛均波 . 实用内科学 . 15 版 . 北京：人民卫生出版社，2017.
［2］中华医学会呼吸病学分会，中国肺癌防治联盟 . 肺癌小样本取材中国专家共识 . 中华内科杂志，2016，55（5）：406-413.
［3］国家卫计委海峡两岸医药卫生交流协会呼吸病学专业委员会，中华医学会结核病学分会呼吸内镜专业委员会，中国医师协会儿科学分会内镜专业委员会（筹），等 . 诊断性介入肺病学快速现场评价临床实施指南 . 天津医药，2017，45（4）：441-447.
［4］陈闽江，邵池，徐燕，等 . 超声气管镜针吸活检在肺癌诊断及基因检测中的作用 . 中国肺癌杂志，2018，21（9）：670-675.

病例 14　右肺腺癌伴左肺门、纵隔及锁骨上淋巴结、左胸膜、肾上腺转移

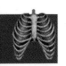

病例 15　左心房旁肿物：左肺腺癌

【入院病史的采集】

患者女，54 岁，农民。

主诉：咳嗽、胸闷 1 周，发现肺占位 1 天。

现病史：患者 1 周前无明显诱因出现咳嗽，为阵发性咳嗽，咳少量白痰，伴胸闷，活动后加重，无心慌、出汗、头痛、肌痛、皮疹，无乏力、盗汗、消瘦，无恶心、呕吐，无意识障碍、尿少等。现就诊于我院门诊，行胸部增强 CT 示左下肺阻塞性肺炎、肺不张，纵隔左心房左后方肿物，为明确诊断收入呼吸内科。自发病以来，食欲正常，睡眠正常，大小便正常，体重无下降。

既往史：否认高血压、心脏病史，否认糖尿病、脑血管疾病、精神疾病史，否认手术、外伤、输血史，否认食物、药物过敏史。

个人史：生于并久居本地，无疫区、疫水接触史，无牧区、矿山、高氟区、低碘区居住史，无化学性物质、放射性物质、有毒物质接触史，无吸毒史，无吸烟、饮酒史。

婚育史：23 岁结婚，配偶身体健康。育有 1 子，体健。

家族史：父母身体健康。2 个兄弟身体健康，家族中无类似患者。否认遗传病史。

【体格检查】

T 36.9℃，P 88 次 / 分，R 21 次 / 分，BP 175/106 mmHg。神清，皮肤无黄染，浅表淋巴结未及肿大，胸廓正常，呼吸运动正常，双肺呼吸音清，未闻及干湿性啰音。心率 88 次 / 分，律齐，未及杂音。全腹无压痛及反跳痛，肝脾肋下未及，双下肢无水肿。病理征（－）。

【辅助检查】

血常规 RBC 5.12×10^{12}/L，HGB 106 g/L，WBC 7.33×10^9/L，CRP 29 mg/L，ESR 18 mm/h。血清肿瘤标志物 CEA 23.00 ng/ml，余项目正常。凝血功能正常，BNP 正常。结核感染 T 细胞检测阳性。

心电图正常。心脏彩超：左心室舒张功能减退，少量心包积液。

胸部 CT（图 15-1）：①左下肺门病变，建议支气管镜检查，左下肺阻塞性肺炎、肺不张。②纵隔、左肺门、腋窝多发淋巴结肿大；纵隔左心房后方肿物，淋巴结肿大？恶性肿瘤？③左肺类结节影，建议复查以除外肿瘤可能。④左侧胸腔积液，心包积液。⑤胸骨柄右部及部分肋骨内斑片

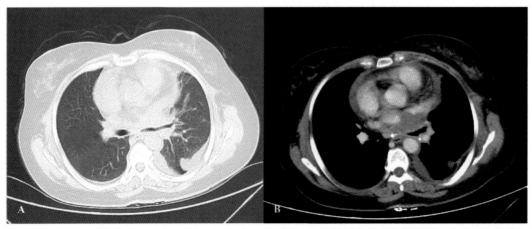

图 15-1　胸部 CT。左主支气管管腔狭窄，纵隔及肺门淋巴结肿大，左心房后方软组织肿物影，密度低于肌肉组织，左侧少量胸腔积液，少量心包积液

状高密度影，建议进一步检查以除外骨转移瘤。

【初步诊断】

左肺癌，左侧胸腔积液，心包积液。

【确定诊断】

左肺腺癌。

【鉴别诊断】

1. 心脏纤维瘤　是来源于成纤维细胞的良性结缔组织肿瘤，儿童多见，通常发生于心室肌，在左心室前游离壁和室间隔较多见。典型CT表现为壁内稍低密度的均质肿块，常伴有钙化，增强扫描可有延迟强化。本例患者左心房后方肿物，累及左主支气管管壁，考虑恶性病变可能性更大。

2. 心脏脂肪瘤　可发生于任何年龄，非常少见，多源自心外膜，单发多见，CT特征性表现为均匀的脂肪密度影，增强扫描无强化，本例表现与此不符。

3. 血管肉瘤　多见于中青年，男性多见，可分为腔内生长型和向心包弥漫性浸润生长型。向心包弥漫性浸润生长型以心包增厚和心包积液为特征，可挤压右心房室。鉴别需要进一步行病理活检。

【治疗 + 诊治思路】

患者胸部CT提示左心房后方软组织肿块影，伴有少量胸腔积液、心包积液，纵隔淋巴结未见明显肿大。为明确诊断可选择的方法有经皮肺穿刺、心包或胸腔积液穿刺引流以及TBNA。患者病变位于左心房后方，经皮穿刺风险大，暂不考虑。患者心包及胸腔积液量较少，行穿刺引流难度较大，也不能确保是肿瘤转移引起，亦未采取。本例病变为非常规穿刺部位，常规经支气管针吸活检术（c-TBNA）对操作者的经验和穿刺精准度要求极高，病变紧贴左心房，随心脏跳动位置会有偏移，损伤心脏大血管引起大出血的风险较大，也未采取。最终决定使用超声内镜引

导下经支气管针吸活检（EBUS-TBNA），对左心房后方肿物进行穿刺活检。

普通白光支气管镜下见左主支气管黏膜弥漫水肿充血（图15-2），于此处先对异常黏膜进行钳夹活检，然后应用超声支气管镜的不同超声模式对病变进行全面的观察评估（图15-3），最后在超声引导下进行针吸活检。在穿刺过程中应用快速现场评价技术（ROSE）对穿刺标本进行评估（图15-4）。最终病理结果回报，左主支气管黏膜活检为慢性炎症，而肿块穿刺活检病理提示肺腺癌（图15-5）。

最终诊断为左肺腺癌，患者拒绝进一步诊治，自动出院回当地继续治疗。

【治疗经验】

本例患者病变位于左心房后方，形态不规则，与心脏及大血管关系密切，应用常规TBNA和CT引导下经胸穿刺均难以安全进行诊断操作。应用EBUS技术，通过实时引导，高效、安全地获得了组织标本，充分体现了EBUS在中心型肺部病变的诊断价值。在穿刺中应用ROSE技术可有效指导穿刺操作，保证取材质量。

超声弹性成像可以提供基于组织硬度差异的图像信息，有助于区分良恶性组织[1]。孙加源等[2]在研究中引入了EBUS弹性成像的5分法评价，以绿色、黄色、红色为主或混合部分蓝色

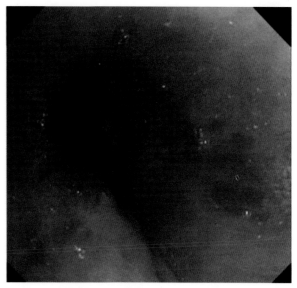

图15-2　普通白光支气管镜。左主支气管黏膜充血水肿，管腔狭窄

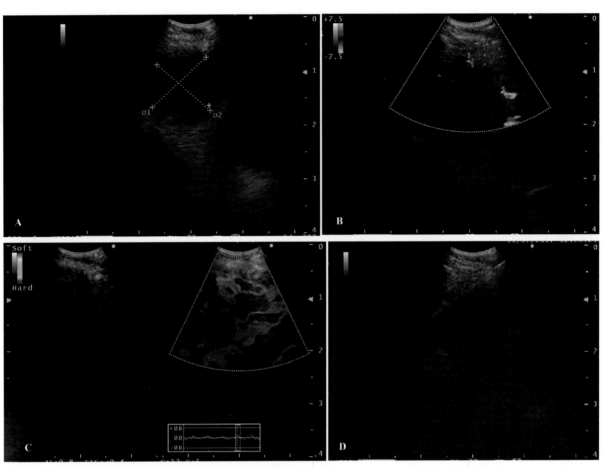

图 15-3 超声支气管镜应用不同超声模式对病变进行全面的观察评估。A. B 型超声模式下见低回声病变，大小 1.39 mm×1.33 mm，边界清晰，与左心房紧邻；**B.** 彩色多普勒模式下，病变内见散在细小血管；**C.** 弹性模式下，病变呈蓝绿相间的硬区域混杂表现，提示恶性可能；**D.** 超声实时引导穿刺

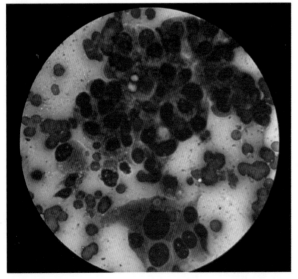

图 15-4 ROSE。片状分布的异型细胞，核大深染，部分可见粗大的核仁，胞质丰富，初步印象腺癌

图 15-5 TBNA 穿刺病理：肺腺癌；免疫组化：TTF-1（弱＋）、NapsinA（＋）、p40（－）、CK5/6（－）

的弹性成像代表良性特征（得分 1、2 或 3 分），而以蓝色为主的弹性成像（得分 4 或 5 分）表示恶性特征。良性病变，表现为混杂的或均匀的软区域模式，绿-黄-红或以绿色为主；而恶性病变由于局部坏死或恶性组织不完全浸润可能表现为不均匀分布模式，但主要为硬区域模式，

以蓝色为主。本例病变在弹性成像模式呈现蓝色相间的硬区域混杂模式，按上述评分标准为 4 分，高度提示恶性疾病可能。

虽然 EBUS 弹性成像无法提供病理诊断，难以替代 EBUS-TBNA，但它可以作为 EBUS-TBNA 一种有价值的补充方法。应用弹性成像模式有助于预判病变的良恶性以及选择更理想的穿刺位点。

（于鹏飞　张骅）

参考文献

［1］Dietrich CF，Jenssen C，Herth FJ. Endobronchial ultrasound elastography. Endoscopic Ultrasound，2016，5（4）：233-238.

［2］Jiayuan Sun，Xiaoxuan Zheng，Xiaowei Mao，et al. Endobronchial ultrasound elastography for evaluation of intrathoracic lymph nodes：a pilot study. Respiration，2017，93（5）：327-338.

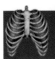

病例 15　左心房旁肿物：左肺腺癌

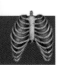

病例 16　右肺腺癌：超声支气管镜引导下经食管针吸活检确诊

【入院病史采集】

患者男，70 岁。

主诉：吞咽困难 3 个月。

现病史：患者 3 个月前无明显诱因出现吞咽困难，伴轻咳，无咳痰，无胸闷、喘息，无恶心、呕吐，进行性加重。曾于外院行胃镜检查示食管呈外压性狭窄，腔内黏膜正常。行胸部 CT 检查示右下肺结节，右肺门及纵隔淋巴结肿大。为进一步诊断来我院。

既往史：有慢性阻塞性肺疾病史。

个人史：生于并久居本地，无疫区、疫水接触史，无牧区、矿山、高氟区、低碘区居住史，无化学性物质、放射性物质、有毒物质接触史，无吸毒史，无吸烟、饮酒史。

婚姻史：无特殊。

家族史：否认家族性遗传病史。

【体格检查】

浅表淋巴结未及肿大，呼吸平稳，双肺呼吸音清，未闻及啰音。心腹查体（－）。

【辅助检查】

实验室检查：血常规、生化正常，肿瘤标志物 CEA 13.6 ng/ml。

胸部 CT（图 16-1）：右下肺结节，右肺门及纵隔淋巴结肿大，右侧胸腔积液。

【初步诊断】

右肺癌并肺门、纵隔淋巴结转移，胸膜转移。

【确定诊断】

右肺腺癌。

【治疗】

患者考虑右肺恶性肿瘤并肺门、纵隔淋巴结转移，吞咽困难原因与 8 组淋巴结肿大压迫食管有关。因右下肺原发灶较小，故选择支气管镜检查，拟行超声内镜引导下经食管针吸活检（EBUS-TENA）穿刺转移性淋巴结。白光支气管镜下见右下叶黏膜弥漫水肿，管腔扭曲狭窄，于黏膜异常处先行普通活检。然后超声探查右肺门及纵隔淋巴结，右肺门淋巴结较小，且血管密集，无法定位穿刺。再将探头转向内基底段内侧壁探查 8 组肿大淋巴结，发现淋巴结近端血管密集，进行穿刺出血风险较高。最终我们再次选择 EBUS-TENA（图 16-2），超声支气管镜在食管中段右侧壁探及肿大淋巴结。穿刺病理示肺腺癌。

【诊治思路＋治疗经验】

目前 EBUS-TBNA 诊断敏感性为 88%～90%，特异性为 100%，假阴性率为 20%。相比于纵隔镜，假阴性率较高[1-2]，这主要由于纵隔镜所能达到的淋巴结范围较大，可对 EBUS-TBNA 无法到达的淋巴结进行活检。针对 EBUS-TBNA 的这一问题，目前已有学者提出将 EBUS-TBNA 与经食管超声内镜引导下细针穿刺活检（EUS-FNA）互补，联合 EBUS-TBNA 及 EUS-FNA 后假阴性率降低至 2%[3]。

超声支气管镜（EBUS）用于邻近气管的肿块和淋巴结诊断，1、2、3p、4、7、10、11 组和部

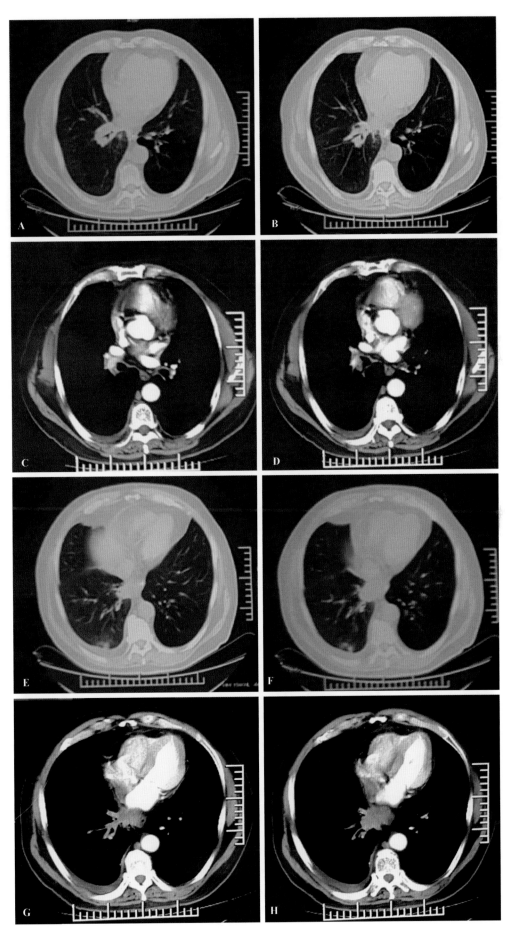

图 16-1　胸部 CT 影像

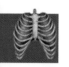

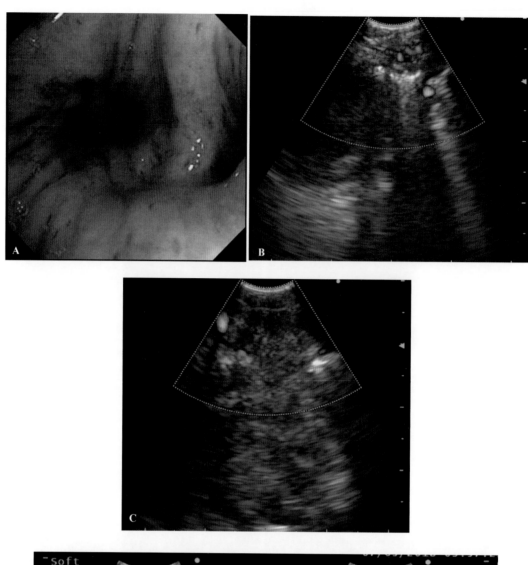

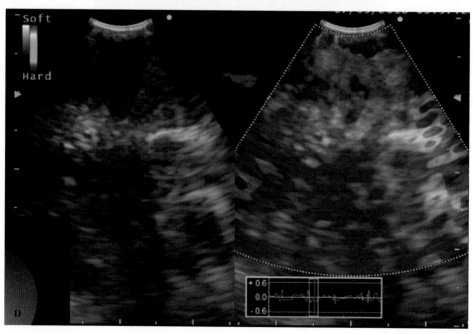

图 16-2　EBUS-TENA 影像。**A.** 白光支气管镜下右下叶支气管表现；**B.** 8 组淋巴结（多普勒模式）近端见血管密集分布，无合适进针路径；**C.** 超声支气管镜在食管中段右侧壁探及肿大淋巴结，多普勒模式下内部缺乏血运；**D.** 超声支气管镜弹性模式下食管中段右侧壁肿大淋巴结呈蓝绿混杂表现，提示恶性

分 12 组区域的淋巴结可通过此项技术进行高效的诊断，而 3a、5、6、8、9 组等区域 EBUS 不能到达。为了弥补这个不足，联合应用 EBUS-TBNA（图 16-3）、EUS-FNA（图 16-4）技术，可基本覆盖全部纵隔淋巴结区域（除外 6 区和部分 5 区），可替代纵隔镜进行纵隔淋巴结的分期和诊断。在本病例中，常规 EBUS-TBNA 下因病变近端血管密集无法进行安全穿刺，而若行 EUS-FNA 则需要到消化内镜中心行二次检查，将延误诊断时间且增加患者经济负担。因此，我们应用超声支气管镜代替超声食管镜进行了超声内镜引导下经食管针吸活检（EBUS-TENA），操作更为简便安全，穿刺过程中患者耐受性好。

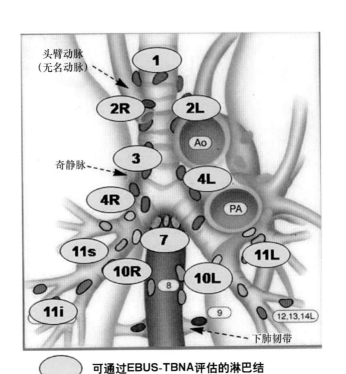

图 16-3　通过 EBUS-TBNA 评价淋巴结

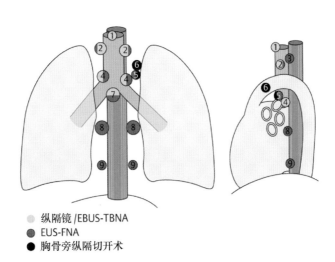

纵隔镜 /EBUS-TBNA
EUS-FNA
胸骨旁纵隔切开术

图 16-4　针对肺部淋巴结的纵隔镜检查、EBUS-TBNA、经食管超声内镜引导下细针穿刺活检（EUS-FNA）及胸骨旁纵隔切开术图示

（于鹏飞　张骅）

参考文献

[1] Detterbeck FC，Jantz MA，Wallace M，et al. Invasive mediastinal staging of lung cancer：ACCP evidence-based clinical practice guidelines（2nd edtion）. Chest，2007，132（3）：202-220.

[2] Herth FJ，Eberhardt R，Vilinann R，et al. Real-time endobronchial ultrasound guided transbronchial needle aspiration for sampling mediastinal lymph nodes. Thorax，2006，61（9）：795-798.

[3] Wallace MB，Pascual JM，Raimondo M，et al. Complete "medical media stinoscopy" under conscious sedation：a prospective blinded comparison of endoscopic and endobronchial ultrasound to bronchoscopic fine needle aspiration for malignant mediastinal lymph nodes. Gastrointest Endosc，2006，63：96.

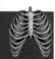

病例 17　右肺腺癌 $cT_1N_3M_{1c}$（肺、骨）IVb 期

【入院病史采集】

患者女，46 岁，入院时间：2020 年 4 月 13 日；出院时间：2020 年 4 月 20 日。住院天数：7 天。

主诉：咳嗽、咳痰 5 个月。

现病史：患者自诉 5 个月前无明显诱因出现咳嗽、咳痰症状，咳嗽呈阵发性，无明显时间规律，咳少量清稀白痰，伴有咽痒。活动后稍感气促，无发热、寒战、乏力、盗汗、胸痛、喘息、胸骨后压榨感等不适。在家中自行口服抗生素（具体用药不详），症状无明显好转。2020 年 4 月 12 日于汨罗市人民医院查胸部 X 线片示：①右下叶前基底段结节灶，双肺散在粟粒状结节，胸 5、胸 10 椎体前部及左侧第 4 肋骨前部骨质改变，性质待定，肿瘤性改变？其他性质病变？建议上级医院进一步检查；②右下叶背段少许慢性炎症；③心包及双侧胸腔内少量积液。为进一步诊治，特来我院，门诊以"右肺下叶基底段结节查因"收住我科。自发病来，精神、食欲一般，睡眠良好，大小便正常，体重较前无变化。

既往史：否认肝炎、结核、伤寒、疟疾病史，否认高血压、心脏病史，否认糖尿病、脑血管疾病、精神疾病史，无手术史、外伤史，无输血史，否认食物、药物过敏史，预防接种史不详。否认新型冠状病毒流行学病史。

个人史：生于湖南汨罗市，久居本地，否认血吸虫疫水接触史，无吸烟、饮酒史，否认毒物接触史。

月经史：月经初潮 12 岁，（3～5)/(28～30)天，末次月经 2020 年 3 月 18 日，量少，色暗红，无痛经，无白带增多。

婚姻生育史：24 岁结婚，配偶与子女体健。

家族史：否认家族性遗传病史。

【体格检查】

T 36.7℃，P 75 次 / 分，R 20 次 / 分，BP 111/68 mmHg，SpO_2 96%。神清，查体合作。颈软，全身皮肤黏膜无黄染，浅表淋巴结无肿大。口唇无发绀，咽无充血，扁桃体无肿大。胸廓对称无畸形，胸骨无压痛，双侧呼吸动度未见异常，语颤双侧减弱，双下肺叩诊浊音，双下肺呼吸音偏低，未闻及干、湿啰音。心率 75 次 / 分，律齐，无杂音。腹平软，无压痛、反跳痛，肝脾肋下未及。下肢无水肿。

【辅助检查】

（2020-04-13）本院门诊血常规：WBC $6.73×10^9$/L，中性粒细胞百分比 59%，RBC $4.57×10^{12}$/L，HGB 109 g/L，PLT $300×10^9$/L。入院随机血糖：12.0 mmol/L。

入院后相关检查：肌酐 32.88 μmol/L ↓，尿酸 135.1 μmol/L ↓，LDH 736.56 U/L ↑，心型肌酸激酶 84 U/L ↑。尿常规：黄色，酮体微量 ↑，葡萄糖 1 ＋ ↑。血糖 9.58 mmol/L ↑；总蛋白 56.3 g/L ↓，球蛋白 18.00 g/L ↓；糖类抗原 125 127.94 U/ml ↑，糖类抗原 72-4 6.95 U/ml ↑，癌胚抗原 14.57 ng/ml ↑。革兰氏染色细菌涂片：白细胞 10/LP，鳞状上皮细胞 25/LP，可见大量 G（－）杆菌，少量 G（＋）球菌，真菌涂片镜检未找到真菌。糖化血红蛋白 HbA1c 8.9% ↑，HbA1 10.5% ↑。心电图正常。肺功能：肺通气功能大致正常，MMEF、MEF50 下降。心脏彩超：射血分数（EF）73%，左心室短轴缩短分数（FS）43%，心内结构未见明显异常声像，左心室舒张功能减退，收缩功能在正常范围。余项检查无明显异常。

（2020-04-15）胸腹部盆腔 CT：右下肺前基

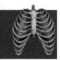

底段占位并双肺多发结节灶，考虑肺癌并双肺多发转移（图17-1）；左侧第4前肋、T9、T10、T12及L2、L3椎体、双侧髂骨、髋臼骨质异常转移；双侧少量胸腔积液；心包少量积液；左肾小囊肿；子宫改变考虑子宫多发肌瘤；盆腔少许积液。

（2020-04-16）局麻下行右侧锁骨上窝浅表淋巴结穿刺术。术后病理诊断：转移性腺癌，结合临床及免疫组化考虑肺腺癌转移（图17-2）。

（2020-04-17）行支气管镜检查及EBUS-TBLB（图17-3）。

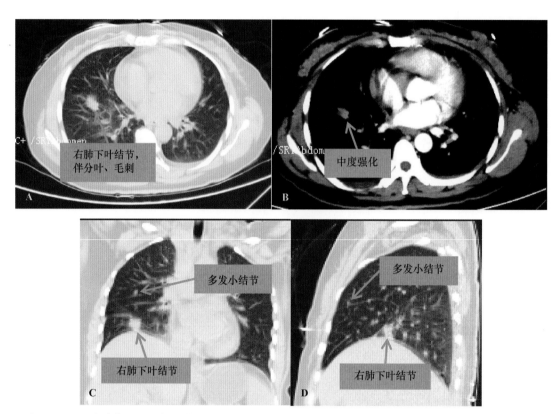

图17-1 **（2020-04-15）胸部CT平扫＋增强**：右肺下叶前基底段实性结节，边缘较模糊并见浅分叶、毛刺（**A**），双肺多发结节灶（**C**和**D**），增强扫描见病灶呈中度强化（**B**）

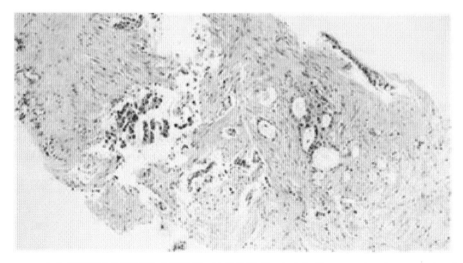

图17-2 **（2020-04-16）右侧锁骨上窝淋巴结病理诊断**：转移性腺癌；免疫组化，CK7（＋）、CK20（－）、Villin（－）、TTF-1（＋）、GATA3（－）、ER（－）、PR（－）、CDX-2（－）、CEA（＋）、Ki67（＋，10%）。结合临床及免疫组化考虑肺腺癌转移

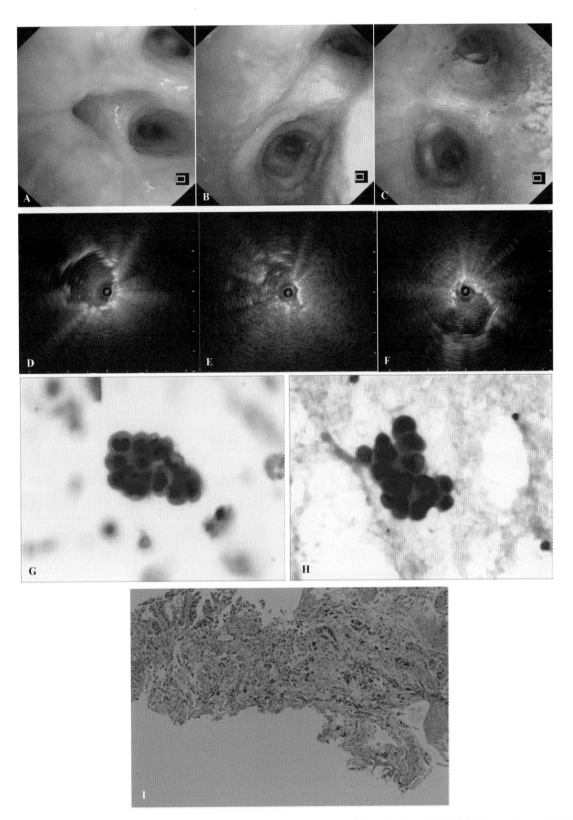

图 17-3（2020-04-17）支气管镜检查及 EBUS-TBLB。**A** 至 **C.** 支气管镜下见支气管黏膜肥厚；**D** 至 **F.** 行 EBUS-TBLB 术；**G** 和 **H.**（肺泡灌洗液、刷片）液基制片及刷片可见癌细胞，部分细胞退变，考虑腺癌；**I.** TBLB 病理诊断：（右下叶前基底段）小活检组织，结合免疫组化符合肺腺癌，大致中–低分化，局灶肺泡腔内可见游离的癌细胞。免疫组化：CK7（＋）、TTF-1（＋）、Napsin A（＋）、PE10（部分＋）、CK5/6（－）、p63（－）、Ki67（＋，10%）、Syn（－）、CK（pan）（＋）、Vimentin（－）、CgA（－）、p 53（＋）

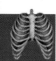
【初步诊断】

①右肺下叶基底段结节查因：肿瘤？结核？其他；②右下叶背段慢性炎症；③双侧胸腔少量积液：肿瘤？结核？其他；④心包积液；⑤胸10椎体前部及左侧第4肋骨前部骨质改变：肿瘤？其他？⑥2型糖尿病？

【确定诊断】

①右肺腺癌 $cT_1N_3M_{1c}$（肺、骨）Ⅳb期；②子宫多发肌瘤；③2型糖尿病。

【鉴别诊断】

诊断明确，无须鉴别。

【诊治思路＋治疗经验】

肺周围型病变采用常规支气管镜检查，细胞学刷检及肺泡灌洗阳性率较低，因此诊断较为困难。

目前临床上诊断肺周围型病变的常用方法包括痰脱落细胞学检查、影像学方法（如CT、PET-CT、CT引导下经皮肺穿刺活检等）、内镜方法（常规支气管镜检查、肺泡灌洗、影像技术引导下支气管镜检查等）和外科方法（如胸腔镜及开胸探查术）。其中CT引导下经皮肺穿刺活检术定位准确，创伤小，相对安全，有较高的诊断敏感性和特异性，是目前国内常用的确诊肺周围型病变的方法。然而，有些病变部位不宜行CT引导下经皮肺穿刺，气胸和出血是其常见并发症，其发生率随着穿刺针插入肺组织的深度增加而增加。此外，经X线或CT引导操作时医生及患者可能的射线暴露及损害是无法避免的，也在一定程度上限制了这一技术的临床发展[1]。

本例患者锁骨上窝淋巴结活检病理即可确诊。对于其采用EBUS-TBLB检查的性价比如何，需要考虑。

（柳威　陈辉　张骅）

参考文献

［1］金发光，王洪武，李时悦，等.实用介入呼吸病学.西安：西安交通大学出版社，2018.

病例 18　左肺上叶周围型腺癌 $T_2N_3M_{1b}$ IVb 期颅脑、心包转移

【入院病史采集】

患者男，58 岁，农民。

主诉： 咳嗽、咳痰 1 周，发现左肺占位 4 天。

现病史： 患者于入院前 1 周无诱因出现咳嗽、咳痰，痰为白色黏液痰，量少，无痰中带血及咯血，无胸闷、胸痛、气促，无畏寒、发热等不适。至安化县某医院行胸部 CT 增强扫描提示左肺占位，周围型肺癌可能性大。为求进一步治疗来我院门诊就诊，以"肺部占位查因"收入我科。起病以来，患者精神、食欲可，大小便正常，体重无变化。

既往史： 既往有"慢性支气管炎，肺气肿"病史 10 余年，有反复咳嗽、咳痰症状，此次发病前症状稳定。否认肝炎、结核、疟疾病史，否认高血压、心脏病病史，否认糖尿病、脑血管疾病、精神疾病史，否认手术、外伤、输血史，否认食物、药物过敏史，预防接种史不详。

个人史： 生于湖南省安化县，久居本地，否认血吸虫疫水接触史，吸烟 30 年，1 包 / 天，无饮酒史，否认毒物接触史。

婚姻史： 25 岁结婚，育 1 子，配偶及子女体健。

家族史： 否认家族遗传病史。

【体格检查】

T 36.6℃，P 80 次分，R 20 次 / 分，BP 98/60 mmHg，SpO_2 98%，吸入氧浓度：21%。浅表淋巴结不大。唇无发绀，气管居中。胸廓无畸形，双侧呼吸动度对称，语颤无增强，双肺叩诊清音，左上肺呼吸低，可闻及散在吸气相细湿啰音，余肺呼吸音清晰，未闻及胸膜摩擦音。心率 80 次 / 分，律齐，无杂音。腹平软，无压痛、反跳痛，肝脾肋下未及。下肢无水肿。

【辅助检查】

（2019-05-03）安化县某医院胸部 CT 平扫＋增强：左肺占位，周围型肺癌可能性大；纵隔淋巴结肿大；阻塞性肺炎；肺气肿；肺大疱。

入院后相关检查：血常规：WBC $7.48\times10^9/L$，NEU% 76.5%↑，HGB 150 g/L，PLT $196\times10^9/L$；尿常规正常；粪常规正常，隐血（－）；CRP 9.9 mg/L↑；PCT 0.02 ng/ml；肿瘤标志物：CEA 121.68 ng/ml↑，细胞角蛋白 19 片段 7.59 ng/ml↑，余正常；输血前四项（－）；肝、肾功能、电解质、血糖、心肌酶、凝血功能均大致正常。

心电图：窦性心动过速；心脏彩超：二尖瓣、三尖瓣轻度反流，左心室松弛性下降，收缩功能测值正常范围，前心包少量积液。

胸部＋全腹部 CT 平扫＋增强（图 18-1）：左上肺占位性病变，考虑周围型肺癌可能性大；左肺门及纵隔内多发淋巴结转移；左上肺斑片状密度增高灶，考虑阻塞性肺炎；肺气肿；双肺内多发肺大泡形成；心包积液；脾下方腹膜内小结节影性质待定，转移瘤待查；肝多发囊肿；左肾囊肿；前列腺增生并钙化灶形成；头颅 MRI 平扫＋增强：颅内弥漫性结节灶考虑转移瘤。肺功能：轻度阻塞性通气功能障碍，弥散功能重度下降。入院后予以左氧氟沙星抗感染等对症支持处理，并完善支气管镜检查（图 18-2）：气管管腔通畅，黏膜光滑，隆突锐利。左、右侧 1 ～ 4 级支气管腔内见少许黏性分泌物，予以抽吸后见右上叶支气管黏膜稍肿胀，管腔稍狭窄，未见新生物，余支气管未见明显狭窄及新生物。于 LB4bii

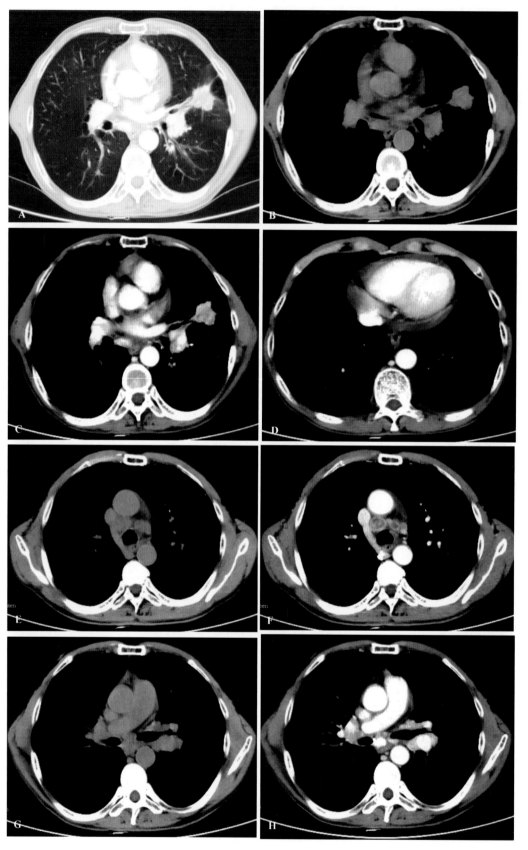

图 18-1 胸部 CT。左上肺一结节性病灶，可见分叶、毛刺、支气管截断、胸膜凹陷征及血管滋养征，纵隔、左肺门多发肿大淋巴结，其中 4R、4L 组呈环形强化；CT 增强扫描示隆突下病变呈血管样强化，为支气管动脉；心包见少量积液

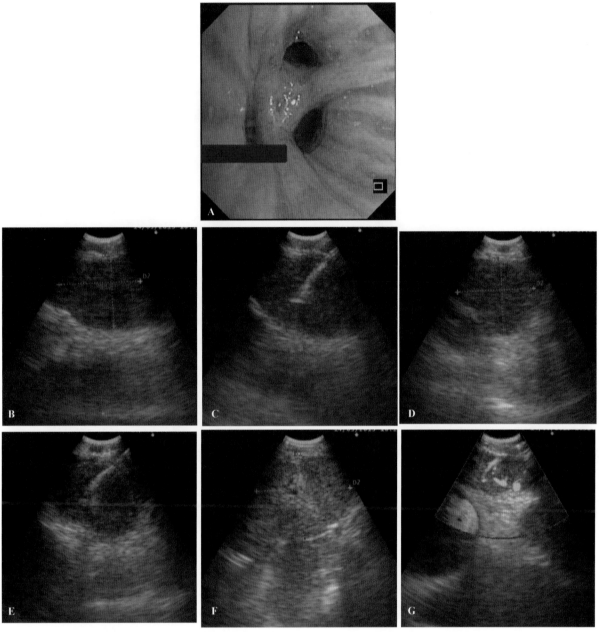

图 18-2　支气管镜检查。A. 支气管镜检见右上叶支气管黏膜稍肿胀，管腔稍狭窄，未见新生物。**B 至 E.** EBUS 于 4R（**B、C**）、4L 组（**D、E**）探及肿大淋巴结，予以穿刺。**F.** 7 组探及 15 mm×20.6 mm 异常回声区域。**G.** 多普勒超声可见较多血管声像。未穿刺

行活检、刷检、灌洗，标本送检病理组织学、细胞学、抗酸染色。EBUS 于 4R、4L 组探及肿大淋巴结，予以穿刺，标本送检病理组织学、细胞学检查；7 组探及 15 mm×20.6 mm 异常回声区域，多普勒超声可见较多血管声像，未穿刺。病理：左上肺（图 18-3 A）、4R 组、4L 组可见腺癌细胞；4R 组（图 18-3 B）、4L 组（图 18-3 C）淋巴结穿刺液基制片及刷片可见腺癌细胞；左上肺灌洗液及刷片可见腺癌细胞（图 18-3 D）。故

诊断"肺癌 原发性 左肺上叶周围型腺癌 T₂N₃M₁ᵦ Ⅳb 期 颅脑、心包转移"明确，患者拒绝进一步诊疗，签字出院。

【初步诊断】

①左肺占位原因待查：肺恶性肿瘤？其他？②纵隔淋巴结肿大原因待查：转移瘤可能性大，其他原因待排除？③慢性支气管炎。

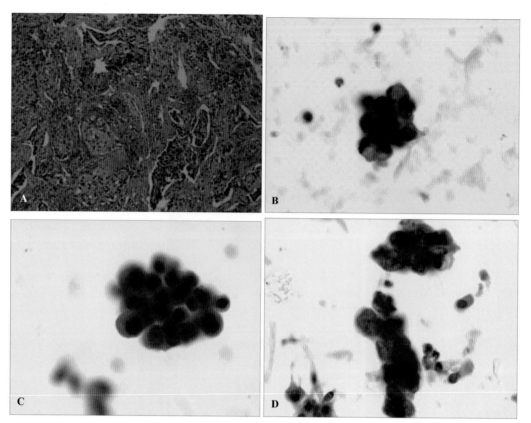

图 18-3　EBUS 活检、刷检、灌洗后病理。A. HE 染色：×20，可见腺样及实体排列的肿瘤细胞，免疫组化符合肺腺癌。**B.** HE 染色：×40，4R 淋巴结穿刺液基制片及刷片可见成团腺癌细胞。**C.** HE 染色：×40，4L 组淋巴结穿刺液基制片及刷片可见成团腺癌细胞。**D.** HE 染色：×40，左上肺灌洗液及刷片可见成团腺癌细胞

【确定诊断】

①原发性 肺癌 左肺上叶周围型腺癌 $T_2N_3M_{1b}$ Ⅳb 期 颅脑、心包转移；②左上肺阻塞性肺炎；③慢性阻塞性肺疾病；④脾转移瘤待查；⑤肝多发囊肿；⑥左肾囊肿；⑦前列腺增生并钙化。

【诊治思路】

该患者既往有"慢性支气管炎"病史，此次因咳嗽、咳痰症状加重就诊，完善 CT 提示肺癌并纵隔淋巴结转移可能，行 EBUS-TBNA 明确诊断。患者胸部 CT 平扫时发现纵隔多发"肿大淋巴结"，但行增强扫描证实 4R、4L 组淋巴结区域为肿大淋巴结，而隆突下病变（原疑为淋巴结病变处）实际为支气管动脉增粗、迂曲，若贸然穿刺，将引起纵隔血肿、气道内出血等严重并发症。在行支气管镜检查过程中，操作者应有意识

地用凸式超声探头探查隆突下病变，B 模式下显示为均匀回声中央条带状低回声区域，考虑为血管，多普勒模式下亦仅见条带状血管声像，与增强 CT 隆突下病变全部为血管结构所见亦不完全一致，可能与血流方向、速度等有关。因此，即便凸式超声探头有助于及时发现气道或纵隔血管结构，但限于操作者技术水平、血流方向、速度等因素影响，对可疑血管病变，应谨慎对待超声所见，尽量完善胸部 CT 增强扫描（尤其是支气管动脉增强扫描），有助于降低严重并发症发生率。

此外，对于咳嗽、咳痰、呼吸困难患者，应积极行肺功能检查以尽早明确是否罹患慢性阻塞性肺疾病，特别是慢性阻塞性肺疾病合并肺癌患者，积极治疗慢性阻塞性肺疾病有可能为肺癌治疗赢得机会。

（柳威　刘志光　李芸）

病例 19　右肺腺癌（$T_4N_2M_X$）

【入院病史采集】

患者男，64 岁，退休人员。

主诉：咳嗽、咳痰、气促 1 个月余，血痰 20 天，发热 5 天。

现病史：患者于入院前 1 个月余无明显诱因出现咳嗽，咳少量黄色黏痰，伴活动后气促，症状逐渐加重，入院前 20 天无明显诱因出现痰中带血丝，量少，未予重视，入院前 5 天出现发热，最高体温 38.0℃。入院前 3 天至当地医院就诊，查胸部 CT 示右肺下叶囊腔病变并感染。CRP 81.67 mg/L。为进一步治疗来我院就诊。

既往史、个人史、婚姻史、家族史：无特殊。

【体格检查】

R 20 次 / 分，SpO_2 98%，神志清，浅表淋巴结未触及肿大，胸廓无畸形，双肺呼吸音清，未闻及干、湿啰音。心界不大，心率 88 次 / 分，心律齐，未闻及杂音。腹部软，全腹无压痛，无反跳痛，肠鸣音正常。

【辅助检查】

（2020-02-06）胸部 CT 轴位、螺旋平扫＋增强＋三维重建：右肺下叶异常密度改变，考虑肿瘤性病变，空洞形成伴感染，右肺门区及纵隔多发肿大淋巴结，淋巴结转移待排除。右肺下叶散在渗出、炎症（图 19-1）。CEA 15.65 ng/ml。

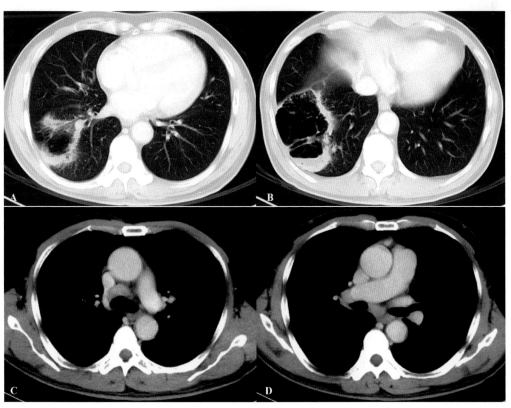

图 19-1　胸部增强 CT。右下肺空洞性病变。4R 组及 7 组淋巴结肿大

【初步诊断】

右下肺占位性质待定：肿瘤？脓肿？

【确定诊断】

右肺腺癌（$T_4N_2M_X$）。

【鉴别诊断】

1.肺脓肿 原发性肺脓肿起病急，中毒症状严重，多有寒战、高热、咳嗽、咳大量脓臭痰，空洞内常见较深液平，炎症指标升高。

2.空洞型肺结核 发病缓慢，病程长，有全身中毒症状，如低热、盗汗等，CT可见空洞周围有卫星病灶，空洞内常无液平，痰中可找到结核分枝杆菌，结核菌素试验阳性。

3.肺部肿瘤 癌灶坏死液化可形成癌性空洞，发病较慢，常无或仅有轻度毒性症状，胸部CT示空洞常为偏心，厚壁且内壁凹凸不平，由于癌肿经常发生转移，故常有肺门和纵隔淋巴结肿大。

【治疗】

2020年6月5日，在静脉麻醉下对右下肺病变进行EBUS-TBLB，对4R组以及7组淋巴结进行EBUS-TBNA。术后病理提示右肺下叶外基底段肺组织为腺癌，4R组及7组淋巴结穿刺均见腺癌（图19-2至图19-5）。得知结果后，患

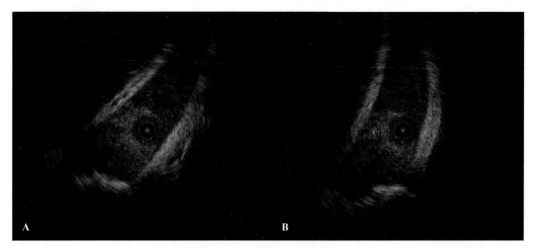

A   B

图 19-2　小探头探查远端支气管。在右肺下叶外基底段支气管远端可探及软组织影

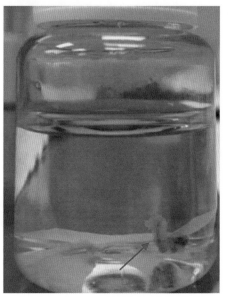

图 19-3　EBUS-TBLB 标本

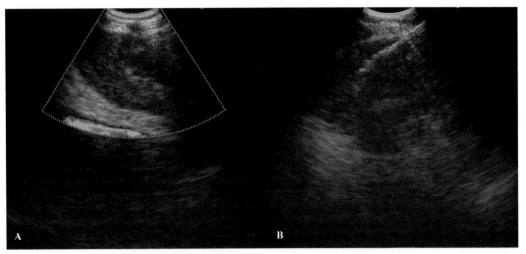

图 19-4　**EBUS-TBNA**。对 4R 组及 7 组淋巴结进行穿刺

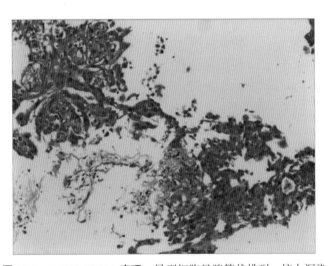

图 19-5　**EBUS-TBNA 病理**。异型细胞呈腺管状排列，核大深染

者自动出院。

【诊治思路＋治疗经验】

该患者主要病变为右下肺空洞性病变，其内有液平，伴发热和炎症指标升高，但 CT 影像与常见的肺脓肿不同，内壁欠光滑、其内有分隔，且 CEA 明显升高，仍需高度怀疑肿瘤性病变，病理诊断至关重要。可考虑采取以下方式取得病理标本。

1. CT 引导下经皮肺活检（CT-guided percutaneous needle biopsy，CT-PNB）　对于外周病变，虽然 CT-PNB 导致气胸、出血等并发症的发生率相对较高，但其操作简便、取材多、诊断阳性率高。但该患者右下肺病变靠近肺裂，且实性成分较少，预计穿刺阳性率较低，故未作为首选。

2. TBLB　常规 TBLB 由于受到支气管镜视野的影响，对肺周围型病变的诊断价值有限，诊断阳性率甚至低于 20%[1]。

3. EBUS-TBLB　与 CT-PNB 相比，EBUS-TBLB 的并发症发生率更低，但 CT-PNB 的诊断阳性率更高（CT-PNB 及 EBUS-TBLB 对肺周围型病变的诊断阳性率分别为 87.2% 和 61.5%）[2]。这可能与 CT-PNB 为实时引导，在确定针尖在病灶内后再进行活检且活检标本量较多有关，而 EBUS-TBLB 为非实时引导，且取材量较少，故诊断阳性率相对低。但对于空洞性病灶，空洞壁的厚度是 CT-PNB 诊断阳性率的独立影响因素[3]。本例患者病灶空洞壁较薄，将影响 CT-PNB 的诊断阳性率，而病灶实性成分与支气管关系较为密切，故选用 EBUS-TBLB 进行活检。此外，该患者胸部 CT 提示纵隔淋巴结肿大，纵隔淋巴结分期尤为重要，而明确纵隔淋巴结分期仍首选 EBUS-TBNA。EBUS-TBLB 联合 EBUS-TBNA 能很好地对诊断

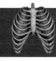

以及疾病分期提供依据，而且能在一次气管镜操作下完成，避免在 CT-PNB 后再次行 EBUS-TBNA 操作，增加患者痛苦。

4. 支气管镜导航（VBN） 在 VBN 的辅助下并未显著提高 EBUS-GS 对肺外周病灶的可视率及诊断率，但能缩短 EBUS-GS 确定病灶的时间[4]。本例患者病灶实性成分与支气管关系较为密切，且距离下叶支气管开口较近，预计 CT 定位亦能达到目的，故未选用。

若无 VBN 的引导，操作前应仔细阅读 CT 片并做好术前规划，以便在支气管镜操作过程中能更快速找到目标支气管。在使用小探头探查远端支气管时，应轻柔、仔细，避免错过较小的病灶或损伤黏膜导致出血而影响观察超声图像。获得典型病灶超声图像后，做好位置固定及标记同样非常重要。在对右下肺病灶进行 TBLB 获得满意标本后对 4R 组及 7 组淋巴结进行 EBUS-TBNA，患者耐受性好，且无明显

并发症。

（刘镇威　方年新）

参考文献

[1] Steinfort DP，Khor YH，Manser RL，et al. Radial probe endobronchial ultrasound for the diagnosis of peripheral lung cancer：systematic review and meta-analysis. Eur Respir，2011，37（4）：902-910.

[2] 王昌国，曾大雄，雷伟，等. CT 引导下经皮肺穿刺超声引导下经支气管镜肺活检对肺周围型病变的诊断价值. 中华结核和呼吸杂志，2015，38（12）：897-900.

[3] Kiranantawat N，Petranović M，McDermott S，et al. Feasibility and accuracy of CT-guided ercutaneous needle biopsy of cavitary pulmonary lesions. Diagn Interv Radiol，2019，25（6）：435-441.

[4] 方芳，潘蕾，薄丽艳，等. 导向鞘引导的超声支气管镜联合虚拟导航对周围型肺癌的诊断价值. 中华结核和呼吸杂志，2018，41（6）：472-476.

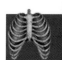

病例 20　右下叶肺腺癌：CT 示右肺下叶 多发结节灶考虑转移

【入院病史采集】

患者男，57 岁。入院日期：2020 年 4 月 7 日，出院时间：2020 年 4 月 15 日，住院天数：8 天。

现病史： 患者自 2020 年 2 月无明显诱因出现咳嗽，表现为阵发性刺激性咳嗽，尤以晨起时频繁，伴白色黏痰，痰液黏稠，易咳出，无痰中带血，伴有胸痛，呈持续性钝痛、胀痛，伴胸闷，无气促，无头晕、头痛，伴乏力，无发热、盗汗，无腹痛、腹泻等症状，患者未予重视，自服头孢类抗生素及止痛药 6 天后，胸痛症状较前稍缓解，仍有咳嗽、咳黄痰、胸痛，4 月 6 日就诊于株洲市某医院查胸部 CT：右下肺前基底段占位，考虑周围型肺癌可能；右肺多发结节，考虑转移可能；右肺门及纵隔多发小淋巴结。为求进一步诊治，来我院就诊，门诊以"右肺占位"收住我科。患者自发病来，精神一般，食欲较差，睡眠较差，大便干结，小便正常，近 2 个月体重下降约 1.5 kg。

既往史： 自诉 7 岁余及 30 多余曾有肘关节脱臼病史，行复位好转。否认肝炎、结核、伤寒、疟疾病史，否认高血压、心脏病病史，否认糖尿病、脑血管疾病、精神疾病病史，无手术史，无输血史，否认食物、药物过敏史，预防接种史不详。

个人史： 生于湖南省，久居本地，否认血吸虫疫水接触史，有吸烟史 30 年，（1～2）包/天，无饮酒史，否认毒物接触史。否认新冠肺炎流行病学接触史。

婚育史： 27 岁结婚，育有 1 子 1 女。

家族史： 否认肿瘤相关家族史，否认家族遗传病史。

【体格检查】

T 36.5℃，P 78 次/分，R 20 次/分，BP 112/72 mmHg，SpO$_2$ 97%，吸入氧浓度：21%。全身浅表淋巴结未及肿大。胸廓对称无畸形，胸骨无压痛，双侧呼吸动度未见异常，语颤未见异常，双肺叩诊呈清音，双肺呼吸音清晰，未闻及干、湿啰音。心率 78 次/分，律齐，心音未见异常。腹平坦，未见腹壁静脉曲张，未见胃肠型及蠕动波，腹壁软，全腹无压痛，无肌紧张及反跳痛，腹部无包块，肝脾肋下未触及，肝肾无叩击痛，移动性浊音（－），肠鸣音未见异常。双下肢无水肿。

【辅助检查】

（2020-04-06）株洲市某医院胸部 CT（图 20-1）：右下肺前基底段占位，考虑周围型肺癌可能，建议增强扫描；右肺多发结节，考虑转移可能；右肺门及纵隔多发小淋巴结。

入院相关检查：血气分析：pH 7.44，PCO$_2$ 40 mmHg，PO$_2$ 73 mmHg，HCO$_3^-$ 27.9 mmol/L，BE 3.1 mmol/L，SO$_2$ 96%；吸入氧浓度：21%。（2020-04-07）血常规：WBC 5.76×10^9/L，NEU% 69.2%，LY% 19.5%，RBC 4.71×10^{12}/L，HGB 156 g/L，PLT 219×10^9/L。（2020-04-09）尿液分析：浊度 微浑↑，红细胞 96.20 个/μl↑；（2020-04-07）电解质：Na 136.3 mmol/L↓；大便常规＋潜血、肾功能、心肌酶、凝血功能、CRP、肝功能、输血前指标、肿瘤标志物未见异常。（2020-04-09）痰涂片镜检未找到真菌，细菌涂片：白细胞＜10/LP，鳞状上皮细胞＜10/LP，可见呼吸道正常菌群；（2020-04-10）痰涂片镜检未找到抗酸杆菌；血清蛋白电泳：β 9.66%↓；（2020-04-

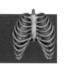
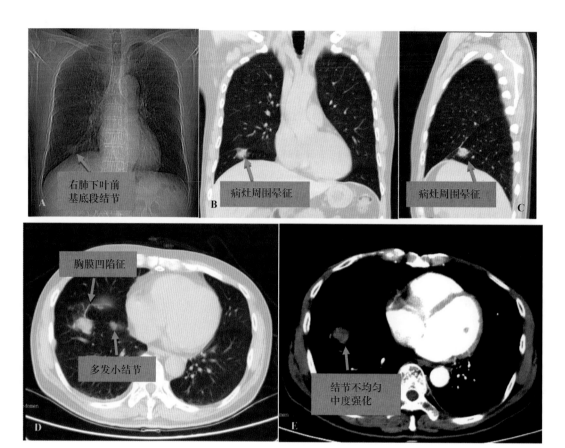

图 20-1 （2020-04-10）胸部增强 CT。定位相示右肺下野近膈面结节（**A**）；CT 示右肺下叶前基底段结节，边缘可见分叶及短毛刺，病灶周围可见晕征，病灶牵拉邻近斜裂胸膜（**B** 至 **D**），增强扫描可见病灶不均匀中度强化（**E**）；右肺下叶可见多发结节灶（**D**）

11）痰细菌、真菌培养：无致病菌生长，无真菌生长；心电图正常。肺功能：FEV_1 3.23 L，FEV_1/pred 99.36%，FVC 4.39 L，FVC/pred 107.39%，FEV_1/FVC 73.67%，结论：肺通气功能正常。

（2020-04-09）浅表淋巴结彩超：双侧颈部及腋下多发低回声结节，考虑淋巴结。（2020-04-11）双侧脑室旁多发性腔隙性脑梗死 Fezakes 1 级。

支气管镜及病理见图 20-2。

【初步诊断】

右肺占位性病变原因待查：肿瘤? 炎症? 其他?

【确定诊断】

右下叶肺腺癌。

【治疗】

予左氧氟沙星抗感染、苏黄止咳胶囊止咳化痰、桉柠蒎肠溶胶囊、溴己新化痰及对症支持治疗，患者咳嗽、咳痰、胸痛症状较前稍缓解，要求出院等病理结果，遂办理出院。出院后患者诉咳嗽、咳痰、胸闷、胸痛较前有所缓解，无痰中带血，无气促，无头晕、头痛，伴乏力，无发热，无盗汗，无腹痛、腹泻等症状，精神一般，食欲一般，睡眠一般，大、小便正常。

【诊治思路＋治疗经验】

Yamada 等[1] 首次提出肺周围型病变的 EBUS 图像特征与其组织学表现有关，EBUS 下病灶边界清晰、内部回声不均匀、无典型支气管充气征及邻近血管移位、狭窄或中断对周围型肺癌有诊断价值[2-3]。

有研究综合"晕征"（即环绕病灶的厚薄不均、清晰、连续或不连续的强回声带）与实性低回声两个声像特征来判断肺周围型病变的良恶性，当出现两者中任一特征时，病灶被确诊为恶性的敏感性达 94.6%，当两者同时出现时，确诊

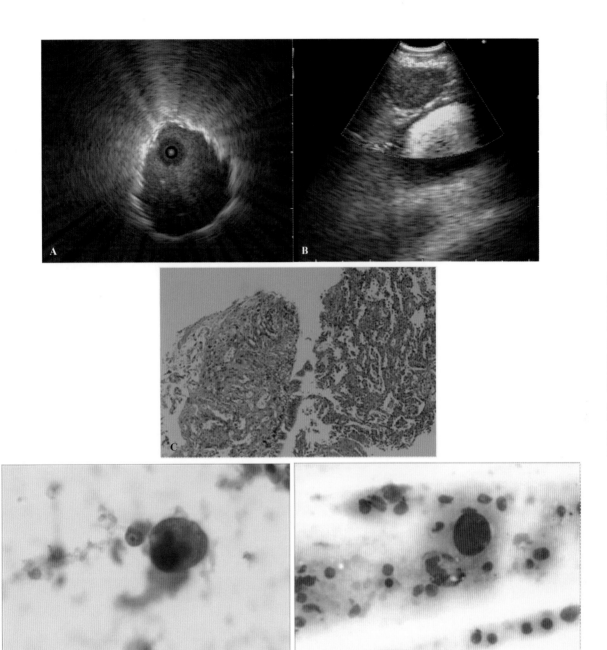

图 20-2　（2020-04-14）支气管镜。**A** 和 **B.** 常规支气管镜检查未见异常，行 EBUS-TBLB。**C.**（2020-04-17）肺活检病理：（右下叶）肺腺癌，中-低分化。免疫组化：CD56（－）、CgA（－）、CK5/6（－）、CK7（＋）、Ki-67（30%＋）、Napsin A（＋）、p40（－）、p53（10% 弱＋）、p63（－）、PE10（＋）、Syn（部分＋）、TTF-1（＋）。**D** 和 **E.**（2020-04-20）病理：（肺泡灌洗液、刷片）液基制片及刷片可见异型细胞，部分细胞明显退变，可疑腺癌

为恶性病变的特异性可达 93%[4]。

　　肺部周围型病变不能被 EBUS 探及的原因包括：①由于解剖位置、角度太大和气管镜结构等原因，超声探头不能到达病灶所在的段支气管，尤甚是病灶位于双肺上叶尖段时；②病灶位置靠近脏层胸膜，超声探头难以进入末梢支气管；③CT 未发现通向病灶的细支气管，超声探头无法靠近病灶，此时病灶距离超声探头较远，无法

显示；④病灶密度较低，呈磨玻璃影，超声探头难以显示；⑤非实性病灶由于密度低且不均匀，周围空气较多，可对超声成像形成干扰，无法显示[5]。

　　EBUS-TBNA 穿刺标本判断：若涂片中有多个淋巴细胞团，则认为穿刺成功；若涂片中为大量红细胞或纤毛柱状细胞且淋巴细胞较少，则认为穿刺失败。此外，若患者≥1 个部位或涂片

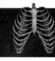
中可见明确恶性肿瘤细胞，或发现可疑恶性肿瘤细胞，不能辨别病理类型或分化程度，均认为 EBUS-TBNA 结果阳性。若患者所有穿刺部位的涂片中仅见丰富的淋巴细胞而未见恶性肿瘤细胞，则判断 EBUS-TBNA 结果为阴性。

（柳威　郭丽红　张骅）

参考文献

［1］Yamada N，Yamazaki K，Kurimoto N，et al. Factors related to diagnostic yield of transbronchial biopsy using endobronchial ultrasonography with a guide sheath in small peripheral pulmonary lesions. Chest, 2007，132（2）：603-608.

［2］李静，陈正贤，刘宽. 气道内超声对周围型肺癌的诊断价值. 中华结核和呼吸杂志，2008，31（12）：897-901.

［3］Lie CH，Chao TY，Chung YH，et al. New image characteristics in endobronchial ultrasonography for differentiating peripheral pulmonary lesions. Ultrasound Med Biol，2009，35（3）：376-381.

［4］黄禹，陈正贤，任红岩，等. 支气管内超声两种回声特征在判断肺部周围型病灶良恶性中的应用. 南方医科大学学报，2012，32（7）：1016-1019.

［5］谢强，瘳胜祥，卢筠，等. 支气管腔内超声非实时引导下经气管镜肺活检对周围型肺癌的诊断价值. 临床肿瘤学杂志，2017，22（2）：171-173.

病例 21　左肺腺癌 $T_2N_3M_1$ IV 期，第 1 次化疗术后

【入院病史采集】

患者男，63 岁，厨师。第一次住院：入院时间，2020 年 4 月 3 日；出院时间，2020 年 4 月 9 日；住院天数 6 天。第二次住院：入院时间，2020 年 4 月 24 日；出院时间，2020 年 5 月 1 日，住院天数 7 天。

主诉：刺激性咳嗽伴气促 20 余天。

现病史：患者自诉 20 天前无明显诱因出现阵发性刺激性咳嗽，以干咳为主，在夜间平卧时尤为明显，咳嗽时伴胸闷、胸痛、颈背部疼痛、气促，平卧位时气促明显，活动后无明显气促，自诉可以爬三、四层楼梯，少痰，无痰中带血，近期出现头晕、头痛，无发热、寒战、乏力、盗汗，无腹痛、腹泻，无四肢关节疼痛等不适。就诊于当地乡镇卫生院予以阿莫西林、感冒药口服 1 周，治疗后症状无明显缓解。为进一步诊治，特来我院，完善肺部 CT 示左肺门区不规则软组织密度灶，性质待定。门诊以"左肺门占位查因"收住我科。自发病以来，精神、食欲可，睡眠良好，大小便正常，体重无下降。

既往史：自诉曾有血糖偏高，空腹血糖 11.1 mmol/L，未经系统诊治。否认肝炎、结核、伤寒、疟疾病史，否认高血压、心脏病史，否认脑血管疾病、精神疾病史。无手术、外伤史，无输血史，否认食物、药物过敏史，预防接种史不详。

个人史：生于湖南汨罗市，久居本地，否认血吸虫疫水接触史，有吸烟史 40 年，1 包半 / 天，无饮酒史。患者职业为厨师，有油烟接触史多年。否认毒物接触史。否认新型冠状病毒肺炎流行病学接触史。

婚姻生育史：24 岁结婚，育有两女一子。

家族史：否认肿瘤相关遗传病史。父亲有心脏病史。

【体格检查】

T 36.3℃，P 88 次 / 分，R 20 次 / 分，BP 125/72 mmHg，SpO_2 97%，吸入氧浓度 21%。神清，查体合作。颈软，全身皮肤黏膜无黄染，浅表淋巴结无肿大。口唇无发绀，咽无充血，扁桃体无肿大。双肺呼吸音正常，未闻及干湿啰音。心率 88 次 / 分，律齐，无杂音。腹平软，无压痛、反跳痛，肝脾肋下未及。下肢无水肿。

【辅助检查】

（2020-04-02）湖南省某医院门诊血常规：WBC $9.87×10^9$/L，NEU% 74.7%，RBC $4.25×10^{12}$/L，HGB 133 g/L，PLT $420×10^9$/L。心电图：窦性心动过速。胸部 CT：左肺门区不规则软组织密度灶，中央型肺癌？肿大淋巴结？建议纤维支气管镜检查；左肺上叶舌段结节灶，周围型肺癌？纵隔多发肿大淋巴结，淋巴结转移？心包积液。

入院后相关检查如下述。

（2020-04-03）生化报告：葡萄糖 15.44 mmol/L ↑，LDH 271.96 U/L ↑，肌钙蛋白 0.037 ng/ml ↑，钾 5.49 mmol/L ↑，钠 134 mmol/L ↓，氯 96 mmol/L ↓。肝肾功能正常。凝血功能：定量纤维蛋白原 7.21 g/L ↑，余指标基本正常。N 端脑钠肽前体（NT-proBNP）15 pg/ml。浅表淋巴结彩超：双侧锁骨上窝低回声结节，双侧颈部多个低回声结节，双侧腋下低回声结节，考虑肿

大淋巴结。

（2020-04-04）糖化血红蛋白：HbA1c 9.0% ↑，HbA1 11.1% ↑，HbF 0.5%。

（2020-04-05）尿葡萄糖（2+）↑，大便常规＋潜血阴性。CRP 93.6 mg/L ↑，ESR 16 mm/h。痰真菌涂片镜检未找到真菌；细菌涂片：白细胞＜10/LP，鳞状上皮细胞＞25/LP，可见呼吸道正常菌群。胸部 CT 平扫＋增强：见图 21-1。

（2020-04-06）电解质：K 4.53 mmol/L，Na 126 mmol/L ↓，Cl 89 mmol/L ↓。

（2020-04-07）肿瘤标志物检测：胃蛋白酶原 Ⅰ 28.32 ng/ml ↓，糖类抗原 125 352.03 U/ml ↑，糖类抗原 72-4 82.01 U/ml ↑，癌胚抗原 21.37 ng/ml ↑。细菌、真菌痰培养及鉴定：（细菌）肺炎克雷伯菌（＋＋），真菌（－）。

（2020-04-08）支气管镜检查并行 EBUS-TBNA：见图 21-2。

【初步诊断】

①左肺门占位查因，肿瘤可能性大；②多发纵隔淋巴结肿大查因，肿瘤可能性大；③慢性阻塞性肺疾病；④2 型糖尿病；⑤心包少许积液；⑥左肝小囊肿；⑦左肾囊肿；⑧乙状结肠管壁局限性增厚原因待查；⑨电解质紊乱（高钾、低钠、低氯血症）。

【确定诊断】

①左肺腺癌 $T_2N_3M_1$ Ⅳ期，第一次化疗术后；②2 型糖尿病。

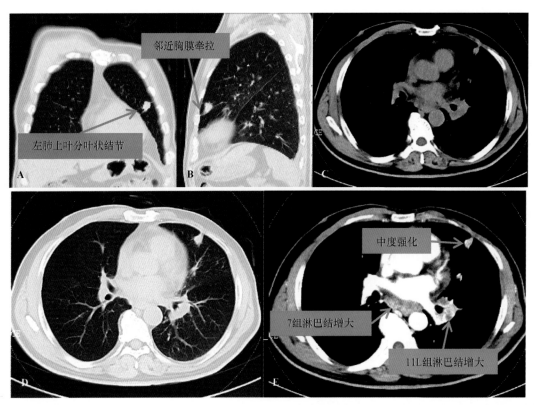

图 21-1 （2020-04-05）**胸部 CT 平扫＋增强**：左肺上叶舌段实性高密度结节，边缘见长短不等毛刺，邻近胸膜轻度粘连、受牵扯（**A、B 和 D**），纵隔窗呈软组织密度（**C**）；纵隔 7 组、11L 组淋巴结增大，增强扫描呈中度不均匀强化（**E**）

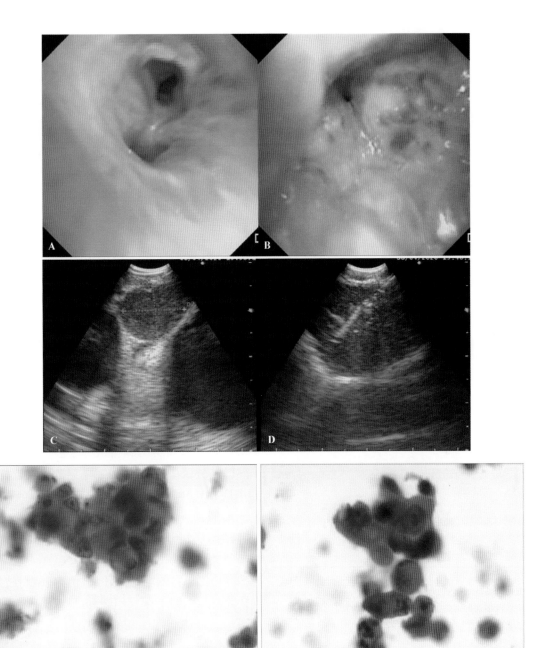

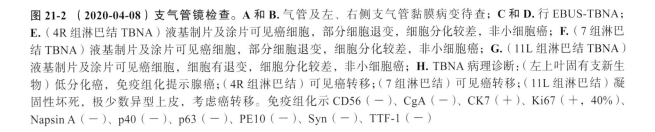

图 21-2　（2020-04-08）支气管镜检查。**A** 和 **B.** 气管及左、右侧支气管黏膜病变待查；**C** 和 **D.** 行 EBUS-TBNA；**E.**（4R 组淋巴结 TBNA）液基制片及涂片可见癌细胞，部分细胞退变，细胞分化较差，非小细胞癌；**F.**（7 组淋巴结 TBNA）液基制片及涂片可见癌细胞，部分细胞退变，细胞分化较差，非小细胞癌；**G.**（11L 组淋巴结 TBNA）液基制片及涂片可见癌细胞，细胞有退变，细胞分化较差，非小细胞癌；**H.** TBNA 病理诊断：（左上叶固有支新生物）低分化癌，免疫组化提示腺癌；（4R 组淋巴结）可见癌转移；（7 组淋巴结）可见癌转移；（11L 组淋巴结）凝固性坏死，极少数异型上皮，考虑癌转移。免疫组化示 CD56（－）、CgA（－）、CK7（＋）、Ki67（＋，40%）、Napsin A（－）、p40（－）、p63（－）、PE10（－）、Syn（－）、TTF-1（－）

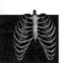

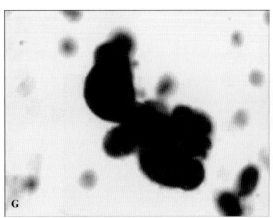
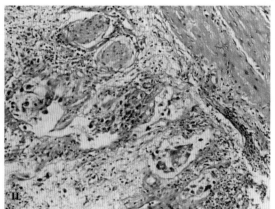

图 21-2 （续）

【鉴别诊断】

腺癌的诊断明确，无须鉴别。表 21-1 展示了切除样本中的腺癌分类。

表 21-1 切除样本中的腺癌分类[1]
侵入前病变
非典型腺瘤性增生（AAH）
原位腺癌（A IS）
非黏液型、黏液型或混合型
最低程度侵袭性腺癌（MIA）
非黏液型、黏液型或混合型
侵袭性腺癌
贴壁型、腺泡型、乳突型、微乳头型、实体型、侵袭性黏液型、胶质型、胎儿型、肠型

源自 Travis WD, Brambilla E, Noguchi M, et al. International Association for the Study of Lung cancer/american Thoracic society/european Respiratory Society International Multidisciplinary Classification of Lung Adenocarcinoma. J Thorac Oncol, 2011 Feb, 6（2）: 244-285.

【治疗】

患者入院后针对糖尿病合理饮食，监测血糖并积极控制；因患者拒绝使用胰岛素，改用格列齐特缓释片 30 mg 1 次 / 日，沙格列汀片 5 mg 1 次 / 日，阿卡波糖片 0.1 g 3 次 / 日口服降血糖治疗，予以头孢美唑抗感染治疗，桉柠蒎肠溶软胶囊、氨溴索等祛痰治疗，苏黄止咳胶囊、枸地氯雷他定片止咳以及对症支持治疗。经超声内镜 EBUS-TBNA 确诊为左肺腺癌（$T_2N_3M_1$ Ⅳ

期），行培美曲塞二钠第 1 次化疗后出院治疗，择期再行化疗。

患者入院后行 EBUS-TBNA 后获得病理标本并由此确诊。EBUS-TBNA 最大的优势是可在超声直视下进行活检，评估病灶的大小、性质及穿刺针在病灶内的状况，利用多普勒超声区别病灶和血管，避免损伤血管等重要组织，确保了穿刺活检的安全性。

经支气管针吸活检术（TBNA）及 EBUS-TBNA 均可有效诊断美国胸科医师学会（ACCP）胸内淋巴结分区中的 4R、4L、7 组肿大淋巴结性质，并且 EBUS-TBNA 要优于 TBNA。但在临床上选择何种方式诊断肿大淋巴结性质时，应视患者具体病情及经济能力而定，以期取得最好的诊断效果[2]。

EBUS-TBNA 是一种细针穿刺取材技术，其缺陷是取材量有限、组织和细胞挤压受损，直接影响着最终病理诊断的准确性[3-4]。超声支气管镜常用的穿刺针有 22 G 和 21 G 两种类型，特点各有不同，临床可根据需要进行选择。22 G 针可以基本满足临床诊断的需要。21 G 针外径增大，可以获得更多的组织标本，对需要更多组织标本及进行免疫组化的纵隔肿瘤（如淋巴瘤）等可能更适用；然而，21 G 针外径增粗，柔韧性差，穿刺时角度抬起困难，用力较大，容易发生出血等并发症，对 10 组和 4 组淋巴结的穿刺不如 22 G 针容易。22 G 穿刺针在多数病例可获得组织病理标本，可以进行 DNA 提取，进行分子生物学检测及免疫组织化学检测，可用于诊断淋巴瘤等恶性疾病[5]。

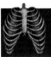

良性与恶性淋巴结的声像图有时会出现部分重叠，甚至出现在同一淋巴结内，而无法进行区分，影响了超声诊断的准确性。如果能建立一个超声诊断模型，可能更有利于纵隔恶性淋巴结的预测及早期诊断。预测恶性淋巴结的超声特征按重要性增加的顺序依次为低回声、边界、圆形、直径大于 1cm，并且其恶性征象有叠加效应，具备所有 4 个恶性超声特征则诊断转移淋巴结的准确率可达 100%。

本例患者为左肺腺癌（$T_2N_3M_1$ Ⅳ期）第 1 次化疗术后，目前肺癌化疗后再分期是一个值得探讨的话题。不能进行手术切除的 N₂ 期患者（ⅢA 期）如果经过化疗或放疗后能够得到控制且肿瘤分期能够下降的话，也可考虑进行外科手术切除。影像学检查（CT 和 PET-CT）的评价有一定作用，但假阴性率和假阳性率都比较高，因而还需要组织学诊断来指导治疗。经食管超声内镜引导下细针穿刺活检术（EUS-FNA）和（或）EBUS-TBNA 都能用于评价治疗前受侵犯的淋巴结。对纵隔 N2 淋巴结而言，治疗前如果确诊是阳性，那么在治疗后应该用原方法重新进行穿刺活检。由于放疗或化疗后，常常会导致组织纤维化，因而纵隔镜在技术上用于评估治疗后的淋巴结是相当困难的，尤其是对放射治疗后，它仅仅作为使用腔内超声穿刺活检未能获得恶性结果时的备用手段。与第一次的纵隔镜检查相比，第二次的纵隔镜检查敏感性和诊断准确率都比较低。对所有的诊断技术而言，治疗后再分期评估的敏感性和准确性都低于治疗前，这主要与化疗或放疗后导致组织纤维化、肿瘤缩小、坏死以及囊性变有关。当前能用于肺癌治疗后再分期评估的技术方法仍有争议，因为这些方法都存在各自的缺陷。腔内超声技术与外科方法相比较，具有安全、创伤性小和结果准确等优点。但是，如果腔内超声细针穿刺结果是阴性的话，仍有必要使用外科方法对纵隔淋巴结进行再分期评估[1]。

（柳威　张骅　秦岜）

参考文献

[1] Stephen G. Spiro, Gerard A. Silvestri, Alvar Agusti. 临床呼吸病学 . 邱晨，林江涛，译 . 北京：北京大学医学出版社，2018.

[2] 陈晔，张泽明，赵学琴 . 经支气管针吸活检与超声内镜引导下经支气管针吸活检诊断支气管肺癌患者肿大淋巴结性质的价值研究 . 中国全科医学，2016，19（18）：2179-2183.

[3] Kemp SV, El Batrawy SH, Harrison RN, et al. Learning curves for endobronchial ultrasound using cusum analysis. Thorax. 2010, Jun, 65（6）：534-538.

[4] Stather DR, MacEachern P, Chee A, et al. Evaluation of clinical endobronchial ultrasound skills following clinical versus simulation training. Respirology, 2012, 17：291-299.

[5] Davoudi M, Colt HG, Osann KE, et al. Endobronchial ultrasound skills and tasks assessment tool：assessing the validity evidence for a test of endobronchial ultrasound-guided transbronchial needle aspiration operator skill. Am J Respir Crit Care Med，2012，186：773-779.

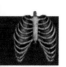

病例 22　右上叶纯磨玻璃结节影确诊为微浸润肺腺癌

【入院病史的采集】

患者女，42 岁。

主诉： 查体发现右上肺结节影 1 周。

现病史： 患者 1 周前查体行胸部 CT 检查示右上肺磨玻璃结节影。无畏寒、发热、无咳嗽、咳痰，无胸闷、气促，无胸痛、咯血，无乏力、盗汗等不适，为明确病变性质入院。

既往史： 有子宫肌瘤病史。

个人史： 生于并久居本地，无疫区、疫水接触史，无牧区、矿山、高氟区、低碘区居住史，无化学性物质、放射性物质、有毒物质接触史，无吸毒史，无吸烟、饮酒史。

婚姻史： 无特殊。

家族史： 否认家族性遗传病史。

【体格检查】

浅表淋巴结未及肿大，呼吸平稳，双肺呼吸音清，无啰音，心腹无异常。

【辅助检查】

血常规：WBC 9.82×10^9/L，中性粒细胞百分比 72%，CRP 23 mg/L，血清肿瘤标志物正常，结核感染 T 细胞检测正常。

胸部 CT（图 22-1）：右上叶前段纯磨玻璃结节影，边界清晰。

【初步诊断】

右上叶结节性质待查，早期腺癌？

【确定诊断】

右上叶微浸润肺腺癌。

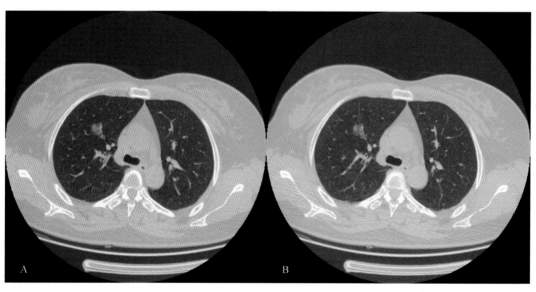

图 22-1　胸部 CT 影像

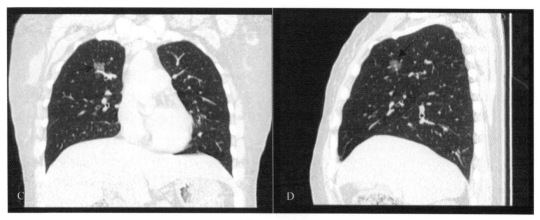

图 22-1（续）

【鉴别诊断】

肺磨玻璃结节是多种疾病均可出现的一种 CT 表现，包括不典型腺瘤样增生、原位腺癌、微浸润腺癌、浸润性腺癌等，其中不典型腺瘤样增生、原位腺癌被划分为肺腺癌浸润前病变，因浸润性腺癌和肺腺癌浸润前病变的治疗方式不同，因此临床准确鉴别疾病类型是制订治疗方案的关键[1-2]。临床研究显示，随着病灶浸润性的增加，病灶最大径和 CT 值会不断增加，故临床上可将病灶最大径和 CT 值作为鉴别结节侵袭性的重要指标。CT 值是临床描述肿瘤常用的一种指标，其受肿瘤内支气管或血管的影响。浸润性或微浸润性肿瘤属于恶性肿瘤，其浸润、生长及转移与肿瘤血管形成具有密切联系[3-4]。

【治疗】

患者查体发现右上叶纯磨玻璃结节，边界清晰，考虑原位腺癌或微浸润腺癌的可能性大，需要与局灶性肺间质纤维化和机化性肺炎相鉴别。下一步诊疗方案，可以先行抗感染治疗后短期复查，也可以进行活检以明确诊断。经与患者沟通后，患者要求尽早行活检以明确诊断。活检方法可选择经皮肺穿刺或 EBUS-GS-TBLB，经过考虑患者选择创伤较小的 EBUS-GS 技术。首先用外径 4.2 mm 的细支气管镜观察右上叶，见右上叶前段各亚段管腔通畅，黏膜正常，沿引导鞘管插入超声小探头，于 RB3ai β 探及病变，病变呈暴风雪征（blizzard sign）（图 22-2；视频 22-1），于此处行刷检、活检，病理回报示部分肺泡内见贴壁生长的异型细胞，免疫组化 TTF-1、Napsin-A 阳性，p63 阴性，不除外原位腺癌可能。患者进

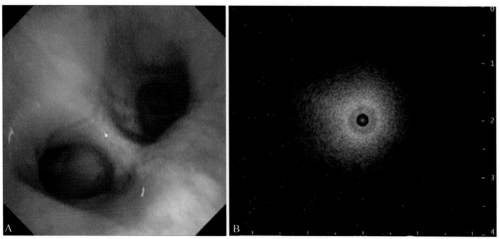

图 22-2　EBUS-GS-TBLB。A. 普通白光气管镜下见右上叶前段各亚段开口通畅，黏膜光滑，未见新生物及狭窄；B. 超声小探头于 RB3ai β 探及病变，呈暴风雪征，直径约 2 cm

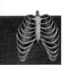

视频 22-1　磨玻璃结节病灶

一步行外科手术治疗，术后大体病理回报示微浸润肺腺癌。

【诊治思路＋治疗经验】

本例病变为纯磨玻璃结节，其边界清晰，直径约 2 cm，内部可见细支气管和微血管通入征象，首先应考虑早期腺癌（原位腺癌或微浸润腺癌）可能。主要鉴别诊断包括局灶性肺间质纤维化和局灶性机化性肺炎。局灶性肺间质纤维化影像可表现为持续存在的磨玻璃结节（ground-glass nodule，GGN），病理学基础是成纤维细胞增生，引起肺泡间隔增厚及纤维化，周围正常肺组织受牵拉，边缘凹陷形成多角形或多边形。局灶性机化性肺炎可表现为 GGN，但很少表现为纯 GGN（pure ground-glass nodule，pGGN），一般可行短期随访比较其形态、大小的变化。本例患者可选择随访、诊断性活检及外科手术进行处理。外科手术相对有创且费用较高，一般不作为首选。针对此类 pGGN，除外科手术外的各种活检方式阳性率均不理想。正常肺组织在超声小探头下的图像表现为暴风雪样改变，而当超声探头进一步向远端推进到 GGN 病灶内部时，可观察到暴风雪样图像的回声强度和范围均增强，此类征象称之为暴风雪征（图 22-3）。其形成机制可能是因为声波在传导过程中与周围完整的肺泡结构中残留的气体发生衍射产生。当肿瘤细胞贴壁生长时主要产生暴风雪征，而当其出现浸润性生长在 CT 上表现为混合密度或半实性结节时，其超声图像相应地转变为 mixed- 暴风雪征，即在回声异质性暴风雪样图像中出现点线状的高回声信号。

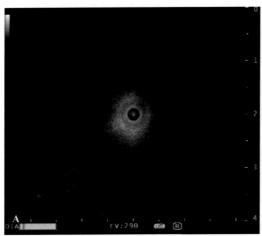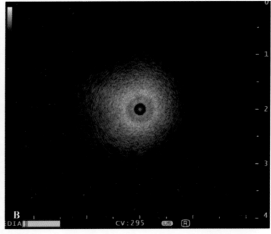

图 22-3　超声小探头下正常肺组织与 GGN 病灶下的图像。**A**. 正常肺组织；**B**. GGN 病灶呈暴风雪征

（于鹏飞　张骅　王生成）

参考文献

［1］刘佳，李文武，黄勇，等. 表现为磨玻璃密度结节的肺腺癌浸润前病变与微浸润腺癌的多排螺旋 CT 影像学征象及其鉴别诊断价值. 中华肿瘤杂志，2015，37（8）：611-616.

［2］南静. 多层螺旋 CT 在肺内≤1 cm 纯磨玻璃结节浸润性腺癌与浸润前病变鉴别诊断中的价值. 国际肿瘤学杂志，2017，44（8）：573-577.

［3］沈莹冉，戴洁，姜格宁. 微浸润腺癌的术前诊断和术式选择. 中华胸心血管外科杂志，2017，33（9）：513.

［4］韦劲松，王缉胜. 多层螺旋 CT 多平面重建对肺部弥漫性病变的诊断价值分析. 实用心脑肺血管病杂志，2014，22（9）：89-90.

病例 23　左上肺腺癌：CT 示左上叶磨玻璃病变

【入院病史的采集】

患者男，79 岁。

主诉： 查体发现左上叶磨玻璃病变 10 个月。

现病史： 10 个月前查体时发现左上叶磨玻璃病变，无咳嗽、咳痰，无胸闷、气促，无胸痛、咯血。

既往史： 体健。

个人史： 生于并久居本地，无疫区、疫水接触史，无牧区、矿山、高氟区、低碘区居住史，无化学性物质、放射性物质、有毒物质接触史，无吸毒史，无吸烟、饮酒史。

婚姻史： 无特殊。

家族史： 否认家族性遗传病史。

【体格检查】

神清，查体合作。颈软，全身皮肤黏膜无黄染，浅表淋巴结无肿大。口唇无发绀，咽无充血，扁桃体无肿大。双肺呼吸音正常，未闻及干湿啰音。心率 80 次 / 分，律齐，无杂音。腹平软，无压痛、反跳痛，肝脾肋下未及。下肢无水肿。

【辅助检查】

入院后血常规、生化、尿便分析无异常，血清肿瘤标志物未见异常。

胸部 CT 示左上叶磨玻璃病变（图 23-1）。

支气管镜检查及 EBUS-GS-EBLB 病理：见图 23-2。

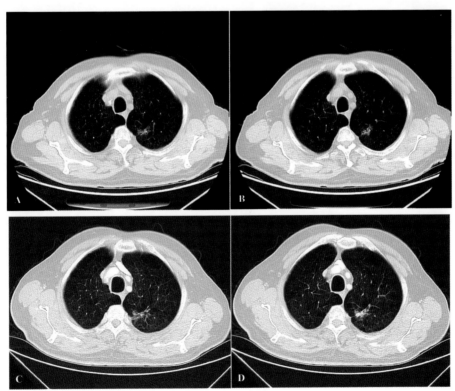

图 23-1　胸部 CT 影像。A 和 B.（2017 年 5 月）胸部 CT 示左上叶不规则磨玻璃结节影，可见空泡征，不除外腺癌；**C 和 D.**（2018 年 3 月）胸部 CT 示左上叶磨玻璃病变较前密度增高、范围扩大

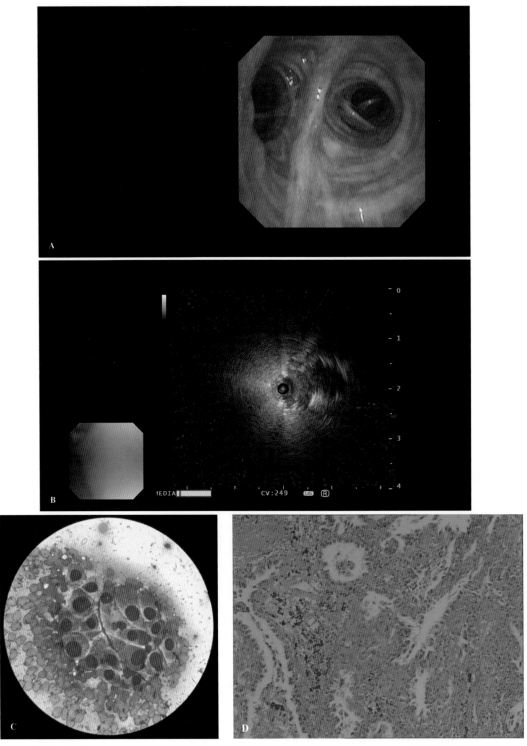

图 23-2 EBUS-GS-TBLB。A. 左固有上叶支气管镜表现。超声小探头于左 B1 + 2a + biβ 处探及病变，经导向鞘（GS）引导，于此行刷检活检；**B.** 超声小探头于左 B1 + 2a + biβ 处探及病变，病变边界清楚，探头位于病灶边缘，与病变呈邻近关系，超声下形态与 CT 横断面形态一致；**C.** 快速现场评价，Diff-Quik 染色高倍镜下，可见成团异型细胞，细胞大小不一，胞质丰富，胞核深染，提示腺癌可能；**D.** 最终病理诊断：腺癌（HE 染色，低倍）

【治疗】

普通白光支气管镜下管腔通畅，黏膜光滑，未见新生物及狭窄。

行 EBUS-GS-TBLB（视频 23-1），快速现场

视频 23-1 EBUS-GS-TBLB

评价（ROSE）提示腺癌可能，TBLB 最终病理诊断为腺癌。

诊断明确后，术前评估无远处转移且无手术禁忌证，患者转胸外科行手术治疗。

【初步诊断】

左上叶磨玻璃病变原因待查。

【确定诊断】

左上肺腺癌。

【鉴别诊断】[1]

患者查体发现左上叶磨玻璃病变，磨玻璃密度的类别、内部结构、边缘和大小有助于鉴别诊断（表 23-1 和图 23-3）。在表现为磨玻璃密度的肿瘤性病变中，较小的单纯磨玻璃密度多见于不典型腺瘤样增生，支气管充气征多见于支气管肺泡癌，实性成分较多的混合性磨玻璃密度多见于腺癌。

【诊治思路＋治疗经验】

肺部磨玻璃影（ground-glass opacity，GGO）是指在高分辨率 CT 下肺部表现为云雾状的密度增高影，其内仍可以见到支气管、血管结构，常见于肺部出血、炎症、肿瘤和纤维化等病变，可分为弥漫性及局限性病变。范围较局限的 GGO，称为局灶性 GGO（focal GGO，fGGO）[2]。

fGGO 是一种非特异性的影像学表现，主要

表 23-1　磨玻璃影的鉴别诊断[1]		
诊断	症状	评论
AIP，DAD，ARDS	急性	总有；实变常见，斑片状或弥漫性
肺水肿	急性	弥漫性或小叶中心性，有时有间隔增厚
肺出血	急性	斑片状或弥漫性，有时有间隔增厚
肺炎（如支原体性肺炎）	急性	常见；弥漫性或斑片状，或小叶中心性结节，可有实变或间隔增厚
吸入性肺炎	急性	斑片状，坠积部，小叶中心性结节，可有实变
急性嗜酸性肺炎	急性	弥漫性，常有呼吸衰竭
放射性肺炎	急性	范围常符合辐射野
NSIP	亚急性，慢性	常见，斑片状，周围部，50% 胸膜下不受累，常伴有网影；病因多样，包括胶原病
IPF	亚急性，慢性	常伴有纤维化表现，单独出现少见，以胸膜下和基底部为著
UIP	亚急性，慢性	总有；弥漫性或斑片状，纤维化不常见
RB-ILD	亚急性，慢性	总有；斑片状或局灶性，可呈小叶中心性；纤维化不常见
亚急性过敏性肺炎	亚急性，慢性	非常常见；斑片状或结节，可为小叶中心性，可见实变和空气潴留；中肺部最常见
OP	亚急性，慢性	常见；实变常见，常以支气管周围为著，可呈结节样；有的病例伴有反晕征或环礁征
慢性嗜酸性肺炎	亚急性，慢性	实变较常见，斑片状或结节；周围部为著；常类似 OP
Churg-Strauss 综合征	亚急性，慢性	可有实变，结节
黏液性或非黏液性腺癌	亚急性，慢性	弥漫性，斑片状或小叶中心性，实变常见
类脂质肺炎	亚急性，慢性	斑片状或小叶性，可有低衰减实变
结节病	亚急性，慢性	不常见，为非常小的肉芽肿的融合
LIP/ 滤泡性细支气管炎	亚急性，慢性	斑片状或小叶中心性
肺泡蛋白沉着症	亚急性，慢性	非常常见，斑片状或弥漫性，常伴有间隔增厚（铺路石征）；纤维化不常见

AIP，急性间质性肺炎；DAD，弥漫性肺泡损伤；ARDS，急性呼吸窘迫综合征；NSIP，非特异性间质性肺炎；UIP，普通间质性肺炎；IPF，特发性肺纤维化；RB-ILD，呼吸性细支气管炎伴间质性肺疾病；OP，机化性肺炎；LIP：淋巴细胞性间质性肺炎

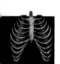

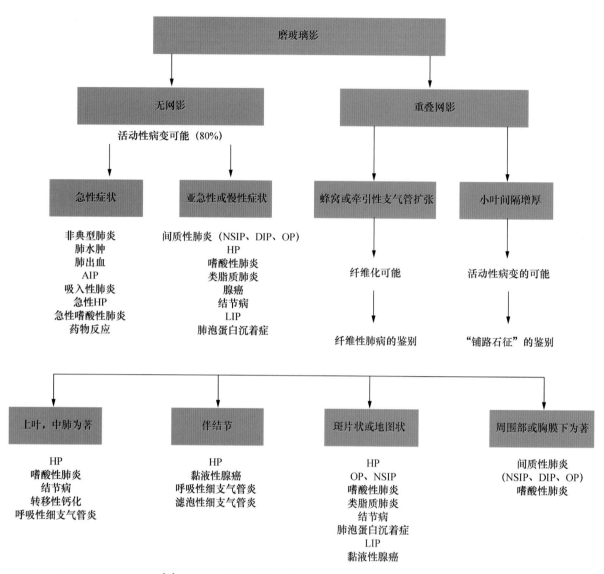

图 23-3　磨玻璃影诊断的流程[1]。AIP，急性间质性肺炎；HP，过敏性肺炎；NSIP，非特异性间质性肺炎；DIP，脱屑性间质性肺炎；OP，机化性肺炎；LIP，特发性淋巴细胞性间质性肺炎

为肿瘤性病变和炎性病变，很多学者认为 fGGO 是肺腺癌的早期影像学表现，临床以磨玻璃结节为表现形式，浸润前肺腺癌术后 5 年生存率达到 100%[3]，因此，对 fGGO 进行良、恶性鉴别诊断具有重要意义。

2011 年，国际肺癌研究会、美国胸科学会及欧洲呼吸学会将原位腺癌（adenocarcinoma in situ，AIS）和不典型腺瘤样增生（atypical adenomatous hyperplasia，AAH）归为浸润前病变，将微浸润腺癌（minimally invasive adenocarcinoma，MIA）和浸润性腺癌（invasive adenocarcinoma，IAC）归为浸润性病变，两者在影像学上均可表现为局灶性磨玻璃结节。

GGO 有如下注意事项：①磨玻璃影反映的是微小的形态学异常的容积效应，厚层的磨玻璃影不可靠，需薄层扫描观察；②肺坠积部可见坠积效应，仰卧位肺后部几厘米厚的条带状磨玻璃影，俯卧位扫描可鉴别；③呼气扫描时肺泡内空气量减少，可能会误认为肺病导致的磨玻璃表现；④斑片状肺气肿或气道阻塞、空气潴留等其他原因导致局灶性肺透亮度增加时，正常肺区可表现为密度增高，会被误认为磨玻璃影表现。

患者左上肺病变诊断方法可选择 CT 引导下经肺穿刺，亦可选择经支气管镜肺活检术。因肺部存在肺气肿、肺大疱，且病变位于左上叶近后胸壁处，若经皮穿刺则入径过深且发生气胸的风险较高，故选用了气道内超声引导下的肺活检（EBUS-GS-TBLB）。经气管镜诊断方法是经自然腔道进行的活检，发生气胸和出血的风险明显较经皮肺穿刺少，安全性高。

（于鹏飞　张骅　张自艳）

参考文献

[1] W. 理查德 . 韦伯，内斯特 . L. 穆勒，戴维 . P. 耐迪 . 高分辨率肺部 CT. 潘纪成，译 . 中国科学技术出版社，2017.

[2] 王刚，张国富，张治礼 . CT 引导下经皮穿刺肺部局灶性磨玻璃结节 42 例 . 介入放射学杂志，2019，28（2）：143-146.

[3] Travis WD, Brambilla E, Noguchi M, et al. International Association for the Study of Lung Cancer/American Thoracic Society/European Respiratory Society international multidisciplinary classification of lung adenocarcinoma. J Thorac Oncol, 2011, 6: 244-285.

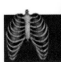

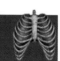
病例 24 右肺下叶周围型低分化腺癌

【入院病史采集】

患者女，50 岁。

主诉：咳嗽 3 个月余。

现病史：患者于入院前 3 个月受凉后开始出现阵发性咳嗽，无咳痰，无发热，无胸闷、胸痛，无头晕、头痛，无腹痛、腹胀，无尿频、尿急等不适。曾在家中自行口服止咳药，症状无明显缓解，遂来我院就诊，门诊行 CT 检查后以"右肺占位性病变性质待查"收入院。

既往史：既往体健，否认高血压、糖尿病、慢性肝肾功能不全、慢性肝病、结核等病史，否认药物及食物过敏史，否认重大外伤、手术史。

个人史：生于原籍，久居当地，无牧区、疫区接触史，无化学物质、放射性物质、有毒物质接触史，无矿区、高氟区、低碘区居住史，无烟酒嗜好。

婚育史：已婚，育有 1 子 1 女，配偶及子女体健。

家族史：无家族遗传病史。

【体格检查】

T 36.5℃，P 80 次 / 分，BP 114/78 mmHg，R 20 次 / 分，皮肤黏膜正常，浅表淋巴结未及肿大。双肺呼吸音粗，无啰音。心率 80 次 / 分，律齐，无杂音。腹软，无压痛、反跳痛，肝脾肋下未及。双下肢无水肿，病理征（－）。

【辅助检查】

（2020-03-14）厦门某医院胸部 CT：①右肺下叶跨叶间裂生长占位性病变，考虑周围型肺癌，包绕及侵犯右下肺动静脉分支，合并右肺门淋巴结转移。②右上叶尖段磨玻璃结节，右肺多发钙化小结节，右肺多发索条影，双侧胸膜增厚，右侧局部粘连。

（2020-03-17）血常规：WBC 6.6×10⁹/L，NEU% 62.3%，CRP 2 mg/L。肿瘤标志物：细胞角化蛋白 20.28 ng/ml，余正常。ESR、生化、IgE、尿液分析未见异常。结核感染 T 细胞试验（－），结核菌涂片 3 次（－）。彩超：左肾强回声，肝、胆、脾、胰腺彩超未见异常。

胸部 CT、支气管镜检查及 EBUS-TBLB 病理结果见图 24-1 至图 24-3。

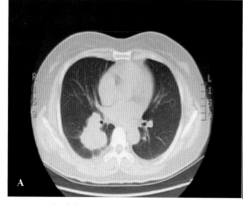
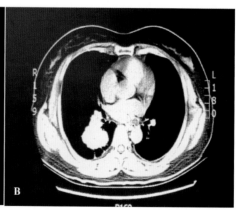

图 24-1 （2020-03-17）**胸部 CT**。肺窗和纵隔窗提示右肺下叶跨叶间裂生长的占位性病变，考虑周围型肺癌。包绕及侵犯右下肺动静脉分支，合并右肺门淋巴结转移，右上叶尖段磨玻璃结节，右肺多发钙化小结节，右肺多发索条影，双侧胸膜增厚，右侧局部粘连

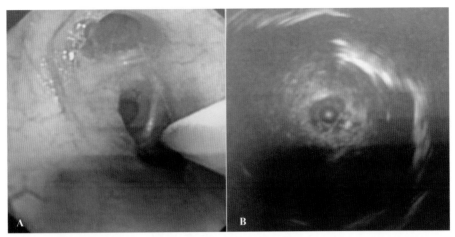

图 24-2　（2020-03-21）支气管镜检查。**A.** 常规支气管镜下见右下叶背段开口狭窄，黏膜表面凹凸不平。**B.** 超声内镜下见一界限清晰，均质的低回声区域，缺乏点线状强回声斑，在该部位行 TBLB 送检病理，同时在下叶背段刷检送检脱落细胞学检查

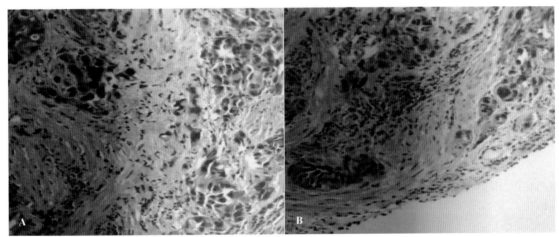

图 24-3　（2020-03-25）病理。（右下后背段）TBLB 符合低分化腺癌。病理免疫组化（2020-03-23）：CK 肺泡上皮（＋＋），TIF1 肺泡上皮（＋＋），CK（＋＋＋），CK7（＋＋）CK5/6（－），P40（－），TTF-1（＋＋），NapsinA（－）、Syn（－）、P63（－）、EGFR（＋）、Ki-67（50%＋）

【初步诊断】

右肺下叶占位性病变。

【确定诊断】

右肺下叶周围型低分化腺癌。

【鉴别诊断】

1. 球形肺炎　起病急，可有咳嗽、咳痰、发热、胸痛等表现，肺部影像学检查提示肺部渗出性病灶，病灶形状呈球形或类圆形改变，病灶周围呈刀切样改变，血常规提示白细胞等炎症指标可升高，痰培养可提示病原菌，抗感染治疗后原病灶吸收有助于诊断。

2. 结核球　肺结核球是浸润型肺结核的一种特殊类型，局限性干酪样病灶周围形成纤维包膜，或空洞因引流支气管阻塞而被干酪样物质填充，或结核性支气管扩张内充有干酪样物质，均可形成较大纤维干酪样球形病灶，称为结核球。结核球多见于 40 岁以下人群，男性多于女性，一般无明显症状，或仅有全身不适，食欲减退，低热等。好发于上叶尖后段，下叶背段，呈圆形或椭圆形，直径多 2 ～ 3 cm，边缘清晰、整齐，密度中等，均匀或不均匀，其内常见钙化，呈同心圆形、弧形或斑点小结节钙化，病灶周围常有散在钙化等卫星灶。近肺门侧可见双轨形引流支气管影，常出现局部增厚。结核球可几年无变

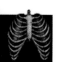

化。本例患者结核感染 T 细胞实验及结核杆菌涂片均为阴性，故可基本排除。

3.肺炎性假瘤　炎性假瘤的本质是增生性炎症，由多种细胞组成且合并纤维化，增生的组织可形成瘤样团块，组织成分较复杂。本病发病年龄以 30～40 岁多见，多数患者在就诊前有发热 2 周以上的病史，并有呼吸道症状，症状中咳嗽较常见，痰中带血少见。

【治疗】

患者入院后完善相关检查，超声气管镜下于右下叶背段行刷检找到少许肿瘤细胞，TBLB 送检病理提示低分化腺癌。

【诊治思路＋治疗经验】

本例患者经环形超声（小探头）精确定位后获取标本从而明确诊断右肺下叶背段肺癌。典型肿瘤性疾病 EBUS 检查具有以下特征[1]：①有连续清晰的边缘回声；②粗糙异质的内部回声；③无代表含气的支气管强回声斑，或即使存在也无连续性。尽可能将环形超声探头向支气管前端推进，至遇到阻力为止，后开启超声观察，边观察边缓慢向后退，否则易损坏探头。重点观察上述三个典型恶性疾病超声征象，尤其注意观察有无缺乏支气管充气征和病灶内部异质性[2-4]。超声小探头为气管镜下诊断肺周围型病变提供了新方法，正确识别病变超声图像是关键点和难点，选择活检、刷检或 TBNA 应视病灶的血管分布和病灶与支气管的关系而定。

（卢晔　黄溢华　林志平）

参考文献

［1］黄禹，陈娉娉.气管内超声在肺周围型病变诊断中的应用.中华结核和呼吸杂志，2013，36（1）：10-11.

［2］何正强，傅应云，等.支气管腔内超声特征对肺部结节良恶性的预测价值.国际呼吸杂志，2018，38（22）：1703-1707.

［3］Kuo CH, Lin SM, Chen HC, et al. Diagnosis of peripheral lung cancer with three echoic features via endobronchial ultrasound. Chest，2007，132（3）：922-929.

［4］Kurimoto N, Murayama M, Yoshioka S. Analysis of the internal structure of peripheral pulmonary lesions using endobronchial ultrasonography. Chest，2002，122（6）：1887-1894.

病例 25　肺腺癌，淋巴结弥漫钙化

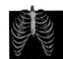

【入院病史采集】

患者女，51 岁，农民。

主诉： 咳嗽、咳痰半年，加重伴痰中带血 20 天。

现病史： 患者半年前无明显诱因出现阵发性咳嗽，晨起或夜间为著，伴有咳痰、痰为白色黏痰，痰中不带血丝，伴有气短，无胸闷、胸痛，无盗汗、消瘦、骨痛，无声音嘶哑，无头晕、头疼、全身乏力、四肢酸痛，无恶心、呕吐、腹痛、腹泻，无尿急、尿频、尿痛等不适。间断口服头孢类抗生素、阿奇霉素等药物，症状无改善。20 余天前咳嗽加重，咳嗽剧烈时感胸闷，伴痰中带血，无发热、盗汗等不适，为进一步诊疗来我院就诊，行胸部 CT 检查示双侧锁骨上、纵隔及双肺门多发弥漫性肿大钙化淋巴结，心包积液，并肺内改变，特殊炎症？结核？恶性肿瘤不除外，建议穿刺活检（图 25-1）。遂入呼吸科病房。自发病以来，食欲可，大小便正常，体重较前下降 10 kg。

既往史： 否认肝炎、结核、疟疾病史，否认高血压、心脏病史，否认糖尿病、脑血管疾病、精神疾病史，否认输血史，否认食物、药物过敏史，预防接种史不详。

个人史： 生于并久居本地，否认血吸虫疫水接触史，无吸烟、饮酒史，否认毒物接触史。

婚育史： 26 岁结婚，育有 1 子，配偶及其子身体健康。

家族史： 父亲有糖尿病，母亲健在，1 哥 1 弟均体健；否认家族性遗传病史。

【体格检查】

T 36.8℃，P 76 次 / 分，R 18 次 / 分，BP 112/68 mmHg，神清，皮肤无黄染，锁骨下可及肿大淋巴结，无触痛，胸廓正常，双肺呼吸音清，未闻及干湿性啰音。心率 76 次 / 分，律齐，未及杂音。全腹无压痛及反跳痛，肝脾肋下未及，双下肢无水肿。病理征（－）。

【辅助检查】

血常规：WBC 6.79×10⁹/L，中性粒细胞百分比 49%，CRP 9.5 mg/L，ESR 22 mm/h。血清肿瘤标志物：CEA 16.00 ng/ml，NSE 30.70 ng/ml，CA125 124 U/ml，CYFRA 8.28 ng/ml，CA72-4 30.57 U/ml，CA19-9、AFP、SCCA、FPSA 正常。结核感染 T 细胞检测正常。

心电图正常，心脏彩超未见异常。

入院后胸部增强 CT：①左肺下叶占位性病变并双肺改变，双侧锁骨上、纵隔及双肺门多发弥漫性肿大钙化淋巴结，恶性肿瘤并淋巴结多发转移？不除外特殊感染或结核，建议穿刺活检；②考虑肝囊肿；③心包积液（图 25-2）。

【初步诊断】

肺癌并肺内转移，肺门、纵隔淋巴结转移。

【确定诊断】

肺腺癌并肺内转移，肺门及纵隔淋巴结转移。

【鉴别诊断】

1.肺结节病　以非干酪样坏死性肉芽肿为病理特征的可累及多系统的疾病，主要表现为双侧肺门淋巴结肿大、肺部浸润、皮肤和眼部损害。结节病胸内多表现为双侧肺门、气管前、隆突下、主动脉旁等处淋巴结对称性肿大，无

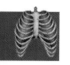
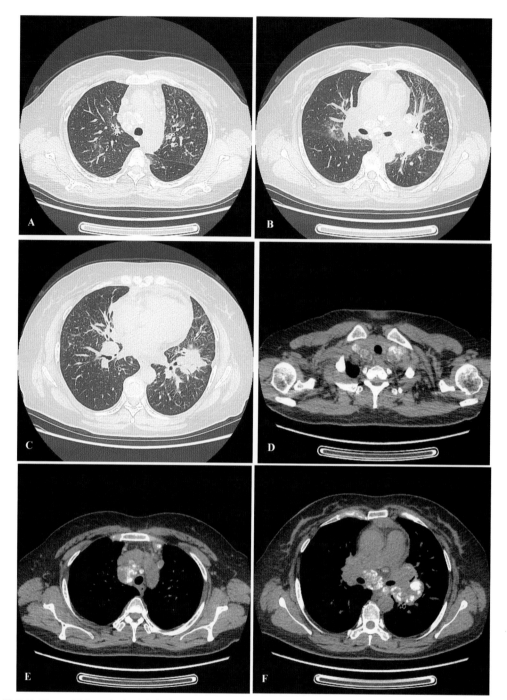

图 25-1　院前胸部 CT 影像。左肺下叶内前基底段可见大片状稍高密度影，边界模糊，范围约 3.8 cm×3.6 cm，其内走行支气管变窄，双肺肺小叶间隔增厚，双肺部分支气管管壁略厚，周围可见条索状、斑片状及类结节样稍高密度影。气管支气管通畅。纵隔及双肺门可见多发肿大淋巴结影，内多见钙化，大者短径约 2.6 cm

融合表现，肺内沿血管气管束和胸膜下亦可见微小结节影。本患者有锁骨、双侧肺门及纵隔淋巴结肿大表现，支气管血管束增粗、小叶间隔增厚等淋巴系统受累表现，应考虑本病可能。

2. 肺结核　患者慢性病程，有咳嗽、咯血、消瘦表现，纵隔内淋巴结弥漫性肿大、钙化，应

考虑本病可能，但其淋巴结强化较明显，未见明显坏死液化，且肺内表现与结核表现不符，需要进一步鉴别。

3. 淋巴瘤　肺部淋巴瘤可以导致弥漫性淋巴系统改变，出现肺门及纵隔淋巴结弥漫性肿大，支气管血管束增粗、小叶间隔增厚等间质改变，

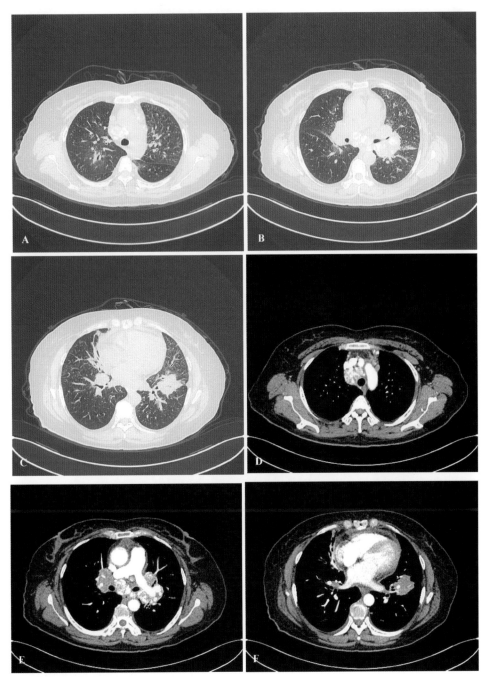

图 25-2　入院后胸部增强 CT 影像。左肺斜裂区可见不规则软组织密度影，边界模糊，范围约 4.0 cm×3.9 cm，其内走行支气管变窄，增强扫描呈中度强化。双肺小叶间隔增厚，双肺可见散在斑点状、条索状及类结节样稍高密度影。双肺部分支气管管壁略厚，气管支气管通畅。纵隔及双肺门可见多发肿大淋巴结影，内多见钙化，大者短径约 2.7 cm

亦可有肺内斑片状、结节样肿块影，但淋巴瘤的肿大淋巴结未接受治疗前极少出现钙化，需要进一步行病理检查以明确诊断。

【诊治思路】

患者中年女性，咳嗽、咳痰半年，咯血 20 天入院，首先考虑肺肿瘤并纵隔、肺门淋巴结转移，但胸部 CT 提示纵隔及肺门弥漫性淋巴结肿大钙化，肿瘤转移性淋巴结可有钙化表现，但此例并不典型，为明确诊断，行支气管镜检查及淋巴结穿刺活检是最佳选择。

支气管镜检查（图 25-3）示气管及双侧支气管管腔通畅，黏膜粗糙可见弥漫微小结节样改

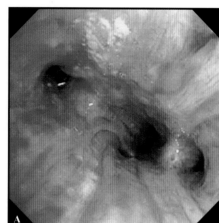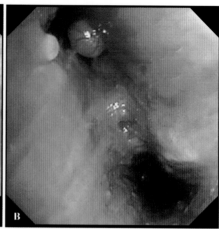

图 25-3　支气管镜检查。A. 右中下叶黏膜水肿粗糙，表面见微小结节样改变；**B.** 左固有上叶见小结节，充血水肿，触之易出血

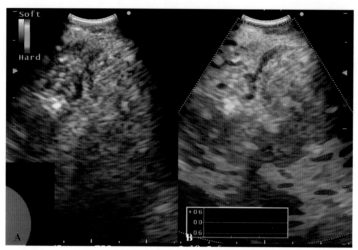

图 25-4　7 组淋巴结超声表现。A. B 型超声模式见淋巴结边界不清，内部回声不均，散在点状高回声信号（钙化区域）；**B.** 弹性超声模式见淋巴结区域均为蓝绿混杂，提示恶性可能性大

变；左上叶舌段开口见带蒂小结节，黏膜充血水肿，触之易出血；于舌段灌洗，于左舌段开口结节处及右中叶管壁黏膜活检，标本送检病理。超声支气管镜探及纵隔及肺门多发肿大淋巴结（图25-4），于 7 组淋巴结行穿刺，标本送病理。

　　支气管肺泡灌洗行结核分枝杆菌检查、结核分枝杆菌 DNA 检测等无阳性发现。病理结果回报，支气管活检及淋巴结穿刺活检病理均提示肺腺癌（图 25-5）。

　　最终诊断：肺腺癌并肺内转移，肺门及纵隔淋巴结转移。患者拒绝进一步检查，自动出院回当地继续治疗。

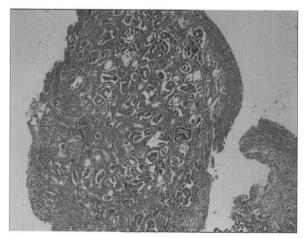

图 25-5　支气管活检病理：肺腺癌。 免疫组化：TTF-1（＋），CK7（＋），NapsinA（部 分 ＋），CK20（－），Villin（－），CDX-2（－），Ki-67 阳性率约 50%

【治疗经验】

患者因咳嗽为主诉入院，胸部CT表现为纵隔及肺门弥漫性淋巴结肿大钙化，支气管血管束弥漫增厚，支气管管壁增厚，小叶间隔增厚。单纯从肺内病变表现来看，考虑淋巴管炎表现，包括癌性淋巴管炎、结节病、尘肺、肺水肿等均可出现类似表现，但纵隔及肺门淋巴结弥漫性肿大钙化较为少见，一般以尘肺多见，但患者无相关职业接触史，可排除本病诊断；结节病、结核出现钙化亦不少见，其中结核性淋巴结除钙化外，常有液化、坏死、纤维化等多种病理改变并存，因此其超声表现除钙化的高回声外，多可见低回声或无回声坏死区，内部回声不均质，本患者CT和超声下图像表现与此不符。肿瘤转移性淋巴结钙化，一般以沙粒样不规则钙化为表现，但如此弥漫的钙化较为罕见。

本例患者超声下可探及双侧肺门及纵隔淋巴结多发肿大，B型超声模式见淋巴结形态圆形或不规则形，边界不清晰，内部回声不均，未见淋巴门结构，可见点状高回声影，未见坏死性无回声或低回声区，整体更倾向于恶性[1]。而从弹性模式来看，其表现为蓝绿相关的硬区域混杂表现，根据孙加源等[2]研究，其弹性评分为4分，亦倾向于恶性病变。最终病理结果也与超声图像表现吻合。在进行EBUS-TBNA前，结合B型模式、多普勒模式和弹性模式可对淋巴结和肿块进行初步评估，并有助于选择恰当的穿刺位置。

（于鹏飞 张骅）

参考文献

[1] Chao TY，Lie CH，Chung YH，et al. Differentiating peripheral pulmonary lesions based on images of endobronchial ultrasonography. Chest, 2006, 130（4）: 1191-1197.

[2] Jiayuan Sun，Xiaoxuan Zheng，Xiaowei Mao，et al. Endobronchial ultrasound elastography for evaluation of intrathoracic lymph nodes: a pilot study. Respiration, 2017, 93（5）: 327-338.

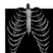

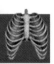
病例 26　左肺下叶腺癌：CT 穿刺阴性，EBUS 穿刺阳性

【入院病史采集】

患者男，51 岁，职员。

主诉：活动后胸闷 1 个月。

现病史：患者 1 个月前无明显诱因出现活动后胸闷，口服止痛药物可缓解，伴有咳嗽、咳白痰，无发热、胸痛、声音嘶哑等症状。就诊于当地医院行胸部 CT 检查提示左肺下叶多发结节，纵隔淋巴结肿大，行抗感染治疗 4 天，效果不理想，为进一步治疗入院。

既往史：无特殊。

个人史：有吸烟史，30 包 / 年。

婚姻史和家族史：无特殊。

【体格检查】

无特殊。

【辅助检查】

（2016-12-21）胸部增强 CT（图 26-1）：①左下肺门肿块影，左肺下叶支气管狭窄，伴纵隔 4L 组、7 组、8 组及左肺门多发淋巴结肿大，考虑恶性病变可能性大，肿块包绕左下肺静脉；左肺下叶多发斑片影及实变影，感染性病变？②右肺上叶钙化；双肺上叶微结节；双肺多发树芽征改变，细支气管炎？③左侧胸膜增厚，左侧胸腔积液。

【初步诊断】

①左肺下叶占位，肺癌可能性大；纵隔和叶间淋巴结肿大，转移可能；阻塞性肺炎。②陈旧性肺结核。

【确定诊断】

①左肺下叶腺癌，纵隔和叶间淋巴结转移；阻塞性肺炎；*ALK* 融合基因突变阳性；肺内转移可能。②陈旧性肺结核。

【鉴别诊断】

1. 肺结核　多发生在肺上叶尖后段、肺下叶背段、后基底段。病变可局限，也可侵犯多肺段。影像可呈多形态表现（即同时呈现渗出、增殖、纤维和干酪性病变），也可伴有钙化。易合并空洞，可伴有支气管播散灶。可伴胸腔积液、胸膜增厚与粘连。呈球形病灶（结核球）时直径多在 3 cm 以内，周围可有卫星病灶，内侧端可有引流支气管征。病变吸收慢（1 个月以内变化较小）。

2. 细菌性肺炎　按解剖学分类，肺炎可分为大叶性、小叶性和间质性肺炎。为便于治疗，现多按病因分类，主要分为感染性和理化性肺炎。理化性肺炎有放射线、毒气、药物所致肺炎以及变态反应性患者，如过敏性肺炎等。临床所见绝大多数为细菌、病毒、衣原体、支原体、立克次体、真菌和寄生虫等引起的感染性肺炎，其中以细菌性肺炎最为常见。影像学表现为肺部渗出灶。临床病理变化主要为肺实质性炎症，支气管和肺泡中产生炎性渗出物，病变范围向两侧扩散。

3. 肺良性肿瘤　为临床上相对少见的一类呼吸系统疾病，主要包括肺大疱肿瘤以及肺错构瘤等。在肺良性肿瘤的治疗过程中，给予单操作孔电视胸腔镜手术治疗方案，可以有效改善患者的肺部功能，同时对于缩短住院时间、减少术中出血量以及降低并发症等方面，具有重要意义。

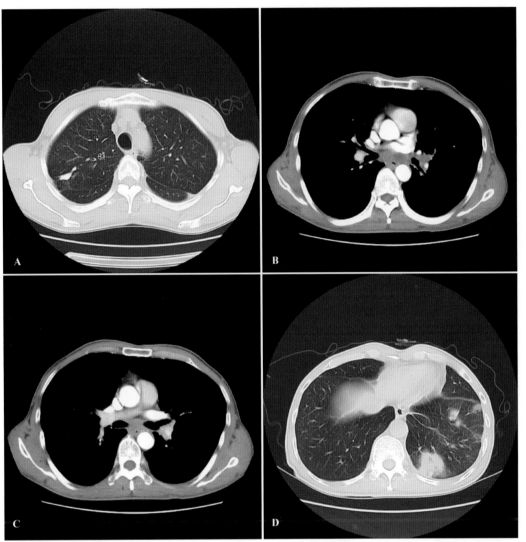

图 26-1 （2016-12-21）胸部 CT 检查。右肺上叶可见钙化、硬结灶，提示陈旧性结核；纵隔淋巴结肿大、叶间淋巴结肿大伴钙化，左肺下叶多发病变，最大者位于后基底段，提示为原发灶；其他病变可能为阻塞性炎症或肺内转移灶

【治疗】

患者胸部 CT 提示左肺下叶多发病变，后基底段可见一直径约 4.5 cm 团块，右肺上叶可见钙化、硬结灶，纵隔、叶间淋巴结肿大伴钙化。初步诊断考虑左肺下叶癌、左肺内转移、淋巴结转移，合并陈旧性肺结核。为明确诊断行 EBUS-TBNA 穿刺，术中穿刺 7 组和 L11 组淋巴结，两组淋巴结均较硬，获得组织不多（图 26-2）。穿刺后考虑可能出现阴性结果，故又行 CT 引导下肺穿刺活检，CT 穿刺的位置是左下叶最大的病灶（图 26-3）。CT 穿刺病理提示大量坏死组织，未见明确癌细胞（图 26-4）。EBUS 病理提示非小细胞癌，免疫组化明确为腺癌（图 26-5）。

由于患者多发淋巴结转移，肺内多发转移，故无手术指征。患者 *ALK* 融合基因检测阳性（Ventana 法），但患者经济条件差，无法行靶向治疗，故给予紫杉醇＋奈达铂方案化疗。

【治疗经验】

EBUS-TBNA 和 CT 引导下肺穿刺活检是互为补充的两种诊断手段。一般 EBUS-TBNA 穿刺肿大淋巴结，通过淋巴结病理间接推测肺内病灶的病理，术前怀疑肺癌淋巴结转移者 EBUS 诊断准确率可在 95% 以上[1]；CT 引导下肺穿刺活检则直接获得肺部病灶的病理。EBUS 是针吸活检，血供丰富、质脆松软的组织更易被吸出，组

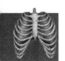

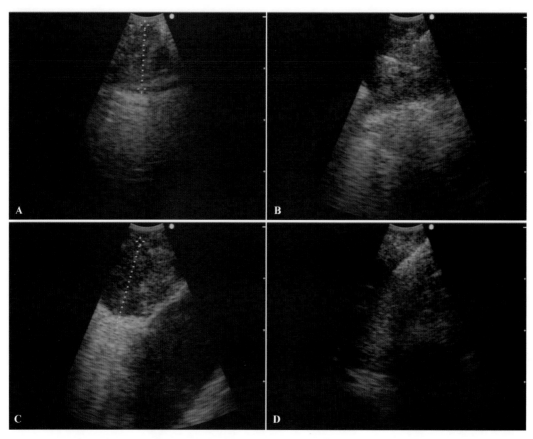

图26-2　EBUS穿刺图像。分别穿刺隆突下淋巴结（7组）和左侧叶间淋巴结（L11组）

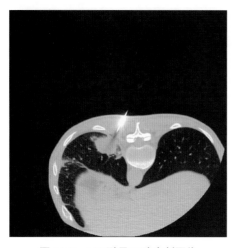

图26-3　CT引导下肺穿刺图像

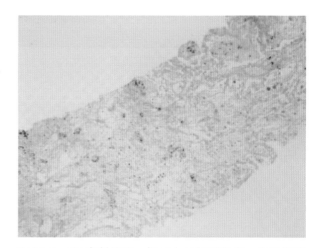

图26-4　CT穿刺病理。提示大量坏死组织，未见明确癌细胞

织条内有价值的细胞团、组织通常较少，绝大部分为红细胞，所以一定要多次穿刺提高诊断准确率，尤其是怀疑良性疾病时，若在组织条中看到灰白色组织，诊断准确率一般较高[1]；EBUS通常在全麻下进行，这也为多次穿刺提供了保障。

CT引导下肺活检的穿刺针带有凹槽，属于刮除

活检，组织条较短，切片镜下的有效组织量较多、组织形态完整，诊断准确率较高；但CT穿刺存在局限性，当选择的病灶内部有坏死时即可能出现阴性结果，为减少穿刺并发症，也不可能在同一位置多次穿刺。

本例患者CT上有陈旧性肺结核表现，7组

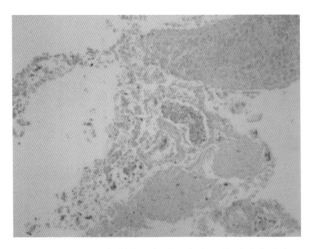

图 26-5 EBUS 穿刺病理切片，免疫组化明确为腺癌

淋巴结边缘可见钙化点、有低密度区，提示该组淋巴结可能因结核而增生，同时伴有肿瘤转移，因此穿刺时尽量选择回声均匀处；叶间淋巴结（L11 组）可穿刺范围较小，获得组织量不多。因术后考虑可能出现阴性结果，遂继续进行 CT 引导下肺穿刺。最终病理结果显示 EBUS 穿刺到了有效组织，获得阳性结果。

EBUS 的优点在于实时引导，可以反复穿刺，并发症较少，但针吸活检的固有缺陷导致对致密组织诊断率较低。现已有带凹槽的 EBUS 穿刺针，能同时进行针吸活检和刮除活检，当术前考虑良性疾病或组织获取困难时可选择使用。

（王冲）

参考文献

[1] 王冲，刘彦国，赵辉，等 . 支气管内超声引导针吸活检未确诊病例的临床特点分析 . 中华胸心血管外科杂志，2015，31（9）：516-518.

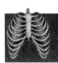

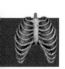

病例 27　左下肺腺癌（$cT_{1b}N_2M_0$ IIIa 期）伴多发肺栓塞

【入院病史采集】

患者女，62 岁，职业：个体户。入院时间：2020 年 4 月 15 日，出院时间：2020 年 4 月 27 日，住院天数：12 天。

主诉：气促 4 个月余，胸痛 1 个月。

现病史：患者自诉于入院前 4 个月前无明显诱因出现气促，以活动后为著，可爬三层楼，无咳嗽、咳痰、咯血、晕厥，无发热、寒战、乏力、盗汗等不适。2020 年 3 月 3 日患者因感气促较前加重，爬一楼时出现明显气促不适，伴阵发性胸痛，无放射痛，休息稍可缓解。故因"气促 3 个月余，加重伴胸痛 10 天"第一次入住我院。完善相关检查：痰中未见癌细胞。胸部＋全腹部＋盆腔 CT 平扫＋增强示左下肺背段结节，考虑周围型肺癌可能，纵隔多发淋巴结肿大，转移瘤可能。心包少量积液；双肺动脉干远端及分支栓塞，建议进一步检查。2020 年 3 月 4 日气促较前明显加重，胸部 CT 示双肺动脉干远端分叉部及肺内分支多发肺栓塞。治疗上予单硝酸异山梨酯、重组人脑利钠肽、呋塞米抗心力衰竭，那屈肝素、蚓激酶肠溶胶囊、利伐沙班抗凝等对症支持治疗。2020 年 3 月 16 日复查胸部 CTA：双肺动脉干远端分叉部及肺内分支多发肺栓塞，血栓较前明显改善。患者病情明显好转于 2020 年 3 月 19 日出院，出院后患者遵医嘱规律服用利伐沙班，气促情况基本同前，活动后出现。有阵发性胸痛，持续数分钟至数小时不等，休息及进食后稍缓解，无夜间阵发性呼吸困难，无端坐呼吸，无咳嗽、咳痰，无发热、寒战，无恶心、呕吐等不适，为求进一步诊治及复查来我院门诊，门诊以"肺栓塞"收住入院。自起病以来，精神、睡眠及食欲一般、大小便如常，体重未见明显变化。

既往史：否认肝炎、结核、伤寒、疟疾病史，否认高血压、心脏病史，否认糖尿病、脑血管疾病、精神疾病史，2014 年因"子宫肌瘤？"行子宫切除术。4 年前右侧肩背部外伤史。无输血史，否认食物、药物过敏史，预防接种史不详。

个人史：生于湖南望城县，久居本地，否认新冠肺炎患者接触史。否认血吸虫疫水接触史，有吸二手烟史（开麻将馆），无饮酒史，否认毒物接触史。无新冠肺炎流行病学史，无发热史。

月经史：48 岁绝经。平素月经规律，无痛经，无血凝块。

婚育史：20 岁结婚，育有 1 子 1 女，配偶及子女体健。

家族史：父母已故，死因不详，兄弟姐妹健在，否认家族遗传病史。

【体格检查】

T 36.6℃，P 128 次／分，R 21 次／分，BP 135/92 mmHg，SpO_2 95%，吸入氧浓度：21%。神志清楚，全身浅表淋巴结未及肿大。胸廓对称无畸形，胸骨无压痛，双侧呼吸动度未见异常，语颤未见异常，双肺叩诊呈清音，左下肺呼吸音低，未闻及干、湿啰音。心前区无隆起，心尖搏动位于左侧第 5 肋间锁骨中线内 0.5 cm，无震颤，心率 128 次／分，律齐，未闻及心脏杂音。腹平软，无压痛及反跳痛。双下肢无水肿。

【辅助检查】

（2020-02-27）湖南省某医院血常规、肝肾功能、电解质正常。血脂：总胆固醇 5.95 mmol/L。甘油三酯 2.9 mmol/L。GLU 6.12 mmol/L。心肌酶：LDH 286.4 U/L。甲状腺功能：TSH 5.930 μIU/ml。

（2020-02-27）湖南省某医院心脏彩超：①左心室收缩运动不协调，前壁收缩运动明显减弱；②二、三尖瓣轻度反流；③左心室舒张功能下降，收缩功能测值正常范围；④心动过速。正常心电图。

（2020-03-01）长沙市某医院肺部 CT 平扫：①左肺下叶结节灶并纵隔淋巴结肿大，性质待查，建议进一步穿刺活检；②右肺上叶纤维灶、小支气管扩张。

第一次住院（2020-03-03）： 血气分析（吸入氧浓度：29%）：pH 7.5，PCO_2 24 mmHg，PO_2 66 mmHg，SO_2 95%。血常规：WBC $9.30×10^9$/L↑；大便常规＋隐血、肾功能、肝功能、降钙素原、ESR、CRP 正常。血栓止血：定量纤维蛋白原 1.61 g/L↓，DD 8.65 mg/L↑；电解质：P 1.78 mmol/L↑，K 5.67 mmol/L↑；NT-proBNP 4662 pg/ml；心肌酶：LDH 303.84 U/L↑，TnI 0.347 ng/ml↑。复查 TnI 0.2 μg/L↑；肺炎支原体 IgG 24.20 AU/ml↑，肺炎衣原体 IgG 34.23 AU/ml↑；肿瘤标志物：CA125 63.39 U/ml↑，CA724 7.65 U/ml↑，CEA 353.44 ng/ml↑；革兰氏染色：真菌涂片镜检未找到真菌，细菌涂片：白细

胞＜10/LP，鳞状上皮细胞＞25/LP，可见呼吸道正常菌群；（2020-03-05）复查电解质：P 1.59 mmol/L↑，Na 136 mmol/L↓；痰培养无致病菌生长，无真菌生长；（2020-03-06）复查电解质：K 4.73 mmol/L；免疫全套、抗中性粒细胞质抗体（ANCA）＋狼疮全套、抗心磷脂抗体阴性。血清蛋白电泳：$α_1$ 5.15%↑，$α_2$ 16.80%↑，γ 7.45%↓；痰液癌细胞检查 3 次：液基制片可见鳞状上皮细胞、纤毛柱状上皮细胞、吞噬细胞及炎症细胞，未见癌细胞。

（2020-03-04）复查胸部 CT 示双肺动脉干远端分叉部及肺内分支多发肺栓塞。

复查 NT-proBNP 341 pg/ml。

心电图：①窦性心动过速；②左前分支阻滞。24 h 动态心电图：①窦性心动过速；②偶发房性期前收缩；③ SDNN＜50。

（2020-03-03）胸部＋全腹部＋盆腔 CT（平扫＋增强）（图 27-1）：左肺下叶背段结节，考虑周围型肺癌可能，纵隔多发淋巴结肿大，转移瘤可能。右肺上叶肺结核（纤维硬结为主）较前增多。右斜裂结节，考虑肺内淋巴结可能；心包少量积液；双肺动脉干远端及分支栓塞，建议进一步检查。肝内多发囊肿；左肾小囊肿；乙状结肠多发憩室；部分伴粪石；子宫切除术后。浅表

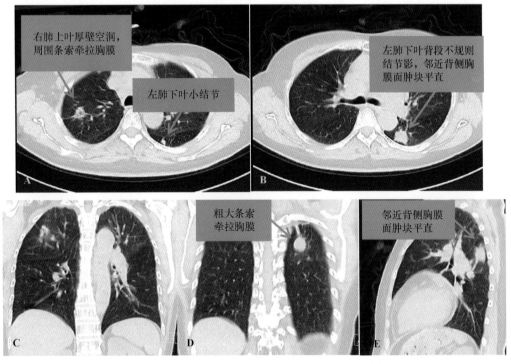

图 27-1 （2020-03-03）胸部 CT。右肺上叶厚壁空洞，边缘不光整并见细长条索牵拉胸膜（A、C），左肺下叶见小结节影（A）；左肺下叶背段不规则结节影，邻近背侧胸膜面肿块平直（B、E），粗大条索牵拉胸膜（D）

淋巴结检查：双侧颈部、腋窝多个低回声结节考虑淋巴结。（2020-03-16）胸部 CTA 见图 27-2。床旁（双下肢深静脉＋下腔静脉＋心脏）彩超：右心增大；肺动脉高压（轻度）；三尖瓣轻度反流；左心室舒张功能减退；收缩功能测值正常范围。双侧小腿肌间静脉血栓形成。下腔静脉所示切面内血流通畅。

第二次住院（2020-04-15）血气分析：pH 值 7.46，PCO_2 29 mmHg，PO_2 89 mmHg，HCO_3^- 20.6 mmol/L，FiO_2 21.0%。凝血功能：INR 0.94，APTT 24.2 s↓，DD 15.45 mg/L↑，FDP 27.10 μg/ml↑；ESR 9 mm/h；NT-proBNP 33 pg/ml；TnI ＜ 0.01 μg/L；降钙素原＜ 0.01 ng/L；梅毒螺旋体抗体 54.43 COI↑。尿液分析：尿潜血 2 ＋↑，红细胞（镜检）1 ～ 2 HP↑；CA 125 139.05 U/ml↑，CA 724 23.14 U/ml↑，CEA 862.96 ng/ml↑，细胞角蛋白 19 片段 8.35 ng/ml↑；凝血功能：DD 18.0 mg/L↑；LDH 308.07 U/L↑；CRP

3.14 mg/L；细菌涂片：白细胞 ＜ 10/LP，鳞状上皮细胞 ＞ 25/LP，可见呼吸道正常菌群，真菌涂片：涂片镜检未找到真菌；细菌、真菌培养（痰培养）：无致病菌生长，无真菌生长；梅毒 TPPA ＋ TRUST 测定（滴度）：TPPA（＋）；复查 DD 5.08 mg/L↑，FDP 13.90 μg/ml↑；抗酸杆菌检测（液基杯夹层法）涂片镜检未找到抗酸杆菌；肝肾功能、电解质、心肌酶、血常规、粪常规未见明显异常。

心脏彩超：左心房大，二尖瓣、三尖瓣轻度反流，左心室舒张功能减退，收缩功能测值正常范围。双下肢静脉彩超：双小腿肌间静脉血栓形成。

腹部 CT 胰头低密度灶（大致同 3 月 4 日片）性质待定，肝内多发囊肿及左肾小囊肿同前，乙状结肠多发憩室，部分伴粪石同前，子宫切除术后，心包积液较前稍增多。胸部 CT 见图 27-3。支气管镜及病理见图 27-4。

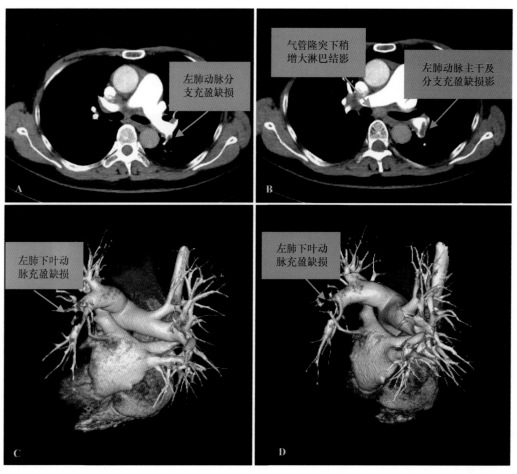

图 27-2 （2020-03-16）胸部 CTA。左肺动脉干远端分叉部及肺内分支内见多发栓子形成（箭头），气管隆突下见稍增大淋巴结影（B）

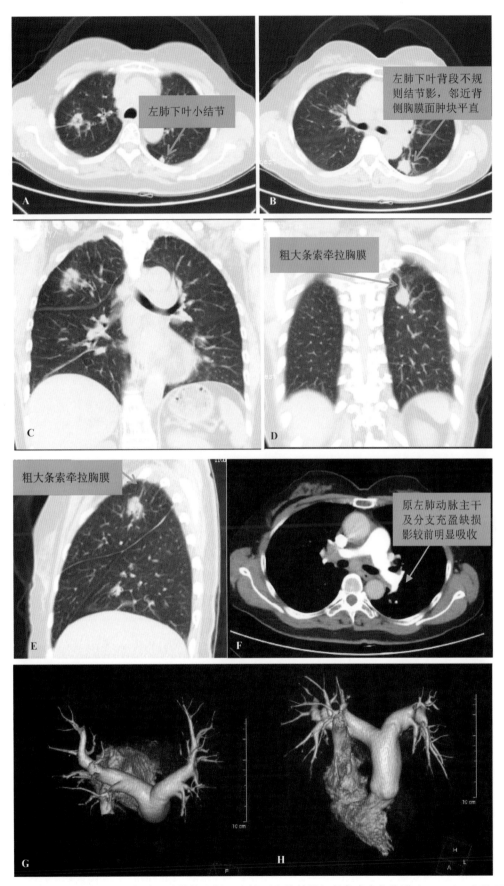

左肺下叶小结节

左肺下叶背段不规则结节影，邻近背侧胸膜面肿块平直

粗大条索牵拉胸膜

粗大条索牵拉胸膜

原左肺动脉主干及分支充盈缺损影较前明显吸收

图 27-3（**2020-04-18**）胸部 **CT**。右肺上叶结核空洞，边缘不光整并见细长条索牵拉胸膜（**A**、**C**），左肺下叶见小结节影（**A**）；左肺下叶背段不规则结节影，邻近背侧胸膜面肿块平直（**B**），粗大条索牵拉胸膜（**D**、**E**），同前。肺动脉 CTA（**F** 至 **H**）：原左肺动脉干分叉部及分支内充盈缺损影，较 2020 年 3 月 16 日明显吸收

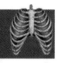
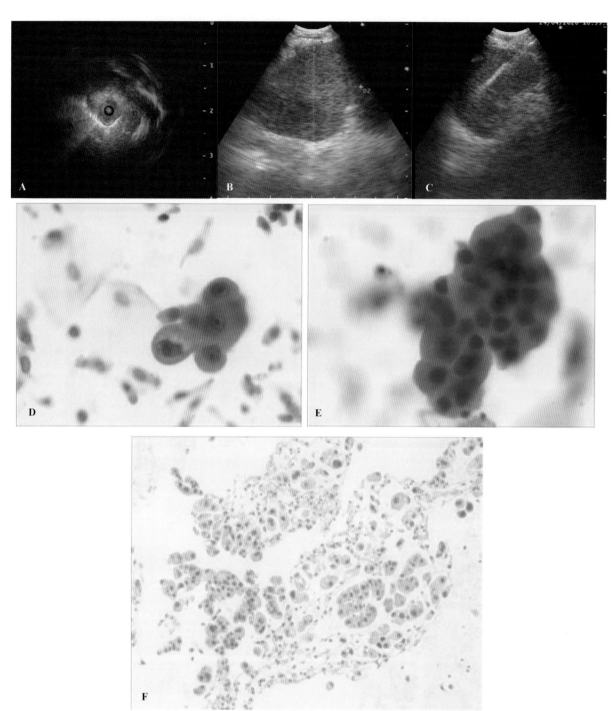

图 27-4 （2020-04-24）支气管镜及病理。**A** 至 **C.** 常规支气管镜检查未见明显异常；EBUS-TBNA：4R 组淋巴结可探及肿大淋巴结，16.2 mm×14.0 mm，予以穿刺活检（3/4），标本送病理组织学、病理细胞学。7 组淋巴结可探及肿大淋巴结，20.8 mm×20.4 mm 予以穿刺活检（2/2），标本送病理组织学、病理细胞学。11L 淋巴结可探及肿大淋巴结，15.3 mm×12.5 mm，未活检。**D** 至 **E.**（2020-04-29）病理。（肺泡灌洗液、刷片）液基制片及刷片可见鳞状上皮细胞、纤毛柱状上皮细胞、吞噬细胞及炎细胞，其中可见少数异型细胞，考虑腺癌。**F.**（2020-04-28）病理。①（左下肺背段组织）活检小组织，结合免疫组化符合低分化肺腺癌。②（4R 组淋巴结穿刺物、7 组淋巴结穿刺物）转移性肺腺癌。免疫组化：CK7（＋）、TTF-1（＋）、Napsin A（＋）、Ki-67（15%＋）、p63（－）、CK5/6（－）、Syn（－）、CK（pan）（＋）、Vimentin（散在＋）；CK7（＋）、TTF-1（＋）、Napsin A（＋）、Ki-67（20%＋）。**G** 至 **H.**（2020-04-29）病理。（4R 组淋巴结 TBNA）液基制片及涂片可见癌细胞，为分化较差的腺癌。**I.**（2020-04-29）病理。（7 组淋巴结 TBNA）液基制片可见癌细胞，低分化腺癌。涂片可见大量红细胞

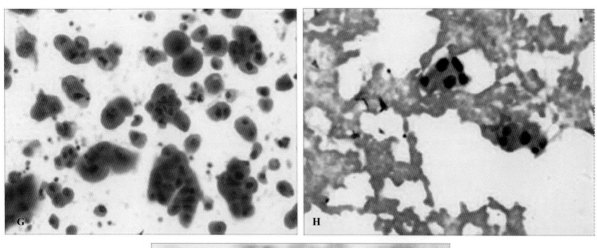

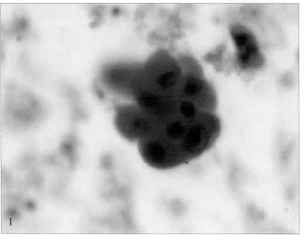

图 27-4（续）

【初步诊断】

①双肺动脉干远端分叉部及肺内分支多发肺栓塞；②左下肺病变性质待查：恶性肿瘤并纵隔/肺内淋巴结转移可能性大；③陈旧性肺结核并小支气管扩张；④乙状结肠多发憩室；⑤肝囊肿；⑥肾囊肿；⑦小腿肌间静脉血栓形成；⑧子宫切除术后状态。

【确定诊断】

①双肺动脉干远端分叉部及肺内分支多发肺栓塞；②左下肺腺癌 cT$_{1b}$N$_2$M$_0$ Ⅲa 期；③陈旧性肺结核并小支气管扩张；④乙状结肠多发憩室；⑤肝囊肿；⑥肾囊肿；⑦小腿肌间静脉血栓形成；⑧子宫切除术后状态；⑨胰头低密度灶性质待定。

【治疗】

予单硝酸异山梨酯、重组人脑利钠肽、呋塞米、薄芝糖肽、盐酸溴己新、银杏二萜内酯葡胺、那屈肝素、蚓激酶肠溶胶囊、利伐沙班抗凝等对症支持治疗，患者好转出院。

【诊治思路＋治疗经验】

血液高凝状态是指由多种原因引起的机体血管内皮细胞损伤、纤维蛋白溶解、凝血、抗凝系统功能异常，血液凝固性增加，从而有利于形成血栓的病理状态，肿瘤患者体内产生的多种生物活性因子会引起血小板和炎症细胞功能状态改变，激活凝血酶原，导致血液呈高凝状态。

肺癌患者血液高凝状态的发生率较高，其与年龄、卧床时间长、活动减少及基础疾病有关[1]。此外，肿瘤细胞可刺激白细胞活化，活化白细胞

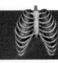

数量的增加可引起大量细胞因子的释放，使血栓调节蛋白减少，血小板激活，从而引起血液高凝状态；肿瘤患者活化血小板数量增加，其聚集、分泌、黏附能力较强，可引起血液高凝状态；血浆白蛋白水平降低也与血液高凝状态有关，肿瘤患者常伴有营养不良，白蛋白水平较低[1]。

多项研究建议对恶性肿瘤患者进行抗凝治疗[2-4]，但目前关于抗凝药物的选择和使用疗程尚无定论[5-7]。美国胸科医师协会（ACCP）认为低分子量肝素不仅可以改善凝血功能[3]，还能影响肿瘤的进展[8]。指南推荐[6,9-10]对于合并静脉血栓栓塞症（VTE）的恶性肿瘤患者可选择普通肝素、低分子量肝素、Xa因子抑制剂抗凝，但对于何时予以抗凝、抗凝剂如何选择、具体的剂量和疗程没有明确规定。

（柳威　陈辉　张骅）

参考文献

［1］吴代强，周华，周建英. 老年肺癌合并血液高凝状态患者的临床特征. 中国老年学杂志，2017（37）：4295-4297.

［2］Wang JG, Geddings JE, Aleman MM, et al. Tumor-derived tissue factor activates coagulation and enhances thrombosis in a mouse xenograft model of human pancreatic cancer. Blood, 2012, 119（23）：5543-5552.

［3］Bobek V. Anticoagulant and fibrinolytic drugs-possible agents in treatment of lung cancer. Anti-Cancer Agents Med Chem, 2012, 12（6）：580-588.

［4］何生奇，冯利，王芳，等. 恶性肿瘤高凝状态的防治. 世界中医药，2010（1）：53.

［5］East AT, Wakefield TW. What is the optimal duration of treatment for DVT? An update on evidence-based medicine of treatment for DVT. Semin Vasc Surg, 2010, 23（3）：182-191.

［6］Lyman GH, Bohlke K, Falanga A. Venous thromboembolism prophylaxis and treatment in patients with cancer: American Society of Clinical Oncology clinical practice guideline update. J Oncol Pract, 2015, 11（3）：e442-e444.

［7］Jang H, Lee JJ, Mi JL, et al. Comparison of enoxaparin and warfarin for secondary prevention of cancer-associated stroke. J Oncol, 2015, 2015（2）：502089.

［8］Weis SM, Cheresh DA. Tumor angiogenesis: molecular pathways and therapeutic targets. Nat Med, 2011, 17（11）：1359.

［9］Mandala M, Falanga A, Roila F, et al. Management of venous thromboembolism（VTE）in cancer patients: ESMO clinical practice guidelines. Ann Oncol, 2011, 22（suppl6）：vi85-vi92.

［10］Kearon C, Akl EA, Comerota AJ, et al. Antithrombotic therapy for VTE disease: antithrombotic therapy and prevention of thrombosis: American College of Chest Physicians evidence-based clinical practice guidelines. Chest, 2012, 141（2）：e419S-e496S.

病例 28　确诊左肺腺癌 1 年余新发右上肺中分化腺癌

【入院病史采集】

患者男,52 岁。入院时间：2020 年 4 月 21 日,出院时间：2020 年 4 月 26 日,住院天数：5 天。

主诉：确诊左肺腺癌 1 年 4 个月余。

现病史：患者于 2018 年 12 月 3 日因"咳嗽、咳痰伴痰中带血 1 个月",入住我科,诊断为"①左下肺结节：肿瘤？②慢性支气管炎；③双肺肺炎；④乙型肝炎；⑤左侧输尿管结石；⑥双肾结石；⑦右肾囊肿；⑧胆囊息肉"。予以抗感染,祛痰止咳等对症处理,病情好转后出院。出院后患者规律服药,2018 年 12 月于我院门诊复查,确诊为"肺癌",予以"埃克替尼 125 mg 每日 3 次"靶向治疗。患病 1 年来,患者服药规律,仍有咳嗽、咳痰,呈阵发性,咳白色泡沫痰,痰量少,无痰中带血、胸闷、胸痛,无喘息、气短、盗汗等不适。2019 年 11 月患者于邵阳市某医院门诊复查,复查胸部 CT（具体结果不详）提示出现靶向药物耐药,为求进一步诊治,患者于 2019 年 12 月 2 日入住我科。诊断为"①肺癌；②慢性支气管炎；③乙型肝炎；④左侧输尿管结石；⑤双肾结石；⑥右肾囊肿；⑦胆囊息肉"。予以止咳祛痰、调节免疫等治疗,建议患者行组织活检,但患者家属拒绝,改抽血行肿瘤基因检测后于 2019 年 12 月 26 日出院。出院后患者改用"奥西替尼每次 1 片 每日 1 次"靶向治疗,患者自诉服用奥西替尼 1 个月后外院复查胸部 CT 示肿瘤未见明显进展,继续规律服药 2 个月,仍有咳嗽、咳痰,呈阵发性,咳白色泡沫痰,痰量少,无痰中带血、胸闷、胸痛,无喘息、气短、盗汗等不适。爬三层楼即感气促。再次外院复查胸部 CT 示肿瘤进展,为求进一步诊治,遂于 2020 年 4 月 21 日再次入住我科。患者自起病以来精神、食欲及睡眠一般,大小便正常,体重无变化。

既往史：否认伤寒、疟疾病史等传染病史,否认高血压、心脏病史,否认糖尿病、脑血管疾病、精神疾病史,无手术史、外伤史,无输血史,否认食物、药物过敏史,否认新冠肺炎患者接触史,预防接种史不详。

个人史：生于并久居本地,无疫区、疫水接触史,无牧区、矿区、高氟区、低碘区居住史,无化学物质、放射性物质、有毒物质接触史,无吸毒史,无吸烟、饮酒史。

婚姻史：无特殊。

家族史：否认家族遗传病史。

【体格检查】

T 36.6℃,P 95 次 / 分,R 20 次 / 分,BP 114/81 mmHg,SpO$_2$ 98%。神清,查体合作。颈软,全身皮肤黏膜无黄染,浅表淋巴结无肿大。口唇无发绀,咽无充血,扁桃体无肿大。双肺呼吸音正常,未闻及干、湿啰音。心率 95 次 / 分,律齐,无杂音。腹平软,无压痛、反跳痛,肝脾肋下未及。下肢无水肿。

【辅助检查】

（2018-12-07）EBUS-TBLB 病理结果：（肺左下叶,活检）肺腺癌（乳头为主型）。（4R 组淋巴结、7 组淋巴结及 11L 组淋巴结 TBNA 穿刺活检）送检穿刺组织,查见转移性腺癌。免疫组化结果：CK7（＋）,TTF-1（＋）,NapsinA（＋）,Ki-67（50% ＋）,p53（散在 ＋）,EGFR（＋）,PD-L1（－）,PD1（－）。特殊染色：PAS（－）。

（2020-04-15）胸部 CT 见图 28-1。（2020-04-29）支气管镜检查见图 28-2。

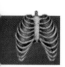
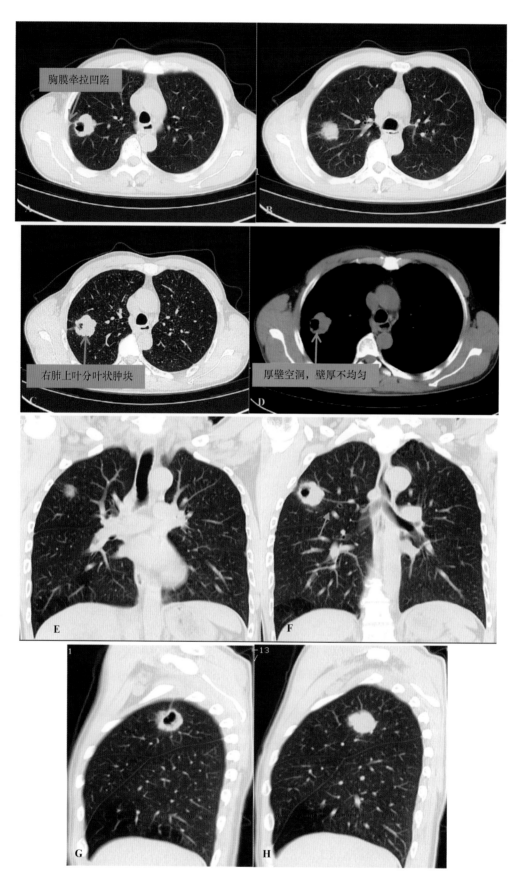

图 28-1 （2020-04-15）胸部 CT。右肺上叶后段肺野外围实性高密度肿块，分叶状，可见厚壁空洞，壁厚薄不均（A 至 C），内见分隔（G），边缘少许长短不一毛刺，周缘肺纹理集聚，可见血管截断（F），纵隔窗肿块呈软组织密度（D），邻近胸膜轻度牵拉增厚、粘连（A、F）

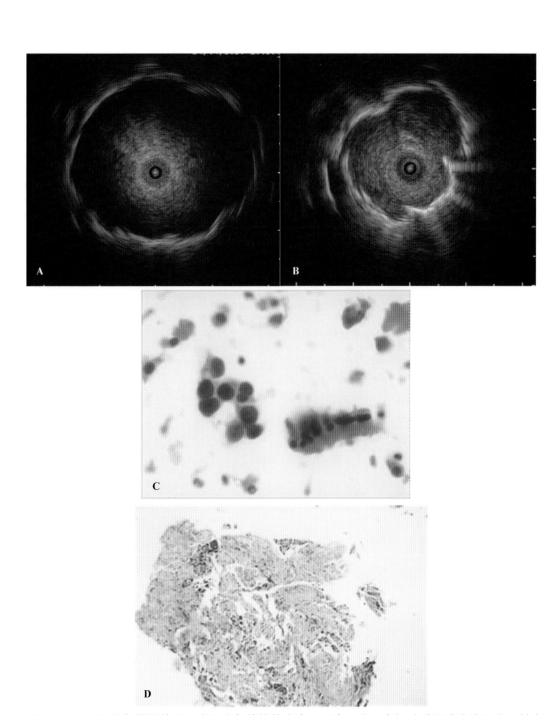

图 28-2　（2020-04-24）支气管镜检查。常规支气管镜检查未见异常。病理诊断：（肺泡灌洗液）液基制片可见少量癌细胞，考虑腺癌；（右肺上叶后段组织）中分化腺癌。免疫组化：CgA（－）、CK（pan）（＋）、CK5/6（－）、CK7（＋）、Ki-67（40%＋）、NapsinA（＋）、p63（－）、Syn（－）、TTF-1（＋）、S-100（－）、Hepatocyte（－）、Vimentin（－）

入院后相关检查：（2020-04-22）HBsAg 19.48 IU/ml↑；（2020-04-22）肿瘤标志物：CEA 5.17 ng/ml↑；血常规、凝血功能、尿液分析、ESR、降钙素原、CRP、肝肾功能、心肌酶、肌钙蛋白、电解质、粪常规、隐血试验等结果均大致正常。（2020-04-22）心电图正常。

【初步诊断】

①右肺占位性病变：肿瘤？结核？②左下肺腺癌 T$_4$N$_2$M$_1$ Ⅳ期 PS 0 分 靶向药物治疗后；③慢性支气管炎；④乙型肝炎；⑤左侧输尿管结石；⑥左肾多发结石并积水；⑦右肾囊肿；⑧肝囊肿。

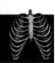

【确定诊断】

①右上肺中分化腺癌；②左下肺腺癌 $T_4N_2M_1$ Ⅳ期，PS 0 分，靶向药物治疗后；③慢性支气管炎；④乙型肝炎；⑤左侧输尿管结石；⑥左肾多发结石并积水；⑦右肾囊肿；⑧肝囊肿。

【鉴别诊断】

患者在左下肺腺癌的基础上，通过 EBUS-TBNA 确诊新发右上肺中分化腺癌，诊断明确，无须鉴别。

【诊治思路＋治疗经验】

胸部增强 CT 不仅能判断肺内病灶的情况，也能评价纵隔淋巴结转移的情况，一般有以下特征需高度怀疑恶性结节：①直径＞ 8 mm 的部分实性结节；②肺结节具有分叶状征象；③毛刺征：肺结节边缘出现细毛刺；④胸膜凹陷征：肺结节周围胸膜出现凹陷；⑤血管集束征；⑥肺结节内出现厚壁、内缘凹凸不平、偏心的空洞。本例患者胸部 CT 示右肺上叶尖段胸膜下偏心性厚壁空洞，多考虑恶性。

EBUS-TBNA 可到达亚段支气管，通过前部的超声探头可直接辨别初步怀疑部位性质，可观察气管内情况和纵隔内淋巴结情况，同时还可以对部分区域直接行穿刺活检取得病理学标本，最终达到诊断疾病及获得病理分型的目的。

EBUS-TBNA 联合 PET-CT 检查或联合胸部增强 CT 检查对肺癌纵隔淋巴结转移诊断的真阳性率、真阴性率均明显优于单纯应用胸部增强 CT、PET-CT 检查、EBUS-TBNA 检查。

本例患者经 EBUS-TBLB 确诊新发右上肺病灶为中分化腺癌，予抗肿瘤治疗、调节免疫、止咳、祛痰及其他对症支持治疗后患者咳嗽、咳痰、气促情况较前好转出院。

（柳威　陈文艳　张自艳）

病例 29 左上肺腺癌切除术后复发：经支气管冷冻肺活检术确诊

【入院病史采集】

患者女，51 岁，公务员。

主诉：活动后气短 1 个月。

现病史：患者于入院前 1 个月无明显诱因出现气短，活动后明显，伴有咳嗽，无发热、畏寒，无胸痛、咯血，无盗汗、消瘦，入院前 1 周于门诊行胸部 CT 检查示双肺支气管血管束增厚，小叶间隔增厚，以右肺明显，考虑肺癌复发转移、癌性淋巴管炎可能，为明确诊断及行进一步基因检测收入院。患者自发病以来，食欲、睡眠正常，大小便正常，体重无变化。

既往史：入院前 2 年行左上肺切除术，术后病理显示腺癌，术后辅助化疗 4 个周期。

个人史：生于本地并久居本地，否认血吸虫疫水接触史，无吸烟、饮酒史，否认毒物接触史。

婚姻史：24 岁结婚，婚后育有 1 子，配偶及儿子体健。

家族史：无相关家族疾病史。

【体格检查】

T 36.8℃，P 79 次 / 分，R 20 次 / 分，BP 129/70 mmHg，神清，查体合作。颈软，全身皮肤黏膜无黄染，浅表淋巴结无肿大。口唇无发绀，咽无充血，扁桃体无肿大。双肺呼吸音正常，未闻及干、湿啰音。心率 79 次 / 分，律齐，无杂音。腹平软，无压痛、反跳痛，肝脾肋下未及。下肢无水肿。

【辅助检查】

血常规：WBC 6.92×10^9/L，NEU% 58%，CRP 10 mg/L；血清肿瘤标志物：CEA 13.22 ng/ml，余指标无异常；结核感染 T 细胞检测正常。动脉血气分析：pH 7.42，PO_2 77 mmHg，PCO_2 36 mmHg。心电图、心脏彩超、腹部超声未见异常。

胸部 CT 见图 29-1。

【初步诊断】

左上肺腺癌切除术后复发。

【确定诊断】

左上肺腺癌切除术后复发。

【鉴别诊断】

1. 肺水肿 患者无心脏病、肝肾功能不全、严重低蛋白血症等病史，肺水肿的胸部 CT 表现为小叶间隔增厚且光滑均匀，少见微结节影，可伴有磨玻璃影或渗出影，病变一般呈中心性双侧对称分布。

2. 结节病 结节病可有多系统损伤，累及肺部主要表现为纵隔及双侧肺门淋巴结肿大、肺部浸润。胸部 CT 可无淋巴结肿大而仅表现为双肺粟粒样结节影，其分布以上肺为主，一般双侧沿血管和淋巴管分布，当小叶间隔明显增厚且呈不规则改变时，类似癌性淋巴管炎，但后者累及胸膜下及小叶间隔常更广泛且更严重。

3. 血行播散型肺结核 多为急性病程，可有高热、乏力、盗汗、消瘦等结核中毒表现，胸部 CT 表现为"三均匀"的 1 ~ 3 mm 的粟粒样结节。

【诊治思路】

患者为左肺腺癌术后，术后 1 年肺部病变进展，有气短、咳嗽症状，影像学检查中主要表现

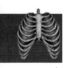

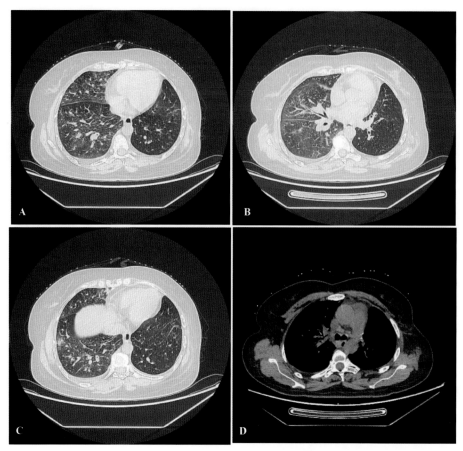

图 29-1　胸部 CT。左上肺术后表现，右侧支气管血管束增粗，小叶间隔增厚，散在粟粒样结节，符合淋巴管炎表现

为支气管血管束增粗、小叶间隔均匀增厚，并可见散在微结节影，结合既往病史，考虑腺癌复发合并淋巴结转移可能性大。

　　本例患者的诊断难点在于肺内未见明显的实性转移病灶，肺门及纵隔淋巴结未见明显肿大，为活检取材带来一定的挑战。这种以间质侵犯为主的病变，无论是经胸穿刺还是行 TBLB 均不能保证诊断的阳性率；外科肺活检损伤大、费用高，一般不作为首选。该患者纵隔及肺门未见明显肿大淋巴结，亦不能选择 EBUS-TBNA 进行诊断。因此选择超声引导下经支气管冷冻肺活检（transbronchial cryobiopsy，TBCB）。

　　本例应用超声小探头引导的目的主要是避免在有较大血管分布的区域活检，减少活检后大出血的风险。经硬质支气管镜插入软镜，于右侧 B8b 行 TBLB 盲检，取材质量差。应用径向探头支气管内超声（RP-EBUS）在右下叶基底段前外基底段各亚段反复探测均呈暴风雪样改变，最终选择右侧 B8b 进行 TBCB，以探头为中心 2 cm 范围内未见明显血管分布（图 29-2）。于右侧 B8a 行 TBCB 1 次，标本满意（图 29-3），

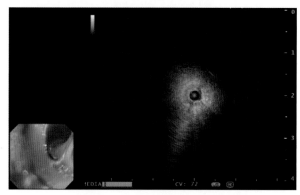

图 29-2　RP-EBUS 于右下叶基底段前外基底段。反复探测均呈暴风雪样改变，探头周围未见明显血管分布

少量渗血，冰盐水灌注后未见出血。术后病理结果提示肺间质腺癌细胞团浸润，TTF（＋）、NapsinA（＋），p63 和 p40（－）。患者进一步行肺癌驱动基因检测，结果 EGFR 19 外显子突变（＋），予吉非替尼口服治疗。

【治疗经验】

　　冷冻肺活检是一种将冷冻探针送至支气管和肺内病变区域，将探头与周围组织冷冻凝固，通

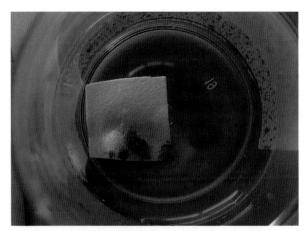

图 29-3 冷冻活检与普通活检标本对比图。 左侧为 TBLB 标本，右侧为 TBCB 标本，可见 TBCB 标本体积明显优于 TBLB 标本

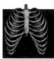

是对 TBCB 技术应用的一个延伸。TBCB 最常见的并发症是出血和气胸，冷冻相关大出血是严重的并发症，可导致窒息。除术前行增强 CT 扫描检查外，在 X 线、CT 或其他导航设备引导下进行 TBCB 可降低大出血的发生率；在硬镜支持下操作并预备球囊可以快速处理大出血等并发症。本例中应用环形超声对探头周围的组织内血管进行探测，帮助检查者选择最佳的活检区域，有助于减少冷冻活检出血的风险，而且避免患者和术者接受射线辐射[2-3]。

（于鹏飞　张骅）

过冷冻的黏附力将探针与探针周围冻结的组织一起拔出，从而获取靶组织的技术。与普通活检钳相比，冷冻活检所获得的组织较大且结构完整，有利于病理诊断和分析。经支气管冷冻活检可分为支气管内冷冻活检（endobronchial cryobiopsy，EBCB）和 TBCB。目前 TBCB 主要应用于间质性肺疾病、肺外周结节的诊断和肺移植术后的排斥反应的监测[1]。

目前针对肺外周结节的冷冻肺活检以实性结节或部分实性结节为主，而本例中应用 TBCB 对于肺内无实性占位表现的癌性淋巴管炎进行诊断，

参考文献

[1] 中华医学会呼吸病学分会介入呼吸病学学组，中国医师协会呼吸医师分会介入呼吸病学工作委员会. 经支气管冷冻活检技术临床应用专家共识. 中华结核和呼吸杂志，2019，42（6）：405-412.

[2] Berim IG，Saeed AI，Awab A，et al. Radial probe ultrasound-guided cryobiopsy. J Bronchology Interv Pulmonol，2017，24（2）：170-173.

[3] Gupta A，Youness H，Dhillon SS，et al. The value of using radial endobronchial ultrasound to guide transbronchial lung cryobiopsy. J Thorac Dis，2019，11（1）：329-334.

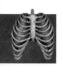

病例 30 疑诊为肺泡细胞癌的腺癌

【入院病史采集】

患者男，80岁，农民。

主诉：咳嗽半年，发现肺部占位10天。

现病史：患者于入院前半年无明显诱因出现阵发性咳嗽，伴咳黄白稀痰，痰量较多，无痰中带血，无发热、畏寒，无胸痛、咯血，无胸闷、气促，未行诊治，症状未缓解。入院前1个月症状加重，伴活动后气短，入院前25天于当地医院就诊，行胸部CT示右侧大量胸腔积液并右肺中下叶膨胀不全，右肺下叶密度不均，右肺门增大，左肺坠积性炎症，心影增大，肺动脉高压。住院治疗行胸腔闭式引流，引流出1300 ml黄色微混胸腔积液，并予抗感染、平喘治疗，症状减轻，入院前15天复查胸部CT（图30-1）示右下肺实变，右侧少量积液，自动出院。为进一步诊治，来我院就诊，收住肿瘤内科。近半年体重下降约10 kg。

既往史：高血压病史4年，血压最高170/110 mmHg，未规律用药；6年前因摔倒致颅内积血、肋骨骨折；有系统性红斑狼疮、狼疮性肾炎、干燥综合征、类风湿关节炎10余年，现口服"白芍总苷胶囊、羟氯喹片、骨化三醇、钙尔奇D、泼尼松片"治疗。否认心脏病、糖尿病史。

个人史：生于本地并久居本地，否认血吸虫疫水接触史，无吸烟、饮酒史，否认毒物接触史。

婚姻史：22岁结婚，婚后育有3子2女，妻子体健。

家族史：家族中无相关疾病史。

【体格检查】

T 36.6℃，P 73次/分，R 20次/分，BP 168/99 mmHg，神清，皮肤无黄染，浅表淋巴结未及肿大，胸廓正常，左肺呼吸音清，右下肺呼吸音略低，未闻及干、湿啰音。心率79次/分，心律齐，未及杂音。全腹无压痛及反跳痛，肝脾肋下未及，双下肢无水肿。

【辅助检查】

血常规：WBC 4.55×10^9/L，NEU% 52%，CRP 16 mg/L，ESR 32 mm/h；血清肿瘤标志物：CEA 1.56 ng/ml，CA19-9 > 1000 U/ml，SCCA 3.2 ng/ml，CYFRA 6.17 ng/ml，CA72-4 27.06 U/ml，NSE、CA125、AFP、FPSA正常；结核感染T细胞检测正常。反复痰查抗酸杆菌（－）。

心电图：窦性心律，室性期前收缩，T波改变。心脏彩超：主动脉瓣轻度反流，二尖瓣轻度反流，三尖瓣轻度反流，肺动脉高压（轻度），左心室舒张功能减退。腹部超声未见异常。

【初步诊断】

①肺部阴影性质待查，肺泡细胞癌？②高血压2级，很高危；③系统性红斑狼疮 狼疮性肾炎；④干燥综合征；⑤类风湿关节炎。

【确定诊断】

①右肺腺癌；②高血压2级，很高危；③系统性红斑狼疮，狼疮性肾炎；④干燥综合征；⑤类风湿关节炎。

【鉴别诊断】

1. 肺泡细胞癌 患者老年，长期咳嗽、咳黄白色稀痰，无发热、胸痛等肺部感染表现，胸部CT主要表现为右肺实变，增强扫描无强化，可

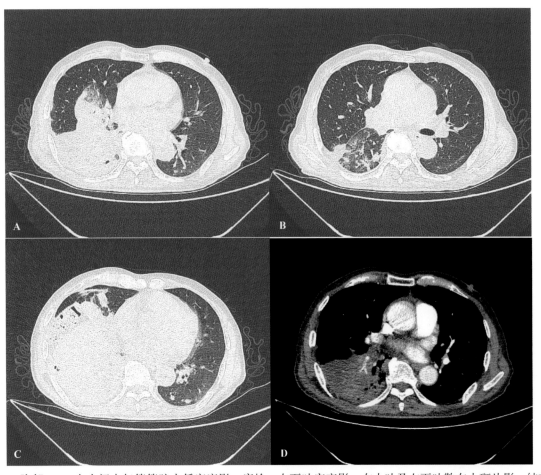

图30-1 胸部CT。右中间支气管管腔内低密度影，痰栓？右下叶实变影，右中叶及左下叶散在小斑片影、结节影；纵隔淋巴结未见明显肿大。增强后右下肺病变未见明显强化，可见"血管造影征"[1]

见血管造影征，叶间裂向健侧膨胀明显，且伴有胸腔积液，应优先考虑本病可能。

2.肺结核 可有长期咳嗽、咳痰表现，在老年患者中症状不典型，可无发热、盗汗等结核中毒表现。患者胸部CT示肺部病变形态较单一，以实变和斑片影为主，无树芽征、支气管扩张、空洞、钙化等多态性表现，且反复痰查抗酸杆菌无阳性发现，故排除。

3.肺泡蛋白沉积症 可隐袭起病，早期可无症状，也可有咳嗽、咳痰、胸闷症状，胸部CT可见双肺弥漫性病变，可见地图征、铺路石征等特征性改变。肺泡灌洗液见牛奶样改变，病理示肺泡及细支气管内有嗜酸PAS强阳性物质。

【治疗】

考虑到患者有高血压、系统性红斑狼疮等基础疾病，行气管镜检查风险较大。患者曾有胸腔积液，考虑肿瘤胸膜转移可能性大，在胸腔积液较多时行胸腔镜检查应为首选，但患者经胸腔闭式引流治疗后胸腔积液量少，若行胸腔镜检查则需要行人工气胸，这对该患者来说风险较大。而经胸穿刺检查导致气胸、出血的风险较高；若为肺泡细胞癌，穿刺阳性率相对较低，而若为感染性病变，经胸穿刺可能造成胸膜腔感染。综合考虑上述因素，最后仍然选择行全身麻醉下支气管镜检查。

镜下发现双下肺支气管腔内见大量白色黏液痰，以右下肺明显（图30-2A），予以吸除后，发现双肺各支气管管腔通畅，黏膜正常，未见新生物；在右下叶基底段予超声探头（R-EBUS）探查，在多个叶段远端可探及无边界均质回声区，内部呈同心圆样改变（图30-2B）。在RB9a支行TBLB，活检组织病理结果示肺腺癌（图30-3），CK7（＋），TTF-1（－），NapsinA（－）。患者进一步行肺癌驱动基因检测，常见位点未见基因突变。家属选择保守治疗，自动出院。

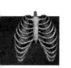
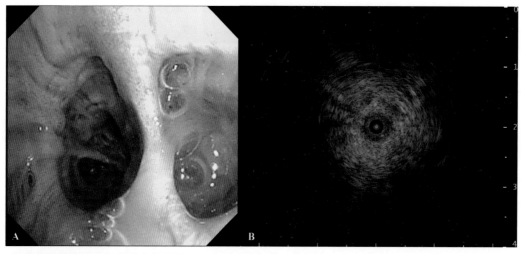

图 30-2　白光支气管镜及支气管腔内超声图。A. 右下叶支气管，管腔内可见大量黏液性分泌物。**B.** RB9a 支超声下表现为无边界的均质回声表现

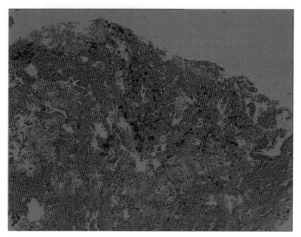

图 30-3　肺活检病理。肺腺癌，CK7（＋），TTF-1（－），NapsinA（－）

【诊治思路＋治疗经验】

本例患者是影像学表现为肺炎的肺腺癌，曾

被称为细支气管肺泡细胞癌，2015 年 WHO 肺部肿瘤分类[2]将其划分为黏液型腺癌，因其缺乏典型的临床症状和影像学表现，容易误诊。本例患者胸部 CT 表现为大片状实变、腺泡结节、棉花团样结节影以及胸腔积液，结合临床表现和增强 CT 表现，在排除结核、肺泡蛋白沉积症等疾病，可做出初步诊断。

在选择行经气管镜活检方式后，使用 R-EBUS进一步确定活检的位置。本例患者管腔内黏膜未见异常，提示其病变集中于肺泡和细支气管腔内，活检钳需向管腔内延伸至终末细支气管镜和呼吸性细支气管甚至直达肺泡腔而行活检。在超声探头引导下进行活检可以选择病变范围最大的区域并避开邻近血管，且可防止进钳过深致胸膜损伤出现气胸。

在超声探头下，肺泡细胞癌的超声表现（图30-2）类似于肺炎（图 30-4），表现为内部回声

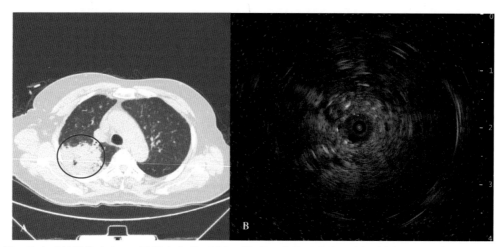

图 30-4　另一位大叶性肺炎患者 CT 及超声表现。回声不均质，边界不清晰，在探头周边可见同心圆样微粒改变，其中分布较多短线状高回声影

均质、缺少边界，微粒状回声信号在探头周围呈同心圆样排列，呈现出层次感，部分微粒延长为短弧状[3]。这种超声图像更多见于非肿瘤性疾病，但其内部高回声短线状影较少见，可能与肺泡和细支气管内被肿瘤细胞和黏液几乎完全填塞而气体含量低有关。

（于鹏飞　张自艳）

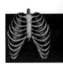

参考文献

[1] 陈璧颖，关玉宝，李靖煦，等.肺炎型肺癌的CT表现与病理特征.中国医学影像学杂志,2013,21（12）:911-914.

[2] Travis WD，Brambilla E，Burke AP，et al. WHO classification of tumours of lung，pleura，thymus and heart. 4th eds. Lyon：IARC press，2015.

[3] Chao TY，Lie CH，Chung YH，et al. Differentiating peripheral pulmonary lesions based on images of endobronchial ultrasonography. Chest，2006，130（4）:1191-1197.

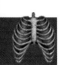
病例 31　支气管镜活检为高级别瘤变，胸腔镜术后为腺癌

【入院病史采集】

患者女，49岁。入院时间：2020年4月20日，出院时间：2020年4月29日，住院天数：9天。

主诉： 反复流鼻涕、打喷嚏2个月余，咳嗽3天。

现病史： 患者诉于入院前2个月开始反复出现受凉感冒后流鼻涕、打喷嚏，偶感鼻痒、鼻塞、咽部不适，无畏寒、发热、寒战，无咳嗽、咳痰、胸闷、气促、胸痛，无头晕、头痛，无恶心、呕吐，无腹痛、腹胀，无夜间阵发性呼吸困难，无尿频、尿急、尿痛等不适。自行在药店购买蒲地蓝口服液、感冒清胶囊，治疗后病情好转，但受凉感冒后病情易反复，入院前3天因受凉感冒后开始出现咳嗽、干咳、无痰，无乏力、盗汗、消瘦，无胸闷、气促、喘息，为求进一步诊治来我院，胸部CT（图31-1）提示左下肺后内基底节段结节灶，性质待定，门诊以"左下肺结节"收住我科，患者本次起病以来，精神、食欲及睡眠尚可，大小便正常，体重未见下降。

既往史： 否认肝炎、结核、伤寒、疟疾病史，否认高血压、心脏病病史，否认糖尿病、脑血管疾病、精神疾病病史，无手术史、外伤史，无输血史，否认食物、药物过敏史，预防接种史不详。

个人史： 生于湖南长沙市，久居本地，否认血吸虫疫水接触史，无吸烟、饮酒史，否认毒物接触史，否认新冠肺炎患者接触史。

月经史： 月经初潮12岁，周期（3～6）天/（28～32）天，末次月经2020年2月16日，量少、色暗红，无痛经，无白带增多。

婚姻生育史： 配偶健在，育有1子，儿子健在。

家族史： 否认家族遗传病史。

【体格检查】

T 36.3℃，P 77次/分，R 20次/分，BP 138/89 mmHg。神志清楚，全身浅表淋巴结未及肿大。胸廓对称无畸形，胸骨无压痛，双侧呼吸动度未见异常，语颤未见异常，双肺叩诊呈清音，双肺呼吸音清晰，未闻及干、湿啰音。心率77次/分，律齐，心音未见异常，无杂音。腹平坦，腹壁软，全腹无压痛，无肌紧张及反跳痛，腹部无包块，肝脾肋下未触及，肝肾无叩击痛，移动性浊音（－）。双下肢无水肿。

【辅助检查】

（2020-03-28）门诊血常规：WBC $6.6×10^9$/L，NEU% 71.2%，RBC $4.9×10^{12}$/L，HGB 140 g/L，PLT $227×10^9$/L。

入院后相关检查：尿常规：黄色↑，微浑↑，白细胞56.50个/μl↑，上皮细胞54.50个/μl↑，葡萄糖微量↑，比重1.032↑，余正常；总胆固醇6.26 mmol/L↑，载脂蛋白B 1.17 g/L↑，脂蛋白a 974.8 mg/L↑，余正常；肿瘤标志物：CA 724 37.79 U/ml↑，余正常；粪常规及大便隐血、电解质、肝、肾功能、心肌酶、肌钙蛋白、凝血功能、输血前四项、新型冠状病毒核酸检测（初筛）均未见明显异常。

浅表淋巴结彩超：双侧颈部、腋窝及左侧锁骨上窝多个低回声结节，考虑淋巴结。头部MRI平扫及增强未见异常；上、下腹部＋盆腔CT平扫＋增强：脂肪肝、右肝包膜下钙化灶。

总胆固醇6.47 mmol/L↑，低密度脂蛋白胆固醇4.63 mmol/L↑，载脂蛋白A 2.27 g/L↑，载脂蛋白B 1.25 g/L↑，脂蛋白a 1089.7 mg/L↑；

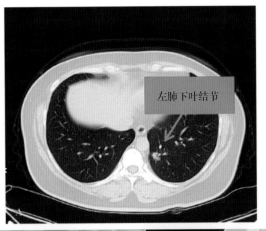

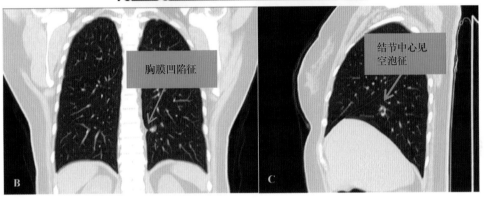

图 31-1 （2020-03-28）胸部 CT。左肺下叶后基底段不规则结节灶（**A**），可见胸膜凹陷征（**B**），结节中心见空泡征（**C**）

血常规：WBC 8.37×10^9/L，NEU% 73.5%↑；PTA 132.5%↑，肝肾功能、电解质未见明显异常；传染病筛查未见异常，尿液分析：葡萄糖＋＋＋↑。

心脏彩超：射血分数（EF）62%；左心室短轴缩短率（FS）32%。左心房大，左心室顺应性减退，收缩功能测值正常范围。

超声支气管镜及病理结果见图 31-2 和图 31-3。

【初步诊断】

左下肺结节查因：肿瘤？结核？其他？

【确定诊断】

左下肺腺癌。

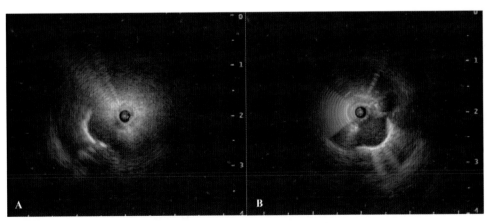

图 31-2 （2020-04-07）超声支气管镜

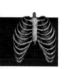
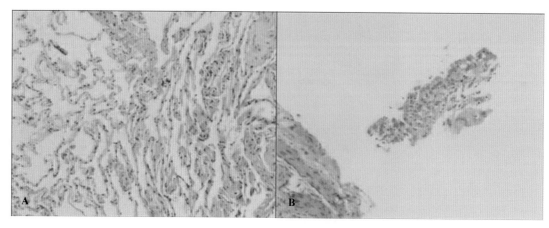

图 31-3 （2020-04-10）病理。（左下叶后基底段，活检）送检极少许肺组织，肺泡稍扩张，肺泡上皮稍增生，间质少量炎症细胞浸润；另见小片游离鳞状上皮为高级别上皮内瘤变。免疫组化：CgA（－）、CK（pan）（＋）、CK5/6（＋，鳞状上皮）、CK7（＋）、Ki-67（＋，鳞状上皮 30%）、Napsin A（－）、p63（＋，鳞状上皮）、Syn（－）、TTF-1（＋）、CD56（－）、EGFR（＋，鳞状上皮）、p53（2＋，鳞状上皮）

【鉴别诊断】

孤立性肺结节（SPN）具有单一、边界清晰、直径≤3 cm、周围完全由含气肺组织所包绕、无肺不张、肺门增大或胸腔积液等特点。年龄、吸烟史、既往胸腔恶性肿瘤病史、结节直径、毛刺、位于上叶是判定肺结节性质的独立因素[1]。对于含有脂肪或钙化的肺结节，需考虑到错构瘤或肉芽肿等良性病变；冠状位或矢状位阅片有助于区分瘢痕、肺内淋巴结与肺结节[2]。

本例患者胸部影像学提示左肺下叶后基底段不规则结节灶，可见胸膜凹陷征，结节中心见空泡征，多考虑恶性病变。

【治疗】

2020 年 4 月 10 日支气管镜病理（图 31-3）：（左下叶后基底段，活检）送检极少许肺组织，肺泡稍扩张，肺泡上皮稍增生，间质少量炎症细胞浸润；另见小片游离鳞状上皮为高级别上皮内瘤变。经胸外科的建议行单孔胸腔镜下左下肺癌根治术＋胸膜粘连烙断术，术后病理为（左下肺结节）浸润性腺癌（图 31-4）。支气管镜下标本小，对于高度怀疑恶性肿瘤的患者，及时手术是正确的选择。

2020 年 4 月 24 日在全身麻醉下行单孔胸腔镜下左下肺癌根治术＋胸膜粘连烙断术，术中快速病理：（左下肺结节）腺癌。术后予以止痛、抗感染、化痰、雾化吸入等对症治疗，患者术后恢复良好。

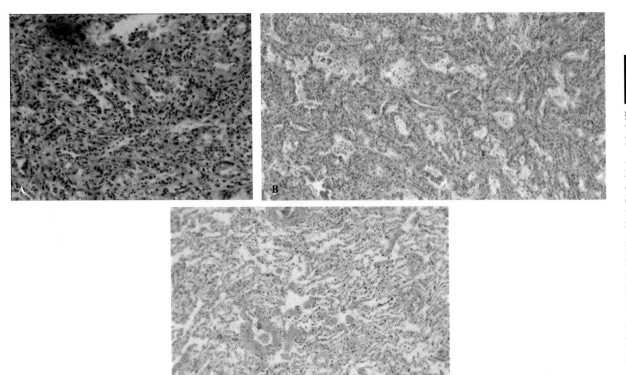

图 31-4　单孔胸腔镜下左下肺癌根治术＋胸膜粘连烙断术后病理。**A.**（2020-04-24）快速冰冻切片病理诊断：（左下肺结节）腺癌。**B.**（2020-04-29）手术活检标本病理诊断：（左下肺结节）浸润性腺癌，腺泡为主型，肿块大小约 1 cm×1 cm×0.8 cm，未累及脏层胸膜，未见脉管内癌栓及神经侵犯，切缘净。免疫组化：CgA（－）、CK（pan）（＋）、CK5/6（－）、CK7（＋）、Ki-67（10%＋）、Napsin A（＋）、p63（－）、Syn（－）、TTF-1（＋）、p40（－）。**C.**（2020-04-30）病理诊断：（左下肺及结节）送检肺组织，肺泡挤压，部分肺泡破裂、融合，肺泡腔内泡沫样组织细胞聚集，伴充血、出血，部分肺泡上皮非典型增生，间质纤维组织增生、玻变，散在炎症细胞浸润，可见炭末沉积；支气管切缘及肺实质切缘未见肿瘤累及。（第 5 组、7 组、8 组、10 组、11 组淋巴结）淋巴结反应性增生，未见转移癌（0/2、0/3、0/5、0/4、0/3）

（柳威　张骅　张自艳）

参考文献

［1］Swensen SJ，Silverstein MD，Ilstrup DM，et al. The probability of malignancy in solitary pulmonary nodules. Application to small radiologically indeterminate nodules. Arch Intern Med，1997，157（8）：849-855.

［2］宋勇，袁冬梅. 肺部结节处理中的几点思考. 中华医学杂志，2019，99（2）：81-83.

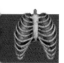
病例 32　囊腔型肺腺癌

【入院病史的采集】

患者女，60 岁，农民。

主诉：咳嗽 4 个月。

现病史：患者 4 个月前感冒后出现阵发性咳嗽，伴有咳痰，痰为白色泡沫样痰，偶有灰白色痰，无咯血；偶有胸闷，活动后加重，偶感前胸阵发性隐痛，疼痛严重时影响睡眠，无盗汗、消瘦、骨痛；偶有头痛，为右侧颞部及前额部发作性跳痛，每次持续约 5 min，伴有头晕，有视物模糊，休息后可自行缓解；无声音嘶哑，无全身乏力、四肢酸痛，无恶心、呕吐、腹痛、腹泻，无尿急、尿频、尿痛。自服止咳药物治疗，效果欠佳。5 天前来我院门诊，查胸部 CT 示右肺上叶占位，考虑恶性肿瘤可能性大，为进一步诊治收入我院。自发病以来，食欲正常，大小便无异常，体重较前无下降。

既往史：否认高血压、心脏病史，否认糖尿病、脑血管疾病、精神疾病史，否认手术、外伤、输血史，否认食物、药物过敏史。

个人史：无吸烟、饮酒史。

婚育史：24 岁结婚，育有 1 儿 2 女，配偶及子女均身体健康。

家族史：父母已故，有 2 哥 2 姐 1 弟 1 妹，均体健；否认家族性遗传病史。

【体格检查】

T 36.2℃，P 68 次 / 分，R 18 次 / 分，BP 119/74 mmHg。神清，浅表淋巴结未及肿大，胸廓正常，呼吸运动正常，双肺呼吸音清，未闻及干湿性啰音。心率 68 次 / 分，律齐，未及杂音。全腹无压痛及反跳痛，肝脾肋下未及，双下肢无水肿。

【辅助检查】

血常规：RBC $4.55×10^{12}$/L，HGB 123 g/L，WBC $6.39×10^9$/L，CRP 10 mg/L，ESR 11 mm/h。血清肿瘤标志物正常，凝血功能正常，生化检查大致正常，结核感染 T 细胞检测阴性。

心电图：窦性心动过缓。心脏彩超：左心室舒张功能减退。颈部超声：双侧颈动脉硬化并右侧斑块形成，右侧锁骨下动脉起始段斑块形成。

胸部 CT：右肺上叶占位，双肺弥漫小结节，纵隔淋巴结稍大（图 32-1）。

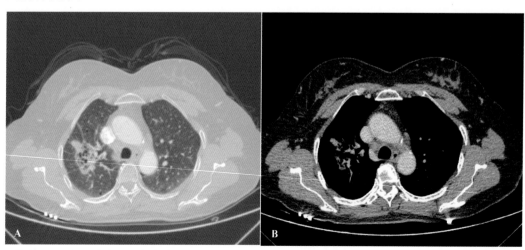

图 32-1　胸部 CT。右上肺病变，大小约 3.5 cm×4.6 cm，边界清晰不规则，可见分叶及毛刺，有胸膜牵拉征，内部密度不均；纵隔淋巴结略大

【初步诊断】

右上肺癌。

【确定诊断】

右上肺腺癌。

【鉴别诊断】

1.肺结核　多有低热、盗汗、消瘦、乏力等结核中毒表现，可有咳嗽、咳痰症状，好发于上叶尖后段及下叶背段，CT可表现为虫蚀样空洞表现，但结核以多发、多态性为特点，与本例不符。

2.真菌感染　多见于免疫力低下、血液病或长期应用免疫抑制剂的群体，肺部真菌感染以曲霉菌多见，可有发热、咳嗽、咳痰、咯血等表现，胸部CT可表现为结节、晕征、空洞等不同表现，本患者临床表现与此不符。

3.肺脓肿　可有反复发热、咳嗽、咳痰等表现，辅助检查可见CRP、PCT等炎症指标明显升高，胸部CT多表现为大片实变中坏死空洞，内壁多光滑，有时可见气液平。患者临床表现与此不符。

【治疗】

患者中年女性，阵发性咳嗽4个月，无发热表现，血常规、CRP等炎症指标无异常，不支持普通感染，而胸部影像表现不支持结核诊断。CT示右上肺不规则团块影，内部可见空泡征，

边缘可见毛刺和胸膜牵拉征，需要高度怀疑肺腺癌。其病变内部密度不均，实性成分较少，且有血管穿行，行经皮肺穿刺活检阳性率较低且出血风险较高。经过讨论，决定行支气管镜检查，首选EBUS-GS-TBLB，备选方案可行纵隔淋巴结穿刺活检。

行气管镜检查，普通白光支气管镜见双肺各叶段支气管管腔通畅，黏膜正常，未见狭窄及新生物（图32-2）。超声小探头于右上叶尖段进行探查，发现病变边界不完整，内部回声异质性明显，可见较多无回声血管影和多发的点线状高回声影（图32-3），在反复进退探头后最后确定一个探头周围无血管的位置进行活检（视频32-1），在快速现场评价下指导标本活检（图32-4），最后支气管镜细胞学刷片（图32-5）及活检标本均提示肺腺癌。

最终诊断为肺腺癌，经多学科团队（multidisciplinary team，MDT）会诊后转入外科进一步行手术治疗。

【诊治思路＋治疗经验】

本例患者胸部CT示右上肺病变，边界清晰，可见分叶及毛刺，内部见密集的含气空泡、"蜂房样"空腔征象，囊壁厚薄不均，囊间可见磨玻璃影，病变周边可见胸膜牵拉征象，其特征符合囊腔型肺癌表现。蜂房征的定义为肺部实变影内出现多发含气空腔，空腔大小不一，各空腔间有薄壁间隔。蜂房征CT表现为病灶中心或一侧出现含气空腔，空腔内见分隔，内部空泡大小

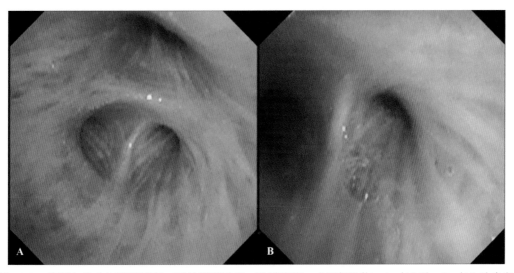

图32-2　普通白光支气管镜检查： 可见管腔通畅，黏膜光滑，未见新生物。**A.** 右上叶，**B.** 右上叶尖段

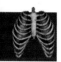

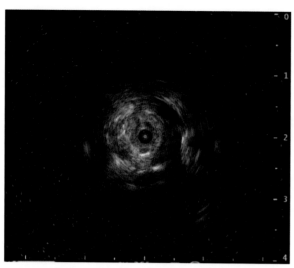

图 32-3 超声小探头于右 B1bi 探及病变，边界不完整，内部回声呈明显异质性，可见多发点状及短线样高回声影（含气组织），右上角可见无回声区（血管）

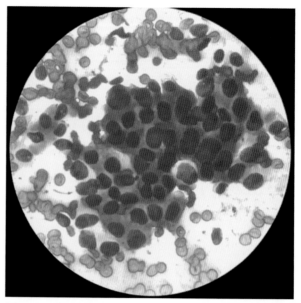

图 32-4 快速现场细胞学评估（ROSE）。可见大小不等成团样分布的异型细胞，细胞核及核质比增大，核大深染，胞质相对丰富，考虑腺癌可能

视频 32-1　EBUS-GS-TBLB

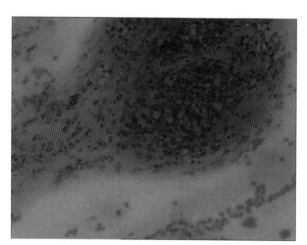

图 32-5 支气管镜刷片病理：腺癌细胞

不一，内缘光整，间隔较薄（＜4 mm），边界清晰；蜂房既可位于病灶中心，也可位于病灶的近侧或远侧；既可发生于纯磨玻璃病灶内，也可见于部分实性影和结节内。其形成机制为癌细胞沿肺泡壁或肺泡间隔生长，并蔓延至细支气管，或者癌细胞直接破坏细支气管壁，从而形成单向阀门，随着气体不断地进入肺泡，肺泡内压力增大，进而破裂融合成较大的空腔，残留的肺泡壁或肺泡间隔形成蜂房间隔[1]。

　　要明确诊断可选择 CT 引导下经皮肺穿刺及经支气管镜检查 2 种方法。本例病变实性成分较少，密度不均匀，且内部可见血管穿行，预计经皮穿刺的阳性率偏低，且出血概率较高。本例患者选择 EBUS-GS-TBLB 技术，因病灶内含气成分较多，实性密度区域较分散，虽然病变累及肺组织的总范围不小，但实际活检位置较难确定。因此在操作中，应用超声探头反复确认活检部位，最终确定一个内部回声异质性明显而血管稀疏的区域进行活检，并得到满意的结果，活检后出血不明显。超声下病变内部可见到较多的血管影和多发的点线状高回声影[2]，提示病变内部血管穿行、有多发含气组织，与患者胸部 CT 表现相吻合。

（于鹏飞　张骅）

参考文献

[1] 张磊，谢晓东，张秀明，等. 肺腺癌蜂房征的 CT 表现. 临床放射学杂志，2016，35（12）：1818-1821.

[2] Kurimoto, Noriaki, Murayama, et al. Analysis of the internal structure of peripheral pulmonary lesions using endobronchial ultrasonography. Chest, 2002, 122（6）：1887-1894.

病例 33 肺腺鳞癌合并左侧颈内静脉血栓形成

【入院病史采集】

患者女，53 岁，农民。

主诉：左颈部肿痛 6 天，发热 4 天。

现病史：患者于 2018 年 7 月 1 日无诱因出现左侧颈部肿痛，触痛明显，伴颈后放射性疼痛、声音嘶哑，伴左上肢肿胀，7 月 3 日出现发热，体温最高达 39.5℃，偶有咳嗽、咳痰，咳少许白色黏痰，无畏寒、发热，无头晕、头痛，无胸闷、胸痛，无夜间盗汗等症状，7 月 6 日于当地医院就诊，颈部血管 B 超示左侧颈内静脉血栓形成（不完全栓塞），颈部肿物 B 超示左侧颈部、锁骨上窝实质性低回声团（淋巴结？），血常规：WBC 15.25×10⁹/L，HGB 78 g/L，NEU% 75.9%。DD 1465 ng/ml。胸部 CT：①右肺中叶外侧段及左肺上叶、下叶外基底段炎症；②肺门、纵隔淋巴结明显增大；③双侧胸腔少量积液，为进一步治疗，门诊以"肺炎"收入我科。自患病以来，患者精神、食欲、睡眠一般，大小便正常，体重无变化。

既往史：慢性支气管炎病史 1 年。

个人史：生于原籍，久居当地，无牧区、疫区接触史，无化学物质、放射性物质、有毒物质接触史，无矿区、高氟区、低碘区居住史。无烟酒嗜好。

婚姻史：适龄结婚，配偶健康，育有 2 子 1 女。

家族史：否认相似家族病史及遗传病史。

【体格检查】

T 36.3℃，P 101 次/分，R 20 次/分，BP 120/77 mmHg。神清，皮肤巩膜无黄染，左颈部可触及一大小约 1.5 cm×1 cm 淋巴结，局部触痛，质中，活动度可，余全身淋巴结未扪及肿大，颈静脉正常。胸廓对称无畸形，无局部隆起或凹陷，胸壁无压痛，呼吸节律规整。双肺叩诊呈清音，双肺呼吸音清，未闻及干、湿啰音及胸膜摩擦音。心腹查体未见特殊。四肢无畸形，未见杵状指（趾），未见静脉曲张，左上肢肿胀，无明显压痛，活动不受限，余肢体无水肿。各关节未见异常，活动无受限。生理反射存在，病理反射未引出。

【辅助检查】

（2018-07-07）血常规：WBC 15.25×10⁹/L，HGB 78 g/L，NEU% 75.9%。DD 1465 ng/ml。喉镜提示慢性咽炎，鼻咽镜未见异常。（痰）一般细菌涂片、涂片找抗酸杆菌、涂片找真菌未见异常。细菌毒素测定＜5.00 pg/ml。肝功能：ALB 29.1 g/L，TP 69.1 g/L，ALT 62 U/L，AST 118 U/L。肾功能：UREA 2.54 mmol/L，CREA 56 μmol/L，尿酸 149 μmol/L。电解质：K 3.2 mmol/L。HCRP 93.50 mg/L。ESR 91 mm/h。免疫三项：免疫球蛋白 G 17.430 g/L，免疫球蛋白 A 3.560 g/L，免疫球蛋白 M 2.090 g/L。PCT＜0.020 ng/ml。CEA 6.23 ng/ml，CA125 72.50 U/ml。曲霉菌半乳甘露聚糖抗原 0.127。真菌 β-葡聚糖测定（G 试验）＜10.00 pg/ml。总 T 细胞 58.30%。隐球菌乳胶凝集试验：定性（-），定量（-）。粪常规＋潜血、心肌酶、血脂、凝血功能、空腹血糖、餐后 2 h 血糖、糖化血红蛋白、抗链球菌溶血素 O、类风湿因子、呼吸道感染病原体十一项联合检测、乙型肝炎抗体、丙型肝炎抗休、抗梅毒螺旋体抗体、抗 HIV 抗体均未见异常。

超声：①左侧颈内静脉栓形成，双侧颈动脉、双侧椎动脉二维及彩色多普勒超声未见明显异常；②右侧颈内静脉血流通畅、未见明显血栓声像；③双侧颈部、腋窝、腹股沟区未见明显异常肿大淋巴结声像；④脂肪肝，胆囊赘生物，胰、脾、双肾、膀胱回声未见异常，双侧输尿管未见扩张，腹主动脉旁未显示明显肿块声像；⑤心脏超声：先天性心脏病 房间隔缺损（继发孔型-中央型），

心房水平左向右分流；少量心包积液；左心室顺应性欠佳，左心室收缩功能正常；⑥子宫肌壁实质性占位病变（子宫多发肌瘤可能）；宫颈囊肿。

胸部增强 CT：①右肺中叶外侧段、左肺上叶、下叶炎症；②两肺门旁、纵隔淋巴结明显增大，结节病？纵隔淋巴瘤？③左侧胸腔少量积液（图 33-1）。

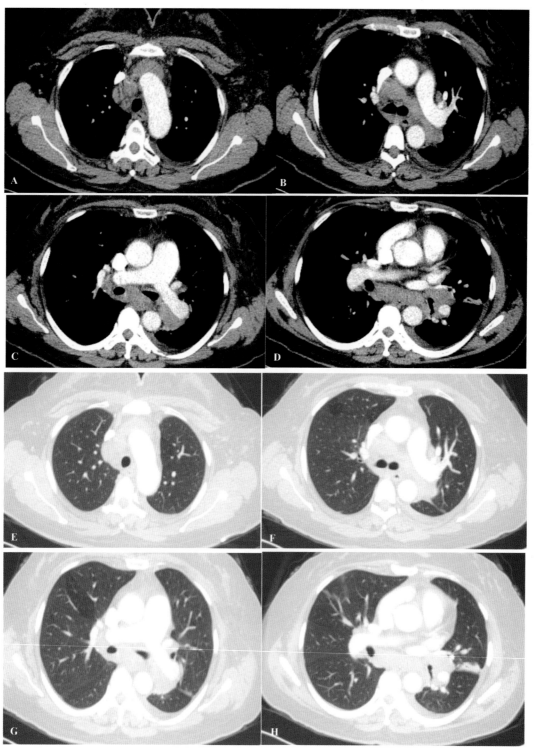

图 33-1　胸部 CT

【初步诊断】

①全身多发淋巴结肿大原因待查；②左侧颈内静脉血栓；③双侧肺炎。

【确定诊断】

①肺癌（腺鳞癌?）合并纵隔、肺门淋巴结转移；②左侧颈内静脉血栓形成；③双侧肺炎。

【鉴别诊断】[1]

1. 肺结核球 见于年轻人，多无症状。病灶多位于肺上叶尖后段和下叶背段，边界清楚，密度高，可有包膜，有时含钙化点，周围有纤维结节状病灶，多年不变。

2. 肺炎 多为急性起病，有发热、咳嗽、咳痰等症状，抗生素治疗有效。若无中毒症状，且抗生素治疗后肺部阴影吸收缓慢，或同一部位反复发生肺炎时，应考虑肺癌可能。肺部慢性炎症

机化形成团块状炎性假瘤，也易与肺癌相混淆。但炎性假瘤往往形态不规则，边缘不齐，核心密度较高，易伴有胸膜增厚，病灶长期无变化。

3. 淋巴瘤 其特点是无痛性淋巴结进行性肿大，胸部淋巴瘤以肺门及纵隔受累最多，半数有肺部浸润或胸腔积液，可致咳嗽、胸闷、气促、肺不张及上腔静脉压迫综合征等。确诊淋巴瘤需要选取较大的淋巴结，完整取出，避免挤压，再送病理。

【治疗】

入院后给予左氧氟沙星（可乐必妥）抗感染及对症治疗，并给予利伐沙班 20 mg 抗凝治疗。2018 年 7 月 13 日行支气管镜检查，并于 4R 组、7 组淋巴结行 EBUS-TBNA（图 33-2），抽吸物送细胞学检查、找抗酸杆菌检查、病理检查。7 月 16 日细胞学涂片结果：（4R 组淋巴结）可见异型细胞。（7 组淋巴结）可见异型细胞。病理结果：（4R 组淋巴结）疑为低分化癌，

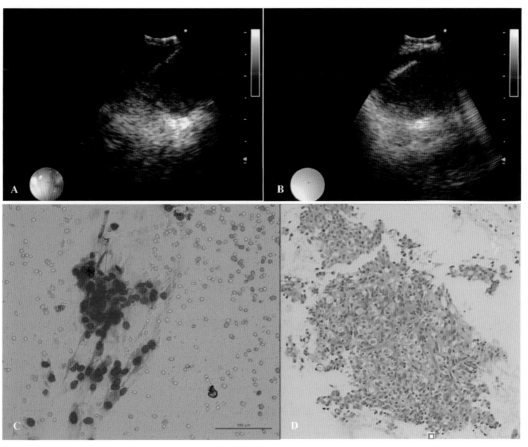

图 33-2　EBUS-TBNA 及病理。**A.** 4R 组淋巴结 TBNA。**B.** 7 组淋巴结 TBNA。**C.** ROSE 提示找到异型细胞。**D.** TBNA 病理检病理证实腺癌，伴有鳞癌成分

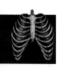
（7 组淋巴结）疑为低分化癌；免疫组化结果显示：CD56（－），CDX-2（－），CEA（＋＋＋），CgA（－），CK18（＋＋＋），CK20（－），CK5/6（＋），CK7（＋＋＋），EGFR（＋＋＋），EMA（＋＋＋），Ki-67（10%＋），NapsinA（＋＋＋），P40（±），P63（－），Syn（－），TTF-1（＋＋＋）；结果符合肺低分化腺癌，伴有鳞状细胞癌成分。患者拒绝进一步检查，并出院。

【诊治思路＋治疗经验】

腺鳞癌具有鳞癌及腺癌的形态学表现或免疫组化标记显示有两种肿瘤类型成分，而且每种类型至少占 10%，仅在手术切除标本中应用该诊断名称（活检和细胞学标本仅能做出提示性诊断）[1-2]。免疫组化主要依靠 TTF-1 和 p40 及黏液染色。腺鳞癌需注意与鳞癌中的非肿瘤腺体、低级别和高级别黏液表皮样癌鉴别。需要指出，虽然 ROSE 镜下可观察到腺癌、鳞癌、小细胞肺癌的典型细胞学形态，但是最终确诊仍需要

组织病理学和免疫组化进行明确。4 组、7 组淋巴结是穿刺最多的部位，恶性淋巴结的阳性率最高，在其他转移瘤中 4 组、7 组淋巴结可能是肿瘤最易转移累及的部位[3]。

本例患者拒绝进一步检查，无法完成肿瘤分期，无法进行基因检测和下一步治疗。

（王可　张骅）

参考文献

［1］林果为，王吉耀，葛均波. 实用内科学. 15 版. 北京：人民卫生出版社，2017.

［2］Travis WD，Brambilla E，Burke AP，et al. WHO classification of tumours of the lung，pleura，thymus and Heart. Lyon：IARC press，2015.

［4］Sehgal IS，Dhooria S，Aggarwal AN，et al. Endosonography versus mediastinoscopy in mediastinal staging of lung cancer：Systematic review and meta-analysis. Ann Thorac Surg，2016，102（5）：1747-1755.

病例 34　腺癌合并黏膜相关淋巴组织淋巴瘤

【入院病史采集】

患者女，58 岁，农民。

主诉：发现右肺中叶占位性病变 9 个月。

现病史：患者于入院前 9 个月因"右下肢骨折"在当地中医院住院期间行胸部 CT 示"右肺中叶占位性病变，大小约 1.9 cm"（只有报告），未予治疗。偶有刺激性干咳，无胸痛、咯血，无发热、盗汗、无畏寒、寒战，无胸闷、气短，无声音嘶哑，无吞咽困难，无恶心、呕吐。入院前 5 天于当地医院复查胸部 CT（图 34-1）示"右肺中叶占位性病变（4 cm），双肺多发实性及类磨玻璃结节，右侧叶间裂多发结节，纵隔淋巴结肿大"。患者自发病以来，精神状态一般，食欲良好，睡眠良好，大小便正常，体重无变化。

既往史：2018 年 10 月因"右下肢骨折（具体不详）"在当地中医院行"内固定手术"。否认肝炎、结核、疟疾病史，否认高血压、心脏病病史，否认糖尿病、脑血管疾病、精神疾病病史，否认输血史，否认食物、药物过敏史。

个人史：生于本地并久居本地，否认血吸虫疫水接触史，无吸烟、饮酒史，否认毒物接触史。

婚育史：24 岁结婚，婚后育有 1 子 1 女，配偶体健。

家族史：无家族遗传病史。

【体格检查】

T 36.3℃，P 71 次 / 分，R 18 次 / 分，BP 132/79 mmHg，神清，皮肤无黄染，浅表淋巴结未及肿大，胸廓正常，双肺呼吸音清，未闻及干、湿啰音。心率 71 次 / 分，心律齐，未及杂音。全腹无压痛及反跳痛，肝脾肋下未及，双下肢无水肿。

【辅助检查】

血常规：WBC 5.86×10^9/L，NEU% 52%，CRP 4.2 mg/L，ESR 25 mm/h；肿瘤标志物：CEA 24.19 ng/ml，NSE 18.92 ng/ml，CYFRA 3.76 ng/ml，CA19-9、CA125、AFP、SCCA、FPSA 正常；结核感染 T 细胞检测正常。

心电图正常。心脏彩超：二尖瓣轻度反流，左心室舒张功能正常。腹部 CT 正常。

【初步诊断】

右肺癌合并纵隔、肺门淋巴结转移。

【确定诊断】

①右肺腺癌合并右肺门、纵隔淋巴结转移；②肺非霍奇金黏膜相关淋巴组织结外边缘区淋巴瘤。

【鉴别诊断】

1. 肺结节病　以非干酪性上皮细胞肉芽肿为病理特征，主要表现为双侧肺门淋巴结肿大、肺部浸润、皮肤和眼损害。结节病患者多表现为双侧肺门、气管前、隆突下、主动脉旁等区域淋巴结对称性肿大，无融合表现，肺内沿血管气管束和胸膜下亦可见微小结节影。本患者主要表现为右肺门肿块，右肺门及纵隔淋巴结肿大，与典型结节病肺部表现不符。

2. 淋巴瘤　肺部原发恶性淋巴瘤可长期无明显临床症状，或有咳嗽、气短表现。胸部 CT 可表现为结节影、肿块影、斑片实变影，可单发或多发，有时也可出现磨玻璃影、支气管血管束周围结节影，有时与肺癌、结核等难以鉴别[1]。

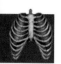
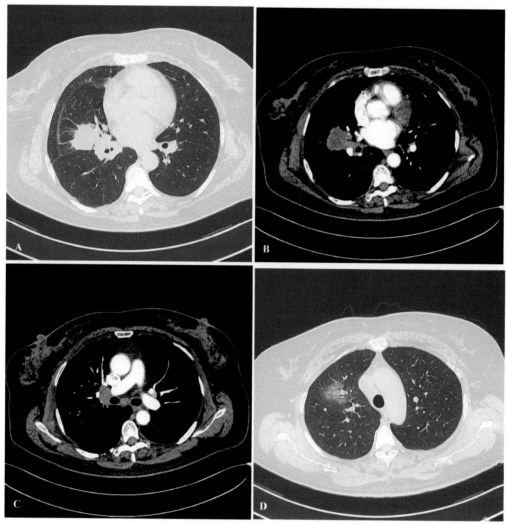

图 34-1　入院前 5 天胸部 CT。右肺肺门区见团块状高密度影，边缘见毛刺及分叶，大小约 4.6 cm×4.4 cm，增强扫描明显不均匀强化；纵隔及右肺门内多发增大淋巴结影，大者短径 2.0 cm，增强扫描轻度强化；右上叶见边界不清磨玻璃样病变。考虑肺癌并纵隔及右肺门淋巴结转移可能

【治疗】

本例患者以右肺门肿块伴纵隔淋巴结肿大为主要表现，无明显临床症状，1 年内病灶明显增大，应首先考虑肺部原发恶性肿瘤，入院后查血清肿瘤标志物明显异常，因患者病变位置为右肺中叶，邻近肺门，中央型病变使用气管镜进行诊断为最佳选择。

气管镜检查发现，左主支气管（中央气道Ⅶ区）前内侧壁见多个结节样突起，行活检；RB5a 管腔狭窄，局部黏膜水肿，超声小探头于此处探及肿物并行活检刷检；超声探及 11R 组淋巴结多发肿大（图 34-2），于此处行穿刺，穿刺物坏死较多，标本送病理（图 34-3）。

患者进一步行肺癌驱动基因检测未见突变，

经院内多学科会诊后转入肿瘤科进一步行放化疗。治疗 2 个月后复查胸部 CT，右上肺磨玻璃样病变消失，右肺门肿块及淋巴结较前明显缩小（图 34-4）。

【诊治思路＋治疗经验】

患者因发现右肺占位病变 9 个月入院，入院后行胸部 CT 示右肺门肿块影，肺门及纵隔淋巴结肿大，初步诊断右肺中央型肺癌，同时存在右上叶混合密度磨玻璃样病变，形态学上符合原发性肺腺癌。中央型肺癌以肺鳞癌和小细胞癌多见，但小细胞肺癌多有"小病变、大转移"的特点，因此右肺门病变不能排除肺鳞癌。从影像学角度分析，右上叶与右中叶病变符合原发性肿瘤

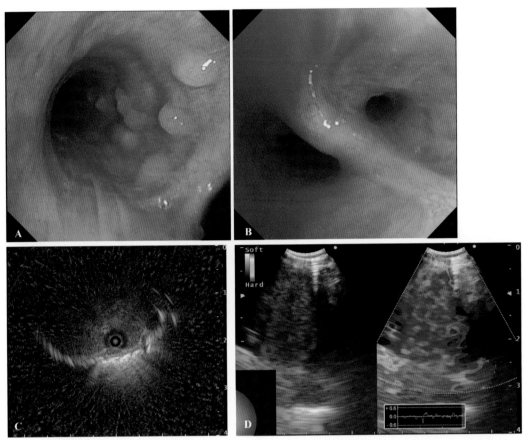

图 34-2　支气管镜普通白光及超声下表现。A. 左主支气管管壁小结节样突起，表面光滑。**B.** RB5 管腔表现，a 支管腔明显呈孔隙样狭窄，黏膜水肿。**C.** RB5a 支内超声表现，探头位于病变偏侧，病变边界清晰。**D.** 11R 组淋巴结弹性模式表现，淋巴结呈区域均质表现，提示恶性可能

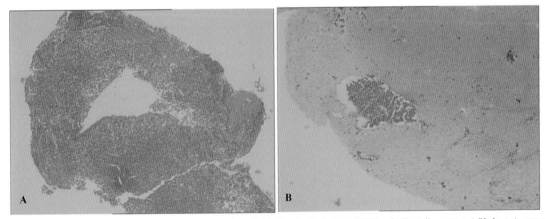

图 34-3　支气管镜下活检病理。A. 左主支气管活检见大量淋巴细胞弥漫性浸润，免疫组化：CD3（散在＋）、CD20（弥漫＋）、CD21 示扩大破碎的滤泡树突状细胞网、bcl-2（大于 70%＋）、CD10（－）、bcl-6（少量残余的生发中心细胞＋）、Ki-67（约 5%＋）。**B.** 11R 组淋巴结穿刺组织见异型上皮细胞巢，免疫组化 TTF-1（＋）、NapsinA（＋）、CK5/6（－）、P40（－）、CR（－）、Ki-67（约 60%＋）

的形态，从组织学角度分析，存在双原发性腺癌或鳞状细胞癌并发腺癌的可能性，两种情况的治疗方案有所不同。右上叶病变为磨玻璃密度，但其位于肺野中带，且内部有肺动脉穿行，经皮穿刺阳性率低，普通 TBLB 甚至超声引导下 TBLB 的活检阳性率均不理想；可尝试在超声或 X 线引导下行 TBCB，但该病变处行 TBCB 大出血的风险较高，因此暂未对上叶病变进行活检，主要针对右肺门中心型病变进行支气管镜检查。

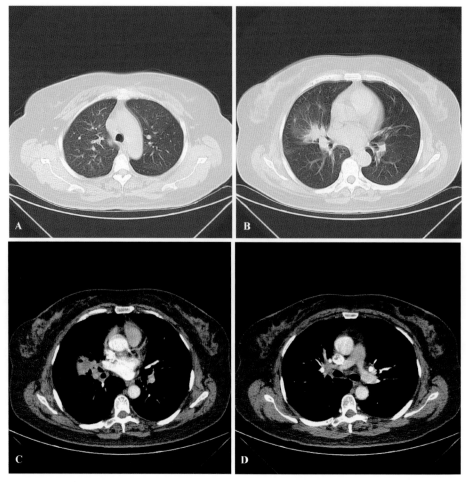

图 34-4　治疗 2 个月后胸部 CT。右肺门肿块、右肺门、隆突下淋巴结较前缩小，右上叶病变未见

在气管镜检查过程中，右中叶管腔内并未见新生物，在使用 RP-EBUS 进行探测后在外侧段探及低回声病变，其边界清晰，内部回声均匀，在此活检标本质量较满意；同时对 11Rs 组淋巴结进行 EBUS-TBNA，可达到确保活检阳性率和初步分期的目的。左主支气管管壁小结节在胸部影像学检查中并未显示，这也说明了气管镜检查的重要性，可以有效评估气管黏膜的微小病变。

本例患者最终病理结果提示右肺腺癌，而左主支气管病变则为黏膜相关淋巴组织淋巴瘤、上皮源性肿瘤和原发性肺淋巴瘤同时存在。原发性肺淋巴瘤是结外淋巴瘤，比较少见，绝大多数为肺非霍奇金淋巴瘤。B 细胞非霍奇金淋巴瘤是最常见的肺原发性恶性淋巴瘤，特别是黏膜相关淋巴组织（MALT）B 细胞淋巴瘤。MALT 淋巴瘤为低度恶性 B 细胞非霍奇金淋巴瘤，占原发性肺淋巴瘤的 50% ～ 90%。其病程一般缓慢，以肺部孤立性结节或实变影表现多见[1]。本例表现为支气管黏膜多发微小结节，属于非典型改变。MALT 淋巴瘤可行手术切除、单药或联合化疗、放疗等。本例患者为肺腺癌合并 MALT 淋巴瘤，选择全身化疗并局部放疗，初步治疗效果明显，目前继续随访中。

（于鹏飞　张骅）

参考文献

[1] 林斌，王韬，沈可人，等. 肺黏膜相关淋巴组织淋巴瘤与肺腺癌鉴别的影像组学研究. 中华放射学杂志，2018，52（10）：766-769.

病例 35 右肺下叶腺癌：EBUS-TBNA 阴性，CT 引导下经皮肺穿刺确诊

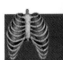
【入院病史的采集】

患者男，62 岁。

主诉：咳嗽、咳痰 1 月余。

现病史：患者 1 个月前无明显诱因出现咳嗽、咳痰，胸部 CT 提示右肺下叶空洞、右肺异常密度影，肺癌可能性大。现为明确诊断，入院治疗。

既往史、个人史、婚姻史：无特殊。

家族史：否认家族性遗传病史。

【辅助检查】

胸部 CT：见图 35-1。

【初步诊断】

右肺下叶空洞原因待查：肺癌？

【确定诊断】

右肺下叶腺癌。

【治疗】

患者入院后行支气管镜检查及 EBUS-TBNA 术（图 35-2）。病理回报：EBUS-TBNA 标本大多为穿刺液，其中夹杂少量淋巴细胞。后行 CT 引导下经皮肺穿刺确诊为右肺下叶腺癌。遂行放化疗等综合治疗。

【诊治思路＋治疗经验】

EBUS-TBNA 是近些年发展起来的一项新的内镜技术，其将内镜医师可观察的范围由原来的气管和支气管腔内进一步延伸到支气管壁外，在肺部病变及纵隔肿大淋巴结的诊断方面具有较高价值和一定优势。其结合了超声及细针穿刺活检，是对于纵隔肿大淋巴结进行病理诊断的一项重要手段。该技术对肺癌纵隔淋巴结转移的诊断敏感性、特异性和准确性均超过了 90%。此患者胸部 CT 提示右肺下叶空洞、右肺异常密度影，肺癌可能性大；并没有提示纵隔淋巴结肿大，因此 EBUS-TBNA 对此类病变的敏感性并不高。肺部占位合并空洞的患者常合并慢性感染的可能，这

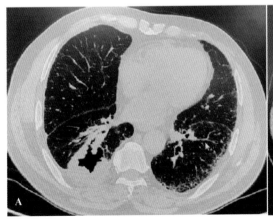
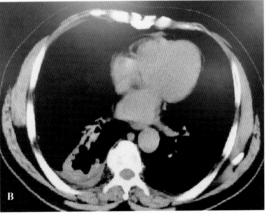

图 35-1 胸部 CT。右肺下叶空洞、右肺异常密度影，肺癌可能性大

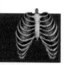

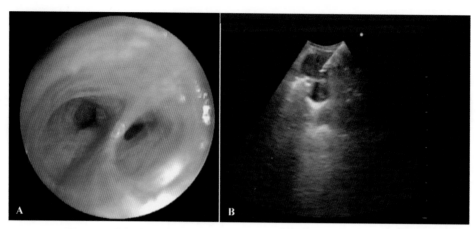

图 35-2 支气管镜检查。**A.** 白光电子支气管镜检查；**B.** EBUS-TBNA

部分患者淋巴结为炎性或反应性增生，穿刺结果往往为阴性，这时应考虑其他诊断方法。本例患者 EBUS-TBNA 诊断失败后 CT 引导下经皮肺穿刺获得明确诊断。

对于 EBUS-TBNA 阴性患者，临床处理时应该综合考虑患者情况。如果通过检查，包括 PET-CT、头部增强 MRI、骨核素显像、胸腹部增强 CT 等，未发现其他病灶，若疑诊恶性疾病，可以考虑手术治疗；若临床考虑良性非特异性炎症，特别是患者无症状而且仅有纵隔淋巴结肿大，影像学上有淋巴结钙化点或 TBNA 病理可见碳末沉积时，可以定期随访。

对于 EBUS-TBNA 取材问题，上海市胸科医院呼吸内镜中心制订的目测现场质量评价（macroscopic on-site quality evaluation，MOSE）评分可作为 EBUS-TBNA 参考评分。MOSE 主要以组织条长度为主要参考依据，具体评分标准为：① 3 分，组织条细长连续；② 2 分，组织条长度尚可，处于 3 分和 1 分之间；③ 1 分，组织条短，或者坏死断裂，或血凝块明显多于组织条；④ 0 分，无有形内容物。

（秦浩）

病例 36　左上肺浸润性腺癌：外周 TBNA 及 EBUS-TBNA 阴性，CT 引导下经皮肺穿刺后确诊

【入院病史采集】

患者男，56 岁。

主诉：咯血 1 个月。

现病史：患者于入院前 1 个月无明显诱因出现咯血，量少，为鲜红色，每日均咯血 3～5 次，每次量 1～2 ml。就诊于当地医院，查胸部 CT 提示左肺空洞及右肺磨玻璃结节（图 36-1），给予止血等对症处理后行电子支气管镜检查，术中因出血过多未取活检，现就诊于我院。

既往史：无特殊。

个人史：无特殊。

婚姻史：无特殊。

家族史：否认家族遗传病史。

【初步诊断】

双肺感染。

【确定诊断】

左上肺浸润性腺癌。

【治疗】

放化疗等综合治疗。

【诊治思路＋治疗经验】

给予对症处理后出院，出院后患者因反复咯血不止再次入院，行 CT 引导下经皮肺穿刺活检术，活检病理提示左上肺浸润性腺癌。

本例为外周 TBNA 及 EBUS-TBNA 阴性（图 36-2）的病例，经皮肺穿刺（图 36-3）后明确诊断。

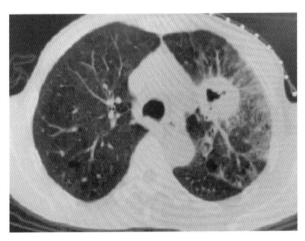

图 36-1　当地医院胸部 CT。左肺空洞及右肺磨玻璃结节

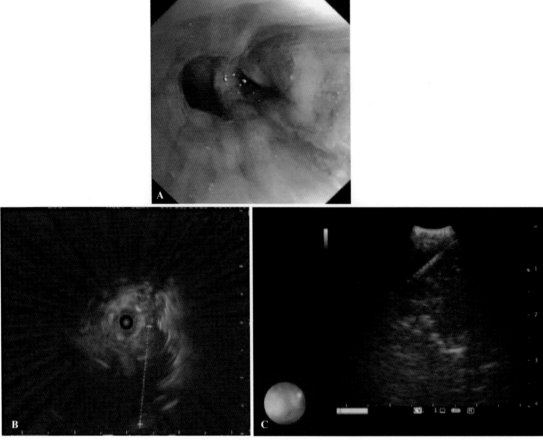

图 36-2　支气管镜检查。A. 支气管镜检查：左上叶固有段黏膜肿胀。**B 和 C.** EBUS-GS 探及左上叶前段旁结节，行外周 TBNA，超声支气管镜检查可见 4L 组淋巴结肿大，行 EBUS-TBNA。病理：外周 TBNA 及 EBUS-TBNA 均未见恶性肿瘤细胞。

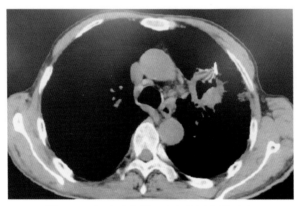

图 36-3　经皮肺穿刺。左上肺浸润性腺癌

（秦浩）

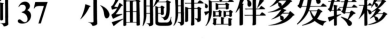

病例 37　小细胞肺癌伴多发转移

【入院病史的采集】

患者男，53 岁，农民。

主诉：咽痛、声嘶、干咳 16 天。

现病史：患者于 2018 年 8 月 24 日无诱因出现咽痛、吞咽口水、进食时明显，伴声嘶、干咳，偶有咳血丝痰、量少，伴左前胸痛，深呼吸时明显，无呼吸困难，无畏寒、发热，无恶心、呕吐，无盗汗，无头痛、头晕，无腹痛、腹泻。2018 年 9 月 1 日至当地卫生院就诊，胸部 X 线片提示肺部感染，左肺门阴影；浅表 B 超示颈部左侧多发实质肿块。现为进一步治疗，于 2018 年 9 月 3 日来我院就诊，胸部 CT 平扫＋增强：①左侧中央型肺癌并肝内、左侧锁骨上窝、胸骨上窝、纵隔淋巴结转移；②左肺上叶阻塞性肺炎，左肺下叶炎症；③左侧胸膜腔积液；④左侧肾囊肿；⑤颈部 CT 平扫及增强未见病变。门诊以"肺癌"收入我科。患者自发病以来精神、食欲及睡眠正常，大小便正常，体重下降 3 kg。

既往史：无特殊。

个人史：生于原籍，久居当地，无牧区、疫区接触史，无化学物质、放射性物质、有毒物质接触史，无矿山、高氟区、低碘区居住史。吸烟、饮酒史 30 余年，无食生鱼史。

婚姻史：已婚。育有 2 子 1 女。

家族史：否认相似家族病史及遗传病史。

【体格检查】

T 36.5℃，P 81 次 / 分，R 20 次 / 分，BP 136/97 mmHg。神清，正常面容，皮肤巩膜无黄染，可扪及左侧颈上多个淋巴结肿大，质韧，不可移动，大小约 3 cm×3 cm，余全身浅表淋巴结未扪及肿大。左下肺叩诊浊音，双肺未闻及干湿啰音。心腹未见特殊。双下肢无水肿。

【辅助检查】

肿瘤标志物：CEA，71.75 ng/ml；CA125，81.40 U/ml；Fe，773.28 ng/ml。血常规、肝功能、肾功能、电解质未见异常。心电图：未见异常。头、颈、胸及腹部 CT 平扫＋增强（图 37-1）：①左侧中央型肺癌并肝内、左侧锁骨上窝、胸骨上窝、纵隔淋巴结转移；②左肺上叶阻塞性肺炎，左肺下叶炎症；③左侧胸膜腔积液；④左侧肾囊肿，左肾小结石；⑤头颅、颈部 CT 平扫及增强未见病变；⑥膀胱憩室；⑦肝多发占位，转移瘤可能性大。

【初步诊断】

①左侧中央型肺癌并肝内、左侧锁骨上窝、胸骨上窝、纵隔淋巴结、肝转移可能性大；②左侧肺炎。

【确定诊断】（2018-09-21）

①左肺小细胞肺癌并肝内、左侧锁骨上窝、胸骨上窝、纵隔淋巴结、肝转移，广泛期；②左侧肺炎。

【鉴别诊断】[1]

1. 肺结核球　多见于年轻患者，病灶多见于结核好发部位，如肺上叶尖后段和下叶背段。一般无症状，病灶边界清楚，密度高，可有包膜。有时含钙化点，周围有纤维结节状病灶，多年不变。

2. 肺门淋巴结结核　易与中央型肺癌相混

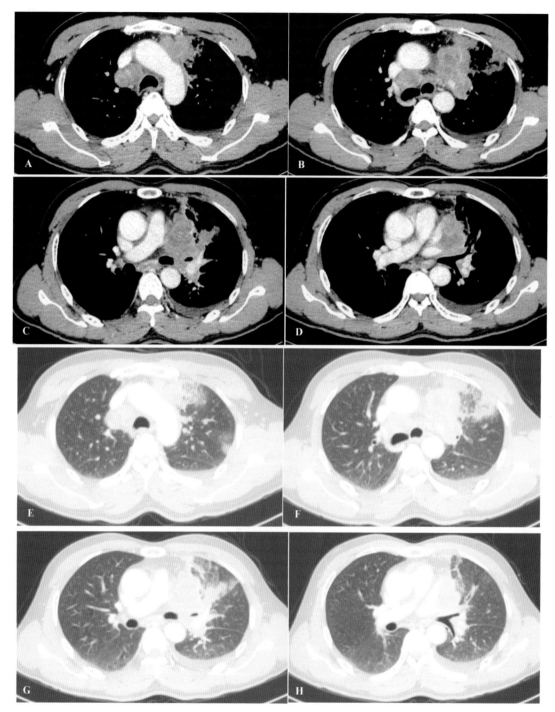

图 37-1　胸部增强 CT。A 至 D.纵隔窗；E 至 H. 肺窗

淆，多见于儿童、青年，多有发热、盗汗等结核中毒症状。结核菌素试验常阳性，抗结核治疗有效。肺癌多见于中年以上成人，病灶发展快，呼吸道症状比较明显，抗结核药物治疗无效。

3.肺炎　肺部慢性炎症机化，形成团块状的炎性假瘤，也易与肺癌相混淆。但炎性假瘤往往形态不整，边缘不齐，核心密度较高，易伴有胸膜增厚，病灶长期无明显变化。若无全身毒性症状，抗生素治疗后肺部阴影吸收缓慢，或同一部

位反复发生肺炎时，应考虑到肺癌可能。

4.肺脓肿　起病急，中毒症状严重，多有寒战、高热、咳嗽、咳大量脓臭痰等症状。肺部 X 线表现为均匀的大片状炎性阴影，空洞内常见较深液平。血常规检查可发现白细胞和中性粒细胞增多。癌性空洞继发感染，常为刺激性咳嗽、反复咳血痰，随后出现感染、咳嗽加剧。胸部 X 线片可见癌肿块影有偏心空洞，壁厚，内壁凹凸不平。结合支气管镜检查和痰脱

落细胞检查可以鉴别。

5.急性粟粒性肺结核 应与弥漫性细支气管肺泡癌相鉴别。通常粟粒性肺结核患者年龄较轻，有发热、盗汗等全身中毒症状，呼吸道症状不明显。X 线表现为细小、分布均匀、密度较淡的粟粒样结节病灶。而细支气管肺泡癌两肺多有大小不等的结节状播散病灶，边界清楚、密度较高，进行性发展和增大，且有进行性呼吸困难。

【治疗】

入院后予以免疫调节、对症支持治疗。9 月 11 日行气管镜检查，镜下左上叶支气管黏膜粗糙隆起，局部呈结节样改变，左固有上叶开口明显变窄，表面血管丰富（图 37-2）。EBUS 下 4R 组淋巴结探及异常回声团，大小约 19.5 mm×18 mm。左上叶予 20 ml 生理盐水行支气管肺泡灌洗，回收部分支气管肺泡灌洗液（bronchoalveolar lavage fluid，BALF）送细菌和真菌培养，涂片找细菌、

真菌及抗酸杆菌并行细胞学检查。于左上叶开口处行黏膜活检，4R 组淋巴结行 EBUS-TBNA（图 37-3），ROSE 提示找到异型细胞（图 37-4），随即送检病理及细胞学，止血处理后左上叶刷检涂

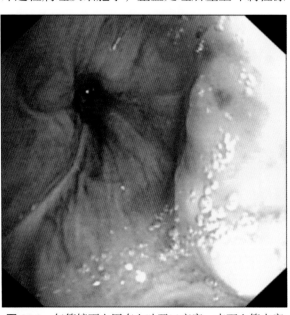

图 37-2　气管镜下左固有上叶开口变窄，表面血管丰富

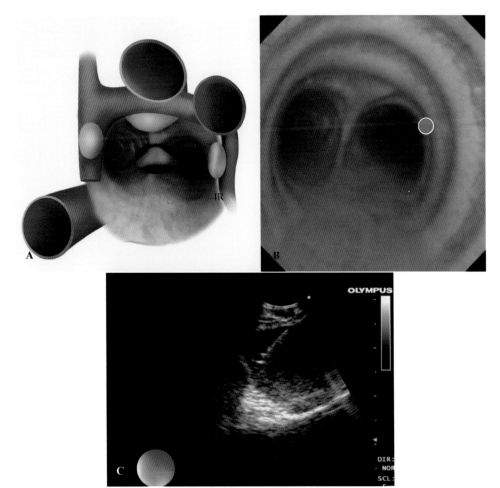

图 37-3　4R 组淋巴结 TBNA。A 和 B. 4R 组淋巴结气管内穿刺点位于气管下段 12 ～ 2 点范围；**C.** 超声下可见 4R 组淋巴结位于上腔静脉后方

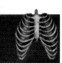

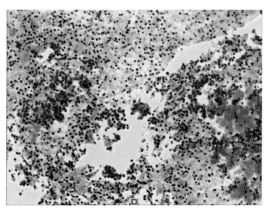

图 37-4　ROSE 提示找到异型细胞

片送细胞学和找抗酸杆菌。9 月 14 日左上叶黏膜活检病理示（左上叶）小细胞肺癌；免疫组化结果示 CK5/6（－）、Ki-67（阳性率约 70%）、NapsinA（－）、P40（－）、TTF-1（＋）、CD56（＋）、CK7（＋/－）、CgA（＋）、CK（－/＋）、Syn（＋），支持小细胞肺癌。4R 组淋巴结病理考虑为肺癌；免疫组化结果示 CK18（＋）、CK5/6（－）、CK7（－/＋）、Ki-67（阳性率约 70%）、NapsinA（－）、P40（－）、TTF-1（＋）、CDX-2（－）、CEA（＋）、CgA（＋/－）、Syn（＋）、CD20（－）、CD3（－）、CD43（－）、HMB-45（－）、S-100（－）、CD56（＋），符合小细胞肺癌（图 37-5）。左锁骨上淋巴结活检：（左锁骨上淋巴结）纤维结缔组织转移性或浸润性低分化癌。

【复诊】

2018 年 10 月 9 日患者第 2 次入院，行 EP 方案第 1 周期（依托泊苷 d_1 0.1 g，$d_{2\sim3}$ 0.15 g ＋顺铂 $d_{1\sim3}$ 40 mg）化疗，2018 年 11 月 1 日开始行 EP 方案第 2 周期（依托泊苷 d_1 0.1 g，$d_{2\sim3}$ 0.15 g ＋顺铂 $d_{1\sim3}$ 40 mg）化疗，辅以止吐、水化、护肝等治疗，过程顺利。随后患者返回当地医院进行治疗。

【诊治思路】

2015 版 WHO 分类将小细胞癌、大细胞神经内分泌癌、类癌及弥漫性特发性神经内分泌细胞增生（浸润前病变）统一归为肺神经内分泌肿瘤，2015 版小细胞癌的诊断标准与 2004 版基本相同，依然需要病理诊断[2-3]。按照我国 2016 年《肺癌小样本取材中国专家共识》和 2017 年《诊断性介入肺病学快速现场评价临床实施指南》[4-5]，ROSE 有助于临床医生尽快找到合适的标本组织，指导送检组织病理、微生物镜检或培养，减少穿刺次数[5]。小细胞未分化癌 ROSE 特点如下：癌细胞相对较小，"无浆、无仁、鬼脸、镶嵌"，即细胞质很少或裸核，核仁模糊不清或缺如，核染色质呈颗粒块状、不均匀"鬼脸"样分布，癌细胞可呈队列或镶嵌样排列，并常密集成簇[5]。在行 EUBS-TBNA 操作过程中，组织 ROSE 涂片找到异型细胞，有助于指导获取合适的标本。

【治疗经验】

小细胞肺癌以增殖快速和早期广泛转移为特征，初次确诊时超过 60% 患者已有胸腔外脏器的转移，只有约 1/3 患者局限于胸内。小细胞肺癌对化疗和放疗较敏感，一般不推荐手术治

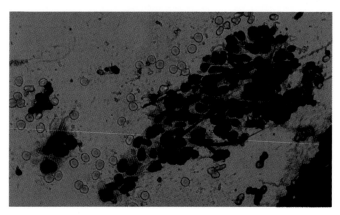

图 37-5　4R 组淋巴结 TBNA 病理提示小细胞肺癌

疗。小细胞肺癌 5 年生存率 10%，10 年生存率小于 5%[1,3]。

（王可　孔晋亮　张骅）

参考文献

[1] 林果为，王吉耀，葛均波.实用内科学.15 版.北京：人民卫生出版社，2017.

[2] Travis WD，Brambilla E，Burke AP，et al. WHO classification of tumours of the lung, pleura, thymus and heart. Lyon：International Agency for Research on Cancer，2015.

[3] 肺神经内分泌肿瘤病理诊断共识专家组.肺神经内分泌肿瘤病理诊断共识.中华病理学杂志，2017，46（1）：9-13.

[4] 中华医学会呼吸病学分会，中国肺癌防治联盟.肺癌小样本取材中国专家共识.中华内科杂志，2016，55（5）:406-413.

[5] 国家卫计委海峡两岸医药卫生交流协会呼吸病学专业委员会，中华医学会结核病学分会呼吸内镜专业委员会，中国医师协会儿科学分会内镜专业委员会（筹），等.诊断性介入肺病学快速现场评价临床实施指南.天津医药，2017，45（4）：441-447.

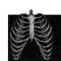

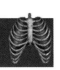
病例 38　隆突下巨大淋巴结：小细胞肺癌

【入院病史的采集】

患者男，64 岁。

主诉： 反复咳嗽、咳痰 5 年，再发伴胸痛 1 周，加重半天。

现病史： 患者 1 周前受凉后咳嗽、咳痰加重伴胸痛不适，程度尚可忍受，半天前胸痛加剧，呈阵发性，偶有缓解。未诉其他特殊不适。

既往史： 患慢性阻塞性肺疾病 5 年。多年前有胃穿孔手术史。2 年前因左膝前交叉韧带、内侧副韧带断裂住院治疗，治疗过程中发现左下肢股深静脉血栓形成，予溶栓、抗凝治疗，出院后自行停用华法林。

个人史： 生于并久居本地，无疫区、疫水接触史，无牧区、矿山、高氟区、低碘区居住史，无化学性物质、放射性物质、有毒物质接触史，无吸毒史，无吸烟、饮酒史。

婚姻史： 无特殊。

家族史： 否认家族性遗传病史。

【体格检查】

T 36℃，P 58 次 / 分，R 22 次 / 分，BP 104/70 mmHg，神清，轻度贫血、脱水外观，浅表淋巴结无肿大，气管居中，胸廓对称，双肺呼吸音粗，可闻及干湿性啰音。心率 58 次 / 分，律齐，无杂音。腹平软，无压痛、反跳痛，肝脾肋下未触及。双下肢无水肿。

【辅助检查】

血常规：白细胞 11.9×10⁹/L ↑，中性粒细胞百分比 84.3% ↑，血红蛋白 92 g/L ↓，血小板 320×10⁹/L。血气分析：pH 7.416，PCO_2 38.2 mmHg，PO_2 109 mmHg ↑，SaO_2 98.2%。C 反应蛋白（CRP）2.5 mg/L，红细胞沉降率（ESR）23 mm/h，降钙素原（PCT）0.05 ng/ml。肌钙蛋白定性：阴性。凝血功能、D- 二聚体正常。总 IgE 406.1 IU/ml ↑。肿瘤标志物：细胞角蛋白 19 片段抗原（CYFRA21-1）9.34 ng/ml ↑，神经元特异性烯醇化酶（NSE）22.84 ng/ml ↑。RF + ASO、ANA、ANCA 正常。肝功能：白蛋白（ALB）39.43 g/L，球蛋白（GLB）25.2 g/L。蛋白电泳：正常。

心电图：窦性心律，心电图大致正常。彩超：心内结构及血流未见明显异常，左心室收缩功能正常、舒张功能减退，双侧下肢深静脉未见异常声像。肝、胆、脾、胰、双肾及肾上腺未见异常声像。强迫振荡肺功能：响应频率增高提示气道阻塞，肺顺应性下降。肺通气功能：FVC 占预计值84%、FEV_1 占预计值60%，FEV_1/FVC 55.4%。头颅及双侧肾上腺 CT：正常。

胸部增强 CT：气管隆突下类圆形软组织肿块（图 38-1）。

支气管镜检查及 EBUS-TBNA：见图 38-2。EBUS-TBNA 穿刺涂片见大量成团退变的淋巴细胞，极少量中度核异质细胞。穿刺组织病理诊断：免疫组化结果符合神经内分泌癌（倾向小细胞肺癌）。

【初步诊断】

隆突下巨大淋巴结原因待查。

【确定诊断】

小细胞肺癌。

【鉴别诊断】

多种疾病如纵隔肿瘤、淋巴结转移癌、淋巴

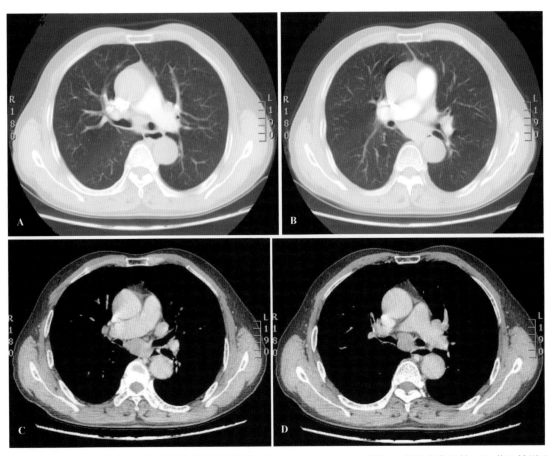

图 38-1　胸部增强 CT。气管隆突下类圆形软组织肿块（42 mm×30 mm），纵隔内多发小淋巴结，巨淋巴结增生症可能性大

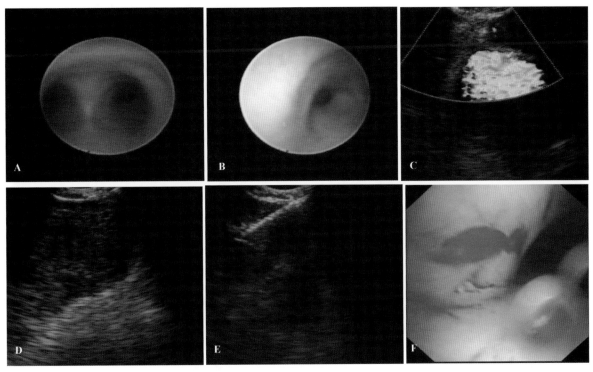

图 38-2　支气管镜检查及 EBUS-TBNA 影像。**A 和 B**. 白光支气管镜下，左右主支气管大量痰栓形成，清除痰栓后见各支气管黏膜光滑、未见新生物生长。**C 至 F**. 超声支气管镜下，声门闭合好，隆突锐利，行 EBUS-TBNA（7 组），穿刺后可见细长组织 3 条，送检病理检查、涂片找脱落细胞

结结核、结节病等均可导致纵隔淋巴结肿大。

【诊治思路＋治疗经验】

临床上导致淋巴结肿大的病因很多，感染、肿瘤、反应性增生、组织细胞增生及代谢异常等，都可以导致胸内淋巴结肿大。作为疾病的一种临床表现，临床医生需要结合患者的症状、体征、相关检查来判断病因[1]。多数纵隔肿块无症状，部分患者有症状与肿瘤侵犯或压迫纵隔周围结构有关，包括咳嗽、喘鸣、咯血、呼吸困难等呼吸道相关症状，及侵犯胸壁、纵隔胸膜或膈肌引起的疼痛等[2-3]。

本例为隆突下巨大淋巴结病例。据文献报道，EBUS-TBNA 诊断纵隔疾病的敏感性、特异性和准确性分别为95%、100%、98%[4-5]。对于隆突下淋巴结肿大的病变，临床需要作如下鉴别诊断：巨大淋巴结增生症、淋巴瘤、嗜酸粒细胞增生性淋巴肉芽肿、淋巴结结核、结节病、慢性阻塞性肺病、纵隔型肺癌等[6]。

（卢晔　吴奕群）

参考文献

［1］韩宝惠，孙加源．超声支气管镜技术．北京：人民卫生出版社，2012.

［2］Cohen AJ，Thompson L，Edwards FH，et al. Primary cysts and tumors of the mediastinum. Ann Thorac Surg，1991，51：378-384.

［3］Harris GJ，Harman PK，Trinkle JK，et al. Standard biplane roentgenography is highly sensitive in documenting mediastinal masses. Ann Thorac Surg，1987，44：238-241.

［4］Moonim MT，Breen R，Gill-Barman B，et al. Diagnosis and subclassification of thymoma by minimally invasive fine needle aspiration directed by endobronchial ultrasound：a review and discussion of four cases. Cytopathology，2012，23（4）：220-228.

［5］Ko HM，da Cunha Santos G，Darling G，et al. Diagnosis and subclassification of lymphomas and non-neoplastic lesions involving mediastinal lymph nodes using endobronchial ultrasoundguided transbronchial needle aspiration. Diagn Cytopathol，2013，41（12）：1023-1030.

［6］阿曼·恩斯特，菲力克斯·J.F. 赫斯．介入呼吸病学理论与实践．李强，译．天津：天津科技翻译出版有限公司，2017.

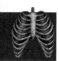

支气管内超声临床应用病例解析

病例 39　小细胞肺癌伴纵隔淋巴结转移

【入院病史的采集】

患者男，59岁，专业技术人员。

主诉： 体检发现右肺阴影15天。

现病史： 2018年10月26日患者在广西宜州某医院体检时胸部CT发现纵隔淋巴结肿大。2018年10月30日到河池市某医院就诊，胸部增强CT：①右肺上叶前段占位伴右肺肺门及纵隔淋巴结肿大——考虑肿瘤性病变，周围型肺癌并右肺门及纵隔淋巴结转移可能性大；②右肺上叶少量纤维硬化灶？③两肺气肿。诊断：①右肺癌；②左侧腔隙性脑梗死；③两肺气肿；④双肾多发囊肿；⑤双肾小结石。现患者偶有咳嗽、咳痰，咳少许黄色黏液痰，无畏寒、发热，无气促、胸痛等不适，为进一步诊疗，入住我院。自发病以来患者精神、食欲及睡眠尚可，大小便正常，体重无变化。

既往史： 2015年确诊高血压，现予卡托普利片25 mg 1次/日，晨服后监测血压正常。1993年行甲状腺结节切除术，复查甲状腺功能正常。1995年行阑尾炎手术。

个人史： 生于原籍，久居当地，无牧区、疫区接触史，无化学物质、放射性物质、有毒物质接触史，无矿山、高氟区、低碘区居住史。吸烟30年，1包/日；饮酒30年，1斤/餐。

婚姻史： 适龄结婚，配偶和子女健康。

家族史： 父亲死于胃癌。

【体格检查】

T 36.7℃，P 67次/分，R 20次/分，BP 116/77 mmHg。神清，皮肤巩膜无黄染，全身淋巴结无肿大，颈静脉正常。双肺叩诊呈清音，双肺呼吸音清，未闻及干湿啰音及胸膜摩擦音。心腹查体未见特殊。双下肢无水肿。病理征（－）。

【辅助检查】

（2018-11-05）胸部增强CT：①考虑右肺上叶前段周围型肺癌并右肺门、纵隔淋巴结转移可能性大，建议短期复查，不除外巨淋巴细胞增生症（浆细胞型）；②左肺上叶下舌段轻度炎症；③两肺混合型肺气肿并肺大疱形成（图39-1）。

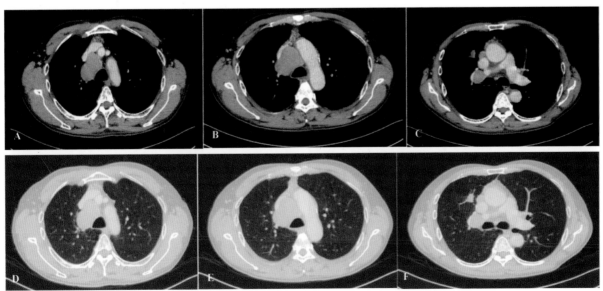

图 39-1　胸部增强 CT。A 至 C. 纵隔窗；D 至 F. 肺窗

彩超：双肾囊性回声团，甲状腺左叶多发低回声团，肝、胆、胰、脾、膀胱、前列腺回声未见异常，双肾输尿管未见扩张。头颅 CT 平扫：考虑左侧辐射区腔隙性脑梗死。双上腹 CT 平扫：①考虑双肾多发囊肿；②双肾小结石。

【初步诊断】

①右肺癌并纵隔淋巴结转移可能性大；②慢性阻塞性肺疾病；③左侧腔隙性脑梗死？④高血压 1 级（低危组）；⑤双肾结石并囊肿。

【确定诊断】

①右肺小细胞肺癌并纵隔淋巴结转移，局限期；②高血压 1 级（低危组）；③左侧腔隙性脑梗死；④双肾多发囊肿。

【鉴别诊断】[1]

1.淋巴瘤　分为霍奇金淋巴瘤（Hodgkin lymphoma，HL）和非霍奇金淋巴瘤（non-Hodgkin lymphoma，NHL）两大类。淋巴瘤的特点是无痛性淋巴结进行性肿大，胸部淋巴瘤以肺门及纵隔受累最多，半数有肺部浸润或胸腔积液，可致咳嗽、胸闷、气促、肺不张及上腔静脉压迫综合征等。此外，还可以有淋巴瘤对其他器官的浸润或压迫症状，及发热、盗汗、体重下降等全身症状。确诊淋巴瘤需要选取较大的淋巴结，完整取出，避免挤压，再送病理。

2.淋巴结结核　多伴有肺结核，患者常有结核病患接触史，有咳嗽、咳痰或痰中带血，伴午后潮热、盗汗、食欲下降、体重减轻等症状。CT 提示肺部有浸润影（片状或斑点状阴影）、空洞或钙化影。反复痰找抗酸杆菌有助于诊断，呼吸道分泌物或活检组织的结核分枝杆菌培养可确诊。其他检测技术，如 PCR、核酸探针检测特异性 DNA 片段、色谱技术检测结核硬脂酸和分枝菌酸、基因芯片法等，可快速诊断结核病。

3.巨淋巴细胞增生症　又称 Castleman 病，属于原因未明的反应性淋巴结病之一，临床较为少见。其病理特征为淋巴滤泡、血管及浆细胞呈不同程度的增生，临床上以深部或浅表淋巴结显著肿大为特点，部分病例可伴全身症状和（或）多系统损害，多数病例手术切除肿大的淋巴结后，效果良好。需要淋巴结活检方可确诊。

【治疗】

入院后予控制血压治疗，血压平稳后行常规支气管镜检查＋EBUS-TBNA，穿刺 4R 组、11R 组淋巴结（图 39-2），快速现场评价技术（ROSE）找到大量异型细胞。细胞病理学：（4R 组、11R 组淋巴结）涂片均可见癌细胞。（经支气管刷检物，支气管肺泡灌洗液）涂片：均可见癌细胞。组织病理学：（右上叶 TBLB）送检主要为支气管黏膜和肺组织，黏膜固有层见中等量淋巴细胞浸润，肺泡腔开放，肺泡间隔未见明显纤维性增厚，伴少量慢性炎症细胞浸润，部分肺泡间隔断裂，呈慢性炎症改变；（11R 组淋巴结 TBNA）纤维渗出物间见中性粒细胞及淋巴细胞散在分布，片内未见肿瘤性病变；（4R

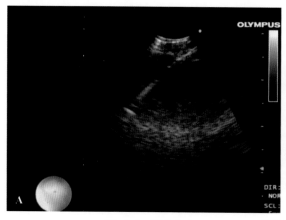
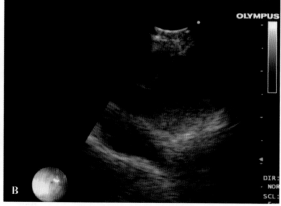

图 39-2　EBUS-TBNA。A. 4R 组淋巴结 TBNA；**B.** 11R 组淋巴结 TBNA

淋巴结 TBNA）癌细胞；免疫组化，CK（＋）、Syn（＋＋＋）、CgA（－）、NSE（－）、CD56（＋＋）、LCA（－）、CD99（－）、Desmin（－）、CK7（－）、TTF-1（＋＋＋）、NapsinA（－）、P63（－）、P40（－）、CK5/6（－）、Ki-67（＋）约 80%。病理结合免疫组化，考虑为小细胞神经内分泌癌（图 39-3）。

【复诊】

患者多次住院化疗（EP 方案：依托泊苷 $d_{1\sim3}$ 0.15 g ＋顺铂 d_1 130 mg）＋7 野调强放疗（intensity modulated radiation therapy，IMRT）方案放疗（PGTV-new 4800 cGy/10 f，PGTV-nd-new 6000 cGy/10 f，PCTV-new 4800 cGy/10 f）*。目前情况尚可。

【诊治思路】

1981 年 WHO 分类将小细胞肺癌（small cell lung cancer，SCLC）、大细胞神经内分泌癌和类癌单独分组，2004 版延续 1981 年的分类方法，其中并无神经内分泌肿瘤这一分类。2015 版 WHO 分类将小细胞癌、大细胞神经内分泌癌、类癌及弥漫性特发性神经内分泌细胞增生（浸润前病变）统一归为肺神经内分泌肿瘤[2-3]。2015 版 SCLC 的诊断标准与 2004 版基本相同。大约

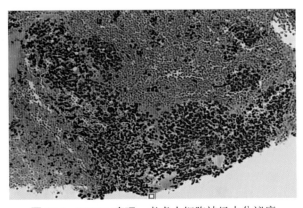

图 39-3 TBNA 病理，考虑小细胞神经内分泌癌

---

* PGTV，计划肿瘤体积（planning gross tumor volume）；PCTV，计划临床靶区体积（planning clinical target volume）；GTV，大体肿瘤体积（gross tumor volume），指临床可见的或可触及的、可以通过检查证实的肿瘤部位和肿瘤范围。通常在放疗计划中，GTV 是范围最小的。

15% 的 SCLC 伴有非小细胞成分，如鳞状细胞癌、腺癌、大细胞癌成分。确诊需要组织病理学检查。

小细胞肺癌恶性度高，以中心型病变常见，生长迅速，容易早期发生远处转移，多数病例发现时已有纵隔淋巴结转移。一般首次发现时已失去手术机会，若不能及时诊断、提供准确的治疗，患者的生存期会很短[4]。

小细胞肺癌 EBUS-TBNA 病理学特征：细胞小，胞质稀少，核圆形、卵圆形或梭形，染色质深染，细颗粒状，通常不见核仁，核分裂象常见，易挤压、拉丝，细胞间互相镶嵌。

患者的浅表淋巴结无明显肿大，因此我们无法行淋巴结活检进行确诊；患者肺增强 CT 提示右肺上叶前段见一分叶状软组织密度结节，边缘尚清，大小约 1.7 cm×1.6 cm×2.4 cm，增强扫描呈均匀轻度强化，此外，右肺门、纵隔见多发肿大淋巴结，较大者直径约 3.8 cm，部分淋巴结相互融合，增强扫描呈均匀明显强化。患者肺内病灶不靠近胸膜，无法在超声或者 CT 引导下行肺穿刺活检。鉴于 4R 组、11R 组淋巴结明显增大，可以考虑行支气管镜检查，使用 EBUS-TBNA 或 TBLB 等方法明确诊断[1,5]。患者的浅表淋巴结无明显肿大，而 EBUS-TBNA 有助于明确纵隔淋巴结性质。按照我国 2016 年《肺癌小样本取材中国专家共识》和 2017 年《诊断性介入肺病学快速现场评价临床实施指南》[5-6]，ROSE 有助于临床医生尽快找到合适的标本组织，指导送检组织病理、微生物镜检或培养，减少穿刺次数。

【治疗经验】

SCLC 以增殖快速和早期广泛转移为特征，初次确诊时超过 60% 患者已有胸腔外脏器的转移，只有约 1/3 患者局限于胸内。SCLC 对化疗和放疗较敏感，一般不推荐手术治疗。一般情况下，复合型 SCLC 预后比 SCLC 差，有时非神经内分泌成分会在治疗后复发或转移，此时应谨慎使用小细胞肺癌转化为非小细胞肺癌的诊断术语。SCLC 的 5 年生存率为 10%，10 年生存率小于 5%[1,3]。

（王可 孔晋亮 张骅）

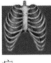

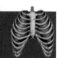

参考文献

［1］林果为，王吉耀，葛均波.实用内科学.15版.北京：人民卫生出版社，2017.

［2］Travis WD，Brambilla E，Burke AP，et al. WHO classification of tumours of the lung，pleura，thymus and heart. Lyon：International Agency for Research on Cancer，2015.

［3］肺神经内分泌肿瘤病理诊断共识专家组.肺神经内分泌肿瘤病理诊断共识.中华病理学杂志，2017，46（1）：9-13.

［4］Murakami Y，Oki M，Saka H，et al. Endobronchial ultrasound-guided transbronchial needle aspiration in the diagnosis of small cell lung cancer.Respiratory Investigation，2014，52（3）：173-178.

［5］中华医学会呼吸病学分会，中国肺癌防治联盟.肺癌小样本取材中国专家共识.中华内科杂志，2016，55（5）：406-413.

［6］国家卫计委海峡两岸医药卫生交流协会呼吸病学专业委员会，中华医学会结核病学分会呼吸内镜专业委员会，中国医师协会儿科学分会内镜专业委员会（筹），等.诊断性介入肺病学快速现场评价临床实施指南.天津医药，2017，45（4）：441-447.

病例 40　小细胞肺癌 2 例

病例 40-1

【入院病史的采集】

患者男，61 岁，退休驾驶员。

主诉：气短、四肢无力 2 个月。

现病史：患者 2 个月前无明显诱因出现活动后气短，伴四肢无力。无力以双下肢为主。无咳嗽、咳痰、胸痛、咯血，无偏瘫、偏身感觉障碍、大小便失禁等。1 个月前因四肢无力加重，不能行走，就诊于当地某医院神经内科。颅脑 MRI：左侧额叶可见类圆形信号缺损区；双侧大脑半球对称，脑实质内未见明显异常信号影，脑室系统及脑沟、裂未见明显异常；中线结构居中，幕下小脑、脑干未见异常。影像诊断：左侧额叶类圆形信号缺损区，伪影可能，建议结合临床。腰椎间盘 MRI：腰椎生理曲度存在，腰 4～5、腰 5～骶 1 椎间盘膨出，相应平面硬膜囊受压；黄韧带未见肥厚，椎管内未见其他占位性病变。影像诊断：腰 4～5、腰 5～骶 1 椎间盘轻度膨出。肌电图：四肢周围神经病变，远端

运动神经轴索损害为主，双上肢为著，个别伴脱髓鞘损害；Lambert-Eaton 综合征不除外。重复神经电刺激（RNS）：双侧尺神经、面神经、腋神经和副神经重复频率电刺激均可见低频递减现象，双侧尺神经可见高频递增现象；上述结果提示 Lambert-Eaton 综合征可能，建议结合临床。经对症治疗后症状改善不明显，并出现视物不清、复视，伴饮水呛咳。外院行 PET/CT：直肠上段管壁增厚伴代谢增高，气管分叉前及右肺中间段支气管旁淋巴结肿大伴代谢增高（图 40-1），躯干及脑部 PET/CT 未见明显异常代谢征象。为求确诊现来我院。

既往史：既往体健，否认慢性咳嗽，否认肺结核等其他肺病史。否认高血压、糖尿病、心脏病史。

个人史：无特殊。

婚姻史：已婚，配偶及子女体健。

家族史：无特殊。

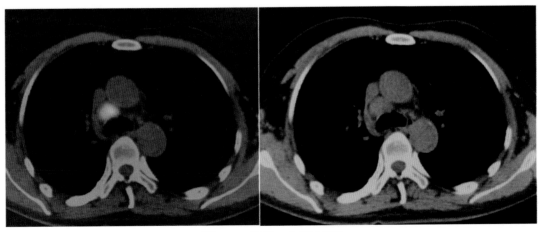

图 40-1　胸部 PET/CT 影像

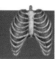

【体格检查】

神清，精神差，语言含糊不清，认知基本正常。双下肺呼吸音粗，未闻及干湿啰音。双上肢肌力 4 级，双下肢肌力 3 级，双侧深浅感觉基本对称，四肢腱反射减退，双侧病理反射未引出。

【辅助检查】

肿瘤标志物：癌胚抗原（CEA）、鳞状细胞癌抗原（SCCA）在正常范围，神经元特异性烯醇化酶（NSE）、细胞角蛋白 19 片段抗原（CYFRA21-1）、糖类抗原 125（CA125）增高。

超声支气管镜活检病理（纵隔 4R 组淋巴结穿刺组织）：小细胞癌伴挤压（图 40-2）。

肠镜：距肛门 5～10 cm 处可见环 1/2 不规则菜花样肿物，表面充血稍糜烂，触之易出血。肠镜活检病理：直肠绒毛管状腺瘤，伴局灶高级别上皮内瘤变。

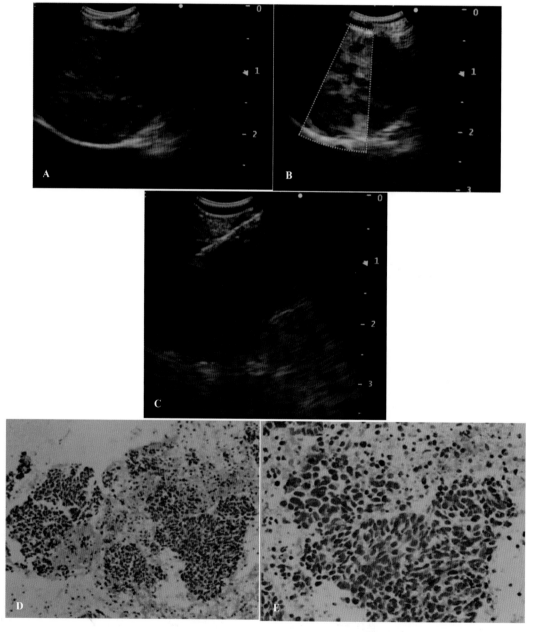

图 40-2　EBUS-TBNA 及病理。A. 超声支气管镜显示 4R 组淋巴结；B. 多普勒模式显示 4R 组淋巴结；C. 对 4R 组淋巴结行 TBNA 穿刺；D 和 E. 癌细胞片状排列，胞核增大深染。病理诊断：（纵隔 4R 组）小细胞癌伴挤压。免疫组化：CgA（＋），Syn（＋），CD56（＋），Ki-67（约 90%＋）

【初步诊断】

纵隔淋巴结肿大性质待查：①淋巴瘤；②淋巴结继发肿瘤；③纵隔肿瘤。

【确定诊断】

①小细胞肺癌；②神经-肌肉综合征；③直肠绒毛管状腺瘤。

【鉴别诊断】

淋巴瘤、淋巴结继发肿瘤、纵隔肿瘤等。

【治疗】

予 EP 方案（依托泊苷＋顺铂）化疗，同时针对神经系统疾病对症治疗。

【复诊】

无

【诊治思路】

该病例肺内无明显占位性病变，院外已行 PET/CT 寻找病灶，后依赖支气管内超声引导下的纵隔淋巴结穿刺活检，及消化内镜活检，最终进行病理诊断。

【治疗经验】

此病例提醒临床应关注纵隔疾病的影像学改变，获取纵隔疾病的病理诊断对患者治疗具有重要意义。超声内镜引导下经支气管针吸活检术（EBUS-TBNA）在纵隔病变的临床检查中具有较高价值，该技术可以在超声及多普勒引导下对气管壁、气道外血管、纵隔淋巴结及病变进行探查，实时监测下穿刺活检，减少对周围大血管的损伤，提高了穿刺的准确性和安全性[1]。EBUS-TBNA 目前主要应用于评价原发性支气管肺癌的肺门及纵隔淋巴结转移、肺转移癌的肺门及纵隔淋巴结转移，诊断原因不明的肺门及纵隔淋巴结肿大、纵隔肿瘤、肺内肿瘤等。常见并发症为穿刺出血、感染，特殊少见的潜在严重并发症为气胸、纵隔气肿、大血管出血等[2]。另外，可以利用超声内镜优势，探索超声下淋巴结形态、密度、边界、与周围关系等某些特质，对良恶性疾病进行鉴别，指导穿刺，提高阳性率。

（韩勃）

参考文献

［1］张印.支气管内超声引导针吸活检术在纵隔病变诊断及鉴别诊断中的应用价值.现代医用影像学，2018，27（1）：245-246.

［2］陶国卫，何哲浩，杨运海，等.支气管内超声引导针吸活检术对纵隔和（或）肺门占位性病变的诊断价值.浙江医学，2013（23）：2122-2124.

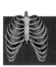
病例 40-2

【入院病史的采集】

患者女，55 岁。

主诉： 查体发现纵隔占位 1 周入院。

现病史： 患者 1 周前查体时行胸部 CT 检查发现主动脉弓旁肿块，伴有轻微咳嗽，无咳痰，无胸闷、气短，无胸痛、咯血，为明确诊断入院。近 2 个月体重下降约 6 kg。

既往史： 体健。

个人史： 生于并久居本地，无疫区、疫水接触史，无牧区、矿山、高氟区、低碘区居住史，无化学性物质、放射性物质、有毒物质接触史，无吸毒史，无吸烟、饮酒史。

婚姻史： 无特殊。

家族史：否认家族性遗传病史。

【体格检查】

浅表淋巴结未及肿大，呼吸平稳，双肺呼吸音清，无啰音。心腹查体（－）。

【辅助检查】

实验室检查：肺肿瘤标志物 NSE 69 ng/ml，CEA 8.9 ng/ml；血常规、生化未见异常。

胸部 CT（图 40-3）：主动脉弓旁及弓下区域肿块，可见多发结节伴有明显融合，增强扫描呈中等强化。

【初步诊断】

纵隔淋巴结肿大待查，小细胞肺癌？纵隔淋巴瘤？

【确定诊断】

小细胞肺癌。

【鉴别诊断】

患者纵隔占位病变，多发结节样改变并有融合，增强扫描呈中等程度强化。从影像学来看主要是纵隔型肺癌、纵隔淋巴瘤、转移性淋巴结等的鉴别。纵隔淋巴瘤主体多位于前纵隔，可累及大血管间隙，淋巴结可多发融合并向上、向下生长。本例无前纵隔淋巴结肿大，颈部、腋窝、心包旁等未见淋巴结肿大，而是单纯的中纵隔及弓旁淋巴结肿大，暂不考虑淋巴瘤。患者肺内及其他系统未发现原发肿瘤表现，暂不考虑转移性淋巴结肿大。纵隔型肺癌一般以小细胞癌多见，其次为鳞状细胞癌，结合本例患者 NSE 明显升高，考虑小细胞肺癌可能性大。

【治疗】

患者为查体时发现纵隔占位病变，为明确诊断可选择经皮肺穿刺或经支气管针吸活检术，但病变紧靠主动脉，与气管不邻近，常规应首选经皮穿刺方法。与患者协商后，患者表示先行支气管镜检查，如无法诊断再考虑经皮肺穿刺。普通

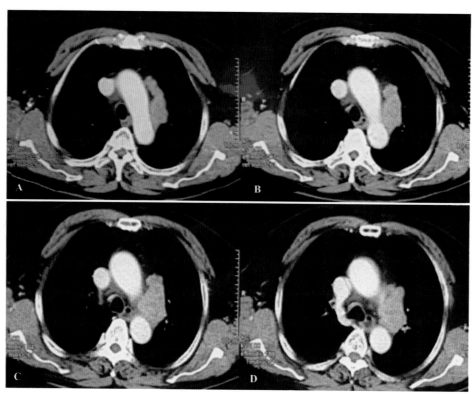

图 40-3　胸部 CT 影像

白光支气管镜下见气管、支气管管腔通畅，黏膜正常，未见狭窄及新生物。超声支气管镜插入气管内，超声探头紧贴气管下段左侧壁反复探查，见肿物被主动脉和右肺动脉阻挡，无有效穿刺路径（图40-4）。因病变与食管位置邻近，我们尝试从位于气管左后方的食管插入超声支气管镜，在食管左侧壁探及肿大淋巴结，并进行了穿刺。穿刺病理示小细胞肺癌（图40-5）。

【诊治思路＋治疗经验】

本例患者病变位于主动弓旁及弓下区域，属于 EBUS-TBNA 的穿刺盲区。但我们转换思路，通过将超声支气管镜插入食管进行经食管的针吸活检，顺利穿刺到了病变并确立诊断。对于超声支气管镜引导下无法穿刺而邻近食管的区域，可以尝试应用超声内镜经食管探查和评估病变，即超声内镜引导下经食管针吸活检术（EBUS-TENA）（图40-5）。因经食管穿刺缺乏软骨的阻挡，实际穿刺过程更为简单，但应注意避免反复同一位点多次穿刺而导致感染、出血等严重的并发症。

EBUS-TENA 操作方法同 EBUS-TBNA，根据肺部 CT 所示的病变位置，将超声支气管镜置

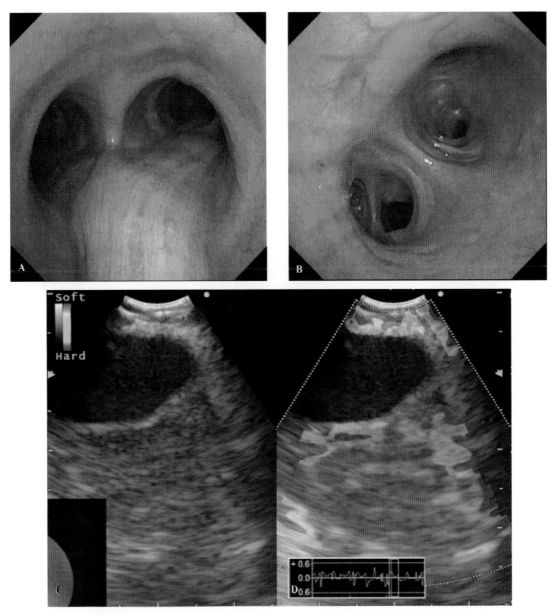

图 40-4 常规支气管镜（A 和 B）及超声支气管镜影像（C 和 D）。A. 隆突；**B.** 左主支气管；**C 和 D.** 气管下段左侧壁探及肿物，弹性成像显示几乎完全为蓝色区域，提示恶性病变，但其近端被大动脉阻挡，无法进针穿刺活检

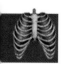

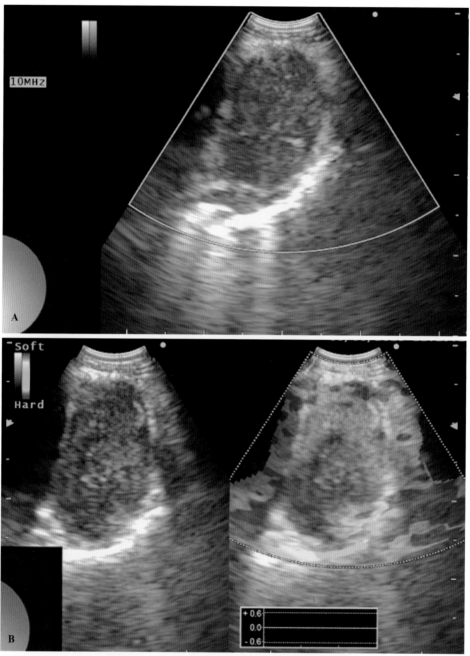

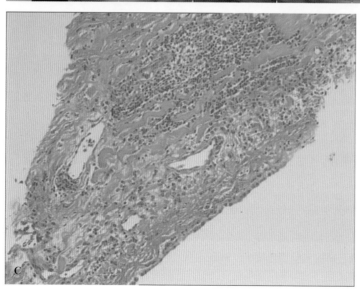

图 40-5　EBUS-TENA 影像。A. 超声于食管左侧壁探及肿大淋巴结。多普勒模式见淋巴结远端的动脉，淋巴结内部缺乏血供；**B.** 弹性模式见淋巴结内部呈蓝色均质，提示恶性度较高；**C.** 穿刺组织病理示小细胞癌，CK（＋）、TTF-1（＋）、Syn（＋）、CgA（＋）

入病变水平食管内，行超声探查淋巴结的大小、形态及回声情况，多普勒血流显像进行血管检测。测量选择最佳穿刺路线和穿刺深度。置入穿刺针，经食管壁进入病变内，退出针芯，穿刺针尾部连接 20 ml 负压注射器，超声监测下在病灶中反复抽吸 20 次以上，关闭负压后拔出穿刺针。每组淋巴结重复抽吸 3 次。

标本处理及组织学检查：用穿刺针内芯将穿刺针内抽吸物推入 10% 中性甲醛溶液试管固定，通过离心、固定、组织脱水、石蜡包埋切片，再经苏木素–伊红（HE）染色，在光学显微镜下检查，必要时进行免疫组化检测。

细胞学检查：采用 EBUS-TBNA 联合 EBUS-TENA 细胞液行涂片检查。用 95% 酒精固定，然后采用 HE 染色、吹干、中性树胶封片，在光学显微镜下检查[1]。

（于鹏飞　张骅）

参考文献

[1] 马煜辉，谭慧，黄云超，等 . EBUS-TBNA 联合 EBUS-TENA 在纵隔淋巴结诊断与分期中的应用 . 实用医学杂志，2016，32（9）：1479-1482.

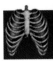

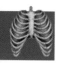
病例 41　左肺小细胞肺癌

【入院病史的采集】

患者男，59 岁。

主诉：咳嗽、痰中带血 4 个月，加重 1 周。

现病史：患者近 4 个月来无明显诱因间断出现咳嗽、痰中带血，近 1 周加重，未诉其他特殊不适。为明确诊断，入我院治疗。

既往史、个人史及婚姻史：无特殊。

家族史：否认家族性遗传病史。

【辅助检查】

胸部 CT：见图 41-1。

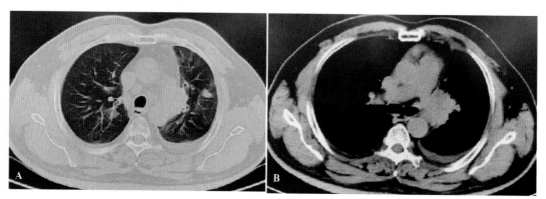

图 41-1　胸部 CT 提示左肺门处占位，伴远端阻塞性炎症，纵隔及左肺门散在稍肿大淋巴结

【初步诊断】

左肺门处占位原因待查。

【确定诊断】

左肺小细胞肺癌。

【治疗】

患者行支气管镜检查，见左上叶支气管黏膜浸润性改变伴外压狭窄；超声支气管镜检查示原发灶包绕血管，11L、4L 及 7 组淋巴结肿大，行 EBUS-TBNA，术后病理提示穿刺组织主要为血凝块及穿刺液，其间夹杂少量淋巴细胞及软骨，未见肿瘤性病变。结合患者临床，考虑肿瘤性病变可能性大，再次行支气管镜检查并行 EBUS-TBNA 术，术后病理提示小细胞肺癌（图 41-2）。确认后行放、化疗等综合治疗。

【诊治思路＋治疗经验】

对于经验丰富的内镜医师来说，支气管腔内超声误诊率基本为零，但总有一些患者穿刺结果为阴性，这时可进行二次或多次穿刺，以防漏诊。

EBUS-TBNA 是一项相对安全且容易掌握的技术，对临床有重要的指导作用。在进行操作前，应熟悉患者病史及影像学资料，并熟知纵隔淋巴结分区，确保不遗漏；操作过程中须规范穿刺手法，尽量留取足量的穿刺标本；穿刺结果阴性不可一概而论，应结合病史及其他临床资料进行分析，必要时可再次行 EBUS-TBNA 检查。

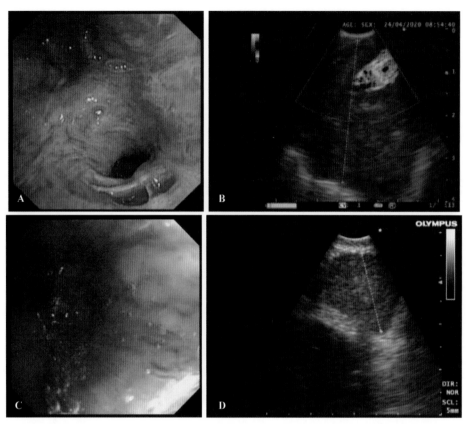

图 41-2 两次支气管镜检查。**A** 和 **B.** 首次支气管镜检查，未确诊；**C** 和 **D.** 再次支气管镜检查，小细胞肺癌

（秦浩）

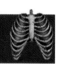
病例 42　右上叶小细胞肺癌

【入院病史的采集】

患者男，63 岁。

主诉：气急伴咳嗽、咳痰 3 个月。

现病史：患者 3 个月前无明显诱因出现气急，伴轻度咳嗽、咳痰，当地医院行胸部 CT 检查发现"肺部结节"，建议行支气管镜检查，今为进一步检查转入我院。

既往史：无特殊。

个人史：生于并久居本地，无疫区、疫水接触史，无牧区、矿山、高氟区、低碘区居住史，无化学性物质、放射性物质、有毒物质接触史，无吸毒史，无吸烟、饮酒史。

婚姻史：无特殊。

家族史：否认家族性遗传病史。

【体格检查】

血常规：WBC $8.26×10^9$/L，中性粒细胞百分比 78.2%，PLT $154×10^9$/L。心电图正常。胸部 CT 平扫＋增强：右上肺结节，考虑肺癌伴两肺转移；两肺气肿；右下肺少许纤维陈旧灶。

【初步诊断】

右上肺结节原因待查。

【确定诊断】

右上叶小细胞肺癌。

【鉴别诊断】

孤立性肺结节的鉴别诊断流程如图 42-1 所示。

【治疗】

患者入院后行支气管镜检查，镜下见气道黏膜充血明显，左侧支气管有脓性分泌物溢出，以左舌叶明显，吸出后管腔通畅，伸入带鞘管的超声小探头，分别探查右上叶前后段各亚段分支，均未见实性占位影，而在右上叶近前段开口的左侧壁至右侧小隆突区域探及最长径约 16.5 mm 的实性病灶，于此处行 TBNA 送检脱落细胞及病理（图 42-2），刷检送抗酸杆菌和脱落细胞。左舌叶支气管灌洗送检细菌、真菌、抗酸杆菌和脱落细胞检查。病理检查回报：右上叶近前段开口小细胞肺癌。后续予以放、化疗及对症支持治疗。

【诊治思路＋治疗经验】

患者支气管镜下改变符合慢性阻塞性肺疾病急性加重期（acute exacerbation of chronic obstructive pulmonary disease，AECOPD）。支气管内超声小探头探及右上叶近前段开口管外实性病灶，行 TBNA、刷检及灌洗术。

对于支气管腔内肉眼无法可见的病灶，支气管内超声小探头可以探及支气管远端的病灶，可以明显提高支气管镜检查的阳性率。

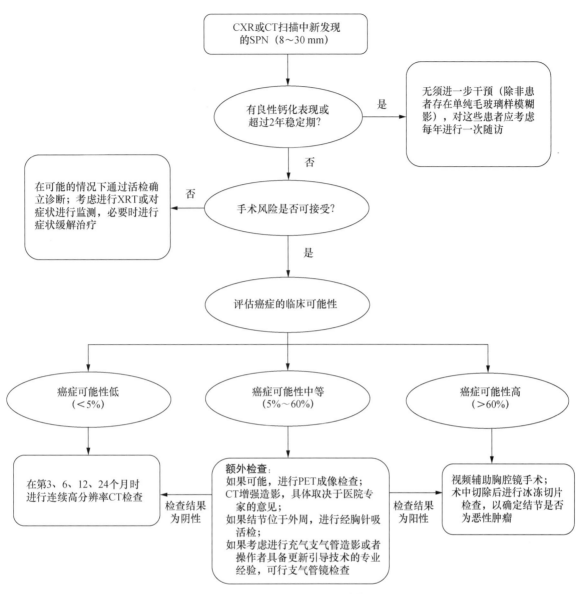

图 42-1　直径为 8 ～ 30 mm 的孤立性肺结节的鉴别诊断流程。CT：计算机断层扫描；CXR：胸部 X 线片；SPN：孤立性肺结节；PET：正电子发射断层扫描；XRT：X 线放射疗法。（From Gould MK，Fletcher J，Iannet toni MD，et al. Evaluation of patients with pulmonary nodules：when is it lung cancer？ Chest，2007，132：108S-130S.）

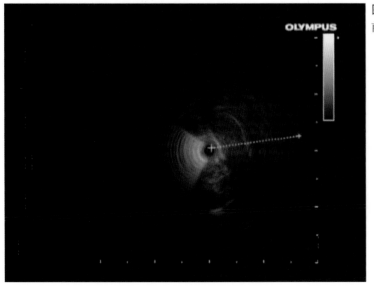

图 42-2　支气管内超声小探头探及右上叶近前段开口处一实性病灶，于此处行 TBNA

（秦浩　张自艳）

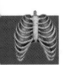

病例 43　右肺小细胞肺癌：细胞碎片行液基细胞学确诊

【入院病史的采集】

患者男，年龄60岁，退休。

主诉：咳嗽、咳痰4个月，加重1周

现病史：患者4个月前无明显诱因出现咳嗽，咳黄色黏痰，不易咳出，无痰中带血，无发热、无头晕、头痛，无鼻塞、流涕等不适，未进行治疗。患者入院前1周，自觉上述症状明显加重，遂于我院就诊，服用中药，效果不佳。行血常规、CRP及血清淀粉样蛋白检测正常；肺部CT提示右肺门及右肺下叶软组织肿块影伴纵隔多发肿大淋巴结（图43-1），为进一步诊治收入院。患者自患病以来精神可，食欲、夜间睡眠欠佳，二便正常，体重下降5 kg。

既往史：无特殊。

个人史：曾吸烟2包/日，现1包/日，偶有饮酒。生于并久居本地，无疫区、疫水接触史，无牧区、矿山、高氟区、低碘区居住史，无化学性物质、放射性物质、有毒物质接触史，无吸毒史。

婚姻史：未婚

家族史：否认家族遗传病史。

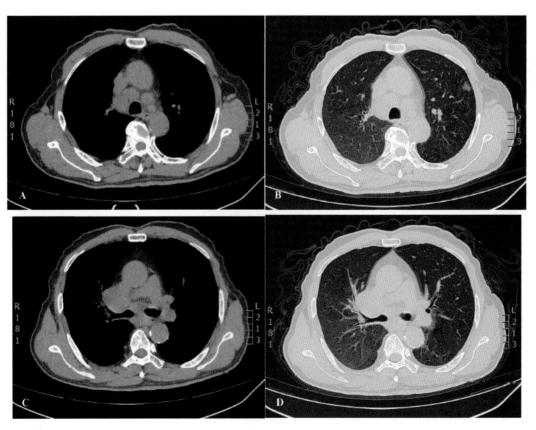

图43-1　胸部CT。右肺门及右肺下叶软组织肿块影，伴右肺上中叶支气管受压变窄，右肺下叶部分支气管截断，左肺上叶磨玻璃影，纵隔多发肿大淋巴结。**A 和 B.**纵隔淋巴结肿大（4R组）；**C 和 D.**纵隔淋巴结肿大（7组）

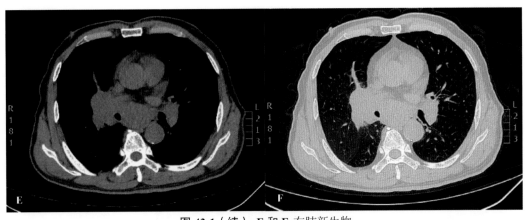

图 43-1（续） E 和 F. 右肺新生物

【体格检查】

T 36.5℃，P 78 次／分，R 20 次／分，BP 140/88 mmHg。神清，浅表淋巴结未触及肿大，气管居中。双肺呼吸音低，可闻及少量干啰音，心率 78 次／分，律齐，各瓣膜听诊区未闻及病理性杂音。腹软，无压痛、反跳痛及肌紧张。双下肢无水肿，无杵状指（趾）。

【辅助检查】

肺功能检测：轻度混合性通气功能障碍；弥散功能正常，残气／肺总量百分比正常；每分钟最大通气量换算值大于 50%，支气管舒张试验阳性。血常规、CRP、血清淀粉样蛋白指标正常。

【初步诊断】

右肺占位并纵隔淋巴结肿大。

【确定诊断】

右肺小细胞肺癌（广泛期）。

【鉴别诊断】

1. 肺结核　结核病是由结核分枝杆菌引起的慢性传染病，可侵及许多脏器，以肺部受累最为常见。患者有较密切的结核病接触史，起病可急可缓，多表现为低热（午后为著）、盗汗、乏力、食欲缺乏、消瘦、女性月经失调等；呼吸道症状有咳嗽、咳痰、咯血、胸痛、不同程度胸闷或呼吸困难。肺部体征依据患者的病情轻重、病变范围不同而有所差异，根据病史、临床表现、实验室检查、影像学检查即可做出诊断。

2. 淋巴瘤　主要表现为无痛性淋巴结肿大、肝脾大，全身各组织器官均可受累，伴发热、盗汗、消瘦、瘙痒等全身症状。可分为非霍奇金淋巴瘤（NHL）和霍奇金淋巴瘤（HL）两类。确诊需要淋巴结病理活检。

【治疗】

患者完善入院相关检查后，行支气管镜检查，支气管镜下见隆突增宽，右肺中下叶黏膜充血，中叶外压性狭窄，右下叶基底段黏膜充血畸形，管腔显著狭窄，气管镜无法通过（图 43-2）；EBUS-TBNA 活检 4R 组、7 组淋巴结以及新生物（图 43-3）。数次穿刺均为组织碎末，送检液基和组织病理提示小细胞肺癌。患者给予 CE 方案（卡铂＋依托泊苷）化疗后出院。

【诊治思路】

患者 CT 提示肺内肿块并纵隔肺门淋巴结肿大，肿块呈现膨胀性生长，同时对侧肺野内发现病灶，且患者不伴有发热等炎症表现，诊断方面首先考虑肺癌，需要和淋巴瘤、肺结核等肺内异常病灶伴有淋巴结肿大的疾病相鉴别。完成本患者诊断的关键是取得组织病理，获取组织病理的方法首选支气管镜检查，全面评估患者的耐受情况后尽快执行支气管镜检查。如果支气管镜检查阴性，必要时可以重复支气管镜操作。积极完善支气管镜检查术前准备的同时，需要同步完成全

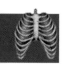
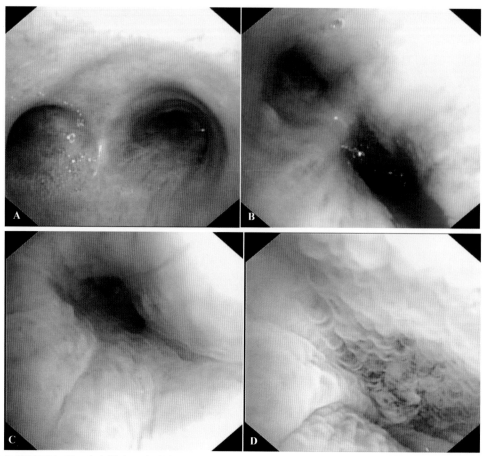

图 43-2 支气管镜下表现。隆突增宽，右肺中下叶黏膜充血水肿，中叶外压性狭窄，右下叶基底段畸形，管腔显著狭窄，气管镜难以通过

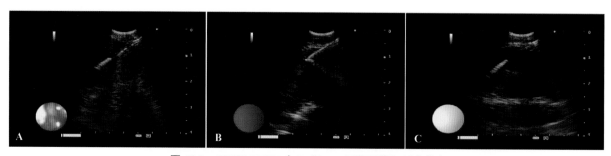

图 43-3 EBUS-TBNA（4R 组、7 组淋巴结和新生物）

身其他器官（如肝、肾上腺、脑等）功能状态评估以及肿瘤、结核等血清学检查。

患者采用全麻喉罩下进行支气管镜操作。首先进镜后观察各支气管管腔内有无可疑病灶，如果发现可疑病变，则可在纵隔淋巴结穿刺活检后继续完成管腔内病变穿刺活检。对纵隔肺门肿大淋巴结进行穿刺活检，可以采用常规 TBNA，也可以采用 EBUS-TBNA；对肺内肿块，根据肺部 CT，预计腔内病灶不可见，拟采用 EBUS-TBNA。关于出血等风险评估，患者无服用抗凝药物史，术前注意关注血常规、凝血功能等检查。

【治疗经验】

有关 TBNA 穿刺方式的选择，是选择常规 TBNA 还是 EBUS-TBNA ？本例患者纵隔肺门淋巴结显著肿大，对于没有 EBUS 设备的单位，不需要首先考虑选择 EBUS-TBNA，充分阅读肺部 CT，结合气管镜下气管管腔和黏膜等变化，进行常规 TBNA 操作也是比较安全的。我们选择了超声支气管镜，采用喉罩下全麻方式，一方面是尽可能减小患者的操作痛苦，另一方面，本例患者没有进行胸部 CT 增强扫描，由于肺门附近有较多大血管，EBUS 可以协助检查待穿刺肿块的周围血管情况。

术中对本例患者 TBNA 每处穿刺 5 次以上，获得的标本均为细胞碎末，始终没有拿到满意的组织标本，因此，在穿刺过程中对部分标本进行了快速现场细胞学检查，然而没有获得初步的诊断倾向。最后对不同部位的细胞碎片进行了液基细胞学检查，病理专家给出了确定的病理诊断。在临床实际操作过程中，常常出现 TBNA 不能获得满意组织条的情况，其原因主要有以下几方面：①病变本身的情况，对于坏死较多的病变、组织特别松脆的病变等穿刺时常常不能获得满意组织条；② EBUS-TBNA 穿刺针为 21 G，获取组织的能力一般弱于 19 G 的组织穿刺针；③术者的操作技巧和熟练程度。在不能获得满意组织标本的情况下，对获得标本的处理方法尤其重要，一方面可以进行液基细胞学检查，另一方面建议术中进行快速现场细胞学，快速确认穿刺是否获得了病变部位标本[1]。

本例患者快速现场细胞学没有获得初步诊断

意见，一方面是因为我们仅对部分标本进行了快速现场细胞学评价；另一方面，这项工作目前处于起步阶段，经验相对不足、细胞病理学专家相对短缺也是原因之一。因此，建立健全呼吸科医师细胞病理学相关理论体系和培训制度，将有助于在一定程度上弥补现阶段细胞病理学专家人手不足的问题[2-3]。

（刘庆华　冯宇）

参考文献

[1] 刘庆华，赵娜，王成.经支气管针吸活检术的几个常见认识误区.山东大学学报（医学版），2017，55（4）：30-33.

[2] 刘庆华，Ko-Pen Wang.快速现场评估在经支气管针吸活检中的应用进展和存在问题.中华结核和呼吸杂志，2015，38（7）：549-550.

[3] 王国本，白冲，黄海东.可弯曲支气管镜技术.3版.天津：天津科技翻译出版有限公司，2016.

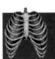

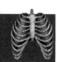
病例 44　肠道肿瘤肺转移

【入院病史采集】

患者男，50 岁，农民。

主诉：腰痛 20 余天，检查发现多发淋巴结肿大 1 天。

现病史：2018 年 4 月患者无诱因出现双侧腰部持续性胀痛，无下肢麻木，无恶心、呕吐，无胸痛、咳嗽，在当地医院就诊，诊断为腰椎间盘突出症，予物理治疗后无明显缓解，且出现食欲进行性下降、胸痛、呼吸困难。于 2018 年 4 月 29 日至我院急诊科就诊，行 CT 肺血管造影（CTPA）：①肺动脉未见栓塞征象；②两肺炎症；③两肺上叶间隔旁型肺气肿；④两肺门、纵隔、腹主动脉旁、下腔静脉旁、胃小弯周围多发淋巴结肿大，淋巴瘤？⑤左侧肾上腺腺瘤？经我科会诊，以"肺炎，淋巴结肿大查因"收入我科。患病以来，患者大小便正常，体重下降 4 kg。

既往史：有食生鱼史。

个人史：生于原籍，久居当地，无牧区、疫区接触史，无化学物质、放射性物质、有毒物质接触史，无矿区、高氟区、低碘区居住史。嗜烟酒 10 年，吸烟 1 包 / 天，饮酒约 150 毫升 / 天。

婚姻史：适龄结婚，配偶体健。育有 1 子 2 女。

家族史：母亲体健，父亲已故，否认相似家族病史及遗传病史。

【体格检查】

T 37.1℃，P 103 次 / 分，R 26 次 / 分，BP 134/83 mmHg。神清，皮肤巩膜无黄染，浅表淋巴结未扪及肿大。双肺呼吸音清，未闻及干、湿啰音。心界不大，心率 103 次 / 分，心律齐，各瓣膜区未闻及杂音。全腹柔软，无压痛及反跳痛，肝脾肋下未触及。移动性浊音（－）。腰椎棘突压痛，压痛范围蔓延至双侧腰部。未见杵状指（趾），四肢无水肿。生理反射存在，病理反射未引出。

【辅助检查】

（2018-04-29）血常规：WBC 19.03×10⁹/L，HGB 124 g/L，PLT 371.00×10⁹/L，LY% 16%，NEU% 70%，NEU 13.39×10⁹/L。凝血功能：DD 10 970 ng/ml，凝血酶原时间 16 s。心肌酶：CK-MB 83 U/L，CK 906 U/L。血淀粉酶、肝肾功能、电解质、血气分析、超敏肌钙蛋白 T 未见异常。心电图：窦性心律，房性期前收缩。CEA 43 ng/ml，血清铁蛋白 5636.47 ng/ml，非小细胞肺癌抗原 38 ng/ml，NSE 25 ng/ml。CA19-9 348 U/ml。大便潜血（－）。

（2018-04-29）CTPA ＋腹部 CT：肺动脉主干、左右肺动脉及分支显示良好，未见明确充盈缺损、管腔狭窄、闭塞。两肺各叶见多发斑片状、条索状密度增高影，以两肺下叶为甚，边界欠清；两肺上叶胸膜下见多发类圆形无壁透亮影。两肺门、纵隔内见多发肿大淋巴结影，较大者位于气管隆突下方，大小约 3.6 cm×2.4 cm，边缘清楚，增强扫描不均匀强化。右侧胸膜增厚（图 44-1）。腹主动脉旁、下腔静脉旁、胃小弯周围见多发肿大淋巴结影，增强扫描见轻度强化。左侧肾上腺增粗，边缘模糊，内支见一结节状低密度影，直径约 1.1 cm，增强扫描密度低于周围正常肾上腺。

（2018-05-01）腹部超声：①胆囊结石；②肝实质光点细密，回声显示增强声像（脂肪肝声像）；③肝内胆管显示增多，回声增强声像（肝吸虫感染？）；④双肾、膀胱、前列腺回声未见异常；⑤双侧输尿管未见扩张，腹主动脉上段旁多发低回声团（肿大淋巴结可能）；⑥双侧

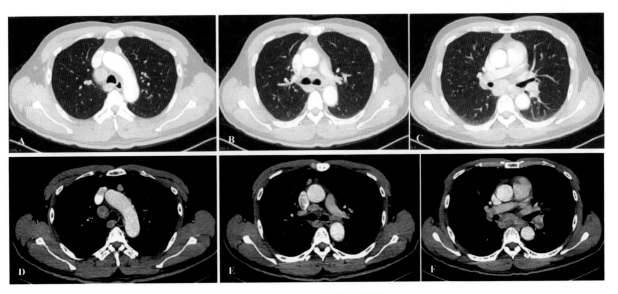

图 44-1 （2018-04-29）胸部增强 CT

肾上腺区未见明显肿块声像。

【初步诊断】

①淋巴结肿大原因待查（淋巴瘤？）；②肺炎；③腰椎间盘突出症；④胆囊结石；⑤脂肪肝；⑥房性期前收缩；⑦肝吸虫感染？

【确定诊断】

①结肠癌并全身多发淋巴结、骨髓、肺、肝转移；②肠梗阻；③消化道出血；④肠道支架置入术后；⑤双侧肺炎；⑥肝吸虫病。

【鉴别诊断】

1. 淋巴瘤　淋巴瘤的特点是无痛性淋巴结进行性肿大，胸部淋巴瘤以肺门及纵隔受累最多，半数有肺部浸润或胸腔积液，可致咳嗽、胸闷、气促、肺不张及上腔静脉压迫综合征等。此外，还可有淋巴瘤对其他器官的浸润或压迫症状，以及发热、盗汗、体重下降等全身症状。确诊淋巴瘤需要选取较大的淋巴结，完整取出，避免挤压，再送病理[1]。

2. 原发性支气管肺癌　与吸烟、空气污染等因素相关，症状包括：原发肿瘤引起的症状和体征（咳嗽、咯血、气喘、胸痛、发热等），肿

瘤局部扩展引起的症状和体征（声音嘶哑、吞咽困难、胸腔积液等），肿瘤远处转移引起的症状和体征（中枢神经系统症状、骨骼症状、腹部症状）和肺癌的胸外表现（内分泌综合征、骨髓-结缔组织综合征）等[1]。活检组织行免疫组化有助于确定肿瘤的来源。

【治疗】

入院后给予抗感染、护肝、护胃、止痛等对症支持治疗，2018 年 4 月 30 日予骨髓穿刺活检术，5 月 4 日骨髓细胞学结果考虑肿瘤细胞侵犯骨髓，5 月 5 日骨髓病理结果提示骨髓增生活跃，容量约为 60%，较多偏幼稚髓细胞增生，呈巢状；Ag（－）、PAS（－/＋）、Fe（－），无纤维化；免疫组化：CD138（－），CD163（－），CD235a（－），CD34（－），CD38（－），CD68（－），CEA（＋），CK（＋），E-Ca（＋），EMA（＋），Ki-67（＋），MP0（－），符合转移性癌，低分化腺癌可能性大，异型细胞少。

5 月 5 日行超声支气管镜检查经口进入气管，于隆突下及右侧气管旁探及低回声团，彩色多普勒未发现大血管征象，于 7 组、4R 组淋巴结行 EBUS-TBNA（图 44-2），吸出物涂片 ROSE 证实找到异型细胞，送液基细胞学及组织病理学检查。5 月 11 日 7 组 /4R 组淋巴结细胞学涂片可见癌细胞，倾向于鳞状细胞癌；4R 组淋巴结病

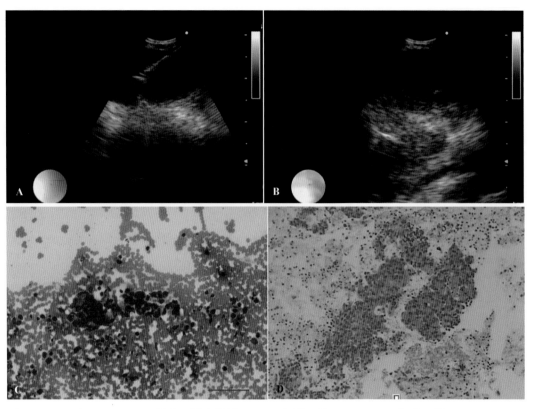

图 44-2 （2018-05-05）EBUS-TBNA 及病理检查结果。**A**. 4R 组淋巴结 TBNA。**B**. 7 组淋巴结 TBNA。**C**. ROSE 提示异型细胞。**D**. 病理考虑转移性腺癌

理回报：可疑腺癌，结合免疫组化结果：CK（＋＋＋），CK7（－），TTF-1（－），NapsinA（－），P40（－），P63（－），CK5/6（－），CDX-2（＋＋），考虑为腺癌，但免疫组化结果不支持原发性肺腺癌，可能为转移性腺癌，建议检查胃等部位寻找原发灶。

在此过程中，5 月 7 日患者突然出现胸腹痛加重，伴腹胀、呼吸急促，查心肌酶：CK 413 U/L，CK-MB 87.0 U/L，LDH 2643 U/L，LDH1 1246.0 U/L，DD 13 435 ng/ml。CRP 207 mg/L。血常规：WBC $20.00×10^9$/L，RBC $4.55×10^{12}$/L，HGB 130 g/L，PLT $96×10^9$/L，NEU $14.65×10^9$/L。大便潜血（＋）。当日告病危，急查心电图未见心肌梗死，急查CTPA＋腹部增强 CT：①肺动脉未见栓塞征象；②升结肠癌合并肠梗阻；③两肺门、纵隔、腹主动脉旁、下腔静脉旁、胃小弯周围多发淋巴结肿大（转移瘤？淋巴瘤？）④两肺炎症；⑤两肺上叶间隔旁型肺气肿；⑥左侧肾上腺腺瘤？⑦双肾小囊肿；⑧胆囊多发结石。腹部立卧位平片：①考虑不完全性机械性低位肠梗阻；②考虑胆囊结石。经消化内科会诊，诊断为急性肠梗阻，予

禁食补液、胃肠减压、抑酸、护胃，加用生长抑素治疗，同时保持内环境稳定，纠正电解质紊乱。

5 月 9 日患者突然呕血伴鲜红色血便，临床考虑消化道大出血。血常规：RBC $2.77×10^{12}$/L，HGB 79 g/L，PLT $74.50×10^9$/L，WBC $3.55×10^9$/L，NEU $1.68×10^9$/L。经肛肠科会诊，诊断：①结肠脾区占位并肠梗阻；②淋巴结肿大原因待查；③上消化道出血？咯血？处理意见：继续按肠梗阻疾病处理；生理盐水＋开塞露＋石蜡油保留灌肠，每日 2 次；提升血小板后，可行肠镜检查取活检；必要时手术治疗解除梗阻，但预后差。

5 月 15 日经上述治疗后，患者稍好转后，接受肠镜检查和治疗。镜下在结肠肝曲可见菜花状肿物，超滑导丝沿造影导管通过狭窄段，造影后显示狭窄段长约 2 cm，更换斑马导丝，循导丝放置 26 mm×60 mm 肠道裸金属支架，见大量粪便流出。检查结论：①结肠癌合并全身多处转移；②肠道金属支架置入。

患者病情继续恶化，并出现皮肤巩膜黄染，合并肠梗阻、全身多处出血、血小板严重低下，家属知晓病情后放弃治疗而出院。

【复诊】

患者未返院复诊，电话随访患者已经在当地治疗。

【诊治思路＋治疗经验】

患者虽然无浅表淋巴结肿大，但影像学检查提示肺门、纵隔内、腹主动脉旁、下腔静脉旁、胃小弯周围等多处淋巴结肿大，提示患者可能存在淋巴造血系统疾病。由于患者存在胸腹痛，呼吸困难等症状，故首先选择创伤性小、安全性较高的骨髓穿刺术＋活检术。在行骨髓穿刺排除淋巴瘤、白血病等造血系统疾病后，行超声支气管镜检查寻找肿瘤的原发病灶，并使用 ROSE 实时协助判断活检取材的质量。EBUS-TBNA 淋巴结病理证实为腺癌，由于免疫组化结果不支持原发性肺腺癌，故考虑肺部为转移性腺癌，结合患者有呕血、黑便和肠梗阻等症状，考虑肿瘤来源于肠道可能性大，在患者病情稍稳定后，给予肠镜检查，最终确诊为结肠癌。

胃肠道腺癌肺转移的癌细胞 ROSE[2-3] 特点除癌细胞共有的特征（体积显著增大或大小不等，较大癌细胞是较小癌细胞 2 倍以上，细胞核大，核／浆比增加，核仁增大或大小不等，核仁数目多）外，还包括癌细胞可排列为腺管样、乳头样；癌细胞可呈高柱状，肠道癌细胞较胃癌细胞大，坏死多，可有明显黏液分泌，形成"印戒样"癌细胞[2]。在实施 EBUS-TBNA 过程中，借助 ROSE 找到异型细胞，但肿瘤的最终来源仍然需要免疫组化进行明确，因为免疫组化可以判定肿瘤起源，并根据肿瘤标志物免疫组化检测结果预测治疗对肿瘤的反应[3]。

肺外肿瘤发生胸内淋巴结转移或肺内转移通常提示晚期肿瘤，鉴别新发胸内淋巴结增大及肺内病灶为胸外肿瘤转移或新发的第二原发肿瘤（如肺癌），对患者预后判断和治疗计划的制订具有重要作用[4]。本例患者持续存在进行性加重的腹痛和呼吸困难症状，临床上首先应排除急危重症疾病，如急性心肌梗死、肺栓塞、胃穿孔、胰腺炎等，再行支气管镜、肠镜。

（王可 张骅）

参考文献

［1］林果为，王吉耀，葛均波．实用内科学．15 版．北京：人民卫生出版社，2017.

［2］国家卫计委海峡两岸医药卫生交流协会呼吸病学专业委员会，中华医学会结核病学分会呼吸内镜专业委员会，中国医师协会儿科学分会内镜专业委员会，等．诊断性介入肺脏病学快速现场评价临床实施指南．天津医药，2017，45（4）：441-447.

［3］Pérez Dueñas V，Torres Sánchez I，García Río F，et al. Usefulness CT-guided F.N.A.C. in the diagnosis of mediastinal lesions. Arch Bronconeumol，2010，46（5）：223-229.

［4］韩宝惠，孙加源．超声支气管镜技术．北京：人民卫生出版社，2012.

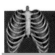

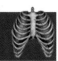

病例 45　肺黏膜相关淋巴组织淋巴瘤

【入院病史采集】

患者女，40 岁。

主诉：咳嗽半个月余。

现病史：患者于入院前半个月受凉后开始出现咳嗽、咳痰，偶有暗红色痰液，伴右背部胀痛，无发热，无胸闷、气急，到当地医院就诊，胸部 CT 提示右下肺炎首先考虑（具体不详），予"青霉素类抗生素"静脉滴注 1 周后仍有咳嗽、咳痰，夜间咳嗽明显，偶有黄脓痰，无发热等不适。行胸部 X 线检查仍考虑右下肺炎，遂来我院就诊，门诊（2015-09-22）以"肺炎"收入院。

既往史：既往体健，否认高血压、糖尿病、慢性肝肾功能不全、慢性肝病、结核等病史，否认药物及食物过敏史，否认重大外伤、手术史。

个人史：生于原籍，久居当地，无牧区、疫区接触史，无化学物质、放射性物质、有毒物质接触史，无矿区、高氟区、低碘区居住史，无烟酒嗜好。

婚姻史：已婚，育有 1 子 1 女，丈夫及子女体健。

家族史：无遗传性、家族性疾病史。

【体格检查】

T 36.9℃，R 20 次 / 分，P 89 次 / 分，BP 110/78 mmHg，神清，查体合作。皮肤黏膜正常，浅表淋巴结未及肿大。双肺呼吸音粗，无啰音。心率 89 次 / 分，律齐，无杂音。腹软，无压痛、反跳痛，肝脾肋下未及。双下肢无水肿，病理征（－）。

【辅助检查】

（2015-09-14）富阳市某医院胸部 CT：右下

肺炎首先考虑（具体不详）。（2015-09-21）富阳市某医院胸部 X 线检查示右下肺野实变或阶段性不张。

【初步诊断】

社区获得性肺炎。

【确定诊断】

肺黏膜相关淋巴组织淋巴瘤。

【鉴别诊断】

1. 社区获得性肺炎　可有咳嗽、咳痰、发热、胸痛等表现，肺部影像学检查提示肺部渗出性病灶，血常规提示白细胞等炎症指标可升高，痰培养可提示病原菌，抗感染治疗后病灶有所吸收有助于诊断。

2. 肺结核　该病多有低热、盗汗、乏力、食欲缺乏等症状，多为慢性病程，病变多位于上肺，病灶周围可见卫星灶，可行结核菌素试验、痰找抗酸杆菌、血结核抗体，必要时行胸部 CT 及气管镜等检查进一步明确诊断。

3. 肺部肿瘤　可有长期咳嗽、低热表现，有时伴有胸痛、消瘦等，肺部影像学可见占位性表现，增强 CT 可见病灶强化，中央型肺癌行纤维支气管镜检查可见气管内新生物，活检病理可明确诊断。

4. 机化性肺炎　可急性起病，部分患者可为慢性病程，主要表现为咳嗽、咳痰、活动后呼吸困难，肺部影像学可见局部实变影、多发斑片状渗出或肺部弥漫性结节影，可出现游走性特点，肺功能检查多有限制性通气障碍、弥散障碍，抗感染无效，激素为特效药物，预后一般良好。

【治疗】

入院后完善相关检查，如血、尿、粪常规、生化、肿瘤标志物、自身抗体、血管炎相关指标、红细胞沉降率、梅毒螺旋体抗体、人类免疫缺陷病毒（HIV）抗体、肝炎、肺部高分辨率CT、上腹部B超、泌尿系统B超等，反复送检痰培养、痰找抗酸杆菌、痰找脱落细胞，并经验性予哌拉西林他唑巴坦（邦达）4.5 g静脉滴注每8 h 1次联合左氧氟沙星（可乐必妥）0.5 g静脉滴注每日1次抗感染，氨溴索（沐舒坦）化痰等对症支持治疗，必要时复查胸部CT观察治疗疗效。

【复诊】

血常规（2015-09-23）：WBC 3.5×10⁹/L，NEU% 71.2%，CRP 2 mg/L。肿瘤标志物（2015-09-25）：CA125 57.9 μg/L，余正常。IgG：22.8 g/L，IgG 4 0.14 g/L。红细胞沉降率、生化、梅毒螺旋体抗体、HIV抗体、肝炎、甲状腺功能、HbA1c、IgE、自身抗体、痰培养、痰找抗酸杆菌、大小便未见异常。B超（2015-09-29）：肝血管瘤，胆囊息肉样变，未见腹腔内淋巴结肿大；子宫肌瘤。哌拉西林他唑巴坦联合左氧氟沙星抗感染2周左右，复查胸部CT（2015-10-06）：右肺下叶感染性病灶考虑，趋向实变，较前（2015-09-23）病灶大致相仿（图45-1）；两肺尖少许纤维增殖灶。2015-10-06支气管镜检查（图45-2）：右下叶基底段开口狭窄，黏膜表面凹凸不平，右下叶后基底段B支距开口4 cm处低密度影，行该

部位黏膜活检及刷检。病理回报（2015-10-07）：（右下后基底段）TBLB黏膜组织内见大量小到中等大小淋巴细胞浸润，形态上首先考虑淋巴造血系统肿瘤；（右下后基底段）刷检见少许核异形细胞伴严重退变。病理免疫组化（2015-10-12）：符合MALT型边缘区B细胞淋巴瘤，CK肺泡上皮（＋），TIF1肺泡上皮（＋），淋巴细胞CD20（＋），PAK-5（＋），CD79α（＋），CD43（－），CD3（－），CD5（－），CD21（＋），CD10（－），Bcl-2（＋），Bcl-6（＋），CD23（－），CyclinD1（－），TDT（－），Ki-67（2%～5%＋）。PET-CT（2015-10-12）：右下肺大片实变影，PET代谢弥漫性不均匀增高，炎症首先考虑；右侧胸膜增厚，左侧胸腔少量积液。

【诊治思路＋治疗经验】

肺黏膜相关淋巴组织（MALT）淋巴瘤是肺原发性淋巴瘤（PPL）中最常见的一种类型，是起源于MALT的低度恶性小B细胞淋巴瘤，占所有PPL的70.0%～85.0%，占肺部肿瘤的0.5%[1-3]。

肺MALT淋巴瘤的临床表现多样，但缺乏特异性。可出现发热、盗汗、食欲缺乏、体重下降或咳嗽、咳痰、呼吸困难、咯血等呼吸系统表现，与肺炎、肺结核、肺癌的表现相似，不易鉴别；本例患者最初就误诊为肺炎，直到常规肺部影像学检查才发现病灶。

肺MALT淋巴瘤的影像学特征缺乏特异性，以肺炎肺泡型、结节肿块型多见；还包括双肺弥漫性网格影、磨玻璃影或粟粒型或上述多种形态

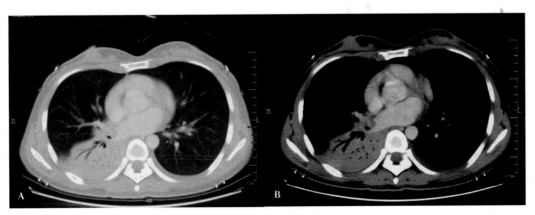

图45-1（2015-10-06）**胸部CT**。肺窗和纵隔窗提示右下肺实变影，内可见空气支气管征，提示感染性病灶

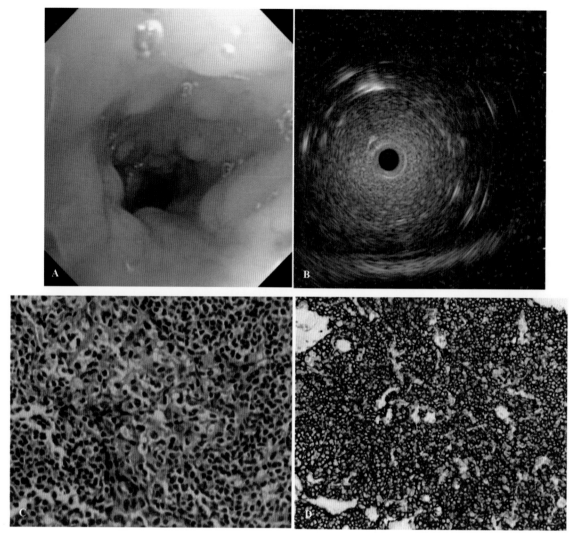

图 45-2 （2015-10-06）支气管镜检查及病理报告。**A.** 常规支气管镜下见右下叶基底段开口狭窄，黏膜表面凹凸不平。**B.** 超声内镜下见右下叶后基底段 B 支距开口 4 cm 处低回声，于该部位黏膜活检及刷检。**C. HE** 染色（20×）：小淋巴细胞浸润上皮形成淋巴上皮病变，（右下后基底段）TBLB 黏膜组织内见大量小到中等大小淋巴细胞浸润，形态上首先考虑淋巴造血系统肿瘤。**D.** 免疫组化提示 CD20 B 淋巴细胞弥漫浸润（10×），符合 MALT 型边缘区 B 细胞淋巴瘤

混合存在。病灶可单发或多发、多部位。空气支气管征、正常血管穿越征、多种类型病灶并存及跨叶分布征和磨玻璃影是肺淋巴瘤 CT 的典型征象，尤其在多发性不同类型病灶中出现磨玻璃结节影，提示肺淋巴瘤，此点可与肺腺癌相鉴别。50% 的病例可见空气支气管征或"枯树征"，近 10% 的病例可表现为胸腔积液，5%～30% 的病例表现为淋巴结增大。当肺内出现单发肿块、多发结节及肺实变影，病情进展缓慢，临床表现与影像学特征不符，或经常规治疗效果不佳时，应考虑本病的可能性[4-5]。

肺淋巴瘤的确诊依赖于组织病理学依据。病理标本获取的途径包括支气管镜下肺活检、经皮肺活检、胸腔镜、外科开胸手术等。由于肺淋巴瘤极少累及支气管内膜，且活检标本偏小，故经支气管镜下活检阳性率偏低，既往主要依赖胸腔镜、开胸活检或肺叶切除手术进行诊断，但目前发现经皮肺活检或支气管镜下肺活检亦可取得合适的标本，该例患者即通过径向超声微探头引导下的经支气管肺活检（TBLB）得以确诊。在对肺外周病变进行支气管镜检查时，使用径向探头进行 EBUS 主要被用于对活检路径进行引导，从而可以对靶病变的位置进行实时确认，大大提高了肺活检的阳性率[6]。

组织病理学结合免疫组化能对大多数有典型病变的淋巴瘤进行诊断。肺淋巴瘤的病理特点为

光学显微镜下可见支气管黏膜下小淋巴细胞、单核细胞样 B 细胞和浆细胞浸润，部分可见肿瘤细胞浸润并破坏支气管黏膜上皮或腺上皮，形成淋巴上皮病损。免疫组化提示肿瘤细胞表达泛 B 抗原：CD19、CD20、CD22、CD79α，但不表达 CD5、CD10、CD23、Bcl-1。

肺淋巴瘤的治疗尚无统一标准，其预后与病理类型相关。其中，低度恶性的 MALT 淋巴瘤多为惰性生长，可长期局限于肺内而不扩散，从发病到确诊最长时间可有 12 年，预后良好。MALT 淋巴瘤如病灶局限且无症状，可采取"观察和等待"的治疗方案；高度恶性的大 B 细胞淋巴瘤一般不推荐手术，以化疗为主；病灶局限可行手术或放疗；病灶弥漫或累及肺外时以全身化疗为主。

（张维）

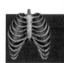

参考文献

［1］张维，叶健，项晶晶．原发性肺淋巴瘤的临床特征分析．中国内镜杂志，2018，24（1）：100-103.

［2］Bae YA，Lee KS，Han J，et al. Marginal zone B-cell lymphoma of bronchus-associated lymphoid tissue：imaging findings in 21 patients. Chest，2008，133（2）：433-440.

［3］Wannesson L，Cavalli F，Zucca E. Primary pulmonary lymphoma：current status. Clin Lymphoma Meyloma，2005，6（3）：220-227.

［4］张征宇，王希明，胡春洪．原发性肺淋巴瘤的 CT 表现及鉴别诊断．医学影像学杂志，2017，27（7）：1246-1253.

［5］周玉凤，李洪江，夏金林．CT 对肺淋巴瘤的诊断价值．中华实用诊断与治疗杂志，2011，25（10）：996-998.

［6］黄禹，陈娉娉．气管内超声在肺周围型病变诊断中的应用．中华结核和呼吸杂志，2013，36（1）：10-11.

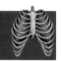

病例 46 弥漫大 B 细胞淋巴瘤

【入院病史采集】

患者女，71 岁，无业。

主诉：气促 3 年，加重 3 个月，伴双下肢水肿 1 个月。

现病史：患者于入院前 3 年无明显诱因逐渐开始出现气促不适，活动后明显，近 3 个月来气促症状加重，1 个月前开始出现下肢水肿，以左下肢水肿起病，逐渐发展为双下肢水肿。未行特殊治疗，症状无好转，现入院。

既往史：既往有甲状腺功能减退病史，余无特殊。

个人史：无特殊。

婚姻史：无特殊。

家族史：无特殊。

【体格检查】

神清，体型消瘦，左侧锁骨上淋巴结肿大，双肺呼吸音粗，双肺未闻及干、湿啰音。双下肢凹陷性水肿。余无特殊。

【辅助检查】

（2019-04-16）血常规：WBC 27.2×10^9/L，NEU% 90.30%。

（2019-04-16）甲状腺功能：FT_3 3.17 pmol/L，FT_4 16.47 pmol/L，TSH 0.41 mIU/L。

（2019-04-17）肝功能：ALB 26.4 g/L。

（2019-04-18）胸部 CT ＋增强：①左侧锁骨上窝、纵隔内、双肺门、腹膜后多发肿大淋巴结，上腔静脉、左侧头臂静脉及双侧肺静脉受压，考虑肿瘤性病变，淋巴瘤？转移瘤？右肺中叶支气管及内外侧段支气管僵直、稍变窄；②双肺肺气肿、双肺感染（图 46-1）。

（2019-04-26）全身 PET-CT：左侧锁骨上窝、纵隔、双肺门区、肝胃间隙、腹膜后多发肿大淋巴结，糖代谢增高，考虑肿瘤性病变可能性大。双侧肺各叶散在多发炎症性病灶（图 46-2）。

【初步诊断】

①纵隔淋巴结肿大：淋巴瘤？结节病？淋巴结结核？②甲状腺功能减退。

【确定诊断】

①弥漫大 B 细胞淋巴瘤；②甲状腺功能减退。

【鉴别诊断】

1. 结节病　是一种非干酪样坏死性上皮细胞肉芽肿性疾病，可表现为多发淋巴结肿大，可伴有多器官损害的临床表现；X 线检查显示结节样肺泡炎、肺浸润，可伴有肺门、纵隔淋巴结肿大，病理学检查发现上皮样细胞肉芽肿，但无干酪样变；皮肤结节病抗原（Kveim）试验（＋），结核菌素皮试（－）。

2. 淋巴结结核　为干酪样坏死性炎症性疾病，常有低热、盗汗、乏力、消瘦等全身症状，常见于气管旁淋巴结，伴同侧肺门淋巴结肿大，增强后淋巴结呈边缘环形强化，中心干酪样坏死不强化；皮肤结节病抗原试验（－），结核菌素皮试（＋）；病理可确诊。

3. 淋巴结转移瘤　常有原发恶性肿瘤病史，为纵隔淋巴结肿大较常见的原因，常呈单侧非对称性分布，淋巴结大小不一，相互融合，一般为气管前血管后间隙及主肺动脉窗淋巴结肿大较明显，可合并前纵隔及双肺门淋巴结肿大，增强扫描可有轻度不均匀强化或仅有边缘强化，中心

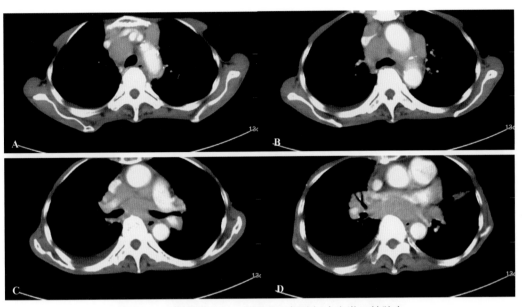

图 46-1　增强胸部 CT。纵隔及双侧肺门多发淋巴结肿大

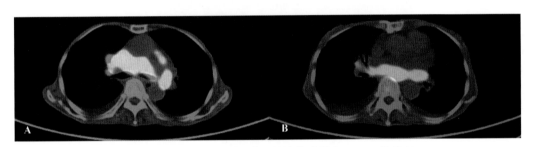

图 46-2　PET-CT。纵隔淋巴结糖代谢增高，SUV 值升高

区域可坏死不强化，部分患者伴肺内转移性结节及癌性淋巴管炎。

【治疗】

患者入院后出现发热，2019 年 4 月 22 日行 EBUS-TBNA，穿刺 4R 组及 7 组淋巴结（图 46-3），病理（4R 组淋巴结穿刺物、7 组淋巴结穿刺物）见较多炎症性渗出物，部分区域组织挤压变形明显，结合免疫组化结果，符合为炎症性病变，免疫组化：CK、TTF-1（上皮＋），CD56（－），CgA（－），Syn（－）。后行全身 PET-CT 检查提示肿瘤性病变，考虑有淋巴瘤可能，2019 年 4 月 28 日行左锁骨上淋巴结活检，病理提示（左侧颈部淋巴结）送检组织淋巴结结构大部分破坏，可见中等偏大的细胞散在或片状分布，细胞胞浆透明，核中等偏大，核形稍不规则，可见核仁，背景富含 T 小淋巴细胞及组织细胞，结合形态及免疫组化结果，考虑为 T 细胞 /

组织细胞丰富的大 B 细胞淋巴瘤（图 46-4），免疫组化：CD20、Pax-5、Bcl-2（＋），Bcl-6、C-MYC、LMO-2、CXCL13（部分＋），CD21、CD23（少量 FDC＋），CD10、CD30、CyclinD1、PD-1（－），CD3、CD5、CD2、CD4、CD7、CD8（T 细胞＋），Ki-67（约 80%＋）。特殊染色：PAS（－）、抗酸染色（－）、六胺银（－）。原位杂交：EBER（部分细胞＋）（图 46-5）。后转至血液内科，予利妥昔单抗（美罗华）治疗。

【复诊】

2019 年 7 月随诊，患者已无发热，复查胸部 CT 提示纵隔及肺门淋巴结较前缩小。

【诊治思路＋治疗经验】

在诊断纵隔以及肺门淋巴结肿大方面，与"金标准"纵隔镜相比，EBUS-TBNA 同样能详

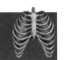

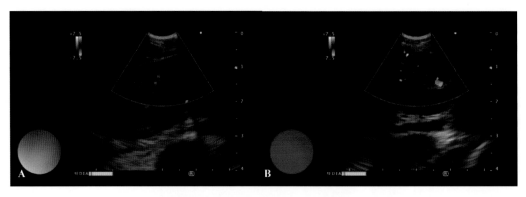

图 46-3　EBUS 下 4R 及 7 组淋巴结影像

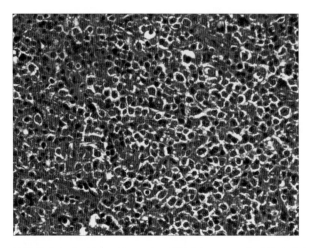

图 46-4　病理。淋巴结结构大部分破坏，淋巴组织弥漫增生，可见中等偏大的细胞散在或片状分布

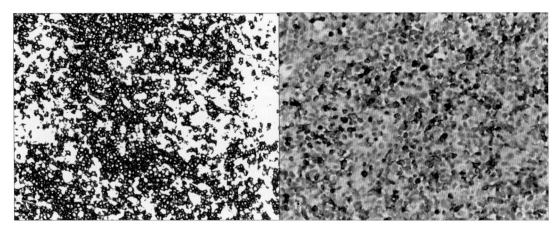

图 46-5　免疫组化。**A**. CD20（＋）。**B**. Bcl2（＋）

细显示与气道临近的复杂纵隔结构，而且损伤更小，诊断率高，尤其是对肺癌的诊断。EBUS-TBNA 诊断非小细胞癌淋巴结分期的敏感性为 93%，特异性为 100%[1]，但其局限性包括取样的标本量较小、不能很好地显示组织结构、阴性预测值较低。EBUS-TBNA 对淋巴瘤的诊断仍存在争议，尤其是边缘区以及滤泡性淋巴瘤[2]。

该患者在初次活检时未发现癌细胞，且患者住院过程中出现发热，结合异常升高的白细胞以及全身 PET-CT 的表现，需高度怀疑淋巴瘤可能性。

既往研究表明，在结节病患者中，甲状腺功能减退的患病率明显更高，尤其是女性患者。本病例行 EBUS-TBNA 后未见癌细胞，且结合女性患者合并甲状腺功能减退，曾考虑结节病可能，但结节病与异常升高的白细胞以及全身 PET-CT 结果不符。

近年有研究表明，用 EBUS-TBNA 所获得的标本进行流式细胞学分析、快速现场评价以及使用较粗的活检针能提高 EBUS-TBNA 对淋巴瘤的诊断敏感性[3]。使 EBUS-TBNA 对新发淋巴瘤和复发淋巴瘤的诊断和分型的总体敏感性为 77%，特异性为 100%，然而，EBUS-TBNA 对不同类型的淋巴瘤诊断率不同。对低分化非霍奇金淋巴瘤的诊断率最高，敏感性可达 92%，对霍奇金淋巴瘤的诊断率较低，可能是由于未能发现典型的 RS 细胞[4]。

本病例在穿刺前根据临床资料考虑为肿瘤性病变可能性大，且患者纵隔淋巴结肿大，穿刺过程顺利，穿刺所得组织量较多且呈条状，但初步病理结果为阴性，除当 EBUS-TBNA 后出现我们预想之外的阴性结果时，需重新审视这个结果，是操作失误、病灶性质，还需考虑淋巴瘤可能。重新进行 EBUS-TBNA 并不一定有所帮助，因为很多时候并不是标本量的原因；如容易获得，手术切除仍然是淋巴瘤的首选取样标本。

如不容易获得上述标本，流式细胞学分析会有一定的帮助。

（刘镇威　方年新）

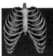

参考文献

[1] Gu P, Zhao YZ, Jiang LY, et al. Endobronchial ultrasound-guided transbronchial needle aspiration for staging of lung cancer: a systematic review and meta-analysis. Eur J Cancer, 2009, 45 (8): 1389-1396.

[2] Farmer PL, Bailey DJ, Burns BF, et al. The reliability of lymphoma diagnosis in small tissue samples is heavily influenced by lymphoma subtype. Am J Clin Pathol, 2007, 128 (3): 474-480.

[3] 孙宇新，黄慧. 气管内超声引导下经支气管针吸活检术对淋巴瘤的诊断价值. 中华结核和呼吸杂志，2019，42（11）：844.

[4] Grosu HB, Iliesiu M, Caraway NP, et al. Endobronchial ultrasound-guided transbronchial needle aspiration for the diagnosis and subtyping of lymphoma. Ann Am Thorac Soc, 2015, 12: 1336-1344.

病例 46　弥漫大 B 细胞淋巴瘤

病例 47　外周 T 细胞淋巴瘤累及肺部

【入院病史采集】

患者女，61 岁，自由职业。

主诉：发现颈部肿物伴疼痛 1 个月。

现病史：患者自诉入院前 1 个月发现颈部无明显诱因出现鹌鹑蛋大肿块，皮温稍高，稍疼痛，无溃破、红肿，不伴发热、畏寒、盗汗，无鼻塞、涕中带血、呼吸困难、吞咽困难、声音嘶哑，无口角歪斜、闭目不能等。就诊于当地社区医院，予抗感染治疗后（具体不详）病情无明显好转。近 7 天来肿块增长迅速，疼痛明显，为求诊治来我院门诊，行颈部 CT 示右侧颈部多发肿大淋巴结，以"颈部肿物"收住耳鼻喉科。自起病以来，患者精神、睡眠及食欲可，大、小便正常，体重无明显变化。

既往史：自诉自出生起出现右耳少许流脓，伴少许臭味，自小右耳失聪。患 2 型糖尿病，现予阿卡波糖（50 mg 每日 3 次）降糖，血糖控制可。1997 年行左侧乳腺肿块切除术（具体不详）。否认肝炎、结核、疟疾病史，否认高血压、心脏病史，否认脑血管疾病、精神疾病史，否认外伤、输血史，否认食物、药物过敏史，预防接种史不详。

个人史：生于湖南省长沙市，久居本地，否认血吸虫疫水接触史，无吸烟、饮酒史，否认毒物接触史。

婚姻史：已婚，育有 1 子，配偶及儿子体健。

家族史：否认家族遗传病史。

【体格检查】

T 38.8℃，P 78 次 / 分，R 20 次 / 分，BP 122/89 mmHg，SpO$_2$ 97%，吸入氧浓度：21%。全身浅表淋巴结未扪及肿大。胸廓无畸形，双侧呼吸动度对称，语颤无增强，双肺叩诊呈清音，呼吸音清，未闻及干、湿啰音和胸膜摩擦音。心率 78 次 / 分，律齐，无杂音。腹平软，无压痛、反跳痛，肝脾肋下未及。双下肢无水肿。

专科检查：耳：耳廓无畸形，双侧外耳道通畅，右侧外耳道稍湿润，右侧鼓膜可见一穿孔，外耳道黏膜充血明显，左侧鼓膜标志清楚，未见明显穿孔，乳突无压痛，耳廓无压痛，牵拉痛。C256 音叉：RT（＋）左，RT（－）右，WT（→左）。鼻：外鼻无畸形，鼻窦区无压痛，鼻前庭无红肿，双鼻腔黏膜无充血，双下鼻甲不大，鼻中隔不偏，鼻中道未见脓性分泌物，总鼻道内可见少量黏涕，未见新生物。咽喉：唇红，口腔黏膜无溃疡，咽后壁淋巴组织增生，咽侧索无红肿，咽后壁黏膜稍充血，双扁桃体 I 度肿大，隐窝口无脓。间接喉镜下会厌不肿，双声带未见新生物，闭合可，梨状窝无液体潴留。间接鼻咽镜示鼻咽顶壁未见新生物，咽隐窝双侧对称，鼻后孔未见新生物。颈部：颈软，气管居中，右侧颌下、胸锁乳突肌前缘及深面可扪及多发肿物，较大者位于颌下，约 8 cm×5 cm×3 cm，皮温稍高，轻压痛，质中，表皮无明显破溃及红肿，活动可，边界不清，无颈静脉充盈，颈部可扪及多个浅表淋巴结，质中，活动可。甲状腺未扪及占位。

【辅助检查】

（2018-10-09）湖南省某医院颈部 CT（图 47-1）：右侧颈部多发肿大淋巴结，性质待定：淋巴结结核？淋巴结炎？淋巴瘤？

（2018-10-10）湖南省某医院胸部 X 线检查（图 47-2）：双下肺多发结节，性质待查，建议 CT 进一步检查。

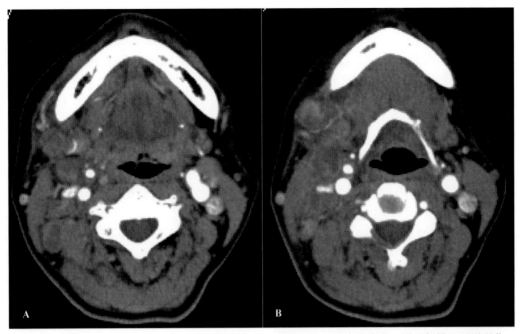

图 47-1 （2018-10-09）颈部 CT。右侧颈部多发肿大淋巴结，边缘尚清晰，增强扫描呈环形强化

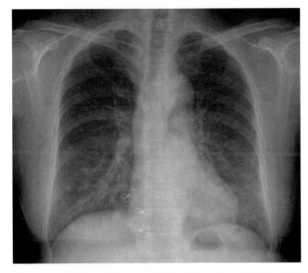

图 47-2 胸部 X 线检查。两肺多发结节，以下肺内带为主

入院后血常规、甲状腺功能、甲状腺抗体、输血前四项、凝血功能、肝肾功能、电解质、尿常规、粪常规、结核抗体、结核 T 细胞斑点试验均未见异常。肿瘤标志物：糖类抗原 125 83.79 U/ml ↑，余正常。

胸部 CT（图 47-3）：双肺多发结节，考虑转移瘤可能。喉镜：咽喉炎。腹部彩超：肝内强光点，考虑钙化灶；胰头周围低回声结节，考虑淋巴结；右肾多发囊肿；右肾结石；绝经后子宫声像；盆腔少量积液。乳腺 B 超：双侧乳腺小叶增生，左乳 4 点位非均质低回声结节，考虑 BI-RADS 3 类。心脏彩超：左心房增大；二尖瓣、三尖瓣轻度反流；左心室舒张功能减退。骨骼显像：未见明显肿瘤骨转移征象。支气管镜：常

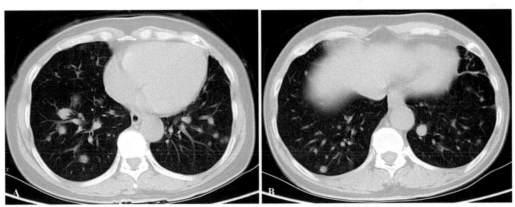

图 47-3 胸部 CT。两肺多发结节，以下肺分布为主，边界清晰，大小欠均一，考虑转移瘤

181

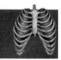

规支气管镜检查未见异常；径向超声引导下于 RB8aiiα 探及不均匀低回声病变（图 47-4），于该处活检，病理结果回报（图 47-5）：（右下叶前基底段活检）少许肺组织，部分为肺泡组织，肺泡腔内可见较多泡沫样细胞；其余 3 块为炎症性组织，挤压变形较重，免疫组化示 Ki-67 表达高，以 T 细胞为主，结合淋巴结穿刺活检切片及临床，考虑 T 细胞淋巴瘤累及肺。免疫组化结果：p63（上皮＋），Ki-67（其中三块组织高表达＋），CK7（上皮＋），NapsinA（肺泡上皮＋），TTF-1（肺泡上皮＋），CK（pan）（上皮＋），CD3（其中 3 块组织高表达），CD20（散在＋）；特殊染色：VG（－）。颈部肿块 B 超引导下穿刺

活检病理结果（图 47-6）：（右侧颈部淋巴结穿刺组织）穿刺小组织，见较多肿瘤性坏死，可见异型细胞，部分退变，结合免疫组化及临床考虑外周 T 细胞淋巴瘤，非特殊类型，伴有较多坏死。免疫组化结果：Ki-67（70%＋），CK（pan）（－），CD20（散在＋），CD3（弥漫＋），pax-5（散在＋），Cyclin D1（散在＋），CD56（＋），CD2（弥漫＋），CD4（弥漫＋），CD8（少量＋），CD5（＋，表达减少），CD7（＋，表达减少），TIA-1（＋），Granzyme B（＋），CD30（－）；特殊染色结果：抗酸染色（－）；原位杂交：EBER（－）。骨髓穿刺细胞检查报告：请结合临床排除淋巴瘤骨髓浸润。组织化学染色：NAP 阳性率 71%，积分 104；巨核细胞 129 个。

【初步诊断】

①右侧颈部肿物性质待查：淋巴结核？淋巴瘤？淋巴结炎？②2 型糖尿病；③慢性中耳炎（右）。

【确定诊断】

①外周 T 细胞淋巴瘤（Ⅳ期 IPI 评分 4 分 高危组 侵及双侧颈动脉鞘旁、颌下及双侧锁骨上窝多发淋巴结，肺部浸润，骨髓浸润）；②2 型糖尿病；③慢性中耳炎（右）；④双下肺肺炎；

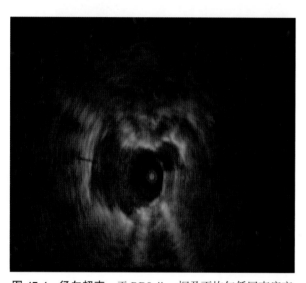

图 47-4　径向超声。于 RB8aiiα 探及不均匀低回声病变

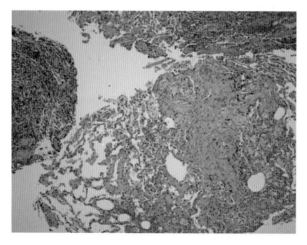

图 47-5　径向超声引导下于 RB8aiiα 处活检。HE 染色（×20）右下叶前基底段活检组织内可见蓝染的异型细胞区（图左上及右上），部分在终末肺组织内浸润性生长，免疫组化证实其为肿瘤性 T 淋巴细胞

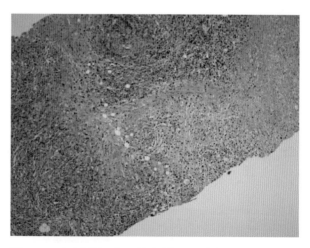

图 47-6　右侧颈部淋巴结穿刺。HE 染色（×20）右侧颈部淋巴结穿刺组织内散在肿瘤性坏死，纤维组织增生，其间可见蓝染的异型细胞，胞浆空亮，胞核扭曲，免疫组化：肿瘤性 T 淋巴细胞

⑤双额叶、侧脑室旁多发腔隙性脑梗死；⑥脑萎缩；⑦部分空泡蝶鞍；⑧右肾多发小结石；⑨右肾多发囊肿；⑩胰头周围低回声结节，考虑淋巴结；⑪右肾多发囊肿；⑫右肾结石；⑬盆腔少量积液；⑭双侧乳腺小叶增生；⑮左乳结节 BI-RADS 3 类；⑯咽喉炎；⑰化疗后骨髓抑制（白细胞Ⅳ度骨髓抑制，粒细胞缺乏，继发性血小板降低）；⑱药物性肝损伤；⑲继发性贫血（重度）。

【鉴别诊断】

该患者以颈部淋巴结肿大伴疼痛起病，感局部皮温稍高而无畏寒、发热、盗汗等全身症状，予以抗细菌感染治疗后，淋巴结增大且出现明显疼痛感，故首先考虑其他病原体所致感染性淋巴结可能，以结核可能性大。应与淋巴瘤鉴别，后者多表现为慢性进行性无痛性淋巴结肿大，易出现全身多脏器（尤其是肝、脾）受累表现，可出现发热、盗汗、消瘦、乏力等全身表现，部分恶性程度较高、进展较快者亦可出现痛性淋巴结肿大。患者门诊胸片提示两肺多发结节，无咳嗽、咳痰、发热等呼吸系统症状，不支持结核性、细菌性肺部感染等影像学表现，结合其淋巴结肿大等表现，应考虑肺部转移瘤可能。其诊断有待于病理学检查，故获取有效的淋巴结组织及肺组织是诊断关键点，其他辅助诊断包括肿瘤标志物、结核抗体、结核斑点试验、X-pert 等检查。

【治疗】

明确诊断后转入肿瘤科于 2018 年 10 月 30 日、2018 年 11 月 21 日予 CHOP 方案（环磷酰胺＋阿霉素＋长春新碱＋泼尼松）化疗 2 个周期，并辅以止呕、护胃、护肝，营养水化补液等对症治疗。

【复诊】

该患者予 CHOP 方案化疗 2 个周期后出现Ⅳ度骨髓抑制，给予对症升白细胞、升血小板、输注血小板、输注红细胞、进入层流床、预防感染、含漱等对症处理。2018 年 12 月 4 日复查

血常规：WBC 42.50×10⁹/L ↑，NEU 39.62×10⁹/L ↑，HGB 78 g/L ↓，PLT 123×10⁹/L。完成两次化疗后，一般情况稳定，给予出院。嘱每周复查血常规 2～3 次，根据检查结果及时处理（白细胞降低时予以粒细胞集落刺激因子 100～200 µg 皮下注射刺激造血，血小板降低予 IL-11 升血小板治疗，严重时需输注血小板），每周复查肝、肾功能及电解质，根据检查结果对症处理；注意查尿常规（注意蛋白尿）；并嘱规律化疗。后患者失访。

【诊治思路＋治疗经验】

肺淋巴瘤可根据侵犯形式分为原发性肺淋巴瘤（PPL）和继发性肺淋巴瘤（SPL）。SPL是指已知有肺外淋巴瘤的肺内侵犯，浸润途径可为直接侵犯或经淋巴、血液播散至肺组织，少数来源于其他部位的淋巴瘤，占全部淋巴瘤的 25%～40%[1]。SPL 的报道相对较少，是系统性淋巴瘤的一部分，累及肺部者临床上多表现为咳嗽、咳痰、痰中带血或咯血、胸痛、胸腔积液等症状，并且伴有浅表淋巴结肿大、盗汗、乏力等全身症状，部分患者可仅表现为浅表淋巴结肿大，而无呼吸道症状。影像学上可表现为支气管血管增粗、小叶间隔增厚、网状结节性病变等肺间质受累表现，亦可表现为渗出、实变、结节或肿块，也可形成肉芽肿实变而类似于肺炎等肺实质受累表现，阻塞气道时可引起阻塞性肺炎和肺不张[2]。继发性霍奇金淋巴瘤（HL）多表现为肿块型（80%），而继发性非霍奇金淋巴瘤（NHL）多表现为支气管血管周围间质增粗（68.8%）[3]。

肺淋巴瘤的常见类型依次为黏膜相关淋巴组织淋巴瘤、霍奇金淋巴瘤、弥漫大 B 细胞淋巴瘤和淋巴瘤样肉芽肿病，其中黏膜相关淋巴组织淋巴瘤和淋巴瘤样肉芽肿病是主要的 PPL 类型，而弥漫大 B 细胞淋巴瘤和霍奇金淋巴瘤是主要的 SPL 类型[4]。本例患者因颈部淋巴结肿大入院，完善相关检查后发现双肺多发结节，结合颈淋巴结穿刺病理及肺活检病理诊断为外周 T 细胞淋巴瘤（Ⅳ期 IPI 评分 4 分 高危组 侵及双侧颈动脉鞘旁、颌下及双侧锁骨上窝多发淋巴结，肺部浸润，骨髓浸润）。肺继发性外周 T 细胞淋巴

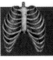

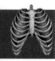

瘤（非特殊类型）发病率低，在协和医院18年间（1999—2016年）病理诊断为肺淋巴瘤的142例患者中，仅有1例诊断为肺继发性外周T细胞淋巴瘤（非特殊类型）[4]。

40%～60%的血液病患者在发病或治疗过程中会累及肺部，其原因可能为感染、药物或放疗引起的肺部损伤、肺部继发性肿瘤、移植物抗宿主反应引起的肺部损伤等。其确诊有待获取有效组织病理诊断，CT引导下经皮肺穿刺活检或支气管镜肺活检是可供选择的诊断方法，该患者即通过径向超声引导下肺活检明确诊断。

肺淋巴瘤的预后与病理类型相关。初治外周T细胞淋巴瘤最常用的一线治疗方案为CHOP（环磷酰胺＋阿霉素＋长春新碱＋泼尼松）和CHOP类似方案。然而除间变性淋巴瘤激酶（ALK）＋间变性大细胞淋巴瘤（ALCL）［ALK在ALCL的一个亚型中被发现，因此定名为ALK］外，上述方案对其他病理亚型的疗效均较差，5年生存率仅为30%[5]。

（柳威　刘志光　李芸）

参考文献

［1］Furuhashi N, Sugino Y, Okumura J, et al. A case of secondary pulmonary malignant lymphoma with multiple pulmonary nodules and speculation. Nihon Kokyuki Gakkai Zasshi, 2011, 49（11）: 873-876.

［2］辛春红，兰春祥，曲伟，等. 继发性肺弥漫大B细胞淋巴瘤一例并文献复习. 白血病·淋巴瘤, 2018, 27（6）: 353-355.

［3］Lewis ER, Caskey CI, Fishman EK. Lymphoma of the lung: CT findings in 31 patients. AJR Am J Roentgenol, 1991, 156（4）: 711-714.

［4］霍真，李霁，刘鸿瑞，等. 北京协和医院对18年间病理诊断肺淋巴瘤患者的回顾分析. 中华肺部疾病杂志（电子版）, 2016, 9（6）: 600-603.

［5］中国临床肿瘤学会抗淋巴瘤联盟，中华医学会血液学分会白血病·淋巴瘤学组中国抗癌协会血液肿瘤专业委员会. 西达本胺治疗外周T细胞淋巴瘤中国专家共识（2018年版）. 中国肿瘤临床, 2018, 45（15）: 763-768.

病例 48　AB 型胸腺瘤合并重症肌无力（眼肌型）

【入院病史采集】

患者男，55 岁，工人。

主诉： 左眼睑下垂 1 个月余，发现纵隔占位性病变 5 天。

现病史： 患者于入院前 1 个月余无明显诱因出现左眼睑下垂，无明显晨轻暮重，未予重视，症状逐渐加重；入院前 5 天至我院门诊就诊，疲劳试验（＋），肌电图未见异常，胸部 CT 提示纵隔占位，门诊以"纵隔占位性病变"收入院。

既往史： 无特殊。

个人史： 吸烟 30 余年。

婚姻史： 无特殊。

家族史： 无特殊。

【体格检查】

神清，生命体征平稳，浅表淋巴结未触及肿大，左侧眼睑稍下垂，双侧瞳孔等圆等大，对光反射可。胸廓对称无畸形，双肺呼吸运动对称，呼吸运动和呼吸频率正常，双肺叩诊呈清音，听诊双肺呼吸音清，未闻及干、湿啰音。心律齐，各瓣膜听诊区未闻及病理性杂音。腹平软，无压痛、反跳痛，肝脾肋下未及。双下肢无水肿。

【辅助检查】

（2019-06-21）胸部增强 CT：中纵隔（气管前腔静脉后）占位性病变，考虑肿瘤性病变，淋巴瘤？生殖细胞肿瘤？（图 48-1）。

（2019-06-28）CEA、CA19-9、CA125、PSA、NSE、SCCA 未见明显异常。

【初步诊断】

纵隔占位性病变性质待查：淋巴瘤？胸腺瘤？

【确定诊断】

AB 型胸腺瘤合并重症肌无力（眼肌型）。

【鉴别诊断】

1. 淋巴瘤　最常见的症状为无痛性颈部或锁骨上淋巴结进行性肿大，部分患者可有发热、盗汗等全身症状，影像学上表现为前、中纵隔多发性淋巴结肿大，常与颈部周围淋巴结、双侧纵隔淋巴结及肺门淋巴结肿大同时存在，最常见的强化方式为均匀轻中度强化且相互融合。

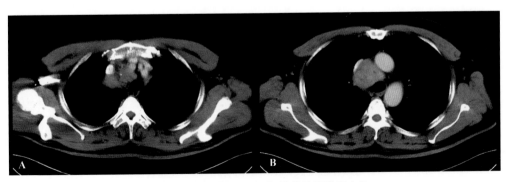

图 48-1　胸部增强 CT。 气管前腔静脉后占位

2. 纵隔淋巴结转移瘤　为原发性肺癌或肺外肿瘤转移，常有癌性淋巴管炎改变，影像学上常呈单侧非对称性分布，淋巴结大小不一且相互融合，增强扫描可有轻度不均匀强化或仅有边缘强化。

【治疗】

（2019-07-02）白光支气管镜检查提示气管下段外压狭窄，改超声支气管镜检查，4R组淋巴结位置处探及软组织影（图48-2），进行EBUS-TBNA，病理结果：部分区域肿瘤细胞呈梭形或卵圆形，细胞胞浆粉染或透亮，细胞核仁不明显，核分裂少见，细胞形态较温和，部分区域间质伴多量淋巴细胞浸润；病变考虑为胸腺瘤［上皮细胞CK、CK14、CK19、CK5/6、P63、Vim均（＋）；淋巴细胞CD3、CD5、CD99均（＋）］（图48-3），但不能很好地鉴别分型，转至胸外科进行手术切除，2019年7月5日进行开胸手术，术中见气管、上腔静脉（2组、4组淋巴结区）可见一大小约6 cm×7 cm×6 cm肿物，周围包膜尚完整，局部压迫上腔静脉、无名

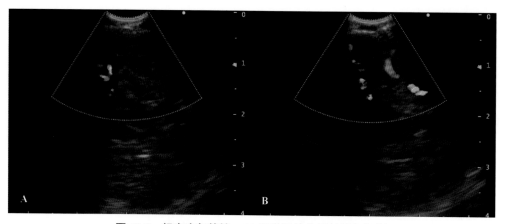

图48-2 超声支气管镜。4R组淋巴结位置的软组织影

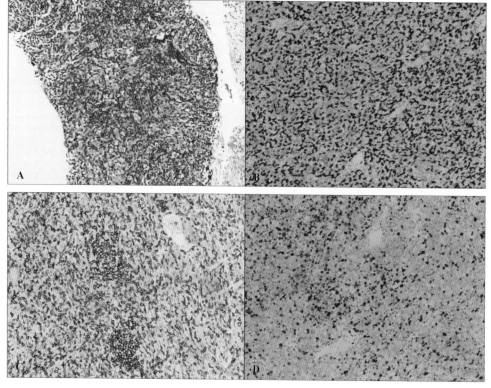

图48-3 EBUS-TBNA病理。 A.部分区域肿瘤细胞呈梭形或卵圆形，细胞胞浆粉染或透亮，细胞核仁不明显，核分裂少见，部分区域间质伴多量淋巴细胞浸润。**B.** p63（＋）。**C.** CD5（＋）。**D.** Ki-67（＋）

静脉、升主动脉、头臂干及气管前壁；前纵隔胸腺组织内未见明显胸腺瘤生长；手术切除标本证实为 AB 型胸腺瘤。术后未进行放化疗并出院。

【复诊】

电话随访患者现无任何不适，未在我院定期复查胸部 CT。

【诊治思路＋治疗经验】

患者为中老年男性，发现中纵隔占位，首先考虑淋巴瘤，但淋巴瘤不能完全解释临床症状（如眼睑下垂等），从临床症状出发，更符合胸腺瘤的诊断。影像学检查不易鉴别。

纵隔镜是诊断纵隔病变的金标准，但需要在手术室内全身麻醉下进行，损伤大，患者不易接受，故更倾向于更安全、创伤更小的 EBUS-TBNA。本病例考虑淋巴瘤或胸腺瘤的可能性大，通过细针穿刺诊断均难度较大。

EBUS-TBNA 对淋巴瘤的诊断存在争议，尤其是诊断边缘区以及滤泡性淋巴瘤[1]。由于淋巴瘤的治疗往往取决于病理分型和分级，而通过 EBUS-TBNA 取样的标本量较小，不易显示组织结构，可能无法满足临床要求，所以目前手术切除仍是诊断淋巴瘤的首选取样方法。但近年研究表明[2]，EBUS-TBNA 所获得的标本进行流式细胞学分析、快速现场评价以及使用较粗的活检针能增加 EBUS-TBNA 对淋巴瘤的诊断率。

胸腺瘤的诊断面临同样问题，WHO 根据上皮细胞的形态、淋巴细胞与上皮细胞的比例将胸腺瘤分为 6 组（A 型、AB 型、B1 型、B2 型、B3 型和 C 型）。在一些情况下，由于取样原因，上皮成分可能缺失或被忽视，容易导致误诊，故 EBUS-TBNA 获得的小标本可能无法精确诊断，

尤其是对胸腺瘤亚型的判断，而这对于决定预后和肿瘤分期非常重要。但有研究显示，联合细胞蜡块、组织学、免疫组化、流式细胞仪等多种技术，EBUS-TBNA 可以对胸腺瘤进行诊断和进一步分型[3-4]。

胸腺瘤是前纵隔区最常见的原发性恶性肿瘤，占原发性纵隔肿瘤的 1/5 ～ 1/4，无明显性别差异，但其也可发生在纵隔其他的部位，任何出现纵隔肿块的患者都应该考虑胸腺瘤可能。胸腺瘤是来源于胸腺上皮的肿瘤，具有双相外观，由淋巴细胞和上皮细胞混合组成。手术切除效果良好，据报道肿瘤完全切除者 5 年生存率达 89%。切除肿瘤后约 2/3 患者的重症肌无力症状得到改善[5]。

（刘镇威　方年新）

参考文献

[1] Farmer PL，Bailey DJ，Burns BF，et al. The reliability of lymphoma diagnosis in small tissue samples is heavily influenced by lymphoma subtype. Am J Clin Pathol，2007，128（3）：474-480.

[2] 孙宇新，黄慧. 气管内超声引导下经支气管针吸活检术对淋巴瘤的诊断价值. 中华结核和呼吸杂志，2019，42（11）：844-844.

[3] Moonim MT，Breen R，Gill-Barman B，et al. Diagnosis and subclassification of thymoma by minimally invasive fine needle aspiration directed by endobronchial ultrasound：a review and discussion of four cases. Cytopathology，2012，23（4）：220-228.

[4] Yoshida Y，Singyoji M，Ashinuma H，et al. Successful diagnosis of a thymoma by endobronchial ultrasound-guided transbronchial needle Aspiration：a report of two cases. Intern Med，2015，54（21）：2735-2739.

[5] 陈灏珠，林果为，王吉耀. 实用内科学. 14 版. 北京：人民卫生出版社，2013.

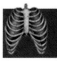

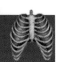

病例 49 左肺大细胞神经内分泌癌

【入院病史采集】

患者男，61 岁。职业：退休人员。入院时间：2020 年 4 月 9 日，出院时间：2020 年 4 月 17 日，住院天数：8 天。

主诉： 活动后气促 6 年，加重 1 个月余。

现病史： 患者于入院前 6 年无明显诱因出现活动后气促，最初表现为爬楼梯有轻微气促，后气促逐渐加重，表现为平地快走时气促，天气变化时气促加重，偶有咳嗽，咳少量白色黏痰，无痰中带血，进食偶有打嗝症状，偶有心悸、胸闷，无头晕、头痛，无发热、寒战、盗汗，无腹痛，偶有便秘，未诉其他不适。患者在家曾使用布地奈德福莫特罗粉吸入剂和噻托溴铵粉吸入剂 2 年，病情控制不佳，气促反复发作。2019 年 11 月 8 日因左侧输尿管结石入院，完善胸部 CT：肺气肿左下肺背段结节灶，性质待定，根据临床诊断慢性阻塞性肺疾病，2019 年 12 月 24 日因气促曾在冷水江市某医院就医，予以吸氧，布地奈德福莫特罗粉吸入剂改善肺功能，甲泼尼龙琥珀酸钠抗炎，多索茶碱解痉，双氯芬酸钠栓止痛，稍好转出院。2020 年出现气促加重于 3 月 6 日在冷水江市某医院就医予以氨溴索口服液止咳化痰，雷贝拉唑护胃，完善胸部 CT＋心脏平扫等检查，诊断不明确，建议上级医院进一步诊治，故来我院就诊，门诊以 "①左肺占位性病变原因待查：肿瘤？炎症？其他？②慢性阻塞性肺疾病 急性加重期" 收住我科。起病以来，精神一般，食欲一般，睡眠良好，大小便正常，近期体重减轻 10 kg 左右。

既往史： 既往有前列腺增生，服用非那雄胺片和盐酸坦洛新缓释片 1 年，尿道结石，高血压病史 4 年，在家服用氨氯地平，血压控制尚可，2019 曾患 "左侧输尿管结石，双肾积水"，于 2019 年 11 月 12 日在长沙市某医院局部麻醉下行经尿道双侧输尿管镜检输尿管＋双侧输尿管狭窄扩张＋双侧支架管置入术，2020 年 3 月 19 日于长沙市某医院局部麻醉下行左侧输尿管镜激光碎石。否认心脏病、糖尿病、脑血管疾病、精神疾病史，无外伤史，无输血史，否认食物、药物过敏史，预防接种史不详。

个人史： 吸烟史 30 年，2 包 / 天，已戒烟 3 个月，生于湖南省冷水江市，久居本地，否认血吸虫疫水接触史，无饮酒史，否认毒物接触史。否认新冠肺炎流行病学史。

婚育史： 25 岁结婚，育有 1 子 1 女，均体健。

家族史： 兄弟姐妹健在，弟弟患有肺癌。

【体格检查】

T 36.8℃，P 97 次 / 分，R 20 次 / 分，BP 129/85 mmHg，神清，查体合作。颈软，全身皮肤黏膜无黄染。口唇无发绀，咽无充血，扁桃体无肿大。双肺呼吸音正常，未闻及干、湿啰音。心率 97 次 / 分，律齐，无杂音。腹平软，无压痛、反跳痛，肝脾肋下未及。下肢无水肿。

【辅助检查】

（2020-03-06）冷水江某人民医院：胸部 CT＋心脏平扫：①慢性支气管炎合并双肺气肿；②左下叶背段病灶较前增大，占位待排除，请结合临床；③腹腔积液。

（2020-03-10）肝胆胰腺、双肾输尿管膀胱前列腺彩超：①脂肪肝；②右肝钙化灶声像；③左肾结石；④右肾积水，右输尿管上段扩张。

长沙市某医院：（2020-04-08）胸腹部 CT：患者复查，左下肺结节较前明显增大，占位？建议进一步检查：考虑双肺新发感染性病变可能，转移瘤待排除，请结合临床及相关检查。

甲状腺功能：促甲状腺素 0.172 μIU/ml ↓ 游离三碘甲腺原氨酸 2.17 pmol/L ↓。

（2020-04-09）入院后血常规：WBC 8.51×10⁹/L，NEU 6.00×10⁹/L，LY 1.71×10⁹/L，NEU% 70.5%↑，RBC 3.79×10¹²/L↓，HGB 113 g/L↓，PLT 361×10⁹/L↑；肾功能：BUN 11.57 mmol/L↑，CREA 213.69 μmol/L↑，β₂微球蛋白 7.31 mg/L↑，视黄醇结合蛋白 99.1 mg/L↑，胱抑素 C 3.42 mg/L↑；心肌酶：LDH 226.40 U/L，CK 36.6 U/L；电解质：K 5.08 mmol/L，Na 134 mmol/L↓；Fb 4.32 g/L↑，DD 3.08 mg/L↑，FDP 8.30 μg/ml↑；（2020-04-10）新 C12：PGⅠ/PGⅡ 15.29，糖类抗原 125 175.48 U/ml↑，糖类抗原 199 77.62 U/ml↑，糖类抗原 724 39.99 U/ml↑，癌胚抗原 73.56 ng/ml↑，细胞角蛋白 19 片段 4.58 ng/ml↑，胃泌素前体释放肽片段 0.13 ng/ml↑；（2020-04-10）尿液分析：尿颜色 黄褐色↑，尿浊度 微浊↑，红细胞总数 1957.4 个/μl↑，白细胞总数 584.7 个/μl↑，

尿潜血+++↑，尿白细胞酯酶+++↑，尿蛋白+↑。

肺功能：FVC 2.22 L，FVC/pred 55.76%，FEV₁ 0.94 L，FEV₁/pred 29.99%，FEV₁/FVC 42.38%，中度限制性通气障碍伴重度阻塞性通气障碍。

（2020-04-10）NT-proBNP 666 pg/ml；（2020-04-10）粪常规：隐血（＋）。

（2020-04-11）B 超：右侧锁骨上窝多发低回声结节，考虑为病变淋巴结。双侧颈部及腋下多发低回声结节，考虑淋巴结。

（2020-04-12）胸部 CT（图 49-1）：左下肺背段高密度灶，性质待定：考虑周围型肺癌可能性大，建议进一步检查，右上肺后段结节，性质待定，建议随访，左肺上叶舌段及右下肺前基底段少许纤维灶，肺气肿，腹腔积液，胸椎 7、9 椎体压缩性骨折（转移病变所致？）。

（2020-04-13）血清蛋白电泳：α₂ 17.57%↑；（2020-04-14）复查尿液分析：尿浊度 浑浊↑，

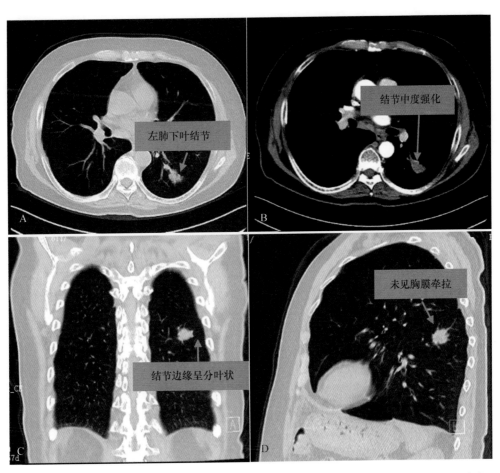

图 49-1 （2020-04-12）胸部增强 CT。**A** 至 **D.** 左肺下叶背段高密度结节，边缘可见分叶，未见胸膜牵拉。**D.** 增强扫描中度强化；肺气肿

红细胞总数 2205.4 个 /μl ↑，白细胞总数 1702.1 个 /μl ↑，细菌 5191.2 个 /μl ↑，尿潜血＋＋＋ ↑，尿白细胞酯酶＋＋＋↑；输血前检查、CRP、革兰氏染色、痰抗酸杆菌检查无异常，细菌真菌培养无致病菌生长，新型冠状病毒核酸（初筛）：（－）。心电图：窦性心律，左前分支阻滞。

（2020-04-15）支气管镜（图 49-2 和图 49-3）：常规支气管镜检查未见明显异常故行 EBUS-TBLB；（2020-04-20）EBUS-TBLB 病理见图 49-4。

【初步诊断】

①慢性阻塞性肺疾病 急性加重期；②左肺占位性病变：肿瘤？炎症？其他？③高血压 2 级 很

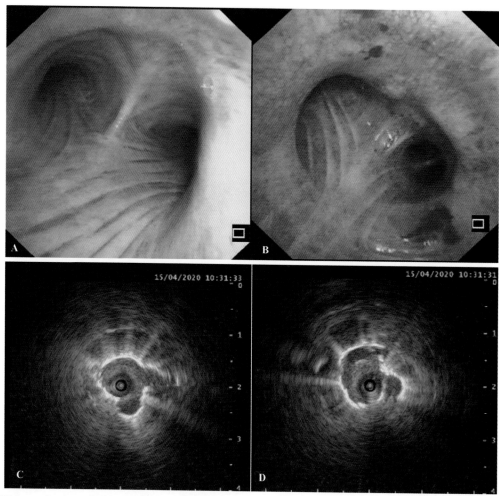

图 49-2 （2020-04-15）支气管镜。**A** 和 **B.** 常规支气管镜检查未见明显异常。**C** 和 **D.** EBUS-TBLB

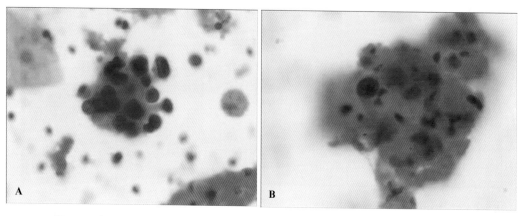

图 49-3 （2020-04-20）（肺泡灌洗液）液基制片。见少数异型细胞，考虑低分化癌

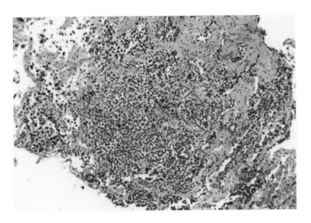

图 49-4 （2020-04-20）病理（左下叶背段）神经内分泌癌，考虑大细胞神经内分泌癌。免疫组化：CgA 部分（弱＋）、CK（pan）部分（＋）、CK5/6 个别（＋）、CK7（＋）、Ki-67（70%＋）、Napsin A（－）、p63（－）、Syn（＋）、TTF-1（＋）、CD56（＋）、p40（－）、p53（－）

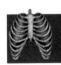

高危 慢性肾功能不全；④肾结石　左侧输尿管结石；⑤前列腺增生；⑥脂肪肝；⑦低 T3 综合征。

【确定诊断】

①左肺大细胞神经内分泌癌；②慢性阻塞性肺疾病 急性加重期；③高血压 2 级 很高危 慢性肾功能不全；④肾结石 左侧输尿管结石；⑤前列腺增生；⑥脂肪肝；⑦低 T3 综合征。

【治疗】

予以头孢类抗生素、甲泼尼龙、泮托拉唑治疗。非那雄胺、盐酸坦洛新、裸花紫珠分散片治疗肾结石。苯磺酸氨氯地平抗高血压。桉柠蒎肠溶软胶囊、盐酸溴己新、川贝枇杷片、复方异丙托溴铵、乙酰半胱氨酸、布地奈德福莫特止咳化痰平喘。患者出院时气促明显好转，走平路无气促，痰量减少，无发热、寒战、乏力、盗汗等不适。

【诊治思路＋治疗经验】

患者 B 超提示淋巴结，最简单的诊断方法是超声引导下右侧锁骨上窝、双侧颈部及腋下穿刺活检。后行胸部 CT 考虑周围型肺癌合并第 7、9 胸椎转移可能性大。如有条件可行 PET-CT 检查。

^{18}F-FDG PET-CT 根据 CT 图像得到神经内分泌肿瘤的细节特征，根据病灶对 ^{18}F-FDG 的摄取程度可对病变良恶性进行半定量分析，对于寻找转移灶、明确肿瘤分期较其他影像学方法更有优势[1]。

按照病理分类将小细胞肺癌（SCLC）、类癌及肺大细胞神经内分泌癌（LCNEC）共同归类于神经内分泌肿瘤。肺 LCNEC 与恶性肿瘤常表现为侵袭性生物学行为。肺 LCNEC 初期患者一般无明显症状，咳嗽、咳痰、咯血、阻塞性肺炎较少见，部分患者可有无痛性淋巴结肿大及胸痛，无特异性的流感样症状、呼吸困难、盗汗、副癌综合征较少见。因此在确诊时，肺 LCNEC 患者淋巴结转移率高（60%～80%）、远处转移率高（40%）。胸部 CT 常作为首选检查，肺 LCNEC 的 CT 表现常呈周围型扩张性生长、边缘不规则的肺部肿块，有分叶征、毛刺征及胸膜牵拉征，与扩张性生长的周围型 SCLC、低分化腺癌、鳞癌等类似，极少数为纵隔型。约 10% 的病例伴有部分钙化，大量淋巴结肿大的情况较少见。因此，术前单纯从胸部 CT 区分 LCNEC 与其他肺部恶性肿瘤的难度较大。肺 LCNEC 呈浸润性生长，细胞病理学特征包括：细胞体积大；有丰富的坏死组织；低核质比（细胞核大，核仁明显）；细胞呈巢状排列；神经内分泌肿瘤常见的形态学特征如器官样、栅样、花瓣样或小梁状细胞生长排列方式；超微结构上常见少量腺样或鳞状分化[2]。

EBUS-TBNA 可显著提高传统诊断技术的诊断率，而不增加发病率[3-4]。在可疑的支气管内病变中，标准支气管镜检查与 EBUS-TBNA 的组合可减少穿刺次数，以获得足够的组织样本。纵隔淋巴结可用 EBUS-TBNA 进行评估，并应在有纵隔转移可能性的患者中进行内镜超声引导细针抽吸，以确定疾病的阶段[5]。

（柳威　张骅　张自艳）

参考文献

[1] 刘昕，汪世存，倪明，等 . 18F-FDG PET/CT 在肺神经内分泌肿瘤中的应用 . 中国医学影像学杂志，

2019, 27（5）: 355-358.

［2］付义林，佟倜.肺大细胞神经内分泌癌的诊疗进展.中国实验诊断学，2017，21（2）：351-353.

［3］Ettinger DS，Wood DE，Akerley W，et al. Non-small cell lung cancer version1. 2015. J Natl Compr Canc Netw，2014，12（12）：1738-1761.

［4］Detterbeck FC，Lewis SZ，Diekemper R，et al. Executive summary diagnosis and management of lung cancer 3rd ed American College of Chest Physicians evidence-based clinical Practice guidelines. Chest，2013，143（5Suppl）：7S-37S.

［5］Vilmann P，Clementsen PF，Colella S，et al. Combined endobronchial and esophageal endosonography for the diagnosis and staging of lung cancer European Society of Gastrointestinal Endoscopy ESGE Guideline in cooperation with the European Respiratory Society ERS and the European Society of Thoracic Surgeons ESTS. Endoscopy，2015，47（6）：c1.

病例 50　左肺大细胞神经内分泌癌：PET-CT 异常

【入院病史采集】

患者女，54 岁，农民。

主诉：反复咳嗽 1 年，加重 1 个月。

现病史：患者于入院前 1 年无明显诱因下反复出现咳嗽，阵发性干咳，程度轻，未予重视。入院前 1 个月咳嗽加重，夜间明显，影响睡眠，伴咳少量白痰，到我院门诊查胸部 CT ＋增强：左肺上叶前段结节及纵隔内团块、结节灶，考虑肿瘤性病变，肺癌伴纵隔内淋巴结转移，纵隔巨大肿块待排除原发恶性肿瘤，胸主动脉、上腔静脉、左侧头臂静脉受压，周围少量阻塞性炎症（图 50-1）。

既往史：无特殊。

个人史：无特殊。

婚姻史：无特殊。

家族史：无特殊。

【体格检查】

T 36.9℃，P 70 次 / 分，R 21 次 / 分，BP 110/70 mmHg，神清，无杵状指，口唇、甲床无发绀，浅表淋巴结未触及肿大，颈静脉无怒张，气管居中，胸廓未见畸形，双肺呼吸音清，未闻及干、湿啰音。心前区无异常隆起，剑突下未及抬举性心尖搏动，心界不大，律齐，各瓣膜听诊区未闻及明显杂音。腹软，无压痛、反跳痛，肝脾肋下未及，肝 - 颈静脉回流征（－），双下肢无水肿。

【辅助检查】

（2019-01-12）NSE 21.79 ng/ml；CA125 72.29 U/ml，CA15-3 222.7 U/ml。SCCA、CYFRA-21、CEA、CA19-9 无升高。

（2019-01-14）全身 ^{18}F-FDG PET-CT：中上纵隔软组织肿块，糖代谢增高；左肺上叶前段结节，糖代谢增高，考虑纵隔原发性恶性肿瘤伴肺转移可能，肺癌伴纵隔淋巴结转移待排除，右肺门淋巴结，糖代谢增高（图 50-2）。

【初步诊断】

纵隔占位性质待定：淋巴瘤？肺癌纵隔淋巴结转移？

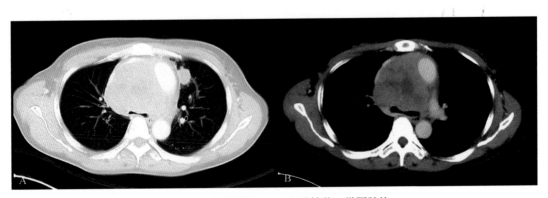

图 50-1　胸部增强 CT。左肺结节、纵隔肿块

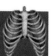

【确定诊断】

左肺大细胞神经内分泌癌。

【鉴别诊断】

1.淋巴瘤 多以中纵隔淋巴结肿大为特征，也可侵入肺组织形成浸润性病变。本病病程短，症状进展快，常伴有全身淋巴结肿大、不规则发热、肝脾大、贫血等，影像学检查提示肿大淋巴结位于气管两侧及双侧肺门，明显肿大的淋巴结可融合成块，密度均匀，可有大分叶，但无钙化，支气管常受压。

2.肺癌纵隔淋巴结转移 常有肺癌病史，为纵隔淋巴结肿大的常见原因，常呈单侧非对称性分布，淋巴结大小不一，相互融合，一般为气管前血管后间隙及主肺动脉窗淋巴结肿大较明显，可合并前纵隔及双肺门淋巴结肿大，

增强扫描可有轻度不均匀强化或仅有边缘强化，中心区域可坏死不强化，部分患者伴肺内转移性结节及癌性淋巴管炎。

【治疗】

2019年1月15日在静脉麻醉下行常规支气管镜未见明显异常，进一步行超声支气管镜检查，EBUS下见4R组淋巴结位置可探及软组织影（图50-3），对4R组淋巴结位置进行EBUS-TBNA，穿刺活检后突发血氧下降，最低下降至50%，双肺可闻及大量哮鸣音。确定无活动性出血，立即暂停支气管镜操作，提高氧流量、面罩球囊辅助通气，但血氧仍不能回升，以平喘、喉罩插管接球囊辅助通气等积极抢救治疗，患者指氧饱和度上升至99%，约30 min后，患者病情稳定，予拔出喉罩。1月19日（4R组淋巴结）病理提示大细胞神经内分泌癌（LCNEC），免疫组化：TTF-1

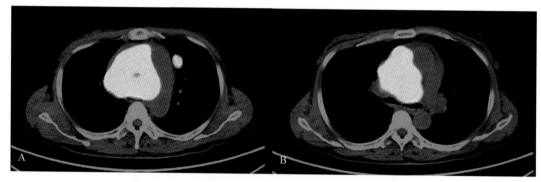

图50-2 PET-CT。左肺结节、纵隔肿块SUV值均升高

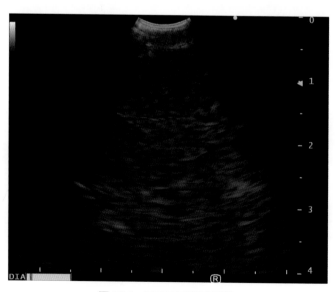

图50-3 EBUS下超声图像

（＋）、CD56（＋）、CgA（＋）、Syn（＋），CK
（部分细胞弱＋），NSE（少量细胞＋），CK7（－），
CK19（－），CEA（－），NapsinA（－），P40（－）、
ER（－）、PR（－），Ki-67（约50%＋）（图50-
4）。1月26日开始予依托泊苷＋顺铂化疗。

【复诊】

2019年3月复查胸部CT提示纵隔病灶较前
缩小（图50-5）。

【诊治思路＋治疗经验】

本例患者为中年女性，因咳嗽入院，胸部
CT提示纵隔肿块、左肺结节，临床症状无特异
性，考虑肺癌纵隔淋巴结转移或纵隔恶性肿瘤
肺转移，因纵隔肿块明显比肺部结节大，故首
先考虑纵隔恶性肿瘤肺转移，但仍不排除特殊
类型肺癌纵隔淋巴结转移（如小细胞癌），影像

学上难以区分，需病理鉴别，由于浅表淋巴结
无肿大，故 EBUS-TBNA 为首选的诊断方案。

本例患者在超声支气管镜检查中可见4R组
淋巴结位置有较大软组织影，多普勒下见血供不
丰富，结合增强 CT 提示肿块内部有部分坏死，
增加进针深度，多次穿刺，取得较为满意的标
本，过程亦非常顺利，无明显出血，但结束操作
时，患者出现气道痉挛，指氧饱和度下降。根据
成人诊断性可弯曲支气管镜检查应用指南（2019
版），低氧血症是支气管检查的常见并发症，但
多数呈一过性，通过吸氧易于纠正。因此，立即
停止支气管镜操作，提高氧浓度，并予球囊辅助
通气，但患者血氧仍不能上升，考虑气道痉挛短
时难以纠正，为避免低氧损伤，行喉罩插管，最
终血氧得以回升，随着麻醉复苏、平喘药物的使
用，患者血氧稳定，予拔除喉罩。

病理回报提示 LCNEC，据报道[1]，对于临
床条件良好的晚期 LCNEC 患者，可采用治疗
SCLC 的化疗方案（顺铂或卡铂＋依托泊苷），

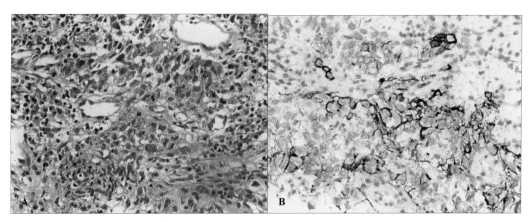

图50-4　（4R组淋巴结）病理。A.异型细胞增生呈巢状，细胞形态不一，核大深染，胞浆丰富，浸润性生长。B.
CD56（＋）

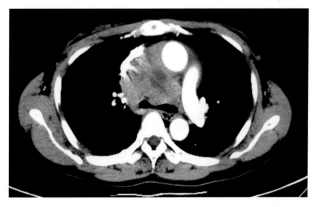

图50-5　2个疗程化疗后胸部增强CT。纵隔病灶较前缩小

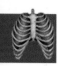

美国临床肿瘤学会Ⅳ期 NSCLC 治疗指南认为，LCNEC 患者可以采用与其他 NSCLC 相同的治疗方案，也可以采用依托泊苷联合铂剂治疗，但证据质量较低，推荐等级较弱，因此，由于肺 LCNEC 与 SCLC 在临床上的相似性，委员会认为依托泊苷联合铂剂治疗可能具有更好的疗效。故选择依托泊苷＋顺铂化疗，2 个疗程后，复查胸部 CT 提示病灶缩小，但该病预后较差，病情易反复。

LCNEC 是一种罕见但侵袭性极强的肿瘤，约占所有肺癌的 2%～3%，多见于重度吸烟者。LCNEC 起源于肺部的神经内分泌细胞，虽然被归入非小细胞肺癌，但其生物学、临床和晚期预后特征与 SCLC 相似。据报道，LCNEC 患者的预后很差，5 年生存率为 15%～57%[2]。

根据 2015 年 WHO 修订的 LCNEC 病理诊断标准，必须采用免疫组化方法检测神经内分泌标志物。EBUS-TBNA 有助于 LCNEC 的诊断、治疗策略的合理选择、治疗后复发的治疗。

EBUS-TBNA 是一种成熟、安全的技术，但本例患者在进行穿刺后出现气道痉挛、血氧饱和度下降。应注意 EBUS-TBNA 并发症相关的危险因素。①穿刺部位的性质：局部有坏死组织、囊性病变等在穿刺时发生并发症的风险相对增加[3]。②穿刺次数：每个淋巴结穿刺 4 针可获得足够的标本，累积阳性率最高，并发症发生率也较低[4]。③其他因素：患者的生理状态、合并症、麻醉方式及医疗水平等会影响并发症的严重程度，但可能不会影响并发症发生率。此外，操作者的熟练程度、对病变及周围解剖结构的了解程度均可能与并发症的发生有关[3]。

（刘镇威　方年新）

参考文献

[1] Masters GA, Temin S, Azzoli CG, et al. Systemic therapy for stage Ⅳ non-small-cell lung cancer: American Society of Clinical Oncology clinical practice guideline update. J Clin Oncol, 2015, 33 (30): 3488-3515.

[2] Kozuki T, Fujimoto N, Ueoka H, et al. Complexity in the treatment of pulmonary large cell neuroendocrine arcinoma. J Cancer Res Clin Oncol, 2005, 131 (3): 147-151.

[3] Giesa C, Heining L, Hecker E, et al. Severe complications of ultrasound guided transbronchial needle aspiration—A case series and review of the literature. Pneumologie, 2016, 70 (1): 23-27.

[4] 张红，王广发，章巍，等. 超声引导下经支气管镜针吸活检对结节病的诊断价值. 中华结核和呼吸杂志，2014，37 (10): 774-777.

病例 51　右肺神经内分泌癌

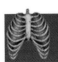

【入院病史采集】

患者男，50 岁，工人。

主诉：咳嗽、咳痰伴胸闷 1 个月。

现病史：患者于入院前 1 个月无明显诱因出现咳嗽，伴白痰，有轻度胸闷，入院前 2 周出现痰中带血。就诊于当地医院，胸部 CT 提示右肺门不规则软组织影，考虑肺癌可能性大。行气管镜检查提示右肺上叶开口及中间干支气管黏膜明显肥厚、充血；于右中间干支气管取活检，病理提示挤压退变的异型细胞，可疑小细胞癌。为进一步治疗入院。

既往史：高血压史，左锁骨上淋巴结核史，余无特殊。

个人史：生于原籍，久居当地，无牧区、疫区接触史，无化学物质、放射性物质、有毒物质接触史，无矿区、高氟区、低碘区居住史。吸烟指数 75，无饮酒史。

婚姻史：无特殊。

家族史：无特殊。

【体格检查】

神清，查体合作。颈软，全身皮肤黏膜无黄染，浅表淋巴结无肿大。口唇无发绀，咽无充血，扁桃体无肿大。双肺呼吸音正常，未闻及干、湿啰音。心率 80 次 / 分，律齐，无杂音。腹平软，无压痛、反跳痛，肝脾肋下未及。双下肢无水肿。

【辅助检查】

（2018-08-14）胸部 CT：①右主支气管、右肺上叶、中间干及中下叶支气管管壁不规则增厚，管腔不同程度狭窄，考虑恶性病变，建议支气管镜检查；右肺门不规则软组织密度影及团片影，上腔静脉、右肺动静脉、左心房受侵可能。②右肺阻塞性炎症；右肺癌性淋巴管炎不除外。③双肺散在微结节，转移待除外。④纵隔及右肺门多发肿大淋巴结，考虑转移。⑤右侧胸膜增厚，右侧胸腔积液。⑥双侧颈部、双侧腋窝、纵隔、腹腔、脾内多发钙化。⑦双侧部分肋骨骨质密度不均，部分胸椎内高密度结节及局限低密度影（图 51-1）。

（2018-08-14）肿瘤标志物：NSE 46.56 ng/ml，胃泌素释放肽前体（pro-GRP）34.36 pg/ml。

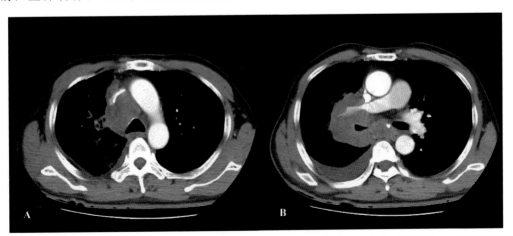

图 51-1　胸部增强 CT。纵隔、右肺门多发淋巴结肿大，上腔静脉受压、右肺动脉侵犯，右侧胸腔积液

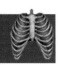
【初步诊断】

①右肺恶性肿瘤：小细胞癌可能大；②纵隔淋巴结转移；③肺门淋巴结转移；④右侧胸腔积液；⑤肺内转移；⑥大血管侵犯。

【确定诊断】

①右肺神经内分泌癌（大细胞癌为主，少量小细胞癌）；②纵隔淋巴结转移；③肺门淋巴结转移；④右侧胸腔积液；⑤肺内转移；⑥大血管侵犯；⑦上腔静脉梗阻综合征；⑧阻塞性肺炎。

【治疗】

完善检查后行 EBUS-TBNA，穿刺肺门淋巴结（图 51-2 和图 51-3）。

【诊治思路＋治疗经验】

本例患者临床症状以咳嗽为主，有重度吸烟史。影像学检查见右肺门占位、纵隔肺门淋巴

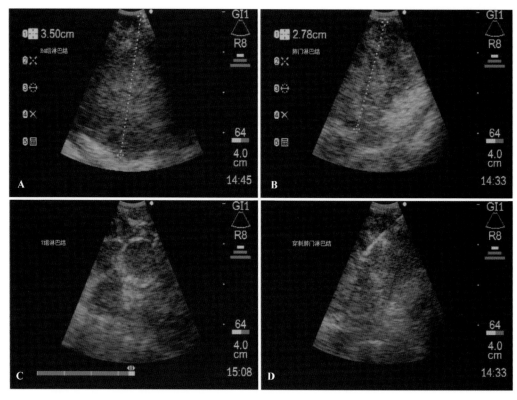

图 51-2　EBUS 图像。R4、R10、7 组淋巴结肿大，并相互延续，进行穿刺活检

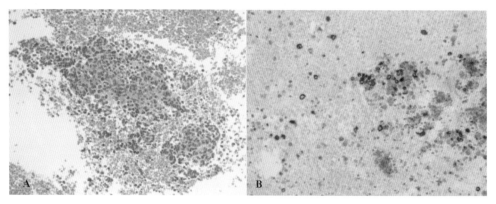

图 51-3　病理。红细胞中可见分化差的癌瘤组织，免疫组化染色支持神经内分泌癌，提示 LCNEC，不除外含少许小细胞癌成分

结肿大，肺内多发结节，胸腔积液，考虑肺癌可能大。NSE明显升高，pro-GRP正常，小细胞癌通常两种标志物均升高，此患者仅NSE升高。患者病情较重，分期较晚，需尽快行EBUS明确诊断，进行下一步治疗。最终穿刺病理：（右肺门淋巴结）分化差，结合免疫组化，支持神经内分泌癌，提示大细胞神经内分泌癌，不除外含少许小细胞癌成分。

【治疗经验】

EBUS创伤小，操作简单，准确率高，安全性好，是常用的肺癌诊断方法。本例患者肺门肿瘤较大，淋巴结肿大融合明显，穿刺相对容易。但需注意：①此类患者容易出血，每次穿刺完毕应尽快吸除出血，避免形成凝血块不易吸出；②尽量多次穿刺，多取组织，以避免病理出现假阴性结果；③症状较重、分期较晚的患者应尽量在全身麻醉下完成EBUS操作，既可以多次穿刺，又有利于止血，减少患者躁动。

本例患者呈明显进展期表现，无手术指征，建议优先化疗，但该患者最终未在我院行进一步治疗。

（王冲　何芳）

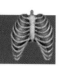
病例 52　非小细胞肺癌

【入院病史采集】

患者男，55 岁。

主诉： 发现左胸壁肿物 1 周。

现病史： 患者于入院前 1 周发现左胸壁肿物，我院整形外科行左胸壁肿物切除术，术后病理：左胸壁中分化腺癌。胸部 CT 检查提示

双侧肺门淋巴结肿大，门诊超声支气管镜下见 11R 及 12R 组淋巴结肿大，淋巴结最长直径分别为 25.1 mm 和 19 mm，淋巴结包膜完整，12R 组淋巴结弹性超声显示为混合色，蓝色为主，11R 弹性超声未显示，行 EBUS-TBNA 检查（图 52-1）。

病理：12R 组淋巴结提示找到癌细胞，非小

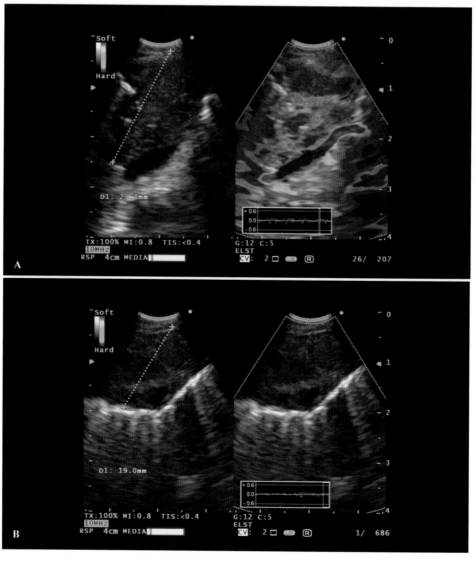

图 52-1　EBUS-TBNA 影像

细胞型，11R 可见少量恶性细胞。

既往史： 无特殊。

个人史： 生于并久居本地，无疫区、疫水接触史，无牧区、矿区、高氟区、低碘区居住史，无化学物质、放射性物质、有毒物质接触史，无吸毒史，无吸烟、饮酒史。

婚姻史： 无特殊。

家族史： 否认家族遗传病史。

【诊治思路＋治疗经验】

弹性超声显像对淋巴结的良恶性区分有指导意义。

（秦浩　盛艳）

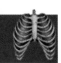
病例 53　盆腔肉瘤合并肺部、腹部多发转移

【入院病史采集】

患者女，18岁，学生。

主诉：咳嗽2个月，加重伴咯血2周。

现病史：患者于入院前2个月无明显诱因出现阵发性咳嗽，外阴阴阜肿大，伴下腹部隐痛不适，无阴道不规则流血，月经无异常。无咳痰，无胸痛、咯血，无呼吸困难，无心悸、出汗、头痛、肌痛、皮疹，无盗汗、消瘦，无恶心、呕吐、腹痛、腹泻，无意识障碍、尿少。一直未行诊治，入院前2周患者感咳嗽加重，伴有少量咯血，量约10 ml，为鲜血，就诊于当地医院，查胸部CT示双肺感染性病变，考虑真菌感染，隐球菌可能性大，建议患者住院治疗，患者拒绝。患者来我院就诊，门诊以"肺部感染"收入我科。自发病以来，精神尚可，食欲正常，睡眠正常，大小便正常，体重下降5 kg。

既往史：否认肝炎、结核、疟疾病史，否认高血压、心脏病史，否认糖尿病、脑血管疾病、精神疾病史，否认手术、外伤、输血史，否认食物、药物过敏史，预防接种史不详。

个人史：无吸毒史，无冶游史，无吸烟、饮酒史。

婚姻史：未婚未育。

家族史：父母身体健康。有1个姐姐，身体健康，家族中无类似患者。否认遗传病史。

【体格检查】

T 36.6℃，P 82次/分，R 20次/分，BP 107/63 mmHg，神清，皮肤无黄染，浅表淋巴结未及肿大，胸廓正常，双肺呼吸音清，未闻及干、湿啰音。心率82次/分，心律齐，未及杂音。上腹平坦、软，无压痛、反跳痛，腹部无包块。肝未触及，脾未触及，Murphy征（－），肾区无叩击痛。双侧大阴唇、阴阜连同下腹部似骨性肿大，质地硬，外阴严重变形，范围约22 cm×20 cm×20 cm，阴道口难以暴露，下腹部同阴阜连为一体，质硬，压痛。

【辅助检查】

血常规：WBC $9.86×10^9$/L，NEU% 67%，CRP 19.2 mg/L，ESR 36 mm/h，PCT 0.05 μg/L；血清肿瘤标志物未见明显异常；结核感染T细胞检测正常；血清隐球菌荚膜抗原（－）。

心电图、心脏彩超正常。

胸部增强CT、腹部增强CT见图53-1和图53-2。

支气管镜：双肺支气管管腔通畅，黏膜正常，未见新生物及狭窄，于左下肺基底段应用RP-EBUS进行探查，于左侧B10bi探及肿物（图53-3），边界清晰，内部回声均质，引导鞘引导，行刷检、活检（11/13），标本送液基薄层细胞学检查（TCT）、涂片查抗酸杆菌、组织病理；灌洗后送相关检验。结果显示涂片及肺泡灌洗未查到抗酸杆菌，BALF-GM、BALF细胞学分类未见异常。

病理结果：①（超声小探头活检标本）病变考虑为间叶源性恶性肿瘤（图53-4）；②支气管刷检TCT可见肿瘤细胞巢；③（会阴部肿物穿刺组织）小圆细胞恶性肿瘤，伴大片坏死，结合组织学形态及免疫组化结果，符合间叶源性恶性肿瘤，具体分型难以明确。免疫组化：CK（－）、P63（－）、Vim（＋）、Desmin（－）、Myo genin（－）、MyoD 1（－）、NSE（－）、SMA（－）、S-100（－）、CD56（个别＋）、ERG（个别＋）、CD31（－）、INI-1（＋）、Ki-67（约80%＋）。

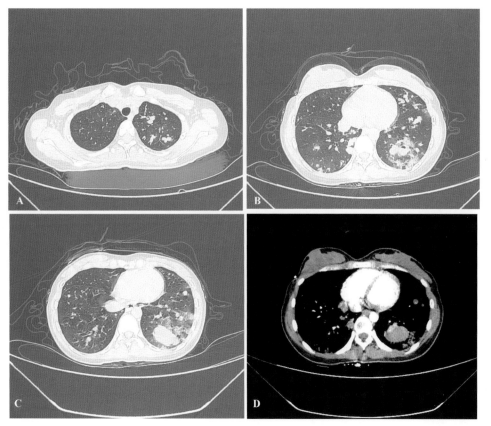

图 53-1　胸部增强 CT。双肺多发沿支气管血管束分布的结节状、斑片状或点状高密度影，以双肺下叶外为著，增强扫描部分病变可见轻度不均匀强化，左肺下叶较大病灶内见空泡影。气管主支气管通畅，管壁无增厚，无局限性狭窄和扩张。纵隔内未见肿大淋巴结影及异常肿块影

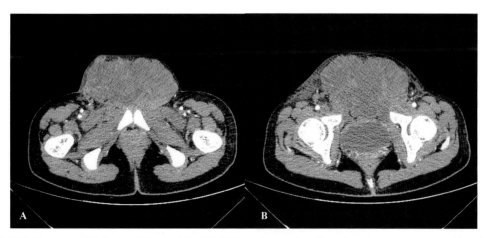

图 53-2　腹部增强 CT。下腹壁至会阴处见不规则肿块影，边界尚清，大小约 14.2 cm×10.2 cm，其内密度不均匀，增强扫描其内见无强化囊变区，边缘及分隔呈不均匀渐进性强化，后壁与膀胱分界欠清。结论：①肝 S4 团片状低密度影，转移瘤？动脉期肝多发异常密度影，异常灌注？建议 MRI 增强检查；②右肾上极异常强化结节，建议 MRI 增强扫描检查；③下腹壁至会阴处不规则肿块影，考虑恶性肿瘤，伴周围及双侧髂血管旁、双侧腹股沟淋巴结转移，建议活检定性；④盆腔积液

【初步诊断】

①肺转移性肿瘤；②盆腔占位性病变，盆腔恶性肿瘤？

【确定诊断】

盆腔肉瘤合并肺部、腹部多发转移。

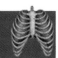
【鉴别诊断】

1.肺部隐球菌感染 肺隐球菌病是一种少见的由新型隐球菌感染引起的肺部真菌病。临床主要表现为咳嗽、咳痰、痰中带血或咯血，亦可有发热、胸痛、体重减轻、呼吸困难等。胸部 CT 以单发或多发结节多见，根据患者的免疫状况和病程阶段，下肺胸膜下区域多发，双肺各叶均可累及。本例患者双肺弥漫性结节改变，但均为血源性分布特点，且病变过于弥漫，需要进一步活检明确诊断。

2.肺原发性肿瘤伴肺内转移 患者 CT 示左下肺肿块影，合并双肺弥漫性大小不等结节影，肿块及部分结节周边可见晕征，结节以沿血管束分布为主，下叶更明显，可见血管内瘤栓表现。应考虑肺原发肿瘤合并肺内转移可能，肺内弥漫性转移以腺癌多见，但患者未见明显的胸膜和叶间胸膜受累表现，亦无淋巴管炎和纵隔淋巴结转移表现，这在肺上皮源性肿瘤中少见，需要考虑间叶来源肿瘤可能。

3.血源性感染 血源性肺部感染可引起肺部多发结节、斑片影表现，以中下肺和胸膜分布为主，严重时可导致细菌性肺栓塞出现胸膜下楔形影。但本例患者体温正常，无明显感染表现，血常规、CRP 等炎症指标未见异常，暂不考虑该诊断。

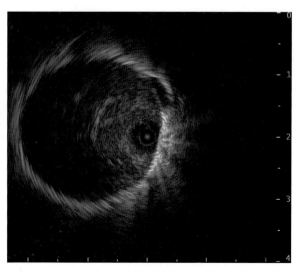

图 53-3 RP-EBUS 于左侧 B10bi 探及肿物。边界清晰连续，内部回声均质，未见液化坏死及囊变表现，提示肿瘤性病变

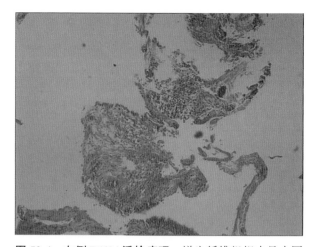

图 53-4 左侧 B10bi 活检病理。增生纤维组织中见小圆细胞肿瘤，免疫组化：Vim（部分＋），Fli-1（少许＋），INI-1（部分＋），CK（－），TTF-1（－），CD56（－），Syn（－），CgA（－），LCA（－），CK7（－），P40（－），NapsinA（－），S-100（－），CD34（－），Desmin（－），EMA（－），Ki-67（约 90%＋）。CD99（少许＋）

【治疗】

患者家属拒绝进一步治疗，自动出院回当地医院继续治疗。

【诊治思路＋治疗经验】

患者为青年女性，因"咳嗽 2 个月，加重伴咯血 2 周"入院，临床资料提示盆腔恶性肿瘤，胸部弥漫性结节影。盆腔恶性肿瘤的诊断比较明确，因病变表浅，可进一步行穿刺活检明确病理。而肺内弥漫性病变，需要鉴别盆腔肿瘤转移和肺部原发肿瘤。

患者肺内病变以双肺弥漫性多发结节为表现，如考虑肺内原发，左下肺较大的肿块考虑为主灶，其他结节为转移灶。从影像学看，双肺结节样改变均沿支气管血管束分布，在胸膜下区域可见多发树枝样血管内瘤栓[1]，肺门及纵隔淋巴结未见明显肿大，提示间叶源性肉瘤可能性大。结合患者病史，考虑生殖系统肉瘤合并肺内转移、腹腔多发转移可能性大。

对肺部病变的诊断可行经皮肺穿刺检查或气管镜检查。肺内病变除考虑转移性肿瘤外，也需要除外有无特殊感染可能，行气管镜检查可同时完成活检、刷检及肺泡灌洗进行病理、微生物形态学、微生物抗原抗体甚至核酸检测。患者

薄层 CT 显示左下肺主灶有支气管通入征象，适合行支气管内超声小探头引导下经支气管肺活检（EUBS-GS-TBLB）。在实际操作中，根据阅片结果超声探头很快在左下叶基底段探及病变位置，在 20 min 内即完成了上述检查项目。病变区域为超声探头周围的边界连续清晰的低回声区域，内部回声均质，未见短线状高回声和囊性低回声影[2]，提示病变内部实变，无气体填充，无坏死及囊变，符合肿瘤病变的特点。

（于鹏飞　张骅　何芳）

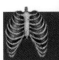

病例 53　盆腔肉瘤合并肺部、腹部多发转移

参考文献

［1］康柳青，伍建林，张婷婷，等．肺转移瘤 MSCT 表现与组织学类型的相关性研究．实用放射学杂志，2011，27（4）：526-528，559.

［2］Kurimoto N，Murayama M，Yoshioka S，et al. Analysis of the internal structure of peripheral pulmonary lesions using endobronchial ultrasonography. Chest，2002，122（6）：1887-1894.

病例 54　原发性肺恶性生殖细胞肿瘤

【入院病史采集】

患者男，32 岁，工人。

主诉：咳嗽、咳痰 1 个月，咯血 10 天，加重 1 天。

现病史：患者于入院前 1 个月无明显诱因出现咳嗽、咳痰，症状较轻，未特殊处理；入院前 10 天出现咯血，多为痰中带血；入院前 1 天咯血加重，量约 20 ml，色鲜红。为进一步治疗来我院就诊，门诊查胸部 CT：左肺上叶尖后段支气管闭塞，伴其上方巨大占位性病变，考虑为肿瘤性病变，病灶局部与纵隔、肺门及斜裂界限不清。遂入院。

既往史：无。

个人史：吸烟 10 余年，1 包 / 日。

婚姻史：无。

家族史：无。

【体格检查】

T 36.6℃，P 84 次 / 分，R 21 次 / 分，BP 137/93 mmHg，神志清，全身皮肤无黄染、无皮疹，浅表淋巴结未触及肿大。呼吸运动及频率正常，左肺叩诊浊音，右肺叩诊清音，听诊双肺呼吸音粗，未闻及明显干、湿啰音。心律齐，未闻及杂音。腹软，全腹无压痛及反跳痛。四肢无畸形，双下肢无水肿。

【辅助检查】

（2020-06-28）胸部 CT：左肺上叶尖后段支气管闭塞，伴其上方巨大占位性病变，考虑为肿瘤性病变，病灶局部与纵隔、肺门及斜裂界限不清。左肺上叶尖后段少量炎症。纵隔内数个淋巴结，部分淋巴结增大（图 54-1）。

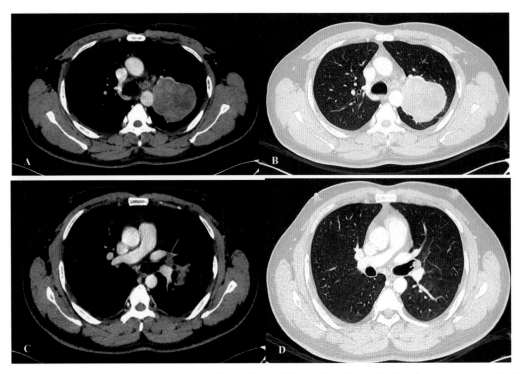

图 54-1 胸部增强 CT。左肺上叶占位性病变，其内不均匀强化，左肺上叶支气管腔狭窄，伴有 4L 组淋巴结肿大

（2020-06-30）SCCA、NSE、CEA、CYFRA21-1、proGRP 未见明显异常。AFP 52 ng/ml。

（2020-07-03）全身 PET-CT：左肺上叶支气管变窄、闭塞；左肺上叶尖后段不规则软组织肿块伴坏死，糖代谢不均匀增高，考虑左肺上叶中央型肺癌；病变累及左肺门、左侧斜裂胸膜。余左肺上叶数个类结节灶、条索灶，部分糖代谢增高，考虑肺内转移合并癌性淋巴管炎。纵隔数个淋巴结，糖代谢稍增高，不除外转移，右侧筛窦炎症。双侧颈部淋巴结炎症性增生。脊柱骨髓糖代谢增高（图 54-2）。

【初步诊断】

左肺占位性质待定：鳞状细胞癌？小细胞癌？

【确定诊断】

左上肺恶性混合性生殖细胞肿瘤（$T_4N_2M_0$）。

【鉴别诊断】

1. 鳞状细胞癌　易发展为息肉样或无蒂肿块，位于主要支气管腔，常有咳嗽、咯血等症状，倾向于通过支气管管壁生长，也向中央播散，容易阻塞管腔引起阻塞性肺炎。鳞状细胞癌的组织学特征是由很多典型的有丝分裂细胞构成，细胞生长呈复层，形成上皮珠，细胞由不同的细胞间桥连接，构成毛刺外观。

2. 小细胞癌　常发生于大支气管，浸润支气管壁，造成支气管狭窄，早期易转移至肺门和纵隔淋巴结，由于易侵犯血管，在诊断时常有肺外转移。显微镜下可见肿瘤由 2～4 倍淋巴细胞大小的恶性细胞组成，核充满染色质，胞浆通常不多，很多细胞处于有丝分裂状态。

【治疗】

（2020-07-07）常规支气管镜检查（图 54-3）：

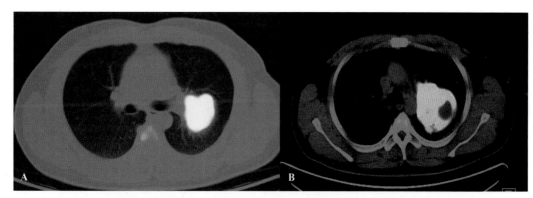

图 54-2　PET-CT。左肺占位性病变处放射性核素分布异常浓聚

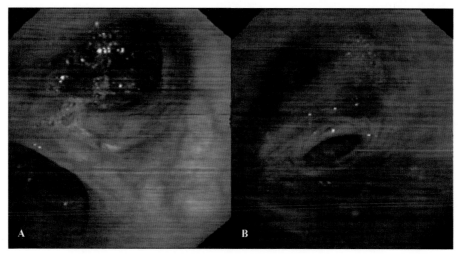

图 54-3　支气管镜。A. 左肺上叶支气管血块堵塞。**B.** 取出血块见左肺上叶支气管管腔通畅

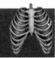
左肺上叶支气管血块堵塞，取出后送检，EBUS下可探及 4L 组淋巴结肿大，进行 EBUS-TBNA（图 54-4）。术后病理：（左上叶尖后段新生物）恶性混合性生殖细胞肿瘤，其中卵黄囊瘤成分约占 50%（图 54-5），未成熟型畸胎瘤成分约占 50%。免疫组化结果：卵黄囊瘤区域：CK、Vim、SALL4、Glypican-3、CDX2（＋），PLAP、EMA、CD117（灶状＋），CD30（个别＋），OCT4、Inhibin a、CR、AFP、HCG、S-100、TTF-1（－），Ki-67（约 60%＋）。未成熟型畸胎瘤区域：CK、SALL4（＋），CD117、PLAP、EMA、TTF-1（灶状＋），CDX2（个别＋），Vim、Glypican-3、AFP、CD30、CR、Glypican-3、hCG、Inhibin a、OCT4、S-100（－），Ki-67（约 60%＋）。（4L 组淋巴结）涂片：见个别异型细胞。考虑患者肿物较大，建议先进行化疗。患者拒绝。

【复诊】

2020 年 7 月 24 日至中山大学附属肿瘤医院就诊。

【诊治思路＋治疗经验】

患者为青年男性，长期吸烟，因咯血入院，胸部 CT 提示左上肺巨大占位性病变合并纵隔淋巴结肿大，考虑为恶性肿瘤，但常见的肺部肿瘤（鳞状细胞癌或小细胞癌）指标无升高，而 AFP 升高。

PET-CT 提示 4L 组淋巴结对 FDG 高摄取，考虑转移可能，而且左肺占位性病变与左肺上叶支气管关系密切，预计支气管腔内可直视肿物，进行 EBUS-TBNA 可获得病理标本且明确纵隔淋巴结分期。

在进行常规支气管镜检查时，左肺上叶见血块堵塞，拟通过负压吸引将血块吸出，但血块不能直接通过操作孔道吸出，需使用支气管镜保持负压将血块带出，取出血块后左肺上叶支气管管腔通畅，其内无新生物（图 54-3），血块末端附着黄白色组织，超声下见 4L 组淋巴结血供不丰富，穿刺出满意标本。

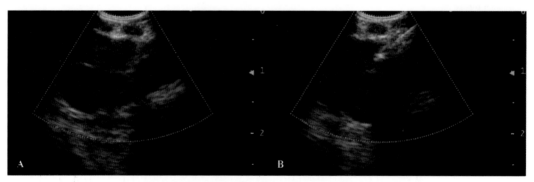

图 54-4　EBUS-TBNA。 4L 组淋巴结肿大

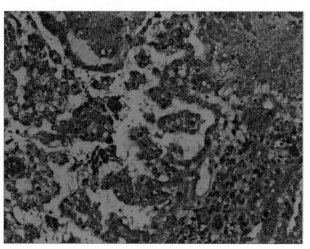

图 54-5　EBUS-TBNA 术后病理。 见卵黄囊结构

病理结果回报恶性混合性生殖细胞肿瘤，其中卵黄囊瘤成分约占 50%，未成熟型畸胎瘤成分约占 50%，该结果也可解释 AFP 升高，但原发性肺生殖细胞肿瘤非常罕见，我们曾怀疑原发性睾丸肿瘤发生肺转移，但睾丸查体及 PET-CT 未显示异常或高代谢，最终考虑为原发性肺恶性生殖细胞肿瘤。

生殖细胞肿瘤是由 3 种原始胚层的胚细胞衍生而来的胚胎性肿瘤。生殖细胞肿瘤根据细胞成分可分为精原细胞瘤、非精原细胞瘤和混合型，其中非精原细胞瘤又包括卵黄囊瘤（又称内胚窦瘤）、绒毛膜癌、畸胎瘤、胚胎癌和混合型瘤。生殖细胞肿瘤好发于儿童和青少年，男性多于女性。男性大部分原发于睾丸，此外的常见部位包括纵隔、腹膜后、松果体及蝶鞍区，肺部少见。

性腺外生殖细胞肿瘤的起源尚不清楚，纵隔生殖细胞肿瘤可能来自于胚胎发生时遗留在前纵隔区域的原始生殖细胞巢，而肺生殖细胞肿瘤的来源可能与纵隔生殖细胞瘤相似。

肺生殖细胞肿瘤以肺上叶多见，多呈慢性起病，病程较长，临床表现以咳嗽、咳痰、咯血为主，伴发感染时可出现发热，咳腥臭痰，与支气管相通时可咳出皮脂样物、毛发等物质。AFP 和 β-hCG 是生殖细胞瘤的重要生化指标。精原细胞瘤可产生 β-hCG，但不产生 AFP[1]，而 AFP 常在含卵黄囊成分的生殖细胞瘤中升高，被认为是判断预后的指标。

原发性肺恶性生殖细胞肿瘤的影像学表现因肿瘤类型不同而有所差异，本病例的胸部 CT 表现为肺部较大软组织肿块，边缘不规则，其内密度不均匀，伴有坏死或囊变。PET-CT 提示放射性核素分布异常浓聚。

本例患者 AFP 升高，但由于经验不足，并未引起我们的注意，病理明显可见卵黄囊结构，查 SALL4、CDX2 阳性，诊断较为明确，但由于该种恶性肿瘤罕见，因此无相关治疗指南，外科手术以及辅助化疗可能是有效的治疗方案[2]。

（刘镇威　方年新）

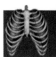

参考文献

[1] Gilligan TD, Seidenfeld J, Basch EM, et al. American Society of Clinical Oncology Clinical Practice Guideline on uses of serum tumor markers in adult males with germ cell tumors. J Clin Oncol, 2010, 28 (20): 3388-3404.

[2] Vegh GL, Szigetvari I, Soltesz I, et al. Primary pulmonary choriocarcinoma: A case report. J Reprod Med, 2008, 53: 369-372.

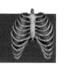
病例 55　肺尤文肉瘤病

【入院病史采集】

患者男，58 岁，公司职员。

主诉： 咳嗽、咳痰、左侧胸痛 10 天。

现病史： 患者于入院前 10 天受凉后出现咳嗽、咳痰，咳嗽及深吸气时伴左侧明显胸痛，我院查胸部 CT 示左肺上叶尖后段条片及结节状病变，左上叶尖后段局部支气管闭塞，考虑肺结核可能性大，待排除肿瘤性病变；纵隔、左肺门淋巴结肿大伴坏死。为进一步治疗入院。

既往史： 无特殊。

个人史： 无特殊。

婚姻史： 无特殊。

家族史： 无特殊。

【体格检查】

T 36.5℃，P 85 次 / 分，R 20 次 / 分，BP 142/92 mmHg，神清，口唇、甲床无发绀。全身浅表淋巴结无肿大，气管居中，胸廓对称无畸形，双肺呼吸运动对称，呼吸运动和呼吸频率正常，双肺叩诊呈清音，听诊左肺呼吸音低，双肺未闻及干、湿啰音。心律齐，未闻及病理性杂音。腹软，全腹无压痛及反跳痛。双下肢无水肿。

【辅助检查】

（2020-02-19）胸部 CT：左肺上叶尖后段条片及结节状病变，伴左肺上叶前段、尖后段、前段支气管壁增厚，左上叶尖后段局部支气管闭塞，考虑肺结核可能性大，肿瘤性病变待排除；纵隔、左肺门多发肿大淋巴结伴坏死（图 55-1）。

（2020-02-20）上腹部彩超：肝内多发实性占位，考虑为肝转移性瘤可能。SCCA、CYFRA21-1、AFP、CEA、CA19-9、NSE 无升高。

【初步诊断】

左肺病变性质待定：肺小细胞癌？活动性肺结核？

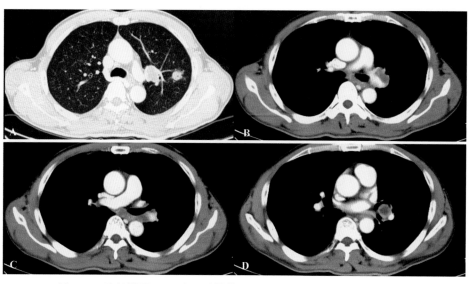

图 55-1　胸部增强 CT。 左上肺结节，7 组及 11L 组淋巴结肿大并坏死

【确定诊断】

左肺骨外尤文肉瘤 / 外周原始神经外胚层瘤。

【鉴别诊断】

1.肺小细胞癌　可表现为刺激性咳嗽、咳痰、胸闷胸痛等症状。早期常有淋巴结转移。瘤细胞小，呈弥漫性分布或巢状分布，通常上皮性标志物细胞角蛋白（CK）、上皮膜抗原（EMA）、甲状腺转录因子 -1（TTF-1），神经内分泌标志物 CD56、嗜铬粒蛋白 A（CgA）、NSE和 Syn 等呈阳性，而 Fli-1 和 CD99 呈阴性。

2.活动性肺结核　肺结核在 X 线检查中常呈多形态病变，多位于肺上叶尖后段和下叶背段，可伴有咳嗽、低热、盗汗、咯血等结核中毒症状，肺泡灌洗液以及组织的病原学检查有助于鉴别。

【治疗】

入院后行 EBUS-TBNA（2020-02-21），穿刺 7 组以及 11L 组淋巴结（图 55-2），病理回报考虑为肿瘤性病变（2020-02-22），经过免疫组化，最终病理诊断为骨外尤文肉瘤 / 外周原始神经外胚层瘤（2020-02-27）。免疫组化：Vim、Syn、CD99、CD34、Fli-1（＋），TTF-1、CD31（少量＋），CD20、CD3、Desmin、HMB-45、Melan A、MyoD1、Myogenin、NSE、S-100、SMA、CD138、CD38、CD56、CgA、CK、LCA、CK5/6、CK7、NapsinA、P40 均为（－），κ、λ（－/＋），Ki-67（约 60%＋）。患者拒绝进一步手术、化疗及放疗。

【复诊】

2020 年 4 月 20 日电话随诊，患者已出现明显气促以及吞咽困难等不适。

【诊治思路＋治疗经验】

尤文肉瘤是一种非常罕见的恶性肿瘤，常发见于儿童，成人很少见[1]。而骨外尤文氏肉瘤在成人中更少见，约 16% 的尤文氏肉瘤为骨外肉瘤，而只有不足 1% 为成人骨外尤文肉瘤。目前文献报道的原发性肺尤文肉瘤病例仅有 12 例[2]。

外周原始神经外胚层瘤与骨外尤文肉瘤在临床表现、组织形态、免疫表型、细胞和分子遗传学上相同，往往不能完全区分，故在实际工作中常使用骨外尤文肉瘤 / 外周原始神经外胚层瘤这一诊断名称。骨外尤文肉瘤 / 外周原始神经外胚层瘤是一种可能起源于中枢和交感神经外神经鞘的高度恶性小圆细胞肿瘤。主要由原始神经外胚层细胞组成。多见于躯干、四肢和中轴软组织，原发于肺部的更为少见。该肿瘤生长十分迅速，极易转移，较多患者在发现时已有转移灶。

原发性肺尤文肉瘤可有咳嗽、胸痛、发热、气促等临床症状，影像学上最常见的表现为局限性孤立性肿块，偶尔可见病灶内钙化或同侧胸腔积液。

骨外尤文肉瘤由紧密成片或呈小叶状分布的小圆细胞组成（图 55-3），小叶间为宽窄不等的纤维结缔组织间隔，瘤细胞核的形态因病例而异，核形可较规则，呈圆形或卵圆形，大部分病例胞质稀少，典型病例可见 Homer-Wright 菊形团形成。但组织形态学表现缺乏特异性。

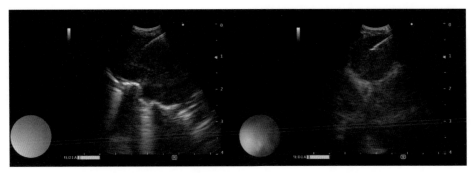

图 55-2　EBUS 下超声图像。穿刺隆突下及左侧叶间淋巴结

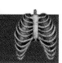

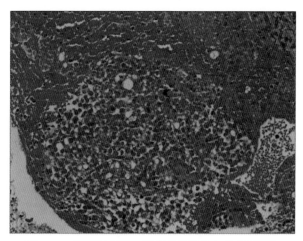

图 55-3　镜下组织学。紧密成片状分布的小圆细胞

免疫组化能提高骨外尤文氏肉瘤的诊断率。瘤细胞表达 vinmentin、MIC-2 和 Fli-1 蛋白，其中 CD99 表现为弥漫强阳性膜表达（图 55-4），Fli-1 为核染色（图 55-5）[3]，因瘤细胞的神经外胚层分化程度不等，可不同程度表达 Syn、NSE 和 Leu-7[4]，而 S-100 常为阴性。多数正常人体

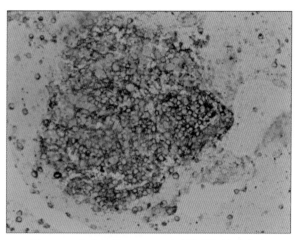

图 55-4　免疫组化。CD99 呈弥漫强阳性膜表达

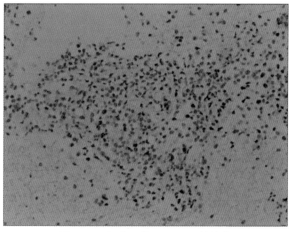

图 55-5　免疫组化。Fli-1 呈核染色

可有少量的 CD99 表达，而骨外尤文肉瘤 / 外周原始神经外胚层瘤患者呈高表达，为较特异的抗体。

早期积极手术切除联合化疗（无论是否接受放疗）可显著提高无病生存率，El Weshi[5] 等报道患者的 5 年无事件生存率和总生存分别为 35% 和 47%，并提示转移情况、肿瘤大小、手术切缘与总生存率和无事件生存率显著相关。广泛转移是影响预后的重要因素，由于很多患者发现时已存在远处转移，故 5 年生存率仍很低。

在本病例中，常规支气管镜的作用有限，而增强 CT 提示肺门及纵隔淋巴结肿大伴坏死，在初次淋巴结穿刺过程中，仅获得碎渣样组织，后经过多次穿刺才能获得满足病理需求的组织量。在进行 EBUS-TBNA 后，患者无明显并发症，且能达到确诊，充分证明 EBUS-TBNA 安全性高、阳性率高。但该例在确诊时已发现有转移，进展快，预后差。

（刘镇威　方年新）

参考文献

［1］Shet N，Stanescu L，Deutsch G. Primary extraosseous Ewing sarcoma of the lung：Case report and iterature review. Radiol Case Rep，2015，8（2）：832.

［2］Hwang SK，Kim DK，Park SI，et al. Primary Ewing's sarcoma of the Lung. Korean J Thorac Cardiovasc Surg，2014，47（1）：47-50.

［3］Stevenson AJ，Chatten J，Bertoni F，et al. CD99（p30/p32MIC2）neuroectodermal/Ewing's sarcoma antigen as an immunohistochemical marker：Review of more than 600 tumors and the literature experience. Applied Immunohistochemistry，1994，2：231-240.

［4］Folpe AL，Hill CE，Parham DM，et al. Immunohistochemical detection of FLI-1 protein expression：a study of 132 round cell tumors with emphasis on CD99-positive mimics of Ewing'sarcoma/primitive neuroectodermal tumor. Am J Surg Pathol，2000，24（12）：1657-1662.

［5］El Weshi A，Allam A，Ajarim D，et al. Extraskeletal ewing's sarcoma family of tumours in adults：analysis of 57 patients from a single Institution. Clin Oncol，2010，22（5）：374-381.

病例 56　肺淋巴上皮瘤样癌

【入院病史采集】

患者女，45 岁，公司职员。

主诉： 发现肺部病变 8 个月余。

现病史： 患者于入院前 8 个月余体检时查胸部 CT 提示左肺病变，无咳嗽、咳痰、发热，来我院复查胸部 CT：①左肺上叶舌段团片灶，考虑肿瘤性病变，肺癌可能性大；②左肺门区软组织密度结节，考虑淋巴结转移可能性大；③左肺下叶胸膜下两小结节灶；④左肺上叶舌段、右肺中叶内侧段炎症。为进一步治疗入住我院。

既往史： 无特殊。

个人史： 无特殊。

婚姻史： 无特殊。

家族史： 无特殊。

【体格检查】

T 36.1℃，P 90 次 / 分，R 20 次 / 分，BP 122/82 mmHg，神清，胸廓对称无畸形，双肺呼吸运动对称，呼吸运动和呼吸频率正常，双肺叩诊呈清音，双肺呼吸音清，未闻及干、湿啰音。心前区无隆起，心律齐，各瓣膜听诊区未闻及病理性杂音。

【辅助检查】

（2019-08-09）胸部 CT：①左肺上叶舌段团片灶，考虑肿瘤性病变，肺癌可能性大；②左肺门区软组织密度结节，考虑淋巴结转移可能性大；③左肺下叶胸膜下两小结节灶；④左肺上叶舌段、右肺中叶内侧段炎症（图 56-1）。

（2019-08-10）CA19-9 30.10 U/ml；肺部肿瘤标志物：非小细胞肺癌相关抗原（CYFRA21-1）7.02 μg/ml。

（2019-08-11）全身 ^{18}F-FDG PET-CT：①左肺上叶舌段高代谢肿块，考虑肺癌，伴左肺上叶舌段阻塞性肺不张。左肺门淋巴结转移；②双肺

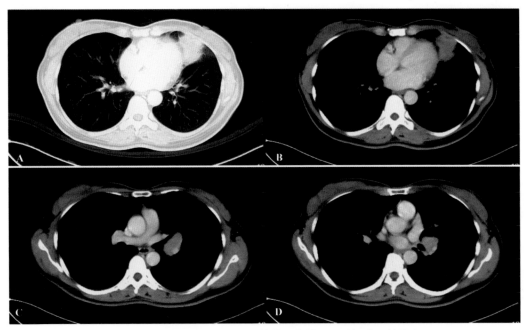

图 56-1　胸部增强 CT。 左肺结节团块影，左肺门淋巴结肿大

213

下叶胸膜下多发小结节，糖代谢未见增高；③左颈部淋巴结炎性增生（图56-2）。

（2019-08-18）头颅MRI以及鼻咽镜未见明显异常。EBV-DNA（＋）。

【初步诊断】

左上肺病变原因待查：肿瘤？

【确定诊断】

左上肺淋巴上皮瘤样癌（$T_2N_1M_0$）。

【鉴别诊断】

1.肺结核　该病常常表现为慢性咳嗽，多伴有低热、盗汗、发热、消瘦等症状，CT表现多样，病变多位于上叶尖后段及下叶背段，周围有卫星灶，可行痰病原学检查及肺泡灌洗液病原学检查。

2.结节病　是以非干酪性肉芽肿为病理性特征的系统性疾病，起病多缓慢，早期可无症状，可侵犯全身多个器官，以肺和淋巴结受侵最常见，90%以上的病例有肺部病变，CT显示多发淋巴结肿大常为首要发现，病理结果为主要诊断依据。

【治疗】

2019年8月13日行常规支气管镜检查，镜下四级以内支气管未见明显异常，超声支气管镜提示11L组淋巴结肿大（图56-3），对11L组淋巴结进行EBUS-TBNA，14/8（11L组淋巴结穿刺物）病理：送检组织全部包埋切片，见异型上皮巢，细胞核增大，可见核仁，似有空泡状，间质较多淋巴细胞浸润，病变符合恶性肿瘤（图56-4）。结合组织学及免疫组化结果，病变符合淋巴上皮瘤样癌。免疫组化：CK、CK5/6、P40（＋），CK7、NapsinA、TTF-1（－），Ki-67（约40%＋）。原位杂交：EBER（＋）（图56-5）。

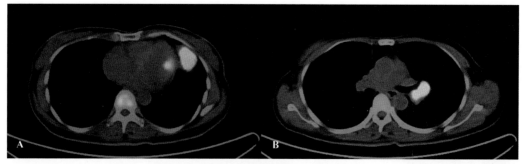

图56-2　PET-CT。左肺肿块及左肺门淋巴结放射性异常浓聚

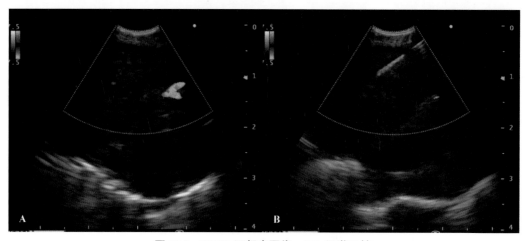

图56-3　EBUS下超声图像。11L组淋巴结

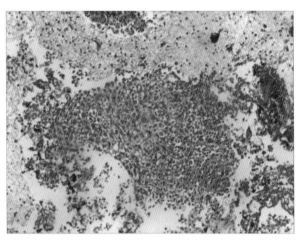

图 56-4 病理。异型上皮巢，细胞核增大，可见核仁

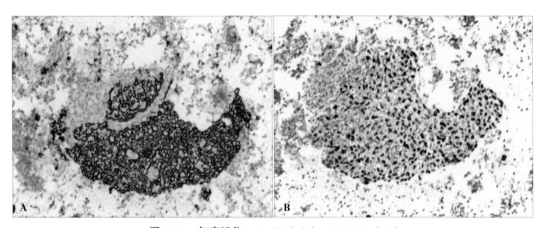

图 56-5 免疫组化。A. CK（＋）。B. EBER（＋）

【复诊】

患者后自行至中山大学肿瘤医院进行手术，术后行放化疗。

【诊治思路＋治疗经验】

本例患者为中年女性，临床症状轻微，胸部 CT 提示左肺肿物合并左肺门淋巴结转移，PET-CT 有放射性异常浓聚，初步印象为恶性肿瘤，结合胸部 CT，曾考虑经皮肺活检或 EBUS-TBNA 获得病理标本，但左肺舌段病灶靠近心脏，经皮肺活检有一定风险，而且患者年龄不大，存在手术机会，PET-CT 提示左肺门转移可能，淋巴结分期至关重要，左肺门淋巴结须进行活检，故选择行 EBUS-TBNA 获得病理标本。

常规支气管镜下未见明显异常，但超声支气管下可明确探及 11L 组肿大淋巴结，进行穿刺时发现淋巴结质地较松软，但穿刺出的组织多为破碎组织，EBUS 下超声图像显示淋巴结血供不丰富，预计出血风险不大，故加大进针深度，针对此部位进行多角度穿刺，直至获得相对满意的组织。

病理结果提示淋巴上皮瘤样癌，但原发性肺淋巴上皮瘤样癌（PPLELC）与鼻咽癌具有相似的组织学特征，且同样与 EB 病毒（EBV）密切相关，因此，PPELEC 诊断并不能排除鼻咽癌肺转移。但 PET-CT 未见鼻咽部异常，进一步完善鼻咽镜等检查，最终确诊为原发性肺淋巴上皮瘤样癌。

PPLELC 是一种罕见的肺部恶性肿瘤，在非小细胞肺癌中发病率不足 1%。且 PPLELC 患者多为不吸烟的年轻人，临床症状无特异性，大多数 PPLELC 患者在诊断时几乎没有明显的临床表现[1]。有研究总结了 107 例 PPLELC 患者的临床表现，包括咳嗽（占所有病例的

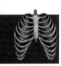

47%），胸痛（13%），呼吸困难（5%），体重减轻（5%），盗汗（3%），关节疼痛（3%）和发热（2%）[2]。

PPLELC 的 CT 表现主要为大的单发中央型肿块，靠近纵隔，边界清晰，钙化不明显，淋巴结常增大[3]。影像学上需要与肺鳞状细胞癌鉴别，并排除鼻咽癌的可能。

由于发病率低，病例信息有限，缺乏标准的治疗模式，故手术、放疗、化疗仍是 PPLELC 的主要治疗方法。与 NSCLC 不同，PPLELC 的驱动基因（如 EGFR、ALK、KARAS、BRAF、ROS1、p53）突变的报道较少[4]，晚期患者很少能从靶向治疗中获益。

PPLELC 的预后优于肺腺癌、鳞状细胞癌和大细胞癌。研究表明[5]，PPLELC 患者的性别、种族和原发肿瘤部位与总生存时间（OS）无关，影响预后的主要因素包括肿瘤分期、淋巴结转移情况、手术、血清 LDH 水平等。患者的无进展生存（PFS）与血清 EBV-DNA 阳性、远处淋巴结侵犯、临床分期晚期有关，但只有血清 EBV-DNA 阳性是 PFS 的独立预测因子。

（刘镇威　方年新）

参考文献

[1] Grimes BS, Albores J, Barjaktarevic I. A 65-year-old man with persistent cough and large nodular opacity. Chest, 2015, 147（1）: e13-e17.

[2] Ho JC, Wong MP, Lam WK. Lymphoepithelioma-like carcinoma of the lung. Respirology, 2006, 11（5）: 539-545.

[3] Bao JF, Wei XH, Jiang XQ. CT features of primary pulmonary lymphoepithelioma-like carcinoma: report of 14 cases and literature review. Chin J CT MRI, 2016, 14（11）: 60-62.

[4] Fan Y, Li CH, Qin J, et al. Primary pulmonary lymphoepithelioma-like carcinoma. Medical Oncology, 2020, 37: 20.

[5] He J, Shen J, Pan H, et al. Pulmonary lymphoepithelioma-like carcinoma: a surveillance, epidemiology, and end results database analysis. J Thorac Dis, 2015, 7（12）: 2330-2338.

病例 57　黏液表皮样癌

【入院病史采集】

患者女，56 岁，退休工人，入院日期：2020 年 5 月 7 日。

主诉：体检发现右肺门肿大伴炎症 10 天。

现病史：患者入院 10 天前体检 CT 发现右肺门增大、右上叶后段慢性炎症伴支气管轻度扩张，可疑支气管狭窄。查血常规（2020-04-28）：WBC $4.15×10^9$/L，NE% 45.3%，LY% 48.0%。患者自行口服头孢类药物、雾化吸入布地奈德等治疗，仍偶有咽喉干涩，为进一步诊治收入院。病程中，食欲缺乏，夜间睡眠一般，二便正常，否认近期体重明显变化。

既往史：7 年前因"下肢静脉曲张"行手术治疗，否认结核等特殊病史。

个人史：无特殊。

婚姻史：无特殊。

家族史：无特殊。

【体格检查】

T 36.6℃，BP 110/82 mmHg。神清，呼吸平稳，唇无发绀，气管居中。双肺呼吸音清，右上肺呼吸音略低，未闻及干、湿啰音和胸膜摩擦音。心率 76 次 / 分，律齐，各瓣膜听诊区未闻及病理性杂音。腹部查体无异常。

【辅助检查】

（2020-04-27）胸部 CT（图 57-1）、血常规、血清淀粉样蛋白、新型冠状病毒 IgG 抗体、新型冠状病毒 IgM 抗体、肺癌相关肿瘤标志物等均正常。肝肾功能正常，红细胞沉降率、结核抗体以及 T-SPOT 试验均无异常。

支气管镜：右肺上叶管口黏膜隆起，外压性狭窄，管口处有新生物生长，表面血供较为丰富，少许黏液分泌物，右上叶开口几乎完全闭塞，气管镜不能通过，余各支气管管腔通畅，黏膜光滑。镜下活检右上叶开口靠近气管边缘的新生物，同时超声探查右肺上叶开口黏膜下新生物，给予 EBUS-TBNA 送检病理（图 57-2）。术后病理：（右肺上叶）黏液表皮样癌可能，腺鳞癌待排除。

全身 PET-CT：右上肺实变，实变区域近肺门处及远侧 FDG 代谢异常增高，不张肺内肿瘤浸润，纵隔及肺门淋巴结炎症性摄取，两肺散在泡性气肿，左、右冠状动脉局部钙化，多个椎体退行性变（图 57-3）。

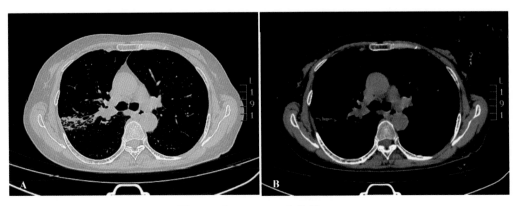

图 57-1　（2020-04-27）胸部 CT

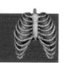

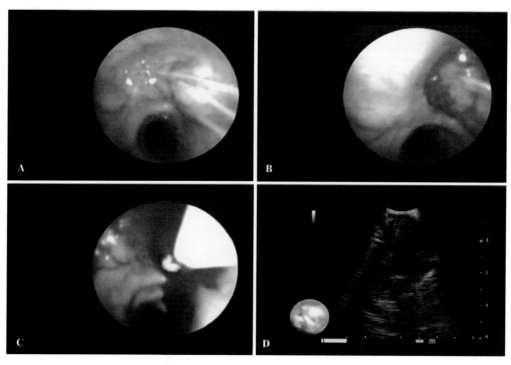

图57-2　气管镜。可见右肺上叶开口黏膜隆起，外压性狭窄，有新生物生长，几乎完全堵塞管腔，表面血供较为丰富，少许黏液分泌物，气管镜不能通过。余各支气管管腔通畅，黏膜光滑

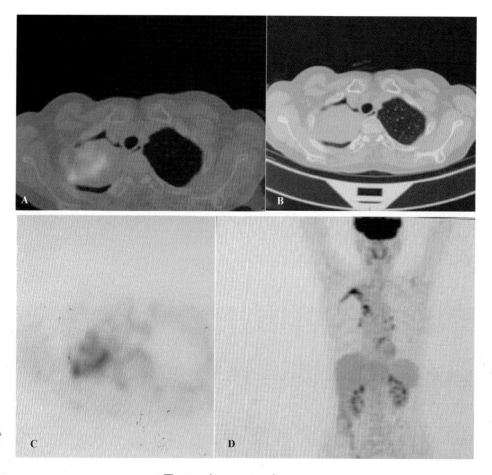

图57-3　（2020-05-16）PET-CT

【初步诊断】

右上肺占位 阻塞性肺炎。

【确定诊断】

右肺上叶黏液表皮样癌。

【治疗】

明确手术指征、排除手术禁忌证、完善相关术前准备后，行全身麻醉下单孔胸腔镜下右肺肿瘤根治术（右肺上叶袖式切除＋淋巴结清扫术），术中见右侧胸腔内脏壁层胸膜广泛粘连；探及结节性病灶位于右肺上叶肺门部，大小约 2.0 cm×2.4 cm×2.2 cm，质稍韧，周围界限尚清；另探见叶间和隆突下等处淋巴结肿大，手术顺利。术后给予维持呼吸及循环稳定、呼吸道管理等对症支持治疗，复查胸部 X 线检查显示肺复张良好（图 57-4），病情稳定后出院随访。

【复诊】

术后病理:（右肺上叶）黏液表皮样癌，中分化，肿瘤大小 2.5 cm×2 cm×1.5 cm，浸润支

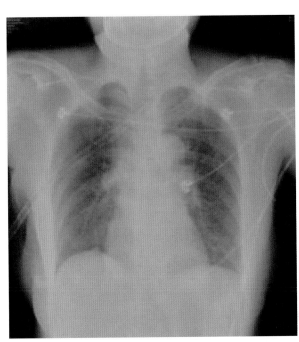

图 57-4　（2020-05-20）术后次日胸部 X 线检查

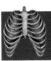

气管壁全层并侵犯支气管断端旁淋巴结，周围肺组织呈慢性炎症改变，未见明确脉管内癌栓及神经、胸膜侵犯；支气管断端旁淋巴结未见癌转移（0/4）。（支气管残端）未见癌累及。基因检测：EGFR（－）、ALK（－）、ROS（－）。继续跟踪随访治疗中。

【诊治思路】

患者临床特点包括：①体检发现右肺上叶后段慢性炎症性改变，不伴有明显临床症状；②抗感染、对症治疗后胸部影像学无好转；③血常规等炎症指标正常；④胸部 CT 示右肺上叶开口狭窄，右上叶后段斑片状密度增高影，有增殖性慢性炎症性改变，急性渗出性改变较少，纵隔、肺门淋巴结无明显增大，未见胸腔积液和钙化；⑤否认既往特殊病史。

对于该患者，首先，需要确定肺部影像学变化是否为普通细菌性肺炎，除影像学表现外，发病过程中呼吸系统症状和血常规异常也是重要的诊断要点，该患者 C 反应蛋白、降钙素原等指标正常，缺乏感染性疾病的临床表现，故普通细菌性肺炎的依据不充分。其次，应与肺结核及肺部真菌感染相鉴别。肺结核以上叶尖后段和下叶背段为好发部位，本例患者影像学主要表现为右肺上叶开口狭窄，右上叶后段慢性炎症性、增殖性改变，但无钙化点、卫星灶或"树芽征"等结核特征性影像特征，且无结核中毒症状，入院后体温无异常，结核相关实验室检查（如红细胞沉降率、结核抗体和 T-SPOT）均正常，故肺结核诊断依据不足。肺部真菌感染常发生于免疫功能低下或长期服用免疫抑制剂的患者，常见的影像学异常包括类似肺炎表现、结节或肿块型、团块状、弥漫性肺炎型等，对于影像学表现类似肺炎的患者，仅通过 CT 难以准确辨识，需进一步病理或微生物学检查协助确诊，本例影像学表现与真菌感染的特点不一致，不支持真菌感染。

最后，本患者胸部 CT 除慢性炎症改变外，可见右肺上叶开口狭窄，也提示疾病进展相对较慢，可能存在气管阻塞，从而引起肺部慢性炎症性改变。因此，诊断重点应为右上叶分泌物引流不畅致慢性阻塞性肺炎的原因，需要尽快进行支

气管镜检查协助明确诊断。

【治疗经验】

一、关于肺上叶的 EBUS-TBNA 操作问题[1]

凸式探头支气管内超声（CP-EBUS）是一种可显示超声图像的支气管镜，其可弯曲支气管镜前端装有一枚凸式线性曲线矩阵传感器，其扫描的方向与支气管镜走行方向平行，高性能微型图像传感器（CCD）内置于操作部，摄像和光学纤维技术相结合，直接将探头接触组织或在前段附加水囊并充满生理盐水，可获得与常规电子镜相似的清晰图像。目前应用较多的是奥林巴斯公司生产的超声支气管镜扫描频率为 7.5 MHz，扫描范围 50°，插入部外径 6.2 mm，前端外径 6.9 mm，视野角度 80°，视野方向为前斜 35°，可弯曲范围向上 120°，向下 90°，工作孔道内镜 2.0 mm，采用一次性专用穿刺针实施 EBUS-TBNA，针尖端为回声增强波纹设计，以增强其在超声图像中的清晰度，穿刺针出针角度与支气管镜成 20°。由于该超声支气管镜具有外径较粗大、可弯曲范围受限等特点，故对于肺上叶（尤其左上叶）病变，气管镜末端探头贴近病灶较为困难。本例患者在右上叶开口处行 EBUS-TBNA，需缓慢旋转气管镜角度，最大限度下压支气管镜调节杆，使超声探头最大限度地贴近右上肺病灶，增强超声多普勒对其内部血管情况的分辨能力，直至获得满意图像后方可穿刺获取标本。

值得一提的是富士公司生产的 Fuji 超声支气管镜 EB-530US，钳道内径也是 2.0 mm，但其视野角度 10°，头端直径较奥林巴斯支气管镜更细（6.7 mm，弯曲部直径 6.3 mm）弯曲角度范围更大（向上 130°，向下 90°），扫描范围更广（65°）。因此，EBUS-TBNA 初学者操作时通过声门的难度明显减低，穿刺部位也清晰可见。由于其弯曲角度更大，外径较细，故对于需要通过支气管镜更大的弯曲角度或向更远端推进以获取肺上叶或支气管更远端病灶时，Fuji 超声支气管镜具有更大的优势。

在没有超声内镜设备的情况下，本例患者采用常规 TBNA 技术抵达病灶获取标本。

二、肺黏液表皮样癌

肺黏液表皮样癌（PMEC）是一种少见的源于上皮组织的肺部恶性肿瘤，其发病率为 0.1%～0.2%，1945 年由 Steward 命名，1952 年由 Smetana 首次报道，1982 年 WHO 将其归为支气管腺体肿瘤[2]。2006 年 WHO 将肺支气管黏液表皮样癌与腺泡细胞癌、腺样囊性癌、上皮-肌上皮癌等统称为唾液腺型癌。本病好发人群较为年轻（30～40岁）[3]，男女性发病率相似，肿瘤生长缓慢，无特征性临床表现[4]，早期诊断困难，其确诊有赖于病理。

PMEC 组织主要由黏液细胞、表皮样细胞和中间细胞等多种成分组成，根据各组分构成比，可分为低度恶性和高度恶性，低度恶性 PMEC 预后良好。高度恶性较为罕见，易发生淋巴结转移，与腺鳞癌具有一定相似性，预后较差，鳞状细胞癌病理特征性角化有助于鉴别。病理组织学分级和 TNM 分期是影响 PMEC 预后的独立危险因素[5-7]。此外，免疫组化指标尤其是 Ki-67 指数可协助判断预后。本例患者气管镜病理报告黏液表皮样癌可能，腺鳞癌待排除，且术后病理 EGFR、ALK 和 ROS 检测均为阴性，推测患者高度恶性 PMEC 可能性大，预后不佳，目前仍在继续随访中。

手术切除被认为是目前治疗肺黏液表皮样癌的唯一有效方法，手术切除后 5 年和 10 年生存率分别为 97.6% 和 86.7%。对于低度恶性 PMEC，手术完全切除可能达到临床治愈，尤其是淋巴结未发生转移者。放化疗疗效不明确，可用于不能手术的晚期患者，术后清扫区域淋巴结阳性或肿瘤切缘阳性者建议常规放疗或化疗。辅助放疗主要针对不能切除或不能完全切除肿瘤的患者，目前多认为低级别 PMEC 术后不需辅助放化疗。PMEC 靶向治疗经验较少，有效病例仅限于个案报道[7]，仍需更多经验积累和科学研究。

（刘庆华　冯宇）

参考文献

［1］阿曼·恩斯特.支气管腔内超声-图解指南.李强，武宁，译.天津：天津科技翻译出版公司，2012.

［2］屈贵东，施云飞.肺粘液表皮样癌并 ALK 基因突变1例及文献复习.临床肺科杂志，2019，24（4）：774-776.

［3］侯晶晶，王慧娟，张国伟，等.29例肺粘液表皮样癌的临床分析.中国肺癌杂志，2017，20（3）：168-174.

［4］Song Z，Zhuo L，Wang J，et al. Primary tracheobronchial mucoepidermoid carcinoma-a retrospective study of 32 patients. World J Surg Oncol，2013，11：62.

［5］Kalhor N，Moran CA. Pulmonary mucoep- idermoid carcinoma：diagnosis and treatment. Expert Rev Respir Med，2018，12（3）：249-255.

［6］师晨阳，李文才，李彦鹏，等.原发性肺黏液表皮样癌64例临床病理分析.郑州大学学报（医学版），2017，52（1）：92-95.

［7］于琳，堂吉斯.肺粘液表皮样癌1例.临床肺科杂志，2017，22（9）：1741-1472.

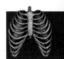

病例 57 黏液表皮样癌

第二部分

肺部感染

病例 58　右肺感染伴甲状腺右叶占位

【入院病史的采集】

患者男，70 岁。入院时间：2020 年 5 月 11 日；出院时间：2020 年 5 月 23 日。住院天数：12 天。

主诉：咳嗽、气促 1 年余，加重 3 天。

现病史：患者自诉 1 年余前无明显诱因出现阵发性咳嗽、气促不适，咳白色泡沫痰，量适中，爬楼梯或上坡时气促明显，平时日常活动尚可，无畏寒、发热，无低热、盗汗，无痰中带血，无夜间阵发性呼吸困难。曾于湘阴县人民医院就诊，完善相关检查，诊断为：①肺部感染。②冠心病。给予抗炎、止咳化痰、解痉平喘、护心、改善微循环等对症支持治疗，患者症状好转，出院后未规律口服药物治疗，期间症状反复，受凉后症状明显。3 天前患者因受凉后咳嗽、气促症状明显，于湘阴县人民医院就诊，完善胸部 CT 检查后，诊断：肺部病变性质待查。为求进一步诊治，遂来我院门诊就诊，门诊以"肺部性质待查"收入我科。自发病来，精神、食欲一般，睡眠良好，大小便正常，体重无改变。

既往史：既往有冠心病病史 5 年余，间断口服阿司匹林＋阿托伐他汀钙抗血小板聚集、降脂，已停药 1 月余以上。有湿疹病史，间断药物治疗（具体不详），有腔隙性脑梗死病史，有慢性胃炎病史，否认糖尿病、高血压病史，否认肝炎、结核、伤寒、疟疾病史，否认精神疾病史，无手术史、外伤史，无输血史，否认食物、药物过敏史，预防接种史不详。否认新型冠状病毒肺炎流行病史。

个人史：生于湖南湘阴县，久居本地，否认血吸虫疫水接触史，长期吸烟，否认毒物接触史。

婚姻生育史：适龄结婚，育有 1 儿子。

家族史：否认家族性遗传病史。

【体格检查】

T 36.5℃，P 82 次 / 分，R 20 次 / 分，BP 120/72 mmHg，SPO$_2$ 94%。神清，全身浅表淋巴结未及肿大。前胸壁及后颈部可见红色湿疹，部分湿疹融合成块，以下颌处明显。口唇无发绀，双肺语颤无减弱，双肺叩诊呈清音，双肺呼吸音低，可闻及少许湿性啰音及呼气末哮鸣音。心率 82 次 / 分，律齐，无杂音。腹平软，无压痛、反跳痛，肝脾肋下未及。双下肢无水肿。

【辅助检查】

（2020-05-07）外院电解质检查：钾 4.08 mmol/L；（2020-05-10）血常规检查：白细胞 19.27×10^9/L ↑，中性粒细胞 13.66×10^9/L ↑，中性粒细胞百分比 70.94% ↑，红细胞 4.15×10^{12}/L，血红蛋白 138 g/L，血小板 168×10^9/L；肝肾功能、心肌酶、电解质正常。血气分析：pH 7.45；PaCO$_2$ 31 mmHg，PO$_2$ 77 mmHg；HCO$_3^-$ 25.9 mmol/L；BE 3.2 mmol/L。

（2020-05-10）湘阴县某医院头颅＋胸部 CT 检查：①双侧基底节区腔隙性脑梗死，老年性脑萎缩。②右肺上叶后段片状高密度影，慢性炎症；右肺上叶尖段结节，感染？其他？右侧胸膜炎，建议治疗后复查。③脂肪肝。④甲状腺形态及密度改变。

入院后相关检查如下。

（2020-05-11）血常规：白细胞 14.63×10^9/L ↑，中性粒细胞 10.16×10^9/L ↑，单核细胞 1.74×10^9/L ↑，单核细胞百分比 11.9% ↑，血小板 183×10^9/L。心肌酶：L-乳酸脱氢酶 329.20 U/L ↑。尿素氮 6.80 mmol/ L，肌酐 102.62 μmol/ L，尿酸 269.8 μmol/L。凝血功能：定量纤维蛋白原 6.78 g/L ↑，D- 二聚体定量 1.94 mg/L ↑，纤维蛋白原降解产物 7.10 mg/L ↑。新型冠状病毒核

酸检测（初筛）未检出（Ct 值大于 40）。

（2020-05-12）红细胞沉降率：60 mm/h↑。甲状腺彩超：甲状腺右侧叶混合回声结节，考虑 TIRADS 分级 3 级。双侧颈部低回声结节考虑淋巴

结。心脏彩超：①射血分数（EF）64%；②左心室短轴缩短分数（FS）35%；③室间隔及左心室后壁稍厚；④三尖瓣轻度反流。

（2020-05-14）胸部平扫＋增强 CT：见图 58-1。

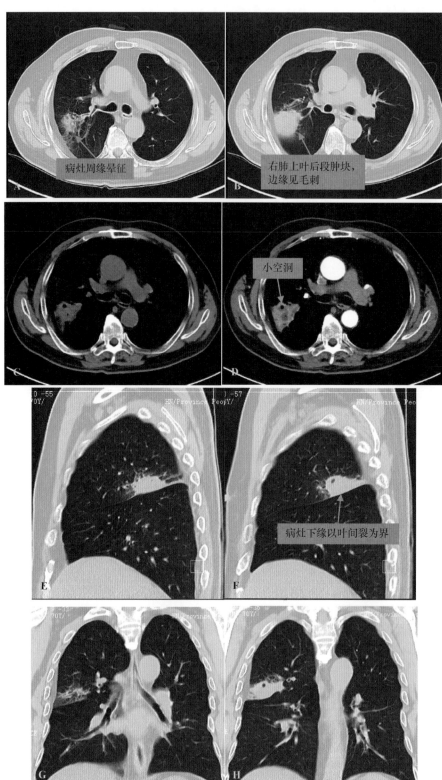

图 58-1 （2020-05-14）胸部平扫＋增强 CT。可见右肺上叶后段肿块，密度不均，内见小空洞（**C**），肿块上界边缘不清，见长毛刺、晕征（**B**）及索条、网状高密度影（**A**），矢状位、冠状位可见病灶局限于右肺上叶，其后下缘为斜裂，邻近斜裂轻度增厚（**E** 至 **H**），增强扫描实性部分明显均匀强化（**D**）。空洞周缘可见沿支气管分布的相对低密度影（为潴留黏液支气管影）

（2020-05-15）支气管镜检查及超声内镜引导下经支气管肺活检（EBUS-TBLB）病理：常规支气管镜检查未见异常，行 EBUS-TBLB 术，标本送抗酸染色、病理学检查等（图 58-2）。

（2020-05-17）抗酸杆菌检测（液基杯夹层法）涂片镜检未找到抗酸杆菌。

（2020-05-18）C 反应蛋白 122 mg/L ↑；甲状腺功能、降钙素原、肿瘤标志物、B 型脑钠肽（BNP）、肌钙蛋白、输血前四项、大便常规正常。

（2020-05-22）复查胸部 CT：见图 58-3。

【初步诊断】

①右肺上叶后段占位：肺脓肿可能性大，其他待排查；②左肺上叶舌段炎症；③右肺上叶尖段结节性质待定；④右侧少量胸腔积液；⑤甲状腺右叶占位：腺瘤可能性大；⑥冠心病；⑦腔隙性脑梗死；⑧湿疹；⑨脂肪肝。

【确定诊断】

①右肺感染；②甲状腺右叶占位：腺瘤可能性大；③冠心病；④腔隙性脑梗死；⑤湿疹；⑥脂肪肝。

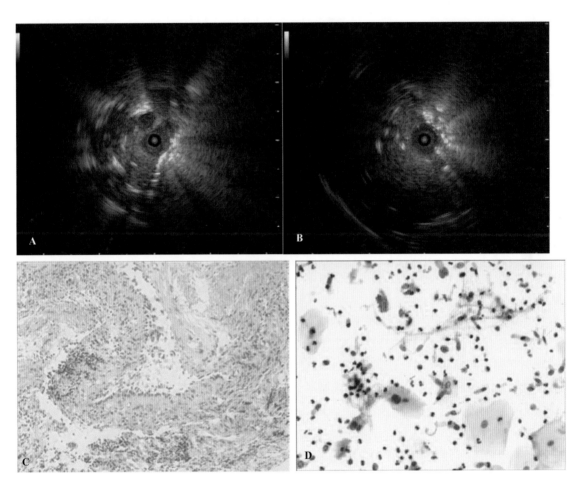

图 58-2 （2020-05-15）支气管镜检查及 EBUS-TBLB 病理。**A** 和 **B.** 支气管镜检查，可见气管黏膜光整，管腔通畅，隆突锐利；右上叶后段支气管黏膜肿胀，管腔略狭窄，未见明显新生物，余左右侧 1 ～ 4 级支气管黏膜光整，管腔通畅，未见狭窄、出血及新生物。根据胸部 CT，拟于 RB2bii 行支气管内超声（EBUS）探查，可探及异常回声区，于此处行经支气管肺活检（TBLB）、诊断性灌洗、刷检，有少许出血，予 1∶10 000 肾上腺素局部止血后未见活动性出血，标本送抗酸染色、呼吸道病毒九项、病理学检查。**C.**（肺泡灌洗液、刷片）液基制片及刷片可见鳞状上皮细胞、纤毛柱状上皮细胞、吞噬细胞及较多中性粒细胞，未见癌细胞；**D.** EBUS-TBLB 病理：（右上叶后段）活检小组织，送检主要为支气管黏膜，显示慢性炎症（淋巴细胞浸润为主）伴中性粒细胞浸润，可见以中性粒细胞为主的渗出；未见确切恶性证据及肉芽肿，建议临床必要时再检。免疫组化：CD20（B 细胞＋）、CD3（T 细胞＋）、CK7（上皮＋）、Ki67（散在＋）、TTF-1（上皮＋）、Syn（－）、CD56（－）、Napsin A（－）、CD43（＋）、CK5/6（上皮＋）

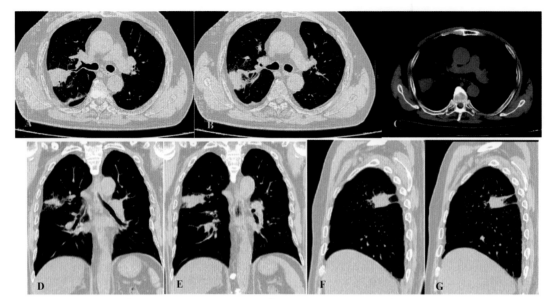

图 58-3 （2020-05-22）复查胸部 CT。右肺上叶后段肿块范围较前缩小，其内空洞消失，肿块周缘粗长毛刺较前明显；右肺上叶尖段结节同前；左肺上叶舌段条片影较前相仿；右侧少量胸腔积液较前相仿

【鉴别诊断】

本例患者影像学分析要排除肺脓肿、肺结核等感染性疾病及肺癌。

肺脓肿是由致病微生物感染所致肺局部组织坏死、化脓形成空洞，当脓液经支气管肺瘘管引流后可形成含有液平的空腔[1]。根据继发感染病史、吸入感染病史、败血症病史，以及发热、咳嗽、脓痰等临床表现，经胸部 CT 检查，肺野见浓密炎症阴影，其中可见空腔、液平等，可确诊为肺脓肿。

不典型肺脓肿可分为孤立团块型和不规则浸润型，且两型均具有以下共同的影像特点[2]：①局限溶解或小空洞；②局部充血征；③边缘粗长索条影；④周围局限浸润片状影；⑤邻近胸膜增厚粘连。

【治疗】

患者入院后给予比阿培南（5 月 11 日至 18 日）和拉氧头孢（5 月 18 日至 22 日）抗感染、溴已新＋桉柠蒎肠溶胶囊止咳化痰、多索茶碱解痉平喘、单硝酸异山梨酯护心扩冠、养胃颗粒护胃、阿托伐他汀钙片降脂、银杏二萜内酯葡胺改善微循环、富马酸卢帕他定片＋硼酸氧化锌冰片软膏＋卤米松软膏抗湿疹等对症支持治疗后，于

2020 年 5 月 22 日复查胸部 CT 提示原病灶较前好转。甲状腺右叶增大，片状低密度区的大小、形态、密度同前无变化；余肺实质内未见确切新增异常密度灶；其余状况大致同前。告知患者家属胸部 CT 结果，结合病理学结果，肺部病变考虑肺部炎症可能性大，建议患者家属回当地抗感染治疗 2～3 周后，复查胸部 CT，出院前患者咳嗽、气促症状较前好转。

【诊治思路＋治疗经验】

气管内超声是在食管超声研究的基础上发展而来，由于经气管进入病变部位，更接近病变，缩短声波路径而降低声波能量的衰减，故采用了高频技术，明显提高了图像分辨力，使组织结构的成像细微化，与组织的显微结构相对应，极大提高了超声的诊断水平。故气管内超声有"显微结构扫描"的能力。这些性能在常规超声检查中是无法达到的[3]。

超声特征包括：病灶外形、边界清晰与否、有无典型支气管充气征、回声异质与否、同心圆存在与否、无回声区存在与否、边缘是否连续、有无内部低回声、内部血管有无侵犯。

从超声的基本特征可以看出，支气管内超声的诊断并不是一件困难的事情，同样，支气管内超声的操作也不是一件复杂的技术，胸部 CT 的

阅片能力及普通支气管镜基本技术是熟练掌握此项技术的先决条件。

此患者确诊为右肺感染，经抗感染治疗症状好转。患者支气管镜提示右上叶后段支气管黏膜肿胀，考虑炎症所致，可局部腔内抗生素灌注治疗。

（柳威　陈辉　张骅）

参考文献

［1］Seo H，Cha SI，Shin KM，et al. Focal necrotizing pneumonia is a distinct entity from lung abscess. Respirology，2013，18（7）：1095-1100.

［2］周新华，马玙，陈冀，等.不典型肺脓肿的放射影像学诊断.中华结核和呼吸杂志，1998，21（6）：361-363.

［3］陈正贤.气道内超声技术应用的现状和未来.中华结核和呼吸杂志，2010，33（1）：12-13.

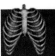

病例 58　右肺感染伴甲状腺右叶占位

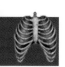

病例 59　右肺感染伴自身免疫性甲状腺炎

【入院病史的采集】

患者男,46 岁。入院时间:2020 年 4 月 17 日;出院时间:2020 年 4 月 26 日。住院天数:9 天。

主诉:间断咳痰 10 余年,发热 1 周。

现病史:患者自 10 年前出现咳痰,颜色为白色稀薄样痰,近 3 年间断出现铁锈色痰,痰液黏稠,去年咳一次血痰,痰中带血,现咳白色黏痰,无咳嗽。早上和晚上咳痰次数增多,无夜间咳痰咳醒症状。现爬三四层楼出现气促,活动后加重。近 1 周无诱因出现发热,体温不详,偶有头晕、头痛,近 3 天有盗汗。无痰中带血,无心慌、胸闷、头痛,无畏寒等。去年于当地医院门诊体检,胸部 CT 示右肺占位病变,考虑肿瘤性病变,服用抗炎药,未复查。4 月 1 日出现低热,最高 38.5℃,波动在 37～38.5℃,遂就诊于某县人民医院,完善胸部 CT 检查,4 月 7 日 CT 结果示:右下肺占位性病变,肺脓肿可能性大,其他待排查。于 4 月 15 日复查 CT:"原考虑肺脓肿"病灶现较前稍好转,建议治疗后复查。为进一步诊治,特来我院,门诊以"右肺占位性病变查因:肿瘤?肺脓肿?其他?"收住我科。自发病以来,精神、食欲一般,睡眠良好,大小便正常,体重近期有增加。

既往史:去年行痔疮手术。否认肝炎、结核、伤寒、疟疾病史,否认高血压、心脏病史,否认糖尿病、脑血管疾病、精神疾病史,否认外伤史。无输血史。否认食物、药物过敏史,预防接种史不详。

个人史:吸烟史 20 余年,每天 1～2 包。有多年饮酒史,一个月 2～3 次,每次 1 斤。生于湖南祁东县,久居本地,否认血吸虫疫水接触史,无吸烟、饮酒史,否认毒物接触史。否认新型冠状病毒肺炎接触史。

婚姻生育史:28 岁结婚,配偶体健,育有 2 子,均体健。

家族史:父母健在,兄弟姐妹健在,否认家族性遗传病史。

【体格检查】

T 36.1℃,P 113 次/分,R 20 次/分,BP 148/76 mmHg,SPO₂ 95%,吸入氧浓度 21%。神清,全身浅表淋巴结未及肿大。咽部无充血,双侧扁桃体无肿大,无脓性分泌物。双侧呼吸动度未见异常,语颤未见异常,右肺叩诊有浊音,左肺叩诊呈清音,双肺呼吸音增粗,双肺有哮鸣音。心率 113 次/分,律齐,无杂音。腹平软,无压痛、反跳痛,肝脾肋下未及。下肢无水肿。

【辅助检查】

(2020-04-07)凝血功能检查:凝血酶时间(TT)11.9 s,凝血酶原时间(PT)12.2 s,活化部分凝血活酶时间(APTT)33.0 s,纤维蛋白原(FIB)5.24 g/L↑,D-二聚体(DD)0.63 mg/L↑。甲状腺功能检查:FT₃ 3.01 pg/ml,FT₄ 0.92 ng/dl,促甲状腺激素(TSH)11.2 mIU/L↑,Anti-TP 822.59 IU/ml↑,Anti-Tg 536.83 IU/ml↑。糖化血红蛋白 5.9%。

(2020-04-12)某医院血常规:白细胞(WBC)12.77×10⁹/L↑,中性粒细胞(NEU)9.72×10⁹/L↑,NEU% 76.1%↑,红细胞(RBC)4.61×10¹²/L,血红蛋白(HGB)96 g/L↓,血小板(PLT)415×10⁹/L↑,C 反应蛋白(CRP)49.79 mg/L↑。肝功能检查:谷丙转氨酶(ALT)13.5 IU/L,谷草转氨酶(AST)20.9 IU/L。肾功能检查:尿素(UREA)2.9 mmol/L↓,肌酐(CREA)78.1 μmol/L,尿酸(UA)159 μmol/L↓。

(2020-04-07)胸部 CT:右下肺叶占位性病变,肺脓肿可能性大,其他待排查,建议积极抗炎后复查,必要时建议穿刺活检,上下腹 CT 未见明显异常。

（2020-04-15）胸部CT："原考虑肺脓肿"病灶现较前稍好转，建议治疗后复查。

入院后相关检查如下。

（2020-04-17）血常规：白细胞 9.48×10^9/L ↑，血红蛋白 105 g/L ↓，血细胞比容 35.6% ↓，红细胞平均体积 70.2 fl ↓，红细胞平均血红蛋白含量 20.7 pg ↓，红细胞平均血红蛋白浓度 295 g/L ↓，红细胞分布宽度变异系数 22.5% ↑，血小板 597×10^9/L ↑，血小板压积 0.53 ↑。血栓止血：定量纤维蛋白原 4.69 g/L ↑，D-二聚体定量 1.37 mg/L ↑，纤维蛋白原降解产物 5.30 μg/ml ↑。

（2020-04-18）C反应蛋白 6.7 mg/L ↑。呼吸道病毒九项：肺炎支原体（MP）IgM 阳性↑。

（2020-04-20）甲状腺功能检查：血清游离三碘甲状腺原氨酸（FT_3）4.76 pmol/l，血清游离甲状腺素（FT_4）11.51 pmol/l ↓，血清促甲状腺激素（TSH）11.79 μIU/ml ↑。淋巴结彩超：双侧腋窝低回声结节，考虑肿大淋巴结。糖类抗原 125 36.90 U/ml ↑。彩超：肝、胆、脾、胰、双肾未见明显异常声像。

（2020-04-22）血清蛋白电泳：白蛋白 41.56% ↓，α_1 球蛋白 5.59% ↑，α_2 球蛋白 16.17% ↑；肝肾功能、输血前四项、红细胞沉降率、大便常规、BNP、心电图等结果正常。

肺功能：第1s用力呼气量（FEV_1）1.96 L，FEV_1/pred 52.3%，用力肺活量（FVC）3.86 L，FVC/pred 83.9%，FEV_1/FVC 50.70%。结论：中度阻塞性肺通气功能障碍。口呼气一氧化氮测定报告：FeNO，13 ppb；CaNO，2.8 ppb。支气管舒张试验阳性。

（2020-04-24）超声支气管镜检查及 EBUS-TBLB 病理：见图 59-1。

（2020-04-25）胸部 CT 检查及 2020-05-07 复查胸部CT：见图 59-2 和图 59-3。

（2020-04-29）经彩超右下肺组织活检：见图 59-4。

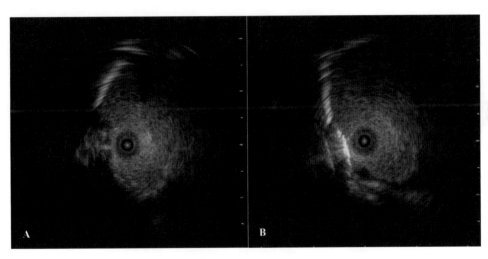

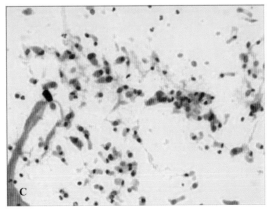

图 59-1 （2020-04-24）超声支气管镜检查及 **EBUS-TBLB** 病理。**A** 和 **B**. 支气管镜检查未见异常，行 **EBUS-TBLB** 术。**C**.（肺泡灌洗液、刷片）液基制片及刷片可见鳞状上皮细胞、纤毛柱状上皮细胞、吞噬细胞及中性粒细胞，未见癌细胞

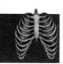

支气管内超声临床应用病例解析

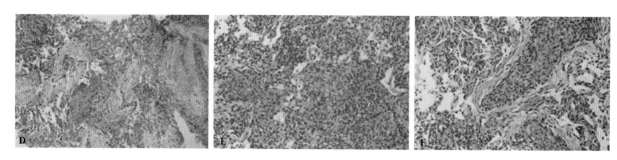

图 59-1（续）D 至 F. EBUS-TBLB 病理诊断：（右下叶前基底段组织）活检小组织，为支气管黏膜及终末肺组织；支气管黏膜显示中–重度慢性炎症（淋巴细胞、浆细胞浸润为主，少量嗜酸性粒细胞浸润）伴有中性粒细胞浸润；终末肺组织肺泡腔内可见泡沫样细胞渗出，约 20% 的肺泡腔内可见机化性肺炎的形态学改变；肺泡间隔部分增宽，可见多灶不典型的肉芽肿结构，但未见坏死，伴有淋巴细胞及浆细胞浸润；未见确切恶性证据，临床须首先除外结核感染的可能。免疫组化：CD3（＋）、CD20（＋）、CK7（＋）、TTF-1（＋）、Napsin A（＋）、E RG（－）、Syn（－）、CD21（灶＋）、SMA（＋）、Ki67（＋，5%）、CK5/6（－）、ALK（－）

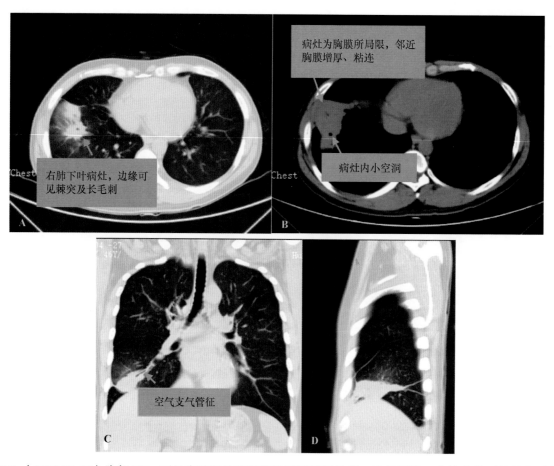

图 59-2 （2020-04-25）胸部 CT。可见右肺下叶前基底段不规则团片影，边界不清，病灶边缘可见棘突及长毛刺，病灶内见空气支气管征（C）及小空洞影（A 和 B），病灶为胸膜所局限（A、B、D），相应处胸膜增厚、粘连（B）

232

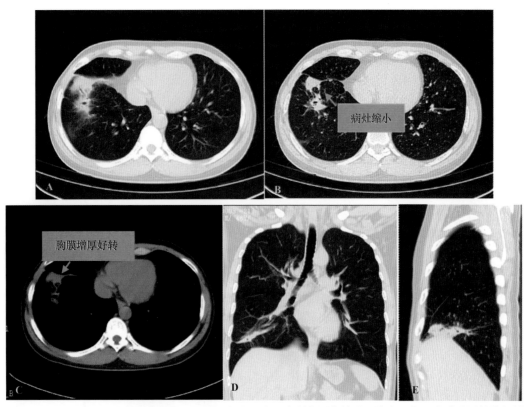

图 59-3　（2020-05-07）复查胸部 CT。可见右肺下叶团片影范围较前明显缩小，邻近胸膜增厚较前好转

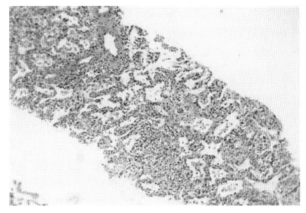

图 59-4　经彩超右下肺组织活检病理。（右下肺组织活检）呈慢性炎症改变，肺泡上皮增生，间质纤维组织稍增生，可见以淋巴细胞及浆细胞为主的炎性细胞浸润，未见恶性依据。免疫组化：CgA（－）、CK5/6（－）、CK7（＋）、Ki67（＋5%）、Napsin A（＋）、p63（－）、Syn（－）、TTF-1（＋）、IgG4（－）、IgG（＋）、CD38（部分细胞＋）、CD138（部分细胞＋）。特殊染色：抗酸染色（－）、PAS（－）

【初步诊断】

①右肺占位性病变待查：感染？肿瘤？其他？②支气管哮喘；③慢性阻塞性肺疾病？④自身免疫性甲状腺炎，亚临床甲状腺功能减退；⑤贫血。

【确定诊断】

①右肺感染；②支气管哮喘；③自身免疫性

甲状腺炎，亚临床甲状腺功能减退。

【鉴别诊断】

诊断明确，无须鉴别。

【治疗】

患者入院后给予比阿培南注射剂、盐酸溴

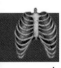

己新、薄芝糖肽、桉柠蒎肠溶软胶囊、川贝枇杷片、清热消炎宁片、吸入用布地奈德混悬液、吸入用异丙托溴铵溶液、孟鲁司特钠、沙丁胺醇、多索茶碱、沙美特罗抗感染、止咳化痰等对症治疗，症状明显好转出院。出院情况：患者咳嗽、咳痰明显好转，无畏寒、发热，无胸闷、头痛，无喘息、胸骨后压榨感，无痰中带血，无心悸及全身乏力，无夜间阵发性呼吸困难。

【诊治思路＋治疗经验】

胸部影像学对于胸部病变的诊断具有不可替代的作用，但对于病变最终的性质需要取得病灶的病理学证据才能确诊。常见的诊断方法有经常规超声或经 CT 引导下经皮肺穿刺获取病理标本确诊，超声内镜对于纵隔淋巴结定性检查具有良好的诊断价值，唯一的缺陷就是诊断费用高昂。

支气管内超声（EBUS）检查对肺周围型病变的总体发现率为 76%，部分病灶由于以下原因未能被发现：①探头不能进入病变所在的支气管段，尤其是上叶尖段，由于角度太大，探头难以进入；② CT 未能发现通向病灶的细支气管，提示探头所在的支气管不能通往病灶，导致探头无法靠近病灶，因距离过远而无法显示；③非实性病灶由于其周围空气较多，对超声波产生强反射，干扰成像；④非实性病灶（如磨玻璃影类病灶）围绕支气管并可能未侵入细支气管内，支气管内的探头未能紧贴病灶，所发出的超声波被支气管周围的空气所反射干扰[1]。

超声内镜引导下经支气管针吸活检（EBUS-TBNA）对诊断纵隔淋巴结等肺部病变固然非常重要，但是其他方法也不能忽视，即使是黏膜水肿时的黏膜活检、毛刷、支气管肺泡灌洗、经支气管肺活检（TBLB）等均有助于明确诊断，包括恶性和良性疾病。因此在气管镜检查中应该多种手段并用。对于 EBUS-TBNA 阴性患者，临床处理时应该综合考虑患者情况，如果通过检查，包括 PET-CT、头部增强 MRI、骨核素显像、胸腹部增强 CT 等，未发现其他病灶，若疑诊恶性疾病，可以考虑手术治疗；若临床考虑良性非特异性炎症，特别是患者无症状而且仅有纵隔淋巴结肿大，影像学上有淋巴结钙化点或经支气管针吸活检（TBNA）病理可见炭末沉积时，可以定期随访。因此，对于拟诊肺癌纵隔淋巴结转移但 EBUS-TBNA 阴性的患者，应该根据患者的具体情况，综合多种方法进行诊断和随访[2]。

（柳威　陈辉　张骅）

参考文献

［1］黄禹，任红岩，何碧芳，等.气管内超声非实时引导下经气管镜肺活检对肺周围型病变的诊断价值.中华结核和呼吸杂志，2013，36（1）：12-15.

［2］留永健，陈闽江，孙雪，等.临床疑诊肺癌纵隔淋巴结转移 EBUS-TBNA 阴性患者的处理.中国肺癌杂志，2019，22（4）：223-226.

病例 60 左肺金黄色葡萄球菌感染

【入院病史的采集】

患者男，66 岁。

主诉：活动后气喘 2 月余

现病史：患者因"活动后气喘 2 月余"就诊于当地医院，胸部 CT 提示左肺占位性质待定。给予抗感染、化痰等对症支持治疗后症状改善不明显，行全身 PET-CT 检查提示左肺门占位伴代谢增高，考虑肺癌伴左肺门淋巴结转移。为进一步诊治收入我院。

既往史：无特殊。

个人史：生于并久居本地，无疫区、疫情、疫水接触史，无牧区、矿山、高氟区、低碘区居住史，无化学性物质、放射性物质、有毒物质接触史，无吸毒史，无吸烟、饮酒史。

婚姻史：无特殊。

家族史：否认家族性遗传病史。

【体格检查】

T 36.2℃，神清，浅表淋巴结无肿大。咽无充血，扁桃体不大。左肺呼吸音低，无啰音。右肺无特殊。心、腹无特殊。

【辅助检查】

患者行支气管镜检查，结果如图 60-1 所示。

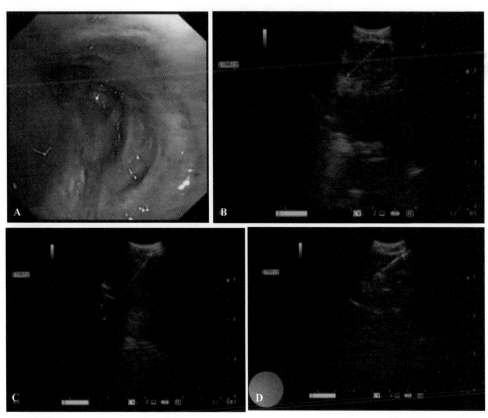

图 60-1 支气管镜检查。A. 电子支气管镜检查，左上叶前段支气管外压性狭窄，伴黏膜轻度浸润。**B** 至 **D.** 超声支气管镜检查，11 组淋巴结肿大，左上叶前段结节，行 EBUS-TBNA 检查。病理结果：左上叶前段少量淋巴细胞，细胞无明显异形，11L 组淋巴结见少量淋巴细胞及红染结构物质，未见肿瘤性病变

【初步诊断】

左侧肺癌伴左肺门淋巴结转移？

【确定诊断】

左肺感染（金黄色葡萄球菌）。

【治疗】

结合患者病理结果，诊断为肺部感染性病变，给予莫西沙星口服抗感染治疗2周后，复查胸部CT，病灶较前基本完全吸收。

【诊治思路＋治疗经验】

因患者胸部影像学改变及临床症状偏向肿瘤性病变，故行胸部增强CT检查（图60-2）。胸部CT示：左肺上叶中央型肺癌伴周围少许阻塞性炎症，左肺上叶结节，转移可能，随访。

为排除肿瘤性病变，再次行支气管镜检查（图60-3），送检病理及进行组织二代测序检查。EBUS-TBNA病理结果：左肺上叶结节少量淋巴细胞，11L组淋巴结送检组织大部分为穿刺液及出血，夹杂少量挤压的淋巴细胞，未见明显肿瘤性病变。组织二代基因测序回报：金黄色葡萄球菌（序列数965条）。

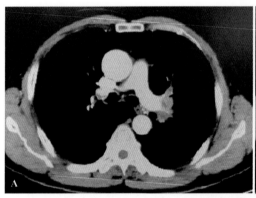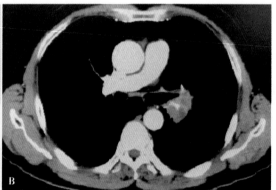

图 60-2　胸部增强 CT

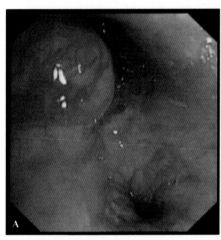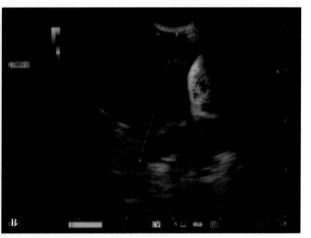

图 60-3　再次支气管镜检查。A. 电子支气管镜检查；B. 超声支气管镜检查，行 EBUS-TBNA

超声内镜引导下经支气管针吸活检术（EBUS-TBNA）主要用于纵隔、肺门及肺实质良恶性病变的诊断，是一项安全有效的微创诊断方法，其诊断的特异性和敏感性都可以达到90%以上。肺部肿块及纵隔淋巴结肿大的原因有很多种，最常见为肿瘤和感染，本例患者PET-CT提示肿瘤，但两次穿刺结果均为阴性，第二次穿刺标本二代测序提示感染性病变，该例患者诊断由此明确。临床中常出现感染和肿瘤无法区分或同时存在的情况，EBUS-TBNA联合二代基因测序可能对诊断起到更好的效果。

（秦浩）

病例 61　右下肺隐球菌肺炎

【入院病史的采集】

患者男，46 岁，自由职业者。

主诉： 发现右下肺结节半个月。

现病史： 患者半个月前因外伤行胸部 CT 检查时发现右下肺病灶，性质不详，无咳嗽、咳痰、咯血，无胸闷、气促，无畏寒、发热，无盗汗、乏力等不适，未予特殊处理。近半个月来，患者多次复查胸部 CT 示结节较前无明显变化，无特殊不适。为求进一步诊治遂来我院，门诊以"右肺结节查因"收入我科。自起病以来，患者精神、食欲及睡眠良好，大、小便正常，体重无变化。

既往史： 否认肝炎、结核、伤寒、疟疾病史，否认高血压、心脏病史，否认糖尿病、脑血管疾病、精神疾病史。2018 年 12 月曾有左侧胸部撞击史，胸部 CT 示左侧 3、4、5 肋骨骨折，右下肺病变原因待查，予以保守治疗。无手术史，无输血史，否认食物、药物过敏史，预防接种史不详。

个人史： 生于湖南省汨罗市，久居本地，否认血吸虫疫水接触水，无吸烟、饮酒史，否认毒物接触史。

婚姻史： 24 岁结婚，育有 1 子，配偶及儿子体健。

家族史： 否认家族性遗传病史。

【体格检查】

T 36.7℃，P 98 次 / 分，R 18 次 / 分，BP 137/96 mmHg，SPO_2 97%，吸入氧浓度 21%。全身浅表淋巴结未及肿大。胸廓对称无畸形，胸骨无压痛，双侧呼吸动度未见异常，语颤未见异常，叩诊呈清音，呼吸音清晰，未闻及干、湿性啰音。心率 98 次 / 分，律齐，无杂音。腹平软，无压痛、反跳痛，肝脾肋下未及。双下肢无水肿。

【辅助检查】

（2018-12-25）株洲市某医院胸部 CT 示：①右肺下叶病灶，建议结合临床考虑；②左侧第 3、5 肋骨骨折。

（2018-12-26）汨罗市某医院胸部 CT（三维）示：① 左侧第 3、4 前肋骨折，第 5 肋腋段不完全性骨折；② 右肺下叶胸壁下软组织块影，性质待定，建议治疗后复查，必要时穿刺活检。

（2019-01-01）汨罗市某医院胸部 CT 示：①左胸第 3、4 前肋及第 5 肋腋段骨折，建议结合临床 3 周后复查；②右下叶肺挫伤可能，不排除慢性感染性病变，建议追踪复查。

（2019-01-16）湖南省某医院胸部 CT（图 61-1）示：①右下肺多发结节灶，性质待定：感染性病变？肿瘤？建议治疗后复查；②纵隔内淋巴结肿大；③左侧第 3、4 前肋及第 5 肋腋段骨折。

【初步诊断】

①右下肺结节查因：真菌？结核？细菌？②左侧多发肋骨骨折。

【确定诊断】

①右下肺隐球菌肺炎；②左侧多发肋骨骨折。

【鉴别诊断】

患者因外伤行胸部 CT 扫描时发现右下肺病变，无自觉症状，无咳嗽、咳痰、气促，无发热、畏寒、寒战等不适，仔细阅读我院门诊胸部 CT（图 61-1）可见右下肺多发结节散在分布，主要位于胸膜下，呈实变，部分结节性病变周围可见散在晕轮征，应首先考虑感染性病变，尤其应考虑隐球菌可能，但仔细追问病史，患者无免疫抑制性基础疾病，无使用广谱抗生素病史，无饲养家禽、宠物（尤其是鸽子）经历，这些不支持隐球菌感染，故还应与其他常见的肺部感染病原菌相鉴别，如结核、细菌等。拟完善血隐球菌荚膜抗原、结核抗体、PPD 皮试等检查以明确诊断，积极完善支气管镜检查，酌情活检以明确病理诊断。

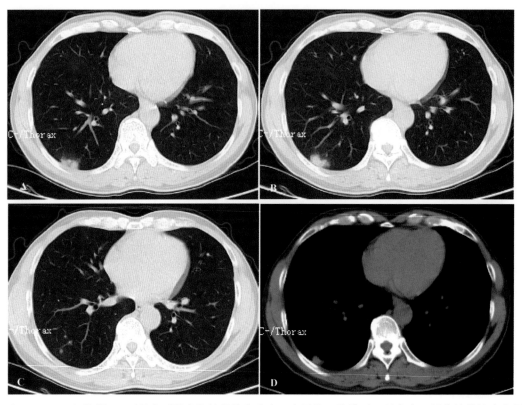

图 61-1　（2019-01-16）胸部 CT 可见右下肺多发结节散在分布，主要位于胸膜下，呈实变，部分结节性病变周围可见散在晕轮征

【治疗】

患者入院后完善血尿粪常规、肝肾功能、电解质、心肌酶、隐球菌荚膜抗原检测、结核抗体、PPD 皮试等检查，结果示血隐球菌荚膜抗原阳性（免疫胶体金法 36.69 ng/ml），余常规、生化结果均未见异常。入院第 2 天行支气管镜检查：常规支气管镜未见异常，在径向超声引导下于 RB10ai 可见不均质低回声病变（图 61-2），于该处活检，活检后立即行快速现场评价（ROSE），镜下可见大量肉芽肿病灶及隐球菌（图 61-3）。标本送检病理组织学、细胞学、抗酸染色，结果：肺泡灌洗液抗酸杆菌检测（液基杯夹层法）涂片镜检未找到抗酸杆菌；（肺泡腔灌洗液及刷片）可见柱状上皮细胞、鳞状上皮细胞、吞噬细胞及炎细胞，未见肿瘤细胞；（右

下肺后段活检）肉芽肿性炎症，可见少量真菌，考虑隐球菌感染，建议结合临床综合考虑。特殊染色 PAS（＋），六胺银（－），抗酸（－）（图 61-4）。

2019 年 1 月 21 日行腰椎穿刺检查，结果如下。脑脊液生化：氯 122.7 mmol/L，脑脊液或尿蛋白 92.8 mg/L，葡萄糖 3.97 mmol/L ↑，乳酸脱氢酶 18.5 U/L，腺苷脱氨酶 1.14 U/L；脑脊液常规：颜色无色水样，透明度清晰透明，Pandy 试验阴性，红细胞计数 10.00×10⁶/L，白细胞计数 0.00×10⁶/L；脑脊液墨汁染色涂片镜检未找到隐球菌；脑脊液真菌涂片镜检未找到真菌，细菌涂片镜检未找到细菌；脑脊液隐球菌荚膜抗原阴性。故明确诊断为右下肺隐球菌肺炎，予以氟康唑胶囊 0.4 g 每日 1 次口服抗真菌等治疗，并门诊随访。

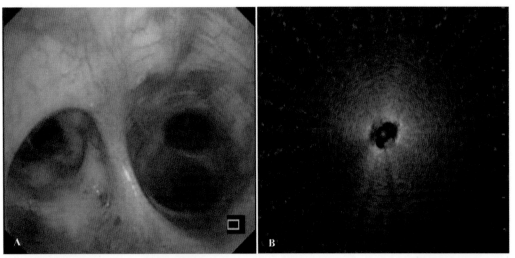

图 61-2　**A.** 常规支气管镜未见异常；**B.** 径向超声引导下于 RB10ai 可见不均质低回声病变

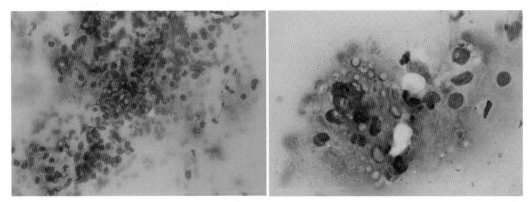

图 61-3　快速现场评价（ROSE），迪夫染色。镜下可见大量肉芽肿病灶及隐球菌（圆形菌体，外轴为肥厚荚膜，内有孢子）

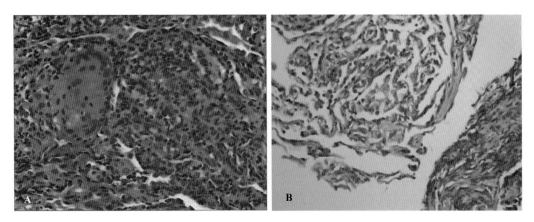

图 61-4　不同染色结果。A.（HE 染色 ×20）活检肺组织内可较多淋巴细胞浸润，散在巨细胞反应，巨细胞内可见圆形或卵圆形的隐球菌。**B.**（PAS 染色 ×20）组织细胞内吞噬了染色为紫红色的隐球菌

【复诊】

该患者因外伤后行肺部 CT 检查发现右下肺多发结节样病变，无自觉症状，常规支气管镜检查未见异常，病理活检明确为隐球菌肺炎，目前予以积极抗真菌治疗。故门诊复诊主要是评估治疗效果及是否存在肝、肾功能损害等药物不良反应，患者分别于 2019 年 2 月、4 月 22 日、7 月 3 日、8 月 21 日复查胸部 CT，提示病变逐渐吸收好转，残留少许病灶呈纤维化趋势（图 61-5），故停药后门诊随诊。

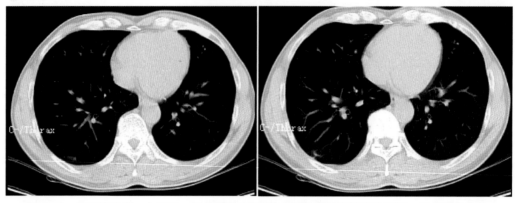

图 61-5 抗真菌治疗 6 个月后，复查肺部 CT 可见右下肺病灶明显吸收好转，呈纤维化趋势

【诊治思路】

肺隐球菌感染的临床表现缺乏特异性，可表现为无症状的结节到严重的急性呼吸窘迫综合征（acute respiratory distress syndrome，ARDS）。主要表现为咳嗽、咳痰，部分患者可有痰中带血或咯血，伴或不伴发热，亦可出现胸痛、乏力、盗汗等非特异性症状。临床常见慢性隐匿起病的无症状患者，仅在体检行胸部 X 线检查时发现，多见于免疫功能正常者[1]。急性重症多见于免疫抑制尤其是 AIDS 患者，表现为严重急性下呼吸道感染，有高热、呼吸困难等症状，伴有明显的低氧血症，可发展为急性呼吸衰竭，如不及时诊断和治疗，病死率较高。

肺隐球菌病的治疗取决于患者的免疫状态及病情轻重程度。对于 HIV 阴性隐球菌肺部感染的患者，除无症状、非弥漫性病变的免疫正常宿主外，肺部弥漫性病变或肺外隐球菌病的患者均建议进行腰穿检查以除外合并中枢神经系统感染的可能[1-3]。在免疫正常患者中，局限性肺部隐球菌感染无症状者极少出现病灶播散，可严密观察；但鉴于有极少数全身播散的报告，多建议积极治疗，可予以氟康唑 200～400 mg/d，治疗 3～6 个月。有轻到中度症状的免疫正常患者或轻到中度症状的无肺部弥漫性浸润、无其他系统累及的非严重免疫抑制患者采用氟康唑，200～400 mg/d，治疗时间可延长至 6～12 个月。免疫抑制伴弥散性感染或严重肺炎者，治疗同隐球菌中枢神经系统感染[4]。对于重度患者建议采用与播散性隐球菌病相同的治疗原则，分为诱导治疗、巩固治疗和维持治疗。诱导期首选两性霉素 B［0.5～1.0 mg/（kg·d）］联合氟胞嘧啶［100 mg/（kg·d）］，疗程至少 4 周；巩固治疗建议使用氟康唑 400 mg/d 8 周，之后使用氟康唑 200 mg/d 维持治疗 6～12 个月[2]。手术患者，建议术后常规应用抗真菌药治疗，疗程至少 2 个月[1]。血清隐球菌抗原阳性与否及其滴度不作为疗效判定指标，不作为药物调整及疗程的判定指标[3]。

关于肺外周病变的确诊方式，可供选择的方法包括 CT 或超声引导下经皮穿刺活检、气道内径向超声引导下肺活检，两种方法各有利弊[5]。前者诊断阳性率高，但非自然腔道，存在气胸、出血风险，且对于肿瘤性病变，有沿针道转移风险；后者沿自然腔道进行检查，在活检的同时可以观察气道情况，且气胸、出血风险低于前者，但整体阳性率略低于经皮穿刺活检。故活检方式的选择可根据各医院经验及设备情况选择，我们选择的是后者。术前阅读胸部CT，确定拟活检部位为RB10ai，完善常规支气管镜检查未见明显异常，遂以径向超声探查拟活检部位，发现其周围存在不均质低回声区域，于该处活检后病理诊断明确。

（柳威　李芸　刘志光）

参考文献

［1］《中国真菌学杂志》编辑委员会. 隐球菌感染诊治专家共识. 中国真菌学杂志，2010，5（2）：65-68，86.

［2］浙江省医学会呼吸病学分会. 肺隐球菌病诊治浙江省专家共识. 中华临床感染病杂志，2017，10（5）：321-326.

［3］Perfect JR，Dismukes WE，Dromer F，et al. Clinical practice guidelines for the management of cryptococcal disease：2010 update by the infectious diseases society of america. Clin Infect Dis，2010，50（3）：291-322.

［4］中华医学会感染病学分会. 隐球菌性脑膜炎诊治专家共识. 中华传染病杂志，2018，36（4）：193-199.

［5］Zhu J，Gu Y. Diagnosis of peripheral pulmonary lesions using endobronchial ultrasonography with a guide sheath and computed tomography guided transthoracic needle aspiration. Clin Respir J，2019，13（12）：765-772.

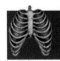

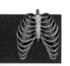

病例 62　机化性肺炎

【入院病史的采集】

患者男，68 岁，农民。

主诉： 反复胸闷 3 月余，咳嗽、气促、胸部胀痛 1 月余。

现病史： 患者自诉 2019 年 4 月无明显诱因开始出现胸闷，无畏寒、发热、咳嗽、咳痰，无痰中带血及咯血，无心悸、胸闷、胸痛、气促、无盗汗、乏力等不适。于郴州市某医院就诊，胸部 CT 示：① 双肺感染，建议治疗后复查；② 纵隔多发增大淋巴结。诊断为 "肺炎"，先后予以头孢曲松、左氧氟沙星抗感染治疗（总疗程约 4 周），患者症状无改善。2019 年 5 月 18 日复查胸部 CT 示双肺上叶感染性病变，对比 2019 年 4 月 19 日胸部 CT：左上肺较前进展，右上叶病灶较前吸收、好转。遂予中成药物治疗（具体不详），患者诉疗效欠佳。2019 年 6 月开始出现咳嗽，呈阵发性单声咳，偶有少量白色泡沫痰，无痰中带血、咯血。活动后出现气促，夜间可平卧，无端坐呼吸、夜间阵发性呼吸困难。伴胸部胀痛，咳嗽时加重。伴乏力，否认畏寒、发热、盗汗。2019 年 7 月 9 日至新田县某医院住院治疗，肺部 CT 示：双肺上、下叶炎症改变，以双肺下叶为甚；右肺上叶小结节影，性质待定，考虑增殖灶可能。痰培养：肺炎克雷伯菌。血常规正常，C 反应蛋白（CRP）134.8 mg/L，考虑 "双肺部感染"，予头孢他啶＋左氧氟沙星注射液抗感染，症状无明显改善，复查胸部 CT 较前无明显好转，遂改用 "亚胺培南西司他丁钠注射液" 抗感染治疗，患者咳嗽、咳痰较前稍减轻，余症状同前。为求进一步诊治来我院。自发病以来，精神、食欲及睡眠一般，大小便正常，体重下降 5 kg 左右。

既往史： 1985 年行 "开放性输尿管取石术"，2005 年行 "经尿道输尿管取石术"，否认肝炎、结核、伤寒、疟疾病史，否认高血压、心脏病史，否认糖尿病、脑血管疾病、精神疾病病史，无外伤、

输血史，无食物、药物过敏史，预防接种史不详。

个人史： 生于湖南省新田县，久居本地，否认血吸虫疫水接触水，无吸烟、饮酒史，否认毒物接触史。

婚姻生育史： 24 岁结婚，育有 1 子，配偶及儿子体健。

家族史： 否认家族性遗传病史。

【体格检查】

T 36.4℃，P 88 次 / 分，R 20 次 / 分，BP 101/65 mmHg，SPO_2 96%，吸入氧浓度 21%。发育正常，营养欠佳，神志清楚，精神欠佳，步入病房，自动体位，查体合作，全身浅表淋巴结未及肿大。气管居中。胸廓对称无畸形，双侧呼吸动度对称，语颤未见异常，双肺叩诊呈清音，呼吸音粗糙，未闻及干、湿性啰音及胸膜摩擦音。心率 88 次 / 分，律齐，无杂音。腹平坦，腹壁软，全腹无压痛，无肌紧张及反跳痛，腹部无包块，肝脾肋下未触及，肝肾无叩击痛，移动性浊音阴性，肠鸣音未见异常。双下肢无水肿。

【辅助检查】

（2019-04-19）郴州市某医院胸部 CT：① 双肺感染，建议治疗后复查；② 纵隔多发增大淋巴结。

（2019-05-18）郴州市某医院胸部 CT：双肺上叶感染性病变，对比 2019-04-19 胸部 CT，左上肺较前进展，右上叶病灶较前吸收、好转。

（2019-07-09）新田县某医院胸部 CT：双肺炎症改变，以下叶为甚；右肺上叶小结节影，性质待定，考虑增殖灶可能。

（2019-07-11）新田县某医院胸部 CT：与 2019-07-09 胸部 CT 对比，双肺多发斑片状密度增高影范围较前无明显改变，密度大致同前，仍以下叶为主，边缘模糊，密度不均，右肺上叶小

结节影较前未见明显改变，余况大致同前。

（2019-07-18）湖南省某医院胸部CT：① 双肺炎症（部分实变）；② 纵隔多发稍大淋巴结；③ 双肺肺气肿。心电图：窦性心动过速。

入院后相关检查如下述。大、小便常规检查及隐血试验正常。肝功能：总蛋白 47.0 g/L ↓，白蛋白 23.4 g/L ↓，总胆红素 6.3 μmol/L，直接胆红素 3.3 μmol/L，谷丙转氨酶 23.0 μ/L，谷草转氨酶 24.45 μ/L。心肌酶、肾功能、电解质、血糖、血脂、N端脑钠肽前体（NT-ProBNP）正常。血气分析：pH 7.46，PaO_2 66 mmHg，$PaCO_2$ 37 mmHg，HCO_3^- 26.3 mmol/L，BE 2.5 mmol/L，SaO_2 94%。免疫全套、风湿全套、抗中性粒细胞胞质抗体（ANCA）＋狼疮全套、肌炎抗体谱全套、抗CCP抗体、EB病毒、巨细胞病毒、呼吸道病毒七项检测（包括甲型和乙型流感病毒、呼吸道合胞病毒、腺病毒、副流感病毒1、2和3型）、肿瘤标志物、肺炎支原体 IgG＋IgM、肺炎衣原体 IgG＋IgM 检测均正常。C反应蛋白（CRP）97.8 mg/L ↑，红细胞沉降率（ESR）96 mm/h ↑。痰涂片：偶见假菌丝，细菌涂片白细胞＞ 25/LP，鳞状上皮细胞＜ 10/LP，白细胞外可见少量革兰氏阳性球菌。多次痰培养，抗酸杆菌检测阴性。

【初步诊断】

双肺病变查因：肺黏膜相关淋巴瘤？肺癌？机化性肺炎？

【确定诊断】

①继发性机化性肺炎；②重症肺炎，Ⅰ型呼吸衰竭。

【鉴别诊断】

患者老年男性，无吸烟史，无明显诱因出现胸闷、气促、咳嗽、咳痰症状，外院胸部CT检查可见两肺多发渗出、实变，血常规正常，CRP增高，临床诊断为肺炎，予以积极抗感染治疗后症状无改善，且多次复查CT可见肺内病灶逐步缓慢进展。于我院门诊复查CT（图62-1）可见

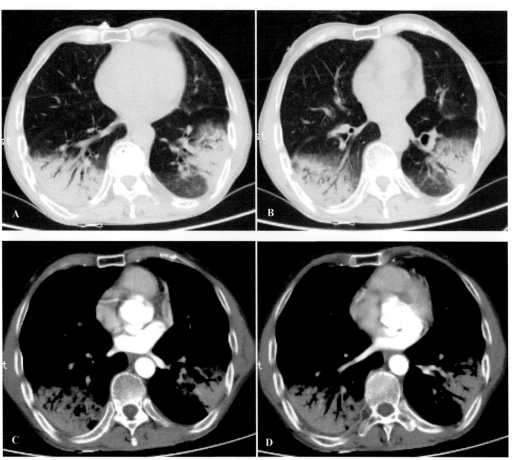

图 62-1 （2019-07-18）胸部CT。两肺多发渗出性病变，局部实变，其内可见支气管气相，病灶以两下肺较为明显

两肺多发实变病灶，病灶边缘模糊，有较多渗出性病变，病灶支气管通畅、走行尚规则，可见支气管气相。结合其症状、体征、肺部CT及抗感染治疗反应性，应首先考虑为非感染性病变可能：肺黏膜相关淋巴瘤？肺癌？另外，患者两肺病灶实变，故感染后机化性肺炎亦应考虑。予以完善肿瘤标志物、结核抗体、痰培养、痰抗酸染色等检查以便明确诊断，关键是选择合适时机行肺组织活检，获取病理诊断。

【治疗】

入院后予以盐酸莫西沙星注射液抗感染，呼吸困难症状逐步加重，血氧饱和度下降至85%～90%（吸入氧浓度50%左右）。7月28日复查胸部CT：双肺炎症（部分实变）较前进展，纵隔多发稍大淋巴结，双肺肺气肿，双侧胸腔局部少量积液。7月30日行支气管镜检查（图62-2）：气管通畅，黏膜光整，隆突锐利。右下叶开口黏膜充血、粗糙、肿胀，管腔内少量黏性分泌物，未见狭窄及新生物。余左、右侧1～4级支气管腔内见少许黏性分泌物，抽吸后见黏膜散在炭末沉积，未见狭窄及新生物。根据胸部CT，于左下叶背段刷检、灌洗，送细菌/真菌、X-pert、第二代测序（NGS）、病理细胞学检查；经支气管送入1.4 mm超声探头探查右下叶背段，于内侧分支可探及较粗大血管，遂送1.9 mm冷冻探头至背段上、外侧支，于上述部位冷冻活检，共获取标本5块，标本直径4～6 mm，出血约10 ml，予以局部灌注1∶10 000肾上腺素后出血停止。术中送快速现场评价（ROSE），提示取材满意，镜下可见大量泡沫状巨噬细胞聚集（图62-3）。术毕听诊双侧呼吸音对称。7月31日，患者呼吸困难较前稍加重，双肺啰音较前增

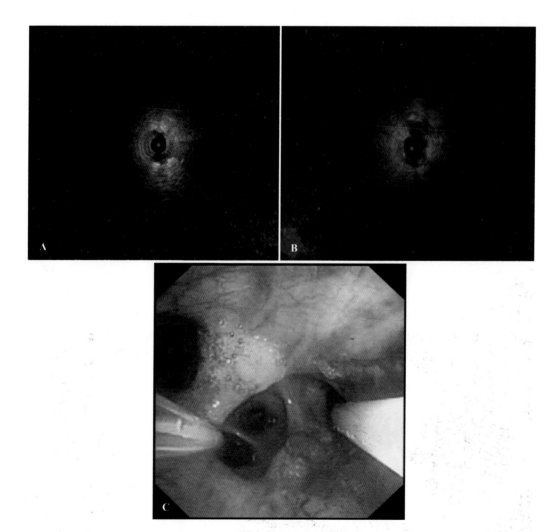

图62-2　支气管镜检查。 **A.** 右下叶背段予以径向超声探查，可见其内侧分支一较粗大血管声像；**B.** 于背段上、外侧分支探查，可见病灶较为密集，无明显血管伴行，于该处活检；**C.** 冷冻探头及球囊

多，血氧饱和度下降，予以高流量氧疗（氧浓度100%），血氧饱和度波动于85%～90%。复查血常规：白细胞27.12×10⁹/L↑，中性粒细胞百分比91.3%↑，淋巴细胞百分比2.0%↓，红细胞4.42×10¹²/L，血红蛋白115 g/L↓，血小板572×10⁹/L↑；ESR 74 mm/h↑，CRP 249 mg/L↑，考虑感染加重，遂将"莫西沙星注射液"改为"注射用哌拉西林钠他唑巴坦钠"抗感染，症状稍有改善。冷冻活检病理（8月5日）：（右下叶背段活检）机化性肺炎。肺组织6粒，以肺泡结构为主，绝大部分肺泡腔内可见纤维性机化及单核吞噬细胞，肺泡间隔内较多淋巴细胞及少量嗜酸性粒细胞浸润。特殊染色：PAS（－）（图62-4）。肺泡灌洗液及刷片病理：可见鳞状上皮细胞、纤毛柱状上皮细胞、吞噬细胞及较多炎细胞，未见癌细胞。肺泡灌洗液：曲霉菌半乳甘露聚糖检测（GM试验）≤0.25 μg/L；涂片未找到真菌，细菌涂片白细胞＞25/LP，鳞状上皮细胞＜10/LP，白细胞内吞噬少量革兰氏阳性球菌，白细胞外可见革兰氏阳性球菌、革兰氏阴性

杆菌和球菌；培养，肺炎克雷伯菌阳性；刷片，抗酸杆菌检测阴性；X-pert，阴性；NGS，见少量污染菌，未发现真菌、病毒、寄生虫、结核分枝杆菌、支原体、衣原体。

8月5日复查胸部CT（图62-5）示，双肺炎症（部分实变）较前进展，性质待定：特殊病原体感染？机化性肺炎？淋巴瘤？纵隔多发稍大淋巴结；双肺肺气肿；双侧胸腔少量积液较前稍增多。8月6日加用甲泼尼龙40 mg 2次/日，并逐渐减量，8月17日复查胸部CT（图62-6）示，双肺炎症（部分实变）较前明显吸收好转（机化性肺炎为主），纵隔多发稍大淋巴结较前缩小，双侧胸腔积液基本吸收。8月22日复查血常规：白细胞7.96×10⁹/L，中性粒细胞百分比85.3%↑，红细胞4.73×10¹²/L，血红蛋白119 g/L↓，血小板286×10⁹/L。红细胞沉降率10 mm/h。C反应蛋白4.34 mg/L，降钙素原0.02 ng/ml；G试验、GM试验阴性；肝功能、肾功能、电解质正常；N端脑钠肽前体（NT-ProBNP）159 pg/ml。患者病情好转出院。

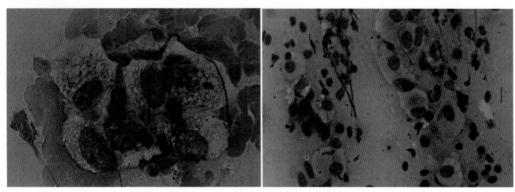

图62-3 快速现场评价（ROSE）。镜下可见大量泡沫状巨噬细胞聚集成团，散在淋巴细胞

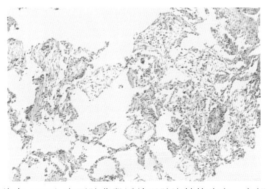

图62-4 冷冻肺活检病理。（HE染色×20）右下肺背段活检以肺泡结构为主，大部分肺泡腔内可见渗出及机化，肺泡间隔内较多淋巴细胞及少量嗜酸性粒细胞浸润

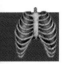

支
气
管
内
超
声
临
床
应
用
病
例
解
析

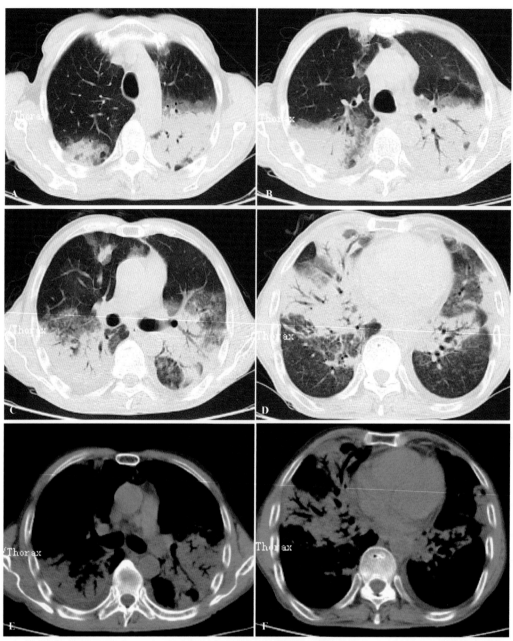

图 62-5 （2019-08-05）复查胸部 CT。两肺病变范围较前明显增加，胸膜腔见少许积液

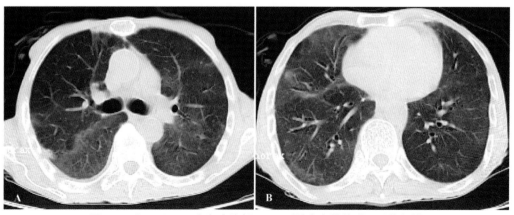

图 62-6 （2019-08-17）复查胸部 CT。两肺病变较前明显吸收好转

【复诊】

患者出院后，继续口服醋酸泼尼松片，并逐渐减量，电话随访其咳嗽、气促症状逐步好转，出院1个月后复查CT示病灶较前进一步吸收好转。

【诊治思路】

弥漫性实质性肺疾病（diffuse parenchymal lung diseases，DPLD）是一组主要累及肺泡、肺间质和（或）细支气管、肺血管，导致肺泡-毛细血管功能单位丧失的弥漫性肺疾病的总称。临床主要表现为进行性加重的呼吸困难、通气功能障碍伴弥散功能降低、低氧血症和影像学上的双肺弥漫性病变[1]，约占呼吸科医师接诊数的15%[2]，其病因诊断困难，以间质性肺纤维化（interstitial pulmonary fibrosis，IPF）为例，从出现呼吸困难症状到确诊平均需要2.2年[3]。DPLD的诊断常常基于临床医师、放射科医师和病理学家组成的多学科团队讨论进行，当综合高分辨率CT（HRCT）、临床和实验室结果不足以明确诊断时，足够数量和优质的肺活检标本对诊断至关重要，特别是对于过敏性肺炎、肺结节病、机化性肺炎、肺朗格汉斯组织细胞增多症及部分富细胞型非特异性间质性肺炎等激素治疗效果好的间质性肺疾病，明确组织病理类型至关重要[4]。虽然外科肺活检（surgical lung biopsy，SLB）是目前认为的DPLD最有效的取样诊断方式[5]，但SLB创伤较大、住院时间长、重复性差，且有使间质性肺病急性加重[6-7]和死亡（术后30天病死率3%～4%）[7]风险，约84.6%患者拒绝SLB[8]，使SLB无法成为DPLD诊断的首选检查方式。2009年经支气管冷冻肺活检（TBCB）技术开始应用于DPLD的诊断，并取得了较高的诊断阳性率和较好的安全性[9]。目前TBCB已应用于间质性肺疾病、肺移植术后病情监测及肺外周病灶的诊断[10]，较SLD安全、易操作，且能够降低手术相关风险及病死率[11]。

TBCB主要的并发症是出血和气胸，担心出血也是制约TBCB广泛开展的重要因素。做好大出血的防治是TBCB的基本要求[2]。使用硬质支气管镜、气管插管、喉罩等保护措施行TBCB的主要目的在于控制出血，人工气道的建立有利于在取出活检组织后快速进行吸取、局部使用凝血药物或缩血管药物，降低出血、窒息的风险[6,9]。另外，径向超声探头在DPLD诊断中的应用亦有报道[12]，一方面可以探查拟活检部位，选择病灶最明显处活检，另外亦可探查拟活检部位周围血管情况，有助于避免在血管丰富部位活检。本例患者在行TBCB之前，利用径向超声探查时发现右下叶背段内侧分支存在一较明显血管声像，遂避开该处，于背段上、外分支活检，术中无出血，且组织标本满意，明确诊断，从而指导临床诊疗。

（柳威 李芸 刘志光）

参考文献

［1］中华医学会呼吸病学分会间质性肺疾病学组.特发性肺纤维化诊断和治疗中国专家共识.中华结核和呼吸杂志，2016，39（6）：427-432.

［2］Hetzel J，Maldonado F，Ravaglia C，et al. Transbronchial cryobiopsies for the diagnosis of diffuse parenchymal lung diseases：expert statement from the Cryobiopsy Working Group on safety and utility and a call for standardization of the procedure. Respiration，2018，95（3）：188-200.

［3］Lamas DJ，Kawut SM，Bagiella E，et al. Delayed access and survival in idiopathic pulmonary fibrosis：a cohort study. Am J Respir Crit Care Med，2011，184（7）：842-847.

［4］Sverzellati N，Wells AU，Tomassetti S，et al. Biopsy-proved idiopathic pulmonary fibrosis：spectrum of nondiagnostic thin-section CT diagnoses. Radiology，2010，254（3）：957-964.

［5］Raghu G，Collard HR，Egan JJ，et al. An official ATS/ERS/JRS/ALAT statement：idiopathic pulmonary fibrosis：evidence-based guidelines for diagnosis and management. Am J Respir Crit Care Med，2011，183（6）：788-824.

［6］Ravaglia C，Bonifazi M，Wells AU，et al. Safety and diagnostic yield of transbronchial lung cryobiopsy in diffuse parenchymal lung diseases：a comparative study versus video-assisted thoracoscopic lung biopsy and a systematic review of the literature. Respiration，2016，91（3）：215-227.

［7］Dhooria S，Mehta RM，Srinivasan A，et al. The safety and efficacy of different methods for obtaining

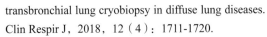

transbronchial lung cryobiopsy in diffuse lung diseases. Clin Respir J, 2018, 12（4）：1711-1720.

［8］张茜茜，安云霞，徐紫光，等．经支气管镜冷冻肺活检对弥漫性间质性肺疾病的诊断价值．新乡医学院学报，2018，35（5）：389-393.

［9］Babiak A，Hetzel J，Krishna G，et al. Transbronchial cryobiopsy: a new tool for lung biopsies. Respiration，2009，78（2）：203-208.

［10］Dhooria S，Sehgal IS，Aggarwal AN，et al. Diagnostic yield and safety of cryoprobe transbronchial lung biopsy in diffuse parenchymal lung diseases：systematic review and meta-analysis. Respir Care, 2016, 61（5）：700-712.

［11］Casoni GL，Tomassetti S，Cavazza A，et al. Transbronchial lung cryobiopsy in the diagnosis of fibrotic interstitial lung diseases. PloS one，2014，9（2）：e86716.

［12］Gnass M，Filarecka A，Pankowski J，et al. Transbronchial lung cryobiopsy guided by endobronchial ultrasound radial miniprobe in interstitial lung diseases：preliminary results of a prospective study. Pol Arch Intern Med，2018，128（4）：259-262.

支气管内超声临床应用病例解析

病例 63　左下肺脓肿

【入院病史的采集】

患者男，53 岁，建筑工人。入院时间：2020 年 4 月 9 日；出院时间：2020 年 4 月 22 日。住院天数：13 天。

主诉：咳嗽、咳痰伴胸痛 6 天。

现病史：患者自 6 天前无诱因突然感到剑突下及左侧胸部疼痛，为阵发性隐痛不适。深呼吸时明显，与活动无关。伴咳嗽、咳痰，咳嗽多为干咳，偶有痰中带血丝，共为 1～2 口，量少。无发热、寒战、气短，无盗汗、消瘦、胸闷、气促等不适。3 天前就诊于长沙医学院附属某医院，胸部 CT 平扫：① 左下肺后基底段高密度影及左侧少量胸腔积液，性质待定，建议进一步检查排除占位性病变并左侧胸膜累及可能；② 右中肺内侧段及左上肺舌段慢性炎症可能。诊断考虑胸痛查因：胸膜炎？支气管肺炎？建议患者住院治疗，患者未予以重视，表示拒绝；遂转诊于当地社区诊所，自行口服左氧氟沙星、头孢呋辛等药物；自诉胸痛及咳嗽较前好转，一般情况可。为进一步诊治，特来我院，门诊以"肺炎"收住我科。自发病来，精神、食欲一般，睡眠良好，大小便正常，体重无变化。

既往史：发现高血压病 2 年，最高血压 170/111 mmHg，未规律服用药物；否认肝炎、结核、伤寒、疟疾病史，否认心脏病史，否认糖尿病、脑血管疾病、精神疾病史，无手术史、外伤史，无输血史，否认食物、药物过敏史，预防接种史不详。

个人史：生于湖南省南县，久居本地，否认血吸虫疫水接触史，吸烟史 1 个月，10 根 / 天，无饮酒史，否认毒物接触史。

婚育史：24 岁结婚，育有 1 子 1 女，配偶和子女体健。

家族史：父母健在，母亲有糖尿病史；兄弟姐妹健在，否认家族性遗传病史。

【体格检查】

T 36.0℃，P 90 次 / 分，R 20 次 / 分，BP 161/111 mmHg，SPO_2 98%（吸入氧浓度 21%）。

神清，查体合作。颈软，全身皮肤黏膜无黄染，浅表淋巴结无肿大。口唇无发绀，咽无充血，扁桃体无肿大。双肺呼吸音正常，未闻及干湿啰音。心率 90 次 / 分，律齐，无杂音。腹平软，无压痛、反跳痛，肝脾肋下未及。下肢无水肿。

【辅助检查】

（2020-04-05）长沙医学院附属某医院胸部 CT 平扫：① 左下肺后基底段高密度影及左侧少量胸腔积液，性质待定，建议进一步检查排除占位性病变并左侧胸膜累及可能。② 右中肺内侧段及左上肺舌段慢性炎症可能。心电图：窦性心律，左心室高电压。

入院后相关检查如下。

血常规：白细胞 $5.28×10^9$/L，中性粒细胞百分比 73.6% ↑，血红蛋白 149 g/L，血小板 $210×10^9$/L。电解质：钾 3.97 mmol/L，钠 136 mmol/L ↓，氯 107 mmol/L。定量纤维蛋白原 6.03 g/L ↑。红细胞沉降率 42 mm/h ↑。C 反应蛋白 4.18 mg/L。降钙素原 0.03 ng/ml。肺炎支原体 IgG 阴性（22.40 AU/ml），IgM 阴性（0.72 COI）；肺炎衣原体 IgG 阴性（16.97 AU/ml），IgM 阴性（0.23 COI）。N 端脑钠肽前体（NT-ProBNP）43 pg/ml；曲霉菌抗原检测（GM 试验），0.38；真菌（1-3）-β-D 葡聚糖检测（G 试验），< 37.5；隐球菌荚膜抗原阴性。肝肾功能、心肌酶、输血前、新 C12 未见明显异常。心电图正常。

（2020-04-12）胸部 CT 平扫 + 增强：见图 63-1。

（2020-04-14）在彩超引导下行左下肺病变穿刺术，术后病理诊断如图 63-2 所示。

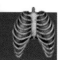
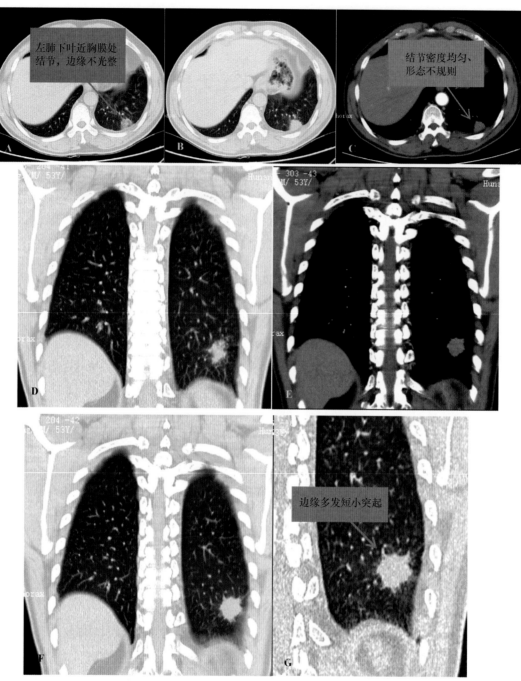

图 63-1 （2020-04-12）胸部 CT 平扫＋增强。可见左肺下叶后基底段近胸膜处肿块影（**A** 和 **B**），形态不规则，密度均匀（**C**、**D** 和 **E**），边缘见多发短小突起（**F** 和 **G**），胸膜未见牵拉

（2020-04-17）支气管镜检查及 TBLB 病理：如图 63-3 所示。

（2020-04-20）复查胸部 CT：见图 63-4。

【初步诊断】

①左下肺病变待查：肺癌？感染性？②高血压 3 级 高危组。

【确定诊断】

①左下肺脓肿；②高血压 3 级 高危组。

【鉴别诊断】

急性肺脓肿是一类细菌感染性疾病，一般是由呼吸道、口腔的常存菌所致。急性吸入性肺脓肿患者临床常表现为病情发展急促、高热，伴

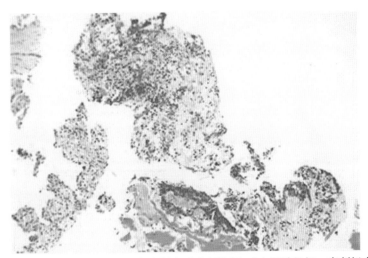

图 63-2　（2020-04-14）在彩超引导下行左下肺病变穿刺术后病理诊断。（左下肺组织，穿刺标本）送检极少许肺组织，可见肺泡上皮增生，间质纤维组织增生、黏液变性，淋巴细胞、浆细胞及中性粒细胞浸润，伴有炎性坏死。特殊染色：PAS（－）、抗酸染色（－）、六胺银（－）

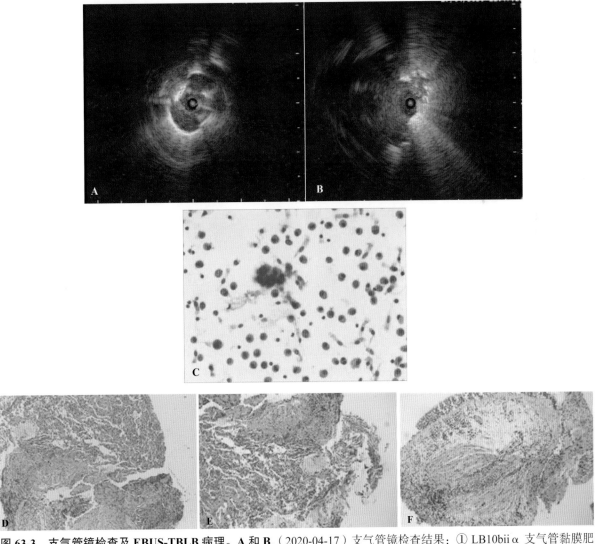

图 63-3　支气管镜检查及 EBUS-TBLB 病理。**A** 和 **B**.（2020-04-17）支气管镜检查结果：① LB10biiα 支气管黏膜肥厚；② EBUS-TBLB 术后。**C.**（肺泡灌洗液、刷片）液基制片及刷片可见支气管纤毛柱状上皮细胞、吞噬细胞及炎细胞，未见癌细胞；**D** 至 **F.** EBUS-TBLB 病理诊断：（左下叶后基底段）活检小组织，送检为终末肺泡组织及支气管黏膜；支气管黏膜显示慢性炎症（以淋巴细胞浸润为主）伴有少量中性粒细胞浸润；肺泡组织大致结构尚可，小灶呈小囊状扩张，约 2% 的肺泡腔内可见渗出伴有机化性肺炎改变，少数肺泡腔内可见泡沫样细胞渗出；切片中未见确切恶性证据及肉芽肿。免疫组化：p53（－）、TTF-1（＋）、Napsin A（＋）、Syn（－）、SMA（＋）、Ki67（＋）、CK5/6（－）、p40（－）、CK7（＋）、p63（－）、CD163（组织细胞＋），CK-P（＋）

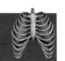
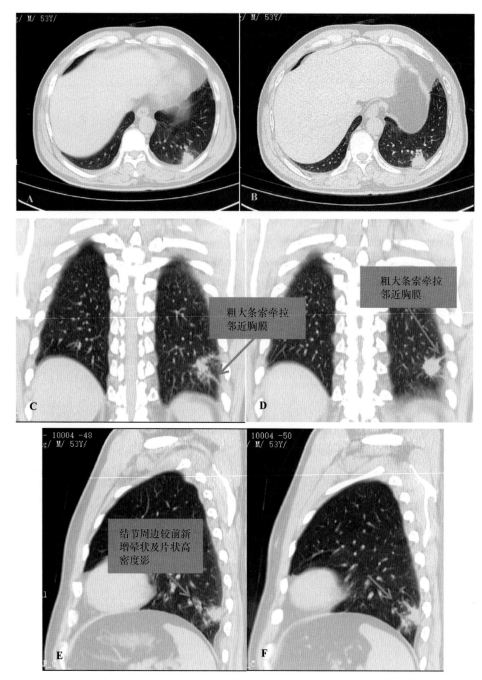

图 63-4 （2020-04-20）复查胸部 CT。左肺下叶后基底段近胸膜处肿块影，形态及密度与 2020-04-12 大致相仿（**A** 和 **B**），结节新增粗大条索，牵拉邻近胸膜（**C** 和 **D**），周边见晕状及片状高密度影（**E** 和 **F**）

咳嗽、浓痰，严重者会出现胸痛和咯血。急性肺脓肿在 CT 影像中特征性表现为空洞及液平面和大范围的浸润；慢性肺脓肿则表现为管壁厚度增加、空洞数量较多合并肺组织严重纤维化；血行性肺脓肿的特征为双肺存在圆形或者类圆形的结节状或者团块状影，之后便开始出现液化，出现新的病灶（表 63-1）。但存在部分肺脓肿，因为不合理使用抗生素加上患者自身的免疫能力增强等原因，在 CT 扫描中缺乏典型的影像学特征，

医学上称为不典型肺脓肿，临床上在鉴别诊断中易出现误诊，因为不典型肺脓肿、肺癌和肺结核的 CT 影像三者相似。

影像学表现相似的疾病有空洞型肺癌、肿块性肺结核、肺囊肿再次感染等。①空洞型肺癌在 CT 影像中表现为空洞壁厚度高，多表现为偏心空洞，肿瘤组织表面粗糙不平，淋巴结增大，部分存在分叶、切迹、毛刺征、胸膜凹陷征，与周围分界清晰，可与肺脓肿进行区别，但在不典型

肺脓肿的病例中有相似征象，需要进行 CT 增强扫描进行鉴别区分。②肿块型肺结核在 CT 中表现为结节、块状、条索状变化，上叶顶端和下叶背侧为最常发病部位，空洞四周可见小卫星灶，在老年患者中的特征性表现不显著，和典型肺脓肿难以区分。③肺囊肿再次感染的 CT 影像表现规则，脓腔内壁规律，表现为波浪样，腔壁较窄，不同体位扫描脓腔的形状可发生改变，激发感染时可出现液平面。前两种需要通过 CT 增强扫描才能与不典型肺脓肿进行鉴别，第三种较容易鉴别。

表 63-1　急性、慢性和血行性肺脓肿 CT 征象[1]		
急性肺脓肿	慢性肺脓肿	血行性肺脓肿
周围大片渗出性病变，其内见空洞及液平面	不规则肿块，内见厚壁或多发空洞，空洞内壁较光整	两肺多发圆形或类圆形结节状、团块状阴影，内见小空洞

【治疗＋诊治思路】

患者入院后予抗感染（头孢地嗪）、止咳化痰（氨溴索、乙酰半胱氨酸、川贝枇杷片、桉柠蒎肠溶软胶囊）、止痛（艾瑞昔布）、降压（苯磺酸氨氯地平片、缬沙坦胶囊）等对症支持治疗，症状好转出院。

不典型肺脓肿、肺癌和肺结核的 CT 影像相似，难以鉴别，本例患者经超声引导下行左下肺病变穿刺及 EBUS-TBLB 诊断明确。

EBUS-TBNA 是将超声检查与传统支气管镜检查相结合，在实时超声引导下探查肺门及纵隔肿大淋巴结和占位性病变，并进行定位穿刺的微创活检技术。因其可实时显示血管、淋巴结、占位性病变的关系，解决了普通支气管镜仅能"盲穿"的弊端，大大减少了穿刺出血风险，明显提高了穿刺的准确率，正在逐渐取代传统支气管镜盲穿及纵隔镜检查，为纵隔、肺门淋巴结及气道邻近病变的超声引导微创病理诊断提供了新的手段，主要用于不明原因的纵隔、肺门淋巴结肿大和（或）纵隔、肺门占位性病变诊断及肺部、纵隔良恶性疾病的鉴别诊断。因其在超声图像实时引导下穿刺活检，能很好地分辨血管及淋巴结等组织，有效减少了对于周围组织、血管的损伤，提高了穿刺的安全性及准确率。对于仅具有肺门、纵隔肿块而没有任何支气管内病变的患者，EBUS-TBNA 被认为可能具有快速诊断而没有任何时间损失的检查。其对肺门、纵隔等恶性疾病的诊断意义目前已得到广泛认可，但对良性疾病的诊断率较低。针对本例患者，从胸部影像学来分析，病灶位于左肺下叶后基底段靠近胸膜处，这是 EBUS-TBNA 难以企及的部位，更好的诊断方法应为经皮肺穿刺。当然，EBUS-TBNA 也是一种辅助诊断的方法，对于此类病灶，采用哪种诊断方法更有效，诊断的性价比如何，是医务人员需要思考的问题。

（柳威　郭丽红　张骅）

参考文献

［1］林运智，吴清武 . 不典型肺脓肿中 CT 影像学表现特征分析 . 中国 CT 和 MRI 杂志，2017，15（6）：56-58.

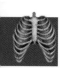
病例 64　右上肺炎性结节＋纵隔淋巴结反应性增生

【入院病史的采集】

患者男，60 岁，退休工人。

主诉：发现右上肺占位性病变 2 个月。

现病史：患者 2 个月前查体时发现右上肺占位性病变，无咳嗽、咳痰，无胸闷、气短，无发热、寒战、畏寒，无盗汗、消瘦、骨痛，无声音嘶哑，无头疼，无恶心、呕吐，无腹痛、腹泻，无尿急、尿频、尿痛等不适。曾在当地医院给予抗感染治疗（具体不详）2 周，复查 CT 较前无明显改变，现为进一步治疗来我院，门诊以"肺占位性病变（右肺上叶）"收入胸外科。患者病后精神状态一般，食欲一般，睡眠良好，大小便正常，体力良好，体重无变化。

既往史：否认肝炎、结核、疟疾病史，否认慢性支气管炎病史，否认高血压、心脏病病史，否认糖尿病、脑血管疾病、精神疾病史，否认手术、外伤、输血史，否认食物、药物过敏史，预防接种史不详。

个人史：生于并久居本地，无疫区、疫水接触史，无牧区、矿山、高氟区、低碘区居住史，无化学性物质、放射性物质、有毒物质接触史，无吸毒史，无吸烟、饮酒史。

婚育史：25 岁结婚，配偶身体健康，育有 2 个女儿，身体健康。

家族史：母亲已故，具体死因及时间不详，父亲健在，兄弟姐妹 4 人；否认家族性遗传病史。

【体格检查】

T 36.5℃，P 76 次 / 分，R 18 次 / 分，BP 138/75 mmHg，神清，皮肤无黄染，浅表淋巴结未及肿大，胸廓正常，双肺呼吸音清，未闻及干湿性啰音。心率 82 次 / 分，律齐，未及杂音。全腹无压痛及反跳痛，肝脾肋下未及，双下肢无水肿。病理征（－）。

【辅助检查】

血常规：WBC $5.33×10^9$/L，中性粒细胞百分比 59%，CRP 12 mg/L，ESR 10 mm/h。血清肿瘤标志物 NSE 21.75 ng/ml，余项目正常。结核感染 T 细胞检测阴性。

心电图示窦性心律，ST-T 改变。心脏彩超正常。腹部 CT 平扫未见明确异常。颅脑 MRI 示鼻旁窦炎，鼻中隔偏曲。

胸部 CT（图 64-1）示右上肺结节，肺门及纵隔见多发肿大淋巴结。

【初步诊断】

右上肺结节，纵隔淋巴结肿大。

【确定诊断】

右上肺炎性结节，纵隔淋巴结反应性增生。

【鉴别诊断】

1. 肺癌并肺门、纵隔淋巴结转移　患者老年男性，右上肺结节样病变，病变有空泡征、毛刺征等恶性征象，伴有肺门、纵隔淋巴结肿大，应首先考虑肺癌并淋巴结转移可能，需要行穿刺活检明确诊断。

2. 肺结核球并淋巴结结核　患者右上肺孤立性结节，应考虑结核病可能，但结核球一般

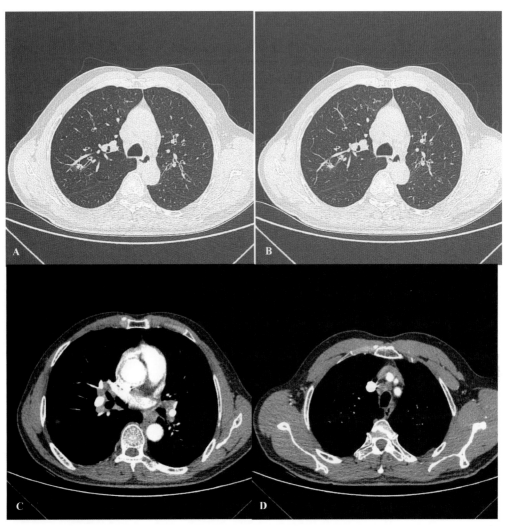

图 64-1　胸部 CT。**A 和 B.** 右上叶结节影，内部似见空泡征，周边可见毛刺，与支气管、血管关系密切；**C 和 D.** 纵隔窗可见左右肺门、气管前及隆突下淋巴结增大

呈圆形，毛刺少见，周边可见卫星病灶；患者同时存在纵隔及肺门多发增大淋巴结，应考虑是否存在淋巴结结核可能；需要进一步完善结核感染 T 细胞检测及纵隔淋巴结穿刺活检等以明确诊断。

3. 肺结节病　肺结节病可表现为双肺门对称性淋巴结肿大及纵隔淋巴结肿大，肺实质亦可受累，多表现为沿支气管血管束或小叶间隔分布的微小结节，有时可融合成大结节呈星系样改变，患者需要考虑本病可能。

【治疗 + 诊治思路】

患者老年男性，因查体发现右上肺结节 2 个月入院，无临床症状，入院血常规、CRP 等炎症指标未见异常，肿瘤及结核相关指标亦未见异常。患者胸部 CT 见右上肺结节样病变，与支气管关系密切，内部密度不均，可见空泡样改变，边缘可见多发毛刺。单看右上肺病变影像，有恶性肿瘤征象，不能排除早期腺癌可能。但患者同时存在纵隔及双侧肺门淋巴结增大，按一元论观点，如为肿瘤性病变，右上肺为原发灶，其形态符合早期腺癌表现，在病变如此之小的情况下，出现多发淋巴结转移的可能性较小，且其淋巴结增大并不显著，无融合表现，因此，肿瘤并转移的诊断应谨慎。

由于患者本人较为焦虑，胸外科拟行手术切除右上肺病变，为了明确纵隔淋巴结是否为转移性肿大，在术前先行 EBUS-TBNA 进行评估。支气管镜检查，超声探及 2R 组、7 组、11R 组及11L 组淋巴结增大，各组淋巴结分别穿刺 2～3 次，标本分开送检。以 11L 组淋巴结为例（图 64-2），

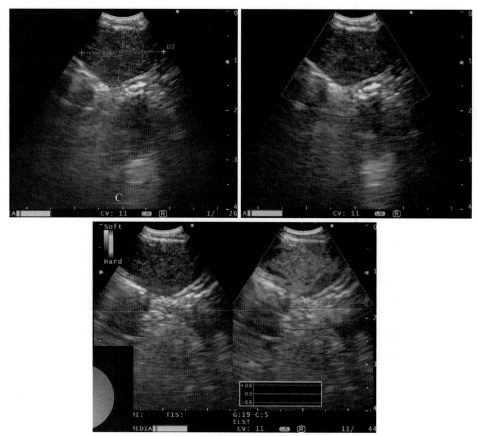

图 64-2　11L 组淋巴结超声表现。B 型超声模式见淋巴结呈椭圆形，内部回声欠均匀，未见液化及钙化表现，边界清晰；多普勒模式见淋巴结内血流稀疏；弹性模式见淋巴为红黄绿混杂的偏软表现

B 型超声模式见淋巴结呈椭圆形，内部回声欠均匀，未见液化及钙化表现，边界清晰；多普勒模式见淋巴结内血流稀疏；弹性模式见淋巴为红黄绿混杂的偏软表现，提示良性病变可能性大。在超声引导下穿刺，多组淋巴结穿刺病理（图 64-3）均提示淋巴细胞背景中见急慢性炎症细胞

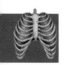

图 64-3　11L 组淋巴结 EBUS-TBNA 病理。送检组织血性背景中见急慢性炎症细胞浸润，内见少许挤压的支气管黏膜样上皮；免疫组化，CK（上皮＋）

浸润，淋巴结穿刺病理未见肿瘤细胞浸润，胸外科在全麻下行右肺上叶楔形切除术＋纵隔淋巴结清扫术。术后病理结果示（右肺上叶）送检肺组织中见支气管扩张，支气管上皮不典型增生，间质纤维化，急慢性炎症细胞浸润，间质淋巴滤泡形成；（纵隔淋巴结）淋巴组织反应性增生。

最终诊断右上肺炎性结节，纵隔淋巴结反应性增生。患者出院后门诊随访观察。

【治疗经验】

患者以肺结节及纵隔淋巴结增大入院，其诊疗的关键点在于：①右上肺病变是否肿瘤；②纵隔淋巴结增大与右上肺病变是一元论还是二元论。这两个问题直接决定是否需要手术以及疾病的分期。

对于右上肺病变，影像学不能排除恶性的可能，但病变较小、密度不够紧实，接近中心且周边靠近血管，经皮穿刺检查和经超声小探头引导活检的阳性率预计均不理想，因此术前难以通过微创或无创方式取得病理诊断。

而关于第二个问题，纵隔淋巴结的性质诊断方式则较为简单，无创方式可选择 PET-CT 进行评估，但对较小的淋巴结（直径小于 1 cm）其诊断价值有限，且炎性结节、结节病等均可出现假阳性[1]；最佳方式就是通过 EBUS-TBNA 进行活检取得病理诊断，创伤性小、并发症少且诊断率高。研究显示，胸部 CT、PET 及 EBUS-TBNA 对术前纵隔和肺门淋巴结分期诊断的敏感度分别为 76.9%、80.0% 和 92.3%，特异度分别为 55.3%、70.1% 和 100%，准确率分别为 60.8%、72.5% 和 98.0%；与胸部 CT 和 PET 相比，EBUS-TBNA 在纵隔淋巴结分期判断方面具有较高敏感度，且并发症较少[2]。

本例通过 EBUS-TBNA 穿刺 3 组淋巴结，病理均提示淋巴结炎性改变，其为肿瘤转移假阴性的概率极低，如右肺上叶为肿瘤性病变，其为术前分期 $T_1N_0M_0$ Ⅰa 期，而外科手术后大体标本病理与 EBUS-TBNA 结果吻合。EBUS-TBNA 在 2007 年即已被美国国家综合癌症网络（NCCN）和美国胸科医师协会（ACCP）肺癌指南推荐为肺癌术前评估的重要工具，为肺癌纵隔分期提供了新标准，且在趋势上有取代外科纵隔镜的可能。

（于鹏飞）

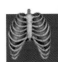

参考文献

[1] 李梦婷. ^{18}F-FDG 和 ^{18}F-FLT PET/CT 显像用于区分纵隔淋巴结性质. 中华核医学与分子影像杂志，2017，37（4）：251.

[2] Yasufuku K, Nakajima T, Motoori K, et al. Comparison of endobronchial ultrasound, positron emission tomography, and CT for lymph node staging of lung cancer. Chest, 2006, 130（3）: 710-718.

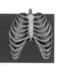
病例 65　非结核分枝杆菌病

【入院病史的采集】

患者男，49 岁，农民。

主诉：咳嗽 1 周。

现病史：患者 1 周前无明显诱因出现咳嗽，无咳痰、发热、盗汗等情况，就诊于当地医院，胸部 CT 提示血行播散性肺结核可能，为进一步治疗入院。

既往史：有阑尾炎手术史，余无特殊。

个人史、婚姻史、家族史：无特殊。

【体格检查】

T 37.2℃，P 85 次 / 分，R 20 次 / 分，BP 115/70 mmHg。神清，浅表淋巴结未扪及肿大。双肺叩诊呈清音，双肺呼吸音低，未闻及干、湿啰音及胸膜摩擦音。心界不大，心率 85 次 / 分，律齐，无杂音。腹软，无压痛及反跳痛，腹部未触及包块，肝脾肋下未及。移动性浊音阴性。未见杵状指（趾）。

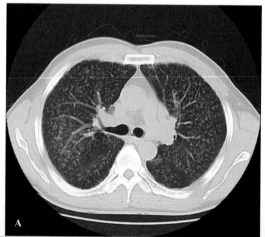

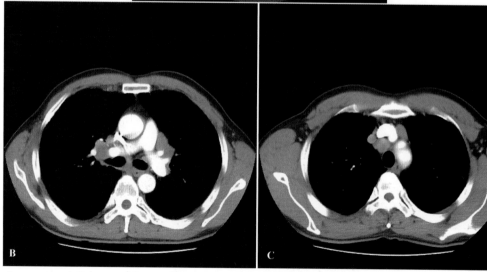

图 65-1（2017-05-23）胸部 CT 影像。**A.** 胸部 CT 肺窗：双肺弥漫性粟粒结节伴磨玻璃影，以小叶中心分布为主，部分小叶间隔增厚。**B** 和 **C.** 胸部 CT 纵隔窗：纵隔 2R、3A、4R、4L、7、8 区及双肺门淋巴结肿大，对称分布，均匀强化

【辅助检查】

（2017-05-23）胸部 CT（图 65-1）：①双肺弥漫性粟粒结节伴磨玻璃影，以小叶中心分布为主，部分小叶间隔增厚；结节病肺浸润？合并血行播散性肺结核？其他感染？必要时 CT 定位穿刺活检。②纵隔 2R、3A、4R、4L、7、8 区及双肺门淋巴结肿大，对称分布，均匀强化；结节病？③双侧胸膜轻度增厚。④肝多发低密度灶，界限欠清晰，未见明确强化，囊肿。

【初步诊断】

①双肺多发结节：血行播散性肺结核？②纵隔淋巴结肿大；③肝囊肿。

【确定诊断】

①肺非结核分枝杆菌病（瘰疬分枝杆菌）纵隔淋巴结受累；②肝囊肿。

【鉴别诊断】

1. 血行播散性肺结核　是指结核分枝杆菌一次或多次进入血液循环，并造成肺部弥漫病变以及相应的病理生理改变，产生相应临床表现。进入血液循环的结核分枝杆菌可能来源于肺部原发病灶、气管支气管及纵隔淋巴结结核的破溃，也可能来源于其他脏器或骨关节结核病灶的干酪样坏死物质破溃进入血管。根据结核分枝杆菌进入血液循环的途径、时间、数量以及机体反应的情况，可以分为急性粟粒性肺结核和亚急性或慢性血行播散性肺结核。典型的急性粟粒性肺结核的 CT 表现为"三均匀"特点，即从双肺尖到肺底的弥漫性均匀分布，病灶大小较为均匀，呈 1～3 mm 粟粒样结节影，病灶的密度均匀，薄层或 HRCT 显示更为清晰；但在纵隔窗 CT 图像上一般不能显示肺内粟粒样结节影，有时见纵隔淋巴结略肿大。

2. 肺部结节病　结节病的发病人群多以青年及中年时期的健壮成人为主，现今临床还未确立病因，部分患者在发病时均无明显症状，然而却对肺部与胸部的影响较为明显，如胸内淋巴结、肺内淋巴结等。通常而言，这类疾病多发于成人女性，轻度咳痰、咳嗽是常见的临床症状，并且伴随眼部内陷、突出等。非典型肺部结节病影像主要表现出胸内淋巴结肿大、边缘光滑、边界清晰、不融合等，强化方式以均匀明显强化为主，但伴随环形强化、囊性强化，且强化程度也伴随中度、低度和无强化。

3. 非结核分枝杆菌病[1]　非结核分枝杆菌（nontuberculous mycobacteria，NTM）既往也称为非典型分枝杆菌。NTM 最常累及人体的肺，也累及淋巴结、皮肤软组织、关节等组织器官。而全身播散性 NTM 病也非少见，免疫功能正常的人体有时也可发生。近年来，NTM 的感染率表现出逐年增加趋向，且在有些地域 NTM 肺病的发病率有高于肺结核发病率的趋向。在临床表现上，NTM 病与结核病也很类似，以肺部受累最为常见。不同的菌种及受累部位，导致 NTM 病的临床表现差异较大。最常见的为 NTM 肺病，致病菌常为鸟分枝杆菌复合体、脓肿分枝杆菌等。此类疾病患者通常已有肺部基础疾病，如慢性阻塞性肺疾病（COPD）、支气管扩张症、肺结核、尘肺病等。可表现出结核中毒症状，如低热、盗汗等；还可出现呼吸道症状，如咳嗽、咳痰、咯血、胸痛等。但也有些患者在体检时发现，而无显著的临床症状。另外，NTM 也可侵犯淋巴结，引起 NTM 淋巴结病，多发于学龄前儿童，且男性多于女性，单侧受累多见，部位以上颈部淋巴结和下颌下淋巴结多发。如侵犯免疫功能抑制或低下的患者，如 AIDS 患者、长期服用免疫抑制剂者，常常可引起播散性 NTM 病。可有骨骼系统、消化系统、心血管系统等受损的相应表现，常常难以与其他感染所致的此种表现鉴别。也可侵犯其他关节软组织、骨髓等部位，并引起相应部位组织病变。NTM 肺病诊断标准，前提条件需满足以下四点：①具有呼吸系统的症状（如咳嗽、咳痰、咯血等）和（或）全身性症状（如发热、消瘦、盗汗等）；②胸部影像学（如胸部 X 线片、胸部 CT 等）表现上，有空洞、支气管扩张及结节等病变，且病变多发，范围广泛；③排除可有上述变化的其他疾病；④确保检测标本（如痰液、支气管肺泡灌洗液、肺活组织等）无外源性污染。在满足以上四点的情况下，有某一项细菌学或病理学检查结果者可做出

NTM 肺病的诊断。其中细菌学检查指痰液或支气管肺泡灌洗液 NTM 培养阳性；病理学检查指经支气管镜或其他途径（如超声或 CT 引导下经皮肺穿刺等）的肺活组织检查，其组织病理学有肉芽肿性炎症或抗酸染色阳性的特征性改变。

【治疗】

完善检查后行穿刺活检（EBUS-TBNA），穿刺 4、7、R10 组淋巴结（图 65-2）。未行特殊治疗。

【诊治思路】

患者以咳嗽为主要症状，胸部 CT 提示双肺弥漫性粟粒结节、纵隔肺门对称性淋巴结肿大，痰检阴性。根据影像学表现，有播散性肺结核可能，但胸膜下、叶裂下结节分布不明显，纵隔淋巴结肿大明显，因此不能除外结节病、NTM 病等疾病可能。为明确诊断行 EBUS-TBNA。

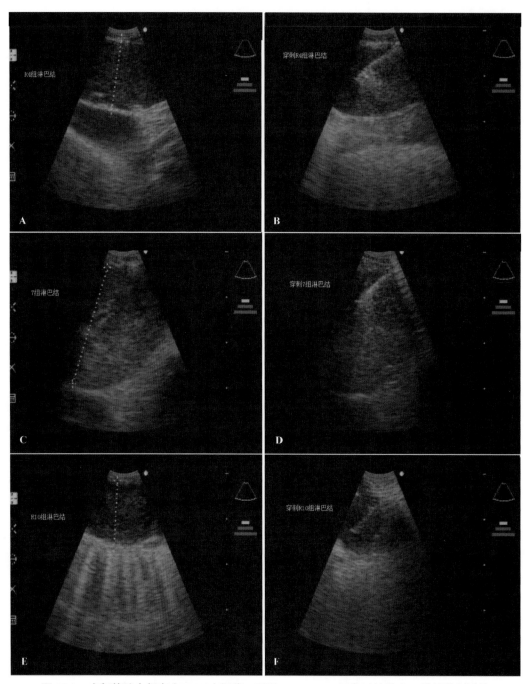

图 65-2　支气管腔内超声（EBUS）图像。可见 4、7、R10 组淋巴结肿大，进行穿刺活检

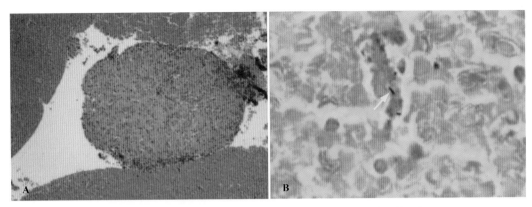

图 65-3　病理诊断：肉芽肿改变，抗酸染色阳性（黄色箭头）

最终病理：（第 4 组、7 组、右侧第 10 组淋巴结穿刺活检）凝血内见少许淋巴组织及肉芽肿性病变，需做特殊染色及结核分子检测。荧光 PRC 法测 TB-DNA 阴性，抗酸染色阳性（图 65-3）。NTM 检测提示瘰疬分枝杆菌。

【治疗经验】

非结核分枝杆菌（NTM）是指除结核分枝杆菌及麻风分枝杆菌以外的所有分枝杆菌。NTM 属条件致病菌，仅少部分对人体致病。NTM 可以侵犯人体各组织、器官，引起全身播散性疾病。根据 NTM 生长速度将其分为四组：Ⅰ组，光产色菌；Ⅱ组，暗产色菌；Ⅲ组，不产色菌；Ⅳ组，快速生长分枝杆菌[2]。本例中的瘰疬分枝杆菌（Mycobaaerium scrofulaceum）属于第Ⅱ组。

NTM 通过各种途径进入人体后，其致病过程与结核分枝杆菌相似。开始，中性粒细胞杀灭大部分 NTM，残余的 NTM 被巨噬细胞吞噬，并在其内繁殖，在溶酶体酶的作用下部分 NTM 被溶解，其抗原产物及菌体成分被运至局部淋巴结，经过多种途径激活多种效应细胞，释放多种细胞因子，从而产生 CD4[+]T 细胞倡导的免疫反应和迟发性变态反应。NTM 常发生于结构性肺部疾病基础上，如 COPD、支气管扩张症、间质纤维化、尘肺等[3]。

NTM 的临床表现与结核病相似，在无菌种鉴定的情况下两者很难区分。NTM 症状较结核病轻，部分患者是在体检时发现。肺和淋巴结是 NTM 常见的受累器官。NTM 肺病主要菌种有鸟分枝杆菌、脓肿分枝杆菌和偶发分枝杆菌；NTM 淋巴结病常见菌种有嗜血分枝杆菌、鸟分枝杆菌、瘰疬分枝杆菌。

分子生物学方法是诊断 NTM 的重要手段。

NTM 对常见的抗结核药物耐药。因此治疗前进行药敏试验十分重要，应尽可能根据药敏结果选择 5～6 种药物联合治疗。瘰疬分枝杆菌属于生长缓慢的 NTM，也是耐药性较强的菌种之一，目前推荐的治疗方案为：克拉霉素、环丙沙星、利福平/利福布汀、乙胺丁醇等方案。也有专家认为，对于无症状或症状轻微的 NTM 病，也可先行观察，暂不用药治疗[2]。

本例患者影像学上双肺多发粟粒样结节、纵隔肺门对称性淋巴结肿大，诊断肺结核、结节病、NTM 均无特异性。由于肺部病变较小，因此 EBUS 穿刺是最佳的获取组织标本的方法。EBUS 诊断肺癌、转移瘤等恶性病变的准确率较高（准确率约为 95%），对于结核、结节病等良性疾病通常由于有效组织过少，诊断困难[4]。因此，当考虑为良性疾病时，尽量对不同组淋巴结进行广泛取样，力争每一组淋巴结都可获得至少 3 条标本。当病理提示肉芽肿性病变时，就应当进行结核分枝杆菌 PCR 检测和 NTM 检测，若所在医院不具备该条件，可将标本送至结核病专科医院进行病理会诊，尽量明确诊断，为进一步治疗提供依据。

（王冲　张自艳）

参考文献

［1］李菁.非结核分枝杆菌肺病临床特征及影像学特点研究进展.南昌：南昌大学，2017：8.

［2］中华医学会结核病学分会.非结核分枝杆菌病诊断与治疗专家共识.中华结核和呼吸杂志，2012，35（8）：572-580.

［3］Wassilew N，Hoffmann H，Andrejak C，et al. Pulmonary disease caused by non-tuberculous mycobacteria. Respiration，2016，91：386-402.

［4］王冲，刘彦国，赵辉，等.支气管内超声引导针吸活检未确诊病例的临床特点分析.中华胸心血管外科杂志，2015，31（9）：516-518.

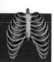

病例 66　淋巴结结核：颈部淋巴结活检病理示坏死性淋巴结炎

【入院病史的采集】

患者女，18 岁，学生。

主诉：淋巴结肿大 5 月余。

现病史：患者自诉于 2017 年 12 月因 "结节性红斑" 至我院皮肤科住院治疗，期间行胸部增强 CT 示：①右肺上叶后段结节（炎性结节？结核？）；②两侧腋窝、纵隔及右肺门可见病灶（淋巴结结核？反应性增生？）。建议患者行纵隔镜淋巴结活检，但患者及家属未同意行淋巴活检。2018 年 3 月 24 日，患者无明显诱因下出现畏寒、发热、盗汗，未测体温，伴全身肌肉酸痛、乏力，偶有胸闷、气促，无咳嗽、咳痰，无恶心、呕吐等不适，未予治疗。后患者自觉上述症状逐渐加重，遂于 4 月 23 日至我院门诊就诊，行胸部 CT 并与 2017 年 12 月 CT 比较，大致同前。为进一步诊治入院。患病以来，精神、食欲、睡眠欠佳，大小便正常，近 1 月体重减轻约 4 kg。

既往史：出生时诊断为先天性鱼鳞病，未予特殊处理；2017 年 11 月在我院血液科门诊诊断为 α 地中海贫血。否认高血压、冠心病、糖尿病病史。否认肝炎、结核或其他传染病病史。否认过敏史。否认外伤史。否认手术史。否认输血史。

个人史：生于原籍，久居当地，无牧区、疫区接触史，无化学物质、放射性物质、有毒物质接触史，无矿山、高氟区、低碘区居住史。

婚姻史：无特殊。

家族史：父母均体健，否认相似家族病史及遗传病史。

【体格检查】

T 37℃，P 107 次 / 分，R 20 次 / 分，BP 126/84 mmHg，发育正常，神清。右颈部可触及一大小约 1 cm×1 cm 淋巴结，质地中等，边界清，活动度好，有明显触痛及压痛；左侧腋窝可分别触及两个约 1 cm×2 cm 大小淋巴结，质硬，边界清，活动度差，有明显触痛及压痛；右侧腋窝触及一个约 1 cm×2 cm 大小淋巴结，质硬，边界清，活动度差，有明显触痛及压痛。双肺呼吸音清，未闻及干湿啰音。心腹未见特殊。未见杵状指（趾），四肢无水肿。四肢伸侧可见浅褐色菱形银屑，鳞屑中央固着，周围边缘翘起，如鱼鳞状，双小腿可见大小不等暗红斑、色素沉着，皮温不高。病理反射未引出，脑膜刺激征阴性。

【辅助检查】

（2018-04-23）血常规：白细胞 $10.3×10^9$/L，红细胞 $5.45×10^{12}$/L，血小板 $331.00×10^9$/L，血红蛋白 107 g/L，中性粒细胞百分比 0.867。超敏 C 反应蛋白 107.00 mg/L。风湿因子 15.3 IU/ml。免疫球蛋白 M 2.530 g/L。肺炎支原体 IgM（＋）。降钙素原 0.253 ng/ml。肿瘤标志物、隐球菌乳胶凝集试验定量、细菌毒素测定、真菌 β- 葡聚糖测定（G 试验）、肝肾功能、电解质、心肌酶、抗链球菌溶血素 O、凝血功能、D- 二聚体未见异常。心电图：窦性心律、短 PR 间期、心脏逆钟向转位。腹部 B 超：肝、胆、胰、脾、双肾、膀胱回声未见明显异常，腹主动脉旁未见肿块。

（2018-04-23）行胸部增强 CT：两侧腋窝、纵隔、右肺门及锁骨上窝见多个大小不等的肿大淋巴结，部分融合成块，较大者约 2.4 cm×2.1 cm×4.0 cm，可见环状及分隔状明显强化。诊断意见：①两侧腋窝、纵隔、右肺门及锁骨上窝多发淋巴结肿大，考虑淋巴结结核；②右肺上叶后段微小实性结节，考虑结核结节可能（图 66-1）。

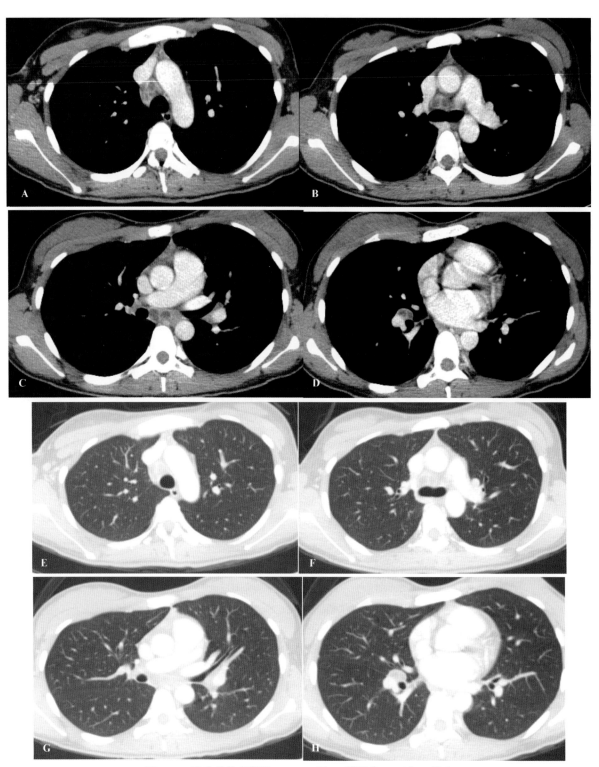

图 66-1　治疗前胸部增强 CT。A 至 D.纵隔窗；E 至 H.肺窗

【初步诊断】

①淋巴结肿大查因（结核可能性大）；②先天性鱼鳞病；③α 地中海贫血。

【确定诊断】

①淋巴结结核；②先天性鱼鳞病；③α 地

中海贫血。

【鉴别诊断】[1]

1.淋巴结结核应与纵隔和肺门疾病相鉴别。小儿胸腺在婴幼儿时期多见。胸内甲状腺多发生于右上纵隔。淋巴系统肿瘤多位于中纵隔，多见于青年人，症状多，结核菌素试验可呈阴性或弱阳性。皮样囊肿和畸胎瘤多呈边缘清晰的囊状阴影，多发生于前纵隔。

2. 淋巴瘤　其特点是无痛性淋巴结进行性肿大，胸部淋巴瘤以肺门及纵隔受累最多，半数有肺部浸润或胸腔积液，可致咳嗽、胸闷、气促、肺不张及上腔静脉压迫综合征等。此外，还可以有淋巴瘤对其他器官的浸润或压迫症状，及发热、盗汗、体重下降等全身症状。确诊淋巴瘤需要选取较大的淋巴结，完整取出，避免挤压，再送病理。

3. Castleman 病　属于原因未明的反应性淋巴结病之一，临床较为少见。其病理特征为明显的淋巴滤泡、血管及浆细胞不同程度增生，临床上以深部或浅表淋巴结显著肿大为特点，部分病例可伴全身症状和（或）多系统损害。多数病例手术切除肿大的淋巴结后，效果良好。需要淋巴结活检方可确诊。

4. 坏死性淋巴结炎　多见于青年女性，以春夏发病较多，部分患者病前常有病毒感染史、咽峡炎等。常见症状包括发热、淋巴结肿大、皮疹、肝脾大。淋巴结常随发热高低而增大或缩小，这与淋巴瘤和恶性组织细胞增生症等血液系统恶性肿瘤的淋巴结肿大、质韧或较硬、进行性增大而无压痛的特点不同。淋巴结活检病理可确诊。

5. 系统性红斑狼疮　女性患者多见，发病年龄多为 20 ～ 40 岁，常见症状包括发热、皮疹、白细胞减少、淋巴结肿大、肝脾大、尿蛋白及抗核抗体阳性。此外，SLE 典型特征还包括光过敏、面颊蝶形及盘状红斑、关节炎，以及抗 dsDNA、抗 Sm 抗体、狼疮细胞（＋）等。如有淋巴结病理活检，则更易鉴别。SLE 患者淋巴结活检虽偶可见到坏死性淋巴结炎，但无大量组织细胞，可见到中性粒细胞浸润。

6. 小细胞肺癌　肺癌和肺外癌肿转移至肺门淋巴结，皆有相应的症状和体征。对可疑原发灶作进一步的检查可助鉴别。

【治疗】

入院后给予抗结核（2HREZ/16HRE）治疗，同时行骨髓穿刺术和淋巴结活检术。骨髓细胞形态学检查未见特征性病理细胞。骨髓病理结果：骨髓增生偏低下，有核造血细胞容量约为 40%，三系比例正常，粒 / 红比约为 3 : 1，未见淋巴细胞增生，无原始幼稚细胞异常增生，巨核细胞不多，形态无异常；特殊染色：Ag（－）、Fe（－）、PAS（－），无纤维化。淋巴结活检病理：（右颈部）形态符合坏死性淋巴结炎，建议临床随访（图 66-2）。5 月 2 日行纤维支气管镜检查，可见声带正常，隆凸稍增宽，黏膜无明显异常，四级支气管管腔通畅，未见明显分泌物。EBUS 于 4R 及 7 组淋巴结可探及异常回声，于 EBUS 引导下行 TBNA 穿刺 4R 组、7 组淋巴结活检（图 66-3），活检结束后患者出院等待病理结果。

5 月 5 日病理结果回报如下。（4R 组淋巴结）

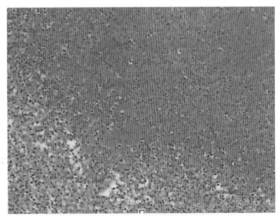

图 66-2　颈部淋巴结活检病理提示坏死性淋巴结炎

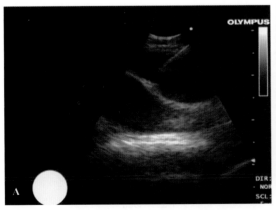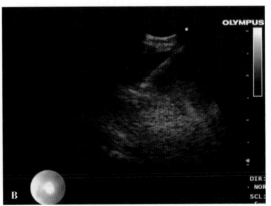

图 66-3　EBUS 引导下行 4R 组淋巴结（A）、7 组淋巴结（B）TBNA

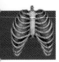

细胞学涂片：可见较多坏死及炎细胞，未见恶性细胞和抗酸杆菌；（4R组淋巴结）病理：镜下见大片急性炎性渗出物及少许坏死组织，符合急性化脓性炎症，PAS染色、D-PAS染色及抗酸结果均阴性。（7组淋巴结）细胞学涂片：化脓性坏死性淋巴结炎，未见抗酸杆菌；（7组淋巴结）病理：镜检为坏死物及炎性渗出物，坏死物间散在少量退变的轻微异型细胞及淋巴细胞，形态学倾向于炎性病变。申请病理科疑难病理会诊后，其会诊意见为：①（右颈部淋巴结）淋巴结结构部分破坏，有大片凝固性坏死，坏死区周围有少量可疑的上皮样细胞，无肉芽肿形成。PAS染色（－），D-PAS染色（－），抗酸染色（－），以上形态需排除淋巴结核病的可能，但病理诊断证据不足，建议结合临床诊断（图66-4）；②4R组、7组淋巴结均未见肉芽肿形成。

患者于5月15日再次入院，继续接收抗结核治疗。复查患者胸部CT，并与4月23日胸部CT对比，右肺上叶后段见结节样高密度影已吸收，余大致同前。再次行EBUS-TBNA，穿刺11R组、7组淋巴结活检（图66-5）。病理回报：（11R组淋巴结）镜下可见大量坏死物，其中散在炎性细胞，未见组织结构，未见肿瘤；（7

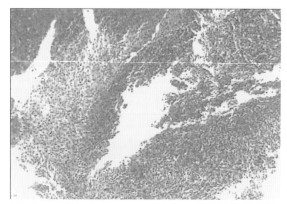

图66-4　淋巴结TBNA病理会诊，考虑结核病可能

组淋巴结）镜下见少许条索样组织，其中可见散在分布的淋巴细胞、中性粒细胞、嗜酸性粒细胞等，细胞数量少，稀少分布，可疑炎性病变（图66-6）。再次请病理科对本院皮肤科病理切片进行会诊：皮肤组织真皮血管周围少量淋巴细胞为主的炎性浸润，局部小血管增生，表皮轻度角化过度；免疫组织化学染色（IHC），CD20/PAX-5/CD3/CD43显示少许T细胞为主的慢性炎细胞浸润，CD30（－），ALK（－），CD34（－），ki-67（＜5%），CD4/CD8＝4∶1，Melan A显示色素细胞正常分布。结论：皮肤真皮层轻度慢性炎性细胞浸润（图66-7）。鉴于患者目前无恶性疾病

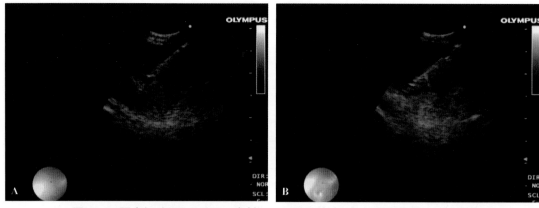

图66-5　再次行EBUS-TBNA，穿刺11R组淋巴结（A）、7组淋巴结（B）活检

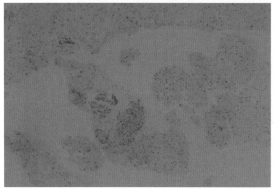

图66-6　第二次淋巴结TBNA病理回报：炎性病变

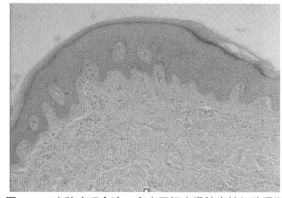

图66-7　皮肤病理会诊：真皮层轻度慢性炎性细胞浸润

依据，考虑淋巴结结核的可能性大，准许患者出院，并给予规范抗结核治疗。

余所见大致同前（图66-8）。患者抗结核治疗方案有效，目前继续抗结核治疗中。

【复诊】

出院后患者规范抗结核治疗。2018年8月16日复查胸部CT：右肺门及纵隔、两侧腋窝、锁骨上窝见多个大小不等的肿大淋巴结，部分融合成块，较大者约为2.4 cm×2.1 cm×4.0 cm；与2018年5月15日胸部CT对比，大致同前。同年12月12日复查胸部CT：肺门及纵隔未见明确增大淋巴结；两侧腋窝、锁骨上窝见多个大小不等的肿大淋巴结，部分融合成块，较大者约为2.2 cm×1.1 cm×1.9 cm；与2018年8月16日胸部CT对比，两侧腋窝及锁骨上窝淋巴结较前稍缩小。2019年7月9日复查胸部CT：肺门及纵隔未见明确增大淋巴结；两侧腋窝见多个大小不等的稍大淋巴结，部分融合成块，较大者约为1.2 cm×1.0 cm；与2018年12月12日胸部CT对比，两侧锁骨上窝未见明显肿大淋巴结，

【诊治思路】

年轻女性患者，全身多发淋巴结肿大，常见原因包括：感染性疾病（结核及非结核分枝杆菌病、真菌等）、恶性疾病（淋巴瘤）、结缔组织病、坏死性淋巴结炎等[1]。由于需要切除完整的淋巴结送病理才能诊断或排除淋巴瘤，因此我们首先给予骨髓穿刺细胞学＋活检术和淋巴结活检术，同时行EBUS-TBNA明确纵隔淋巴结的病理性质。

患者第一次颈部淋巴结活检病理形态符合坏死性淋巴结炎。坏死性淋巴结炎多见于青年女性，以春夏发病较多。坏死性淋巴结炎的淋巴结常随发热高低而增大或缩小，这与淋巴瘤和恶性组织细胞增生症等血液系统恶性肿瘤的淋巴结肿大、质韧或较硬、进行性增大而无压痛的特点不同。然而，本患者的淋巴结一直在缓慢增长，并

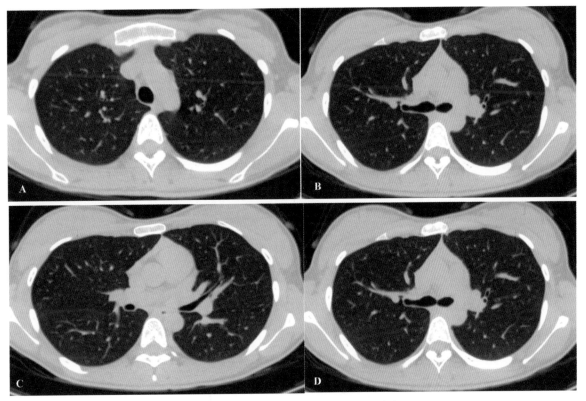

图66-8　治疗后复查胸部CT。A 至 D. 肺窗

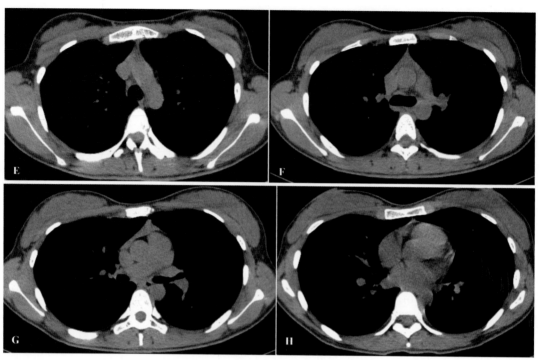

图 66-8（续） E 至 H. 纵隔窗

没有随发热高低而增大或缩小的情况。我们重新对淋巴结病理阅片，病理结果提示淋巴结结构部分破坏，有大片凝固性坏死，坏死区周围有少量可疑的上皮样细胞，无肉芽肿形成，PAS 染色（－），D-PAS 染色（－），抗酸染色（－）。在病理无法确诊的情况下，我们可以进行诊断性抗结核治疗，如果抗结核治疗有效，也就反过来验证患者是结核病。

的依据，临床又高度怀疑结核时，可以诊断性抗结核治疗，并密切随访患者。如果治疗后，淋巴结明显缩小，症状好转，说明患者还是结核病。坏死性淋巴结炎对激素敏感，对抗生素治疗无效，而本患者诊治过程未使用激素，故可以排除坏死性淋巴结炎。

（王可）

【治疗经验】

由于中国是结核病大国，当我们找不到患者恶性疾病、（非）结核分枝杆菌病、结缔组织病

参考文献

［1］林果为，王吉耀，葛均波.实用内科学.第 15 版.北京：人民卫生出版社，2017.

病例 67　淋巴结结核：抗酸染色（一）

【入院病史的采集】

患者男，24 岁，自由职业。入院时间：2020 年 5 月 11 日；出院时间：2020 年 5 月 22 日。住院天数：11 天。

主诉： 反复发热半个月，发现肺门及纵隔多发淋巴结肿大 3 天。

现病史： 患者半个月前无明显诱因出现发热，最高体温 38.7℃，伴头痛、咳嗽、咳痰，痰为白色或黄色脓痰，无盗汗、消瘦、胸闷、胸痛等不适，于当地诊所抗炎治疗后好转。后反复发热，于 2020 年 5 月 6 日至衡阳县某医院就诊，诊断为：①肺部感染；②肺门及纵隔多发淋巴结肿大，性质待定；③脂肪肝；④高脂血症。予以抗感染、止咳祛痰等对症支持治疗后，病情稍好转，体温波动在 37.3～37.5℃，发热以傍晚为著。3 天前，患者胸部 CT 平扫：①右肺门区及纵隔内多发肿大淋巴结，考虑炎性增生？淋巴瘤？巨淋巴结增生？②右肺门旁斑片状影，考虑炎性病变。为进一步诊治，急来我院，胸部 CT 示纵隔内多发淋巴结肿大。急诊以"肺门及纵隔多发淋巴结肿大查因"收住我科。自发病来，患者精神、食欲一般，睡眠良好，大小便正常，体重较前无明显变化。

既往史： 否认肝炎、结核、伤寒、疟疾病史，否认高血压、心脏病史，否认糖尿病、脑血管疾病、精神疾病史，无手术、外伤史，无输血史，否认食物、药物过敏史，预防接种史不详。

个人史： 生于湖南常宁市，久居本地，否认血吸虫疫水接触史，吸烟 7 年，平均 10 支 / 日，未戒烟。偶有饮酒，否认毒物接触史。

婚姻史： 未婚。

家族史： 否认家族性遗传病史。

【体格检查】

T 37.3℃，P 92 次 / 分，R 20 次 / 分，BP 112/80 mmHg，SPO_2 97%。神清，精神尚可，右侧锁骨上窝可及淋巴结增大，余浅表淋巴结未及增大。口唇无发绀，咽部无充血，双侧扁桃体无肿大，无脓性分泌物。胸廓无畸形，双侧呼吸动度对称，语颤无增强，双肺叩诊清音，双肺呼吸音粗，未闻及干湿性啰音及胸膜摩擦音。心率 92 次 / 分，律齐，无杂音。腹平软，无压痛、反跳痛，肝脾肋下未及。下肢无水肿。

【辅助检查】

（2020-05-08）湖南省衡阳县某医院心电图正常。腹部＋泌尿系统彩超：脂肪肝。胸部 CT 平扫：①右肺门区及纵隔内多发肿大淋巴结，考虑炎性增生？淋巴瘤？巨淋巴结增生？②右肺门旁斑片状影，考虑炎性病变。头部 CT 平扫：未见异常。胸部 CT 增强：考虑右肺门区占位并纵隔淋巴结转移，其他待排查。

（2020-05-10）我院门诊血常规：WBC 7.4×10^9/L，中性粒细胞百分比 68.9%，RBC 4.6×10^{12}/L，HGB 136 g/L，PLT 284×10^9/L；C 反应蛋白 60.4 mg/L。

（2020-05-10）胸部 CT 平扫：右肺门（11R 组）淋巴结及纵隔（7 组）淋巴结增大（图 67-1）。

（2020-05-11）电解质：K 3.98 mmol/L，Cl 113.3 mmol/L，余正常。肝功能：ALT 19.5 IU/L，AST 17.3 IU/L 肾功能：BUN 2.91 mmol/L，Cr 79.6 μmol/L。心肌酶：未见明显异常。

入院后相关检查如下述。凝血功能：纤维蛋白原 5.40 g/L ↑，D- 二聚体 0.82 mg/L ↑，余正常。红细胞沉降率 36（mm/h）↑。血脂：甘油三酯 1.90 mmol/L ↑，高密度胆固醇 0.70 mmol/

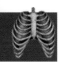

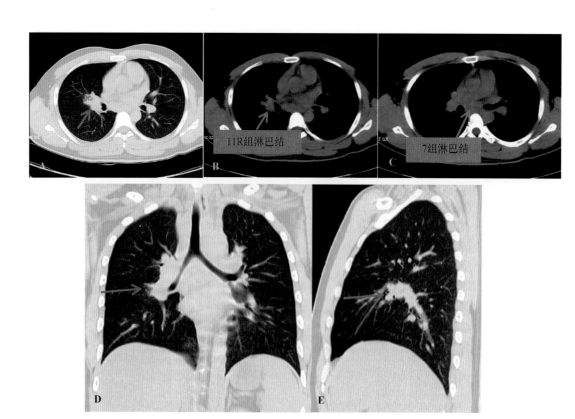

图 67-1 （2020-05-10）胸部 CT 平扫。右肺门（11R 组）淋巴结增大，右肺中叶肺门旁斑片影（**A**、**D** 和 **E**），位于支气管周缘，气管及其分支通畅，远端肺叶未见阻塞性炎症；纵隔（7 组）淋巴结增大（**B** 和 **C**）

L↓，余正常。葡萄糖 4.83 mmol/L。降钙素原 0.82 ng/ml↑。结核抗体 IgG + IgM：均阴性。肺炎支原体及衣原体 IgG + IgM 检测：肺炎衣原体 IgG 阳性（114.29 AU/ml↑），余为阴性。C 反应蛋白 34.9 mg/L↑。尿液分析：尿黄色，红细胞总数 48.4/μl↑，余正常。结核分枝杆菌 γ-干扰素检测结果阳性（879.79 pg/ml↑）。抗酸杆菌检测（液基杯夹层法）涂片镜检未找到抗酸杆菌。细菌、真菌培养（痰培养）：无细菌及真菌生长。颈部淋巴结彩超：右侧锁骨上窝多发淋巴结肿大。

（2020-05-15）支气管镜检查：可见气管、支气管黏膜炎症，行 EBUS-TBNA（图 67-2）。

【初步诊断】

肺门及纵隔多发淋巴结肿大查因：结核？淋巴瘤？其他？

【确定诊断】

淋巴结结核。

【鉴别诊断】

诊断明确，无须鉴别。

【治疗】

入院后予以盐酸左氧氟沙星氯化钠注射液抗感染治疗，桉柠蒎肠溶软胶囊、川贝枇杷片、注射用盐酸溴己新、吸入用布地奈德混悬液 + 吸入用乙酰半胱氨酸溶液雾化、止咳、化痰等对症支持治疗后，病情好转。患者 EBUS-TBNA（7 组淋巴结、11Ri 组淋巴结）病理诊断为淋巴结结核，转结核病专科医院继续治疗。

【诊治思路 + 治疗经验】

普通气管镜下支气管表现分为 4 类：Ⅰ 类，无管腔内病变；Ⅱ 类，外压性改变不伴黏膜改变；Ⅲ 类，黏膜下病变（水肿、充血、黏膜增厚、支气管管腔狭窄、黏膜征象消失和明显的血管结构）而未见明显的黏膜侵犯；Ⅳ 类，明显的黏膜肿瘤侵犯[1]。

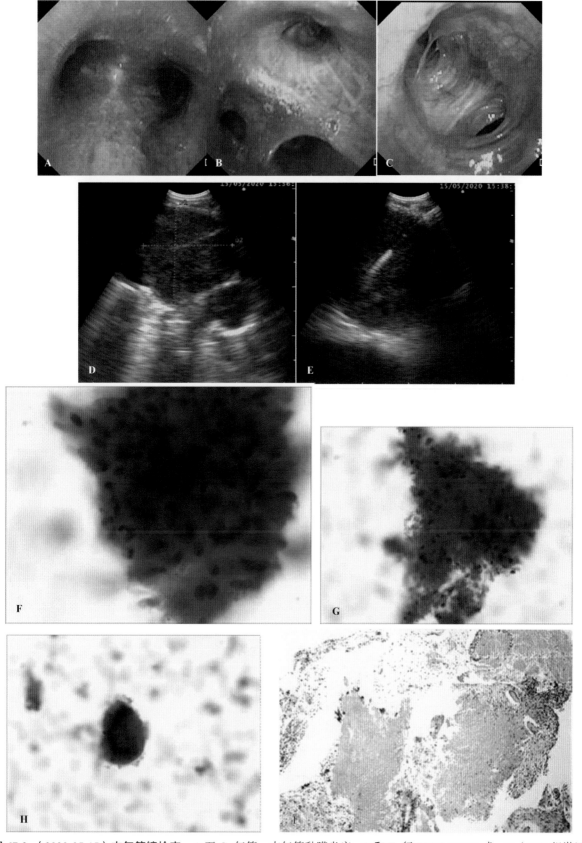

图 67-2　（2020-05-15）支气管镜检查。**A** 至 **C**. 气管、支气管黏膜炎症。**D** 和 **E**. 行 EBUS-TBNA 术。**F**.（11Ri 组淋巴结 TBNA）液基制片及涂片可见淋巴细胞、粉染无结构坏死样物质、上皮样细胞及多核巨细胞，考虑肉芽肿性病变。**G** 和 **H**.（7 组淋巴结 TBNA）液基制片及涂片可见散在淋巴细胞、较多粉染无结构坏死样物质及数个多核巨细胞，考虑肉芽肿性病变。**I**. EBUS-TBNA 病理诊断：（7 组淋巴结）活检小组织，送检为炎性渗出及凝固性坏死，极小灶可见上皮样细胞，形态学首先考虑结核，建议结合临床综合分析；（11R 组淋巴结）活检小组织，可见渗出、坏死及肉芽肿，形态学首先考虑结核，建议结合临床综合分析。特殊染色：抗酸染色（－）

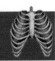

肺门纵隔淋巴结超声分类及特征如下。①灰阶超声：气道内超声下，肺门纵隔淋巴结灰阶超声声像表现为圆形、边界清晰、回声不均匀、低回声、后方回声增强有助于判断恶性淋巴结，且灰阶超声的声像特征也有助于肺门纵隔淋巴结节病和结核的鉴别诊断。②彩色多普勒血流显像：该技术有助于肺门纵隔良、恶性淋巴结疾病的诊断，且技术敏感度、特异度、准确率高，操作方便。③超声弹性成像：经支气管镜实时超声弹性成像可测定肺门纵隔淋巴结的弹性指数，反映了组织软硬程度；该技术敏感度、特异度、准确率高，同样有助于肺门纵隔淋巴结良、恶性疾病的鉴别诊断。

EBUS-TBNA 具有微创、易重复操作、可评估肺门纵隔淋巴结及紧邻气道的淋巴结和组织等优点。EBUS 下淋巴结图像表现分为 3 类。第 1 类是 B 型超声模式，淋巴结 B 型超声图像按大小、形状（椭圆形、圆形）、边缘（模糊、清晰）、回声（均质、非均质）、有无中心门结构和有无中心坏死进行评估，其中圆形、边缘清晰、非均质回声和存在凝固性坏死征象为转移性淋巴结的特点[2]。第 2 类是彩色多普勒超声模式，根据淋巴结内血管特点和相应支气管动脉血流特点，判断肺癌纵隔淋巴结转移的阳性率和特异度均达到85%。第 3 类是超声弹性成像模式，原理为通过分析病灶软硬度的不同来判断病灶的性质。Izumo 等[3] 将淋巴结 EBUS 弹性成像分为 3 类：1 型，非蓝色（良性组织）；2 型，部分蓝色（良、恶性混合组织）；3 型，纯蓝色（恶性组织），阳性率可达 94.6%。与常规 B 型超声模式下淋巴结图像特点相比，弹性成像技术在鉴别淋巴结良、恶性疾病方面具有明显优势，但应用价值有待进一步证实。

（柳威　陈辉　张骅）

参考文献

[1] Sun J, Teng J, Yang H, et al. Endobronchial ultrasound-guided transbronchial needle aspiration in diagnosing intrathoracic tuberculosis. Ann Thorac Surg, 2013, 96（6）: 2021-2027.

[2] Nakajima T, Anayama T, Shingyoji M, et al. Vascular image patterns of lymph nodes for the prediction of metastatic disease during EBUS-TBNA for mediastinal staging of lung cancer. J Thorac Oncol, 2012, 7（6）: 1009-1014.

[3] Izumo T, Sasada S, Chavez C, et al. Endobronchial ultrasound elastography in the diagnosis of mediastinal and hilar lymph nodes. Jpn J Clin Oncol, 2014, 44（10）: 956-962.

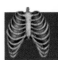

病例 68　淋巴结结核合并支气管结核

【入院病史的采集】

患者男，42 岁，农民。

主诉：乏力、消瘦 2 个月。

现病史：2018 年 3 月初患者无诱因出现乏力、易疲乏，逐渐消瘦，无咳嗽、咳痰、咯血，无发热、畏寒、盗汗，无胸闷、胸痛、心悸，无气促、呼吸困难，无关节肌肉疼痛、眼干、口干，无头晕、头痛、恶心、呕吐，无腹痛、腹泻、下肢水肿，无皮疹、口腔溃疡等不适，未明显影响日常生活，未诊治。因患者自觉消瘦明显，遂于 2018 年 5 月 7 日至当地人民医院门诊就诊，查胸部 CT 平扫提示右侧肺门区肿块，考虑为中央型肺癌并阻塞性肺炎、纵隔淋巴结转移可能性大。患者遂于 5 月 9 日至我院，门诊以"肺恶性肿瘤"收入院。患者自发病以来，精神、食欲及睡眠可，大小便正常，体重近 2 个月下降 5 kg。

既往史：甲状腺功能亢进 10 余年，服用药物治疗 2 年，遵医嘱停药。否认高血压、冠心病、糖尿病史，否认肝炎、结核或其他传染病病史，否认过敏史，否认外伤史，否认手术史，否认输血史。

个人史：生于原籍，久居当地，无牧区、疫区接触史，无化学物质、放射性物质、有毒物质接触史，无矿山、高氟区、低碘区居住史。否认烟酒嗜好。

婚姻史：适龄结婚，配偶体健，育有 1 子。

家族史：父母均体健，否认相似家族疾病史及遗传病史。

【体格检查】

T 37.8℃，P 95 次 / 分，R 20 次 / 分，BP 115/71 mmHg。神清，正常面容，皮肤巩膜无黄染，全身淋巴结未扪及肿大，颈静脉正常。胸廓对称无畸形，无局部隆起或凹陷，胸壁无压痛，呼吸节律规整。双肺叩诊呈清音，双肺呼吸音清，未闻及干湿啰音及胸膜摩擦音。心界不大，心率 95 次 / 分，律齐，无杂音。腹部外形正常，全腹柔软，无压痛及反跳痛，腹部未触及包块，肝脾肋下未及。移动性浊音阴性。四肢无畸形，未见杵状指（趾），未见静脉曲张，四肢无水肿。各关节未见异常，活动无受限。生理反射存在，病理反射未引出。

【辅助检查】

（2018-05-09）红细胞沉降率 60 mm/h，餐后 2 h 血糖 8.18 mmol/L。肿瘤标志物：血清铁蛋白 1008.97 ng/ml，癌胚抗原（CEA）、糖类抗原 125、非小细胞肺癌抗原、神经元特异性烯醇化酶未见异常，降钙素原 0.223 ng/ml，超敏 C 反应蛋白 26.90 mg/L。真菌 β - 葡聚糖测定（G 试验）＜ 10.00 pg/ml。免疫球蛋白：免疫球蛋白 G 17.250 g/L，免疫球蛋白 A 2.960 g/L，免疫球蛋白 M 1.280 g/L。血尿便常规、空腹血糖、肝肾功能、电解质、心肌酶、输血前检测、T 细胞亚群、凝血功能、D- 二聚体、超敏肌钙蛋白 T、脑利钠肽前体定量未见异常。痰涂片找抗酸杆菌（3 次）：未找到抗酸杆菌，未找到真菌。痰细菌及真菌培养：咽部菌群，未培养出真菌。

心电图正常。腹部＋泌尿系统＋腹主动脉旁＋双侧肾上腺 B 超：肝右叶囊肿，胆、胰、脾、双肾、膀胱、前列腺回声未见异常，双侧输尿管未见扩张，腹主动脉旁、双侧肾上腺区未显示明显肿块声像。心脏彩超：①心脏形态结构及瓣膜活动未见异常；②左心室顺应性欠佳，左心室收缩功能正常。肺功能：①肺通气功能、流速容量曲线、脉冲震荡测定气道阻力各项指标正常；②舒张试验阴性；③弥散功能各项指标正常，残气 / 肺总量百分比正常。

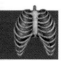
胸部增强 CT：右侧肺门旁见一软组织肿块影，密度不均匀，形态不规则，大小约 3.4 cm×1.8 cm，增强扫描肿块呈不均匀强化；右肺下叶见斑片状密度增高影，边缘模糊；余肺叶未见异常密度影。右肺门旁、纵隔见肿大淋巴结影，大小约 1.3 cm×0.7 cm。诊断意见：右侧中央型肺癌并右肺下叶阻塞性肺炎，右肺门旁、纵隔淋巴结转移（图 68-1）。全身骨 ECT 检查未见明显转移征象。

【初步诊断】

第一次住院（2018-05-10）：①右肺癌并纵隔淋巴结转移？②右侧阻塞性肺炎。

【确定诊断】

第二次住院（2018-06-27）：①淋巴结结核；②支气管结核并狭窄。

【鉴别诊断】[1]

1. 淋巴结结核应与纵隔和肺门疾病相鉴别。详见病例 13 "鉴别诊断"中所述。

2. 淋巴瘤　其特点是无痛性淋巴结进行性肿大，胸部淋巴瘤以肺门及纵隔受累最多，半数有肺部浸润或胸腔积液，可致咳嗽、胸闷、气促、肺不张及上腔静脉压迫综合征等。此外，还可以有淋巴瘤对其他器官的浸润或压迫症状，及发热、盗汗、体重下降等全身症状。确诊淋巴瘤需

要选取较大的淋巴结，完整取出，避免挤压，再送病理。

3. Castleman 病　属于原因未明的反应性淋巴结病之一，临床较为少见。其病理特征为明显的淋巴滤泡、血管及浆细胞呈不同程度增生，临床上以深部或浅表淋巴结显著肿大为特点，部分病例可伴全身症状和（或）多系统损害。多数病例手术切除肿大的淋巴结后，效果良好。需要淋巴结活检方可确诊。

4. 小细胞肺癌　小细胞肺癌（SCLC）占所有肺癌的 15%～20%，主要包含 3 种亚型，即淋巴细胞（燕麦细胞）型、中间细胞型（梭型、多角型及其他）以及混合型。3 种亚型间预后无明显差别。大部分的小细胞肺癌与吸烟有关，其余可能与环境或遗传因素有关。临床表现与非小细胞肺癌（NSCLC）相似，如咳嗽、咯血、胸痛、胸闷、气喘等。与 NSCLC 相比，SCLC 具有肿瘤倍增速度快、恶性程度高、较早发生广泛转移和易伴发异常内分泌综合征的特点。小细胞肺癌临床主要表现为刺激性的干咳、咳痰、胸闷、气短以及胸痛等症状，中心型的呼吸道症状与周围型相比较为明显，周围型小细胞肺癌除胸痛外，并没有其他临床症状。肺癌和肺外癌肿转移至肺门淋巴结，皆有相应的症状和体征。对可疑原发灶作进一步的检查可助鉴别。

【治疗】

2018 年 5 月 11 日于心电监护下行纤维支气

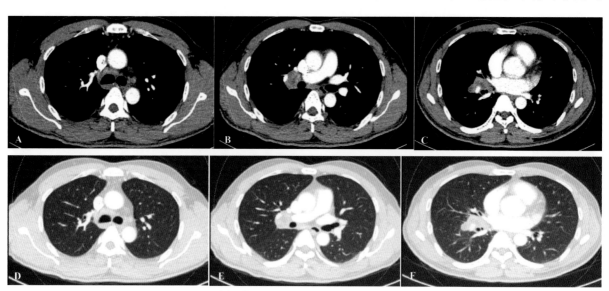

图 68-1　胸部增强 CT。A 至 C.纵隔窗；D 至 F.肺窗

管镜术,镜下可见声带正常,隆凸正常,右中叶呈外压性狭窄,右中间支气管末端内侧壁可见一新生物突入管腔,右中叶开口狭窄,右下叶基底段开口被新生物阻塞,镜身无法进入右下叶基底段。右中叶黏膜充血水肿,稍粗糙,有少许浆性分泌物,EBUS 于 11R 组及 12R 组淋巴结处可探及异常回声团。内镜处理:肺泡灌洗液送细菌、真菌培养,涂片找细菌、真菌、抗酸杆菌,并进行细胞学检查。新生物活检:在 EBUS 引导下于 11R 组及 12R 组淋巴结针吸活检(图 68-2),送液基细胞学及组织病理学检查。

5月11日淋巴结穿刺涂片回报:抗酸杆菌(+)。5月14日细胞学涂片结果:(肺泡灌洗液)未见恶性细胞;(11R 组淋巴结)可见坏死及淋巴细胞,未见恶性细胞;(12R 组淋巴结)可见淋巴细胞,未见恶性细胞。病理结果:(肺右中叶、右下叶基底段开口新生物)镜下为支气管黏膜慢性活动性炎症,伴局灶性肉芽组织增生,大量淋巴细胞及部分中性粒细胞等炎细胞浸润;(12R 组淋巴结)镜下均为血浆渗出物成分及少许支气管纤维柱状上皮,未见肿瘤,抗酸、PAS 染色均为阴性;(11R 组淋巴结)镜下见坏死组织和少量小细胞,细胞核深染,胞质少,散在性分布;免疫组化示 CD20(++)、CD3(+++)、CD56(-)、CD79α(++)、CD99(-)、CgA(-)、CK(-)、Desmin(-)、Ki-67(约 30%+)、LCA(+++)、MP0(-)、NSE(-)、S-100(-)、Syn(-)、TdT(-)、Vimentin(+),免疫组化结果提示上述小细胞为淋巴细胞,包括 T 细胞和 B 细胞,片内未见肿瘤。

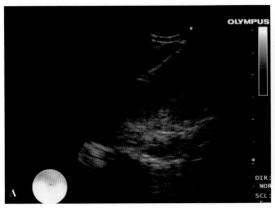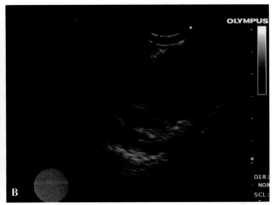

图 68-2 在 EBUS 引导下于 11R 组淋巴结(A)、12R 组淋巴结(B)穿刺行 TBNA

5月11日给予患者 2HREZ/10HR 抗结核治疗,并辅以护肝、护胃及增强免疫力等对症支持治疗。鉴于患者的肺部影像学改变,未能除外在某种基础疾病(肺癌?淋巴瘤?)同时合并结核的可能,于6月15日再次支气管镜检查并行 7 组、11R 组及 12R 组 EBUS-TBNA,吸出物行 ROSE 提示肉芽肿性炎症(图 68-3)。6月20日细胞学结果:(肺泡灌洗液)未见恶性细胞,(支气管刷检物)未见恶性细胞,(12R 组淋巴结)可见核异型细胞,癌疑;(11R 组淋巴结)可见核异型细胞,癌疑;(7 组淋巴结)可见核异型细胞,癌疑。组织病理结果:(肺右中叶、右下叶基底段开口新生物)镜下见破碎支气管黏膜组织,为支气管黏膜慢性炎症,局部肉芽组织增生,组织较少,片内未见肿瘤(图 68-4);(7 组淋巴结)镜下为挤压过度的梭形裸核细胞,形态倾向于淋巴样细胞,因组织微小,不宜行免疫组化协助诊断;(11R 组淋巴结)镜下部分为破碎支气管黏膜上皮及血浆,部分为增生上皮样细胞,形态不除外肉芽肿性病变;(12R 组淋巴结)送检碎组织为炎性肉芽肿组织及支气管黏膜上皮,形态符合急性炎症性病变(图 68-5);上

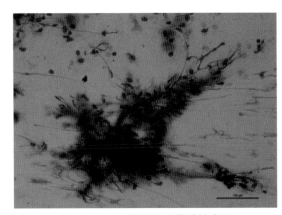

图 68-3 ROSE 提示肉芽肿性炎症

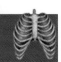
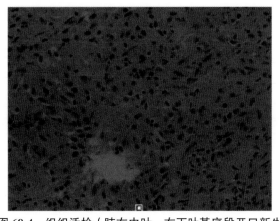

图 68-4 组织活检（肺右中叶、右下叶基底段开口新生物）病理示肉芽肿性炎症

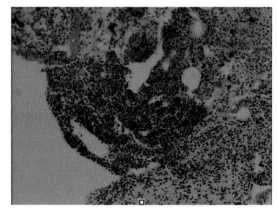

图 68-5 （12R 组淋巴结）TBNA 病理示肉芽肿性炎症

述组织抗酸及 PAS 染色均为阴性，均无明确肿瘤证据。患者出院后，继续抗结核治疗。

【复诊】

2018 年 8 月、11 月患者在其他医院住院，再次行 EBUS-TBNA 检查，仍然提示肉芽肿性炎症，没有肿瘤证据。患者一直规则抗结核治疗至今，2019 年 11 月电话随访患者，患者在当地做肺 CT，提示淋巴结明显变小，情况明显好转。目前继续随访该患者中。

【诊治思路】

对于肺部肉芽肿性疾病，最常见的病因是感染性疾病，感染性疾病当中，以结核、非结核分枝杆菌病最常见；非感染性因素当中，肿瘤病变处也可以伴随肉芽肿性炎症[2]。鉴于患者的肺部影像学改变，未能除外在某种基础疾病（肺癌？淋巴瘤？）同时合并结核的可能，需要注意的是，非感染性肺部肉芽肿性疾病当中，肿瘤病变处也可以伴随肉芽肿性炎症，因此我们反复进行活检排除两个疾病同时存在的可能。按照我国 2016 年《肺癌小样本取材中国专家共识》和 2017 年《诊断性介入肺病学快速现场评价临床实施指南》[3-4]，ROSE 有助于临床医生尽快找到合适的标本组织。典型肉芽肿性炎症的 ROSE 特征包括：组织细胞、类上皮细胞、上皮样细胞为主，混杂并存，多核巨细胞多见，多核呈环状排列，胞质丰富[4]。当找到上述肉芽肿性炎症的细胞学改变时，除了将活检组织进行组织病理

学检查，还应该进行微生物镜检或培养，如抗酸染色、结核或非结核分枝杆菌培养、PCR 等。病理学诊断分为 4 个等级[5]：Ⅰ级，类上皮细胞肉芽肿合并坏死；Ⅱ级，类上皮细胞肉芽肿不伴坏死；Ⅲ级，坏死不伴类上皮细胞肉芽肿；Ⅳ级，非特异反应（炎性渗出或正常组织细胞或淋巴细胞）。微生物学检查阳性判断标准为抗酸染色找到抗酸杆菌或分枝杆菌培养阳性。诊断最后确定也包括其他方法——如普通支气管镜、胸腔镜、开胸手术、纵隔镜、CT 引导下经胸针吸活检（CT-guided transthoracic needle aspiration，CT-TTNA）等获得标本的病理学或微生物学检测结果。EBUS-TBNA 有可能造成胸内结核播散[6]，在临床应用中应加以注意。

淋巴结超声判定标准：①短径，即探测到淋巴结最大切面时，测量切面短径的长度。②纵 / 横径比值，即超声探测到淋巴结最大切面时，实时测量淋巴结最短径与最长径的比值。③淋巴结血流，采用 Adler 标准分级，即 0 级，无血流或少量的流量；Ⅰ级，1 ～ 2 个点状或细条状血管流向淋巴结的中心；Ⅱ级，3 ～ 4 个点状或棒状血流信号或一些长条形弯曲的小血管；Ⅲ级，丰富的流量，发现超过 4 条不同直径或扭曲或螺旋的低信号血管。④淋巴结髓质形态，分为正常或破坏；髓质形态破坏时，常伴淋巴结中央门的结构破坏或消失，血管形态异常。

淋巴结核由于慢性炎症的长期刺激与破坏，淋巴细胞及纤维细胞增生，组织液化坏死、纤维化、钙化等，超声亦会表现淋巴结体积增大。短径增加，淋巴结血流紊乱及髓质的破坏，造

成与淋巴结转移性肿瘤难以区分，可能出现假阳性表现。

淋巴结的髓质是病变最易受累的部分，能够早期反映病理过程，是鉴别淋巴结病变的重要指标[7]。肿瘤性病变早期阶段，内部髓质形态可能无明显改变，随着癌细胞不断地增殖、浸润和破坏，髓质就会发生缩窄、移位、偏心等改变，甚至髓质结构消失。另外，老年人新陈代谢比较缓慢，不能及时地分解多余的脂肪组织，导致淋巴结内有较多的脂肪组织堆积，从而挤压淋巴结髓质，引起髓质的形态发生改变[8]。而淋巴结结核患者，病变复杂而漫长，常同时伴有变性、增生、坏死等病理过程，中央出现液化坏死区或钙化灶，随着病变的进展，正常髓质结构被破坏消失[9]。因此，肿瘤、淋巴结结核的病变有时候会很类似，难以区别其病理变化。

【治疗经验】

结核病是肺部肉芽肿性疾病的常见病因。肺外结核是结核病的一种常见类型，占所有结核病人群的15%～20%。淋巴结结核是肺外结核最常见的表现形式。以纵隔肺门病变为主、肺实质内无明显病灶的胸内淋巴结结核患者，由于其解剖部位特殊，检查手段有限，加之该类患者痰检结核分枝杆菌阳性率低，影像学表现缺乏特异性，故难以与纵隔其他良恶性疾病相鉴别[10]。通过对肿大淋巴结的细胞学涂片进行抗酸染色可找到抗酸杆菌，获得的组织学标本可发现干酪样坏死等特征性的结核病理改变。另外，还可对穿刺物进行抗酸杆菌培养和体外聚合酶链反应，并通过对穿刺物进行体外药物敏感试验指导耐药结核病的治疗。如果临床上没有恶性疾病、真菌感染或结节病等其他疾病的依据时，我们可以一边诊断性抗结核治疗，一边密切复查随访患者，观察抗结核治疗的效果，如果治疗1个月没有任何好转迹象，则说明结核病可能性小或出现耐药性结核。

（王可　张骅）

参考文献

［1］林果为，王吉耀，葛均波. 实用内科学 .15版 .北京：人民卫生出版社，2017.

［2］Ohshimo S，Guzman J，Costabel U，et al. Differential diagnosis of granulomatous lung disease：clues and pitfalls：Number 4 in the series "Pathology for the Clinician" edited by Peter Dorfmüller and Alberto Cavazza. Eur Respir Rev，2017，26（145）:170012.

［3］中华医学会呼吸病学分会，中国肺癌防治联盟. 肺癌小样本取材中国专家共识 . 中华内科杂志，2016，55（5）：406-413.

［4］国家卫计委海峡两岸医药卫生交流协会呼吸病学专业委员会，中华医学会结核病学分会呼吸内镜专业委员会，中国医师协会儿科学分会内镜专业委员会（筹），等. 诊断性介入肺脏病学快速现场评价临床实施指南. 天津医药，2017，45（4）：441-447.

［5］Bezabih M，Mariam DW，Selassie SG. Fine needle aspiration eytology of suspected tuberculous lymphadenitis. Cytopathology，2002，13：284-290.

［6］Gomez M，Church LW，Judson MA. Tuberculous mediastinal lymphadenitis that evolved into pulmonary tuberculosis following transbronchial needle aspiration. Respimlogy，2010，15：1140-1141.

［7］Wang L，Wu W，Teng J，et al. Sonographic features of endobronchial ultrasound in differentiation of benign lymph nodes. Ultrasound Med Bi01，2016，42（12）2785-2793.

［8］Zhao H，Wang J，Zhou ZL，et al. Application of endobronchial ultrasound guided transbronchial needle aspiration in the diagnosis of mediastinal lesions. Chin Ned J，2011，124（23）：3988-3992.

［9］Moonim MT，Breen R，6iliBarman B，et al. Diagnosis and subclassification of thymoma by minimally invasive fine needle aspiration directed by endobronchial ultrasound：a review and discussion of four cases. Cytopathology，2012，23（4）：220-228.

［10］解桢，赵辉，郑红芳，等 . 支气管内超声引导针吸活检术（EBUS-TBNA）在胸内淋巴结结核诊断中的应用价值 . 中华胸心血管外科杂志，2013，29（12）：739-742.

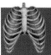

病例 69　继发性两下肺结核涂阴，纵隔淋巴结结核

【入院病史的采集】

患者男，54 岁，工人。

主诉： 发热伴咳嗽、咳痰 1 月余。

现病史： 患者诉于 1 个月前受凉后出现发热，最高体温 39.5℃，发热无规律，伴有咳嗽、咳痰，为阵发性咳嗽，咳白色黏液痰，无痰中带血及咯血，无胸闷、胸痛、气促，无盗汗、乏力，发热时感头晕，无恶心、呕吐，无腹痛、腹泻。在当地卫生室抗感染治疗 10 余天（具体用药不详），发热无缓解，咳嗽、咳痰加重，为求进一步治疗入住当地县人民医院，治疗 1 周无发热现象后出院，出院后第 3 天再次出现发热，为午后低热，体温波动在 37.4～38.5℃，伴有夜间盗汗，继续在当地抗感染治疗（用药不详）无缓解，于 2018 年 12 月 12 日来本院门诊就诊，行胸部 CT 及血常规检查（见"辅助检查"），考虑感染性病变，予以头孢西丁抗感染治疗 3 天后仍有午后低热，现为进一步诊治，以"发热原因待查：肺部感染？"收入院。自发病来，患者精神、睡眠及饮食可，大小便正常，体重无下降。

既往史： 6 岁时行疝气手术。3 年前因咳嗽、咳痰、发热、关节疼痛不适在中南大学湘雅三院住院治疗（具体诊断及治疗不详），曾诊断性抗结核治疗 1 月余。无高血压、糖尿病病史，无外伤史，无输血史，磺胺类过敏，预防接种史不详。

个人史： 生于湖南宁乡，久居本地，否认血吸虫疫水接触水，吸烟 30 余年，2～3 包 / 日，无酗酒史，否认毒物接触史。

婚姻史： 22 岁非近亲结婚，婚后育有 1 子，配偶及子女体健。

家族史： 家族中无特殊病史。

【体格检查】

T 36.6℃，P 87 次 / 分，R 20 次 / 分，BP 114/68 mmHg，SPO$_2$ 96%，吸入氧浓度 21%。全身浅表淋巴结未触及肿大。气管居中，肝颈静脉回流征阴性。胸廓无畸形，双侧呼吸动度对称，语颤无增强，双肺叩诊清音，双肺呼吸音稍粗，未闻及干、湿性啰音和胸膜摩擦音。心率 87 次 / 分，律齐，无杂音。腹平软，无压痛、反跳痛，肝脾肋下未及。下肢无水肿。

【辅助检查】

（2018-12-12）湖南省某医院门诊胸部 CT：①左下肺基底段病变性质待定，机化性肺炎？周围型肺癌待查；②双下肺少许炎症；③纵隔淋巴结肿大。血常规：白细胞 4.44×10^9/L，中性粒细胞百分比 46.7%，血红蛋白 113 g/L。

（2018-12-15）PPD 皮试（＋＋＋）。

（2018-12-17）两次痰抗酸染色阴性。

入院后相关检查如下述。血常规：白细胞 3.19×10^9/L ↓，中性粒细胞 1.56×10^9/L ↓，淋巴细胞 0.73×10^9/L ↓，中性粒细胞百分比 48.9% ↓，单核细胞百分比 27.0% ↑，血红蛋白 105 g/L ↓，血细胞比容 33.5% ↓，血小板 255×10^9/L。大、小便常规无异常；血气分析、凝血全套、心肌酶、血糖、肝功能、肾功能、电解质大致正常；输血前四项、肺炎支原体、衣原体、肿瘤标志物、真菌 G 实验、GM 实验、隐球菌荚膜抗原、风湿全套、免疫全套、狼疮全套阴性。红细胞沉降率 107 mm/h ↑，高敏 C 反应蛋白 93.90 mg/L ↑；降钙素原 0.09 ng/ml。多次痰真菌涂片镜检未找到真菌，细菌涂片白细

胞＜10/LP，鳞状上皮细胞＞25/LP，白细胞外可见少量杂菌；结核分枝杆菌 Y- 干扰素检测（T-N）1486.31 pg/ml ↑。腹部彩超：胆囊多发息肉样病变，肝多发囊肿，门静脉内径高值，建议结合临床。肺功能正常，肺弥散功能无异常，呼出气一氧化氮测定：FeNO 39 ppb，CaNO 13.5 ppb。全腹部增强 CT：肝 S7 小血管瘤，肝多发囊肿；左肾小结石；前列腺增生。

【初步诊断】

①两肺病变查因：肺炎？肺结核？肺癌？②纵隔淋巴结肿大查因：反应性？结核性？肿瘤性？

【确定诊断】

①继发性两下肺结核涂阴初治；②纵隔淋巴结结核；③肝 S7 小血管瘤；④肝多发囊肿；⑤左肾小结石；⑥前列腺增生；⑦胆囊多发息肉；⑧轻度贫血。

【鉴别诊断】

患者中老年男性，因受凉后出现发热、咳嗽、咳痰症状，查体无明显阳性体征，于外院予以积极抗感染治疗后症状一过性好转，但易反复，再次予以抗感染治疗无效，不伴有盗汗、乏力症状。我院门诊胸部 CT（图 69-1）可见两下肺渗出性病变，左下肺实变，病变边缘欠清晰，伴有纵隔淋巴结肿大，首先考虑感染性病变：肺炎或结核可能。患者虽影像学检查提示肺炎，但经积极抗感染治疗后症状缓解不理想，门诊血常规白细胞总数、中性粒细胞比例均不高，不支持肺炎诊断；结合其 CT 可见纵隔淋巴结增大表现，门诊 PPD 皮试（＋＋＋），且既往曾不规律抗结核治疗（具体不详），故应考虑结核可能。患者亚急性起病，无结核接触史，无盗汗、乏力等结核中毒症状，且病变部位并非结核好发部位（上叶尖后段、下叶背段），不具备结核病灶多形性、多样性特点，门诊两次痰抗酸染色阴性，为其不支持结核之处。患者有长期大量吸烟史，积极抗感染治疗后症状缓解不

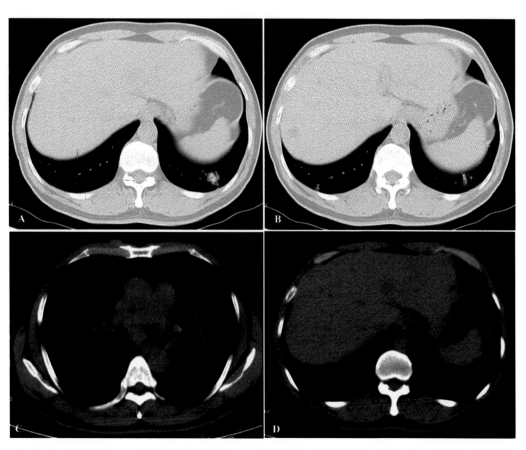

图 69-1　门诊胸部 CT。两下肺渗出性病变，左下肺实变，病变边缘欠清晰，伴有纵隔淋巴结肿大

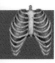
理想，两下肺病变伴有纵隔淋巴结增大，还应考虑肿瘤性病变可能。积极完善支气管镜检查，并完善纵隔淋巴结穿刺活检有助于明确诊断，同时完善肿瘤标志物、结核抗体、痰或肺泡灌洗液抗酸染色等检查以协助诊断。

【治疗】

患者入院后完善相关检查（见"辅助检查"）。行支气管镜检查（图69-2）：①左主支气管开口旁结节；②7组淋巴结 EBUS-TBNA 术后。（7组淋巴结 TBNA）病理：纤维素样渗出物中可见大量中性粒细胞及淋巴细胞浸润，散在多灶凝固性坏死伴上皮样细胞增生，结核不排除，建议临床结合相关检查综合考虑；特殊染色结果：抗酸染色（-）（图69-3）。（7组淋巴结 TBNA）穿刺液基及刷片：可见炎细胞及较多坏死样物质，未见明确恶性肿瘤细胞。患者入院后予以

头孢哌酮钠-舒巴坦钠注射液抗感染及对症支持治疗，患者仍有发热（体温 37.5～38.5℃），结合其结核分枝杆菌 Y-干扰素检测（1486.31 pg/ml↑）、TBNA 病理，考虑为肺结核、纵隔淋巴结结核，转结核病医院予以异烟肼、利福平、吡嗪酰胺、乙胺丁醇抗结核治疗。

【复诊】

患者于湖南省胸科医院就诊，住院1天即签字出院，电话随访患者，诉予以规律抗结核治疗1周后发热好转，咳嗽、咳痰症状逐步消失，于当地医院随诊，曾复查 CT 显示病变明显吸收好转。

【诊治思路】

支气管腔内超声引导针吸活检术（EBUS-

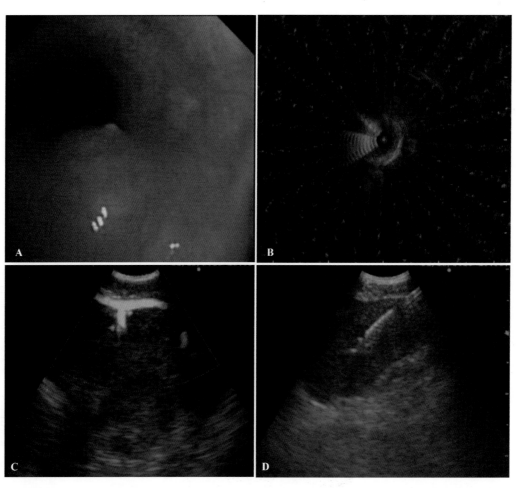

图69-2　支气管镜检查。左主支气管开口处见一光滑结节，径向超声未见血管病变，凸阵超声见其黏膜下一粗大血管横亘其中，遂经右主支气管行 TBNA 检查

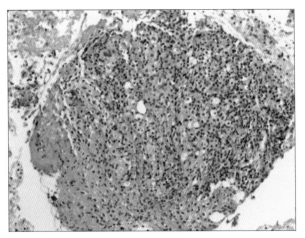

图 69-3 （7 组淋巴结 TBNA）病理： 慢性肉芽肿性结节（以上皮样细胞增生为主的肉芽肿），散在多灶坏死，抗酸染色阴性（HE 染色 ×20）

TBNA）自 2004 年首次应用于临床，在纵隔良、恶性病变的诊断及肺癌纵隔淋巴结分期中具有很高的应用价值，是国际指南推荐的有效的纵隔淋巴结检查方法[1-2]。纵隔镜目前是纵隔病变活检的金标准，但需要全麻手术，创伤大，存在出血、气胸、纵隔损伤风险且重复性差等不利因素，限制了其在临床的广泛应用[3]。多项研究对比了 EBUS-TBNA 和纵隔镜对于诊断纵隔淋巴结的准确性、特异性、阳性预测值及阴性预测值，发现两者在确定纵隔淋巴结病理分期的差异方面无统计学意义，二者诊断价值相当，且 EBUS-TBNA 更加微创、不良反应更为轻微[4-5]。因此 EBUS-TBNA 可作为纵隔淋巴结肿大的首选检查方法[3,5]。

纵隔淋巴结结核的诊断较为困难，CT 表现（如部位、大小、中央坏死、环形强化等）特异性欠佳，确诊多需要目标部位的细菌学或病理学阳性结果。结合纵隔淋巴结 EBUS-TBNA 标本病理、涂片、培养及 PCR 等检查，纵隔淋巴结结核的诊断率为 70% ～ 90% 不等[6]。该患者因发热伴有咳嗽、咳痰入院，行胸部 CT 检查发现其两下肺病变伴纵隔淋巴结肿大，在评估其支气管镜检查风险后，我们选择行 EBUS-TBNA 检查获取满意标本，结合其抗细菌感染治疗反应性、TBNA 标本病理、结核分枝杆菌 γ- 干扰素检测等结果，建立肺结核、纵隔淋巴结结核临床诊断，予以积极抗结核治疗后，患者症状改善，复查 CT 提示上述病变吸收好转，故诊断结核明确。在行支气管镜检查时，于左主支气管可见一

光滑结节样病变（图 69-2 A），径向超声探查未探及明显血管性病变（图 69-2 B），慎重起见，选择凸阵超声探查时，于结节黏膜下可见一粗大支气管动脉横亘其中（图 69-2 C），遂选择右主支气管侧行 7 组淋巴结针吸活检（图 69-2 D），避免了气道内出血的发生。该病例提示：①对于疑诊纵隔淋巴结结核患者，结合 EBUS-TBNA 标本病理、涂片、培养及 PCR 等检查，有助于提高诊断率；②对于气道内光滑结节，活检应慎重，尽量完善 CT 增强扫描（尤其是支气管动脉 CT 增强扫描），活检前可选择气道内不同超声探头探查病变，以了解有无血管或其走行，避免支气管镜相关性气道内大出血。

（柳威　刘志光　李芸）

参考文献

[1] National Comprehensive Cancer Network. NCCN clinical practice guidelines in oncology: non-small cell lung cancer（version 7.2019）（2019-08-30）.

[2] Rand Ia，Barber PV，Goldring J，et al. British Thoracic Society guideline for advanced diagnostic and therapeutic flexible bronchoscopy in adults. Thorax，2011，66（11）：1014-1015.

[3] Verdial FC，Berfield KS，Wood DE，et al. Safety and costs of endobronchial ultrasound-guided nodal aspiration and mediastinoscopy. Chest，2020，157（3）：686-693.

[4] Nakajima T，Anayama T，Shingyoji M，et al. Vascular image patterns of lymph nodes for the

prediction of metastatic disease during EBUS-TBNA for mediastinal staging of lung cancer. J Thorac Oncol, 2012, 7（6）: 1009-1014.

［5］Divisi D, Zaccagna G, Barone M, et al. Endobronchial ultrasound-transbronchial needle aspiration（EBUS/TBNA）: a diagnostic challenge for mediastinal lesions. Ann Transl Med, 2018, 6（5）: 92.

［6］Lin CK, Keng LT, Lim CK, et al. Diagnosis of mediastinal tuberculous lymphadenitis using endobronchial ultrasound-guided transbronchial needle aspiration with rinse fluid polymerase chain reaction. J Formos Med Assoc, 2020, 119（19+3）:509-515.

病例 70　继发性右下肺结核涂阴初治

【入院病史的采集】

患者女，59 岁，家庭主妇。

主诉：发现肺部病变 1 周。

现病史：患者 10 余天前因"大便性状改变 10 余天"于我院消化内科住院，完善肠镜等相关检查后诊断为：①结直肠多发息肉（升结肠，炎性息肉；横结肠，管状腺瘤）；②胃底息肉（胃底黏膜轻度慢性炎症，胃底腺息肉样增生）；③非萎缩性胃炎（红斑渗出），给予对症支持处理后症状好转。住院期间胸部 CT 发现右下肺结节性病变。患者无咳嗽、咳痰、咯血，无胸闷、胸痛、气促，无发热、畏寒、寒战等不适。为进一步诊治收入我科。自起病以来，患者精神、食欲及睡眠可，小便正常，大便稀、次数多，无便血。体重无变化。

既往史：既往有脂肪肝、右肾小囊肿、多发腔隙性脑梗死、骨关节炎病史，未规律治疗。否认肝炎、结核、伤寒、疟疾病史，否认高血压、心脏病、糖尿病、精神疾病史，无手术史、外伤史，无输血史，否认食物、药物过敏史。预防接种史不详。

个人史：生于湖南湘潭，久居本地，否认血吸虫疫水接触史，否认毒物接触史，无吸烟、饮酒史，平时生活起居规律，否认治游史。

婚姻史：22 岁结婚，育有 1 女，爱人及子女体健。

家族史：否认家族性遗传病史。

【体格检查】

T 36.5℃，P 61 次 / 分，R 20 次 / 分，BP 107/56 mmHg，SPO$_2$ 97%，吸入氧浓度 21%。气管居中。胸廓对称无畸形，胸骨无压痛，双侧呼吸动度未见异常，语颤未见异常，双肺叩诊呈清音，双肺呼吸音清晰，未闻及干、湿啰音。心率 61 次 / 分，律齐，无杂音。腹平软，无压痛、反跳痛，肝脾肋下未及。下肢无水肿。

【辅助检查】

2018 年 11 月在我院消化内科住院期间：血常规、尿常规正常；大便常规＋潜血试验阴性；肝、肾功能、电解质、心肌酶、凝血功能、肿瘤标志物、G 试验、GM 试验阴性；超敏 C 反应蛋白 41.9 mg/L，红细胞沉降率 5 mm/h；结核分枝杆菌 Y- 干扰素检测（T-N）1602 pg/ml；心电图未见异常。胸部正侧位 X 线片：双肺纹理增多、模糊，未见明显实质性病变，心膈影未见异常。腹部 B 超示：脂肪肝。全腹部增强 CT：右肾小囊肿；右下肺结节灶，性质待定，建议结合临床。肺部增强 CT：右下肺背段空洞，性质待定，肺结核？肺癌？胃镜检查：①胃底息肉；②非萎缩性胃炎（红斑渗出）。胃息肉活检病理结果：（胃底）黏膜轻度慢性炎症，胃底腺息肉样增生；特殊染色：PAS（－）。肠镜：结直肠多发息肉。肠息肉活检病理结果：（升结肠）炎性息肉；（横结肠）管状腺瘤；特殊染色：PAS（－）。骨扫描：第 5 腰椎、第 11 胸椎骨质代谢活跃，性质待定，建议进一步检查。湖南省肿瘤医院 PET-CT：右肺下叶背段空洞性结节影，PET 于相应部位未见异常放射性浓缩影，考虑肺癌可能性大，但不完全除外结核可能。

【初步诊断】

①右下肺结节性质待定：结核？肿瘤？②结直肠多发息肉（升结肠，炎性息肉；横结肠，管状腺瘤）；③胃底息肉（胃底黏膜轻度慢性炎症，胃底腺息肉样增生）；④非萎缩性胃炎（红斑渗

出）；⑤脂肪肝；⑥右肾小囊肿；⑦多发腔隙性脑梗死；⑧骨关节炎。

【确定诊断】

①继发性右下肺结核涂阴初治；②结直肠多发息肉（升结肠，炎性息肉；横结肠，管状腺瘤）；③胃底息肉（胃底黏膜轻度慢性炎症，胃底腺息肉样增生）；④非萎缩性胃炎（红斑渗出）；⑤脂肪肝；⑥右肾小囊肿；⑦多发腔隙性脑梗死；⑧骨关节炎。

【鉴别诊断】

该患者行腹部 CT 时偶然发现肺部病变，无自觉症状，无咳嗽、咳痰、咯血，无胸闷、胸痛、气促，无发热、畏寒、寒战等不适。仔细阅读我院胸部 CT（图 70-1）可见：右下肺背段一大小约 1.8 cm×1.6 cm 厚壁偏心空洞，周围可见少许纤维化索条状病灶，可见支气管引流征，增强扫描未见明显强化；纵隔内未见明显肿大淋巴结。湖南省肿瘤医院 PET-CT 示右肺下叶背段空洞性结节影，PET 于相应部位未见异常放射性浓缩影，考虑肺癌可能性大，但不完全除外结核可能。患者右下肺病变首先考虑结核可能，应与肺癌鉴别；后者多有长期大量吸烟史，表现为咳嗽、咳痰、咯血、气促等症状，影像学上可见肺部占位性病变，增强扫描多有中度强化，且部分患者可见分叶、毛刺、支气管牵拉、血管滋养、纵隔淋巴结肿大等征象。综合分析该患者影像表现，结合其肿瘤标志物阴性、结核分枝杆菌 γ- 干扰素检测阳性，考虑结核可能性大，但无症状，最终确诊需要病理诊断。可完善支气管镜检查或 CT 引导下肺穿刺活检，必要时行胸腔镜手术明确诊断。

【治疗】

该患者入院前已完善基本检查（见辅助检查），故入院即完善支气管镜检查，镜下见气管黏膜光滑，管腔通畅，未见狭窄及新事物；隆突锐利；左、右侧 1 ～ 4 级支气管黏膜光滑，管腔通畅，未见狭窄及新生物。超声小探头于 RB6biβy 探及异常回声（图 70-2），于该处活

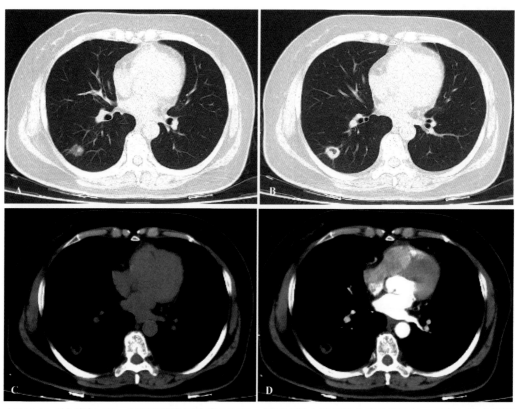

图 70-1 （2018-11-23）胸部 CT。右下肺背段厚壁偏心空洞，周围可见少许纤维化索条状病灶，增强扫描未见明显强化

检、刷检、灌洗，标本送检病理组织学、细胞学、抗酸染色。结果：肺泡灌洗液抗酸杆菌未见异常；（肺泡腔灌洗液及刷片）可见柱状上皮细胞、鳞状上皮细胞、吞噬细胞及炎细胞，未见肿瘤细胞。（右下叶背段）活检病理小组织，送检为终末肺组织，显示慢性炎症（以淋巴细胞、浆细胞、嗜酸性粒细胞及中性粒细胞浸润为主），部分肺泡间隙稍增宽伴有纤维增生、玻变，肺泡腔内可见较多泡沫样细胞，散在肉芽肿结构，未见坏死，未见真菌，抗酸染色阴性，建议结合临床除外结核、非典型分枝杆菌等感染（图70-3）。患者家属要求手术治疗，遂于2018年12月28日在中南大学湘雅二医院行胸腔镜手术活检，手术病理（普通石蜡切片）：（右下肺）组织1块，8 cm×4.5 cm×3 cm，切面见一2 cm×3 cm×3 cm肿块。镜下见部分肺泡腔内有较多红染渗出样物质，肺泡壁增厚，灶性纤维显著增生，局灶见上皮细胞结节，有多核巨细胞，未见明显干酪样坏死，大量炎症细胞浸润，以淋巴细胞、浆细胞及

中性粒细胞为主，脓肿形成，TB及PAS染色均（－）、六胺银染色（－），结核PCR（＋），考虑结核伴慢性化脓性炎症、脓肿形成。故诊断右下肺结核明确，予以异烟肼、利福平、吡嗪酰胺、乙胺丁醇规律抗结核治疗，并定期随诊。

【复诊】

该患者通过胸腔镜肺活检明确诊断后，予以异烟肼、利福平、吡嗪酰胺、乙胺丁醇规律抗结核治疗并定期随诊，分别于2019年1月、2019年3月、2019年6月复查肺部CT，可见右下肺病变较前逐步吸收好转，残留少许纤维化病变（图70-4），目前处于规律抗结核治疗过程中。

【诊治思路】

随着人们健康意识的增加及胸腹部CT检查的普及，偶然发现肺内结节的现象越来越常见，

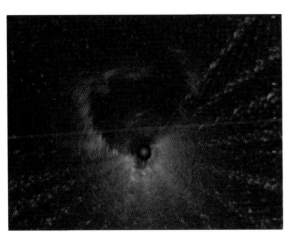

图70-2 径向超声于右下肺后基底段后分支亚支（RB6biβy）探及不均质低回声病灶

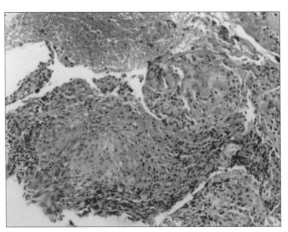

图70-3 活检小组织病理。慢性肉芽肿性炎症，可见朗格汉斯样巨细胞，未见干酪样坏死，抗酸染色阴性（HE染色×20）

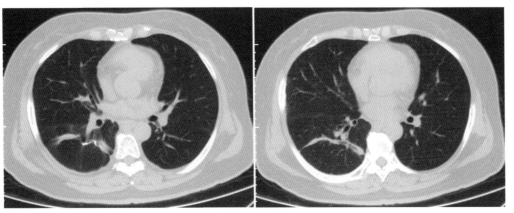

图70-4 2019年6月复查胸部CT。右下肺少许残留纤维化病灶，较2019年3月进一步吸收好转

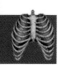
2011年美国国立癌症研究所发表了国家肺癌筛查试验（NLST）随访6.5年的结果：与标准胸部X线相比，采用低剂量螺旋CT（LDCT）对高危患者进行定期筛查，可使肺癌病死率降低20%[1]。但对于肺内偶发结节，其中约96.4%均为良性结节[1]。如何准确、高效筛选出肺癌患者，从而达到降低病死率的目的，是临床医生及科研工作者关注的重点，各个国家和地区相继制订了针对肺部结节的诊治和管理策略[2-5]，并对肺结节扫描的技术要求做了一些规定[6]。临床上，可结合患者危险因素[4]，根据肺结节位置、大小、形态、密度、边缘及内部特征等信息制订诊治策略。对于部分中-高肺癌风险患者，需通过非手术或手术方法明确诊断。其中，非手术方法包括：①支气管镜：常规气管镜检查是诊断肺癌最常用的方法，包括气管镜直视下刷检、活检或透视下经支气管肺活检（TBLB）及支气管肺泡灌洗获取细胞学和组织学诊断。超声内镜引导下经支气管肺活检术（EBUS-TBLB）采用外周型超声探头观察外周肺病变，并在支气管超声引导下行肺活检，较传统TBLB技术的定位更精确，可进一步提高外周肺结节活检的阳性率。辅以虚拟导航、电磁导航等技术，可将≤30 mm的外周结节诊断率提高到70%～83.3%[7-8]，病灶越大，其阳性率越高[7]。采用可活检的超细气管镜，可进入第5～8级支气管进行活检，能够进一步提高诊断阳性率。②经胸壁肺穿刺活检术：可在CT或超声引导下进行，对周围型肺癌诊断的敏感性和特异度均较高[9]。病变靠近胸壁者可在超声引导下进行活检，对于不紧贴胸壁的病变，可在透视或CT引导下穿刺活检。

手术活检则包括：①胸腔镜，适用于无法经支气管镜和经胸壁肺穿刺活检术等检查方法取得病理标本的肺结节，尤其是肺部微小结节病变行胸腔镜下病灶切除，即可明确诊断。②纵隔镜，作为确诊肺癌和评估淋巴结分期的有效方法，是目前临床评价肺癌患者纵隔淋巴结状态的金标准，可弥补EBUS的不足。至于确诊方法的选择，可根据各医疗单位的经验及设备情况选择。该患者通过EBUS-TBLB获取肺组织标本，病理可见肉芽肿性病变，结合其胸部影像学及结核分枝杆菌Y-干扰素检测结果，临床可诊断为肺结核。但其家属要求外科手术治疗以除外肺癌可能，遂转外院行胸腔镜手术，术后病理结果如上，规律抗结核治疗即可。

（柳威　刘志光　李芸）

参考文献

[1] National Lung Screening Trial Research Team. Reduced lung-cancer mortality with low-dose computed tomographic screening. N Engl J Med, 2011, 365（5）：395-409.

[2] National Comprehensive Cancer Network. NCCN Clinical Practice Guidelines in Oncology：Non-small cell lung cancer（Version 7. 2019）（2019-08-30）. http://www.nccn.org/professionals/physicianls/pdf/lung_screening.pdf.

[3] MacMahon H, Naidich DP, Goo JM, et al. Guidelines for management of incidental pulmonary nodules detected on CT images：from the Fleischner Society 2017. Radiology, 2017, 284（1）：228-243.

[4] 中华医学会呼吸病学分会肺癌学组，中国肺癌防治联盟专家组.肺结节诊治中国专家共识（2018年版）.中华结核和呼吸杂志，2018，41（10）：763-771.

[5] Anderson IJ, Davis AM. Incidental pulmonary nodules detected on CT images. JAMA, 2018, 320（21）：2260-2261.

[6] 中华医学会放射学分会心胸学组.肺亚实性结节影像处理专家共识.中华放射学杂志，2015，49（4）：254-258.

[7] Wang Memoli JS, Nietert PJ, Silvestri GA. Meta-analysis of guided bronchoscopy for the evaluation of the pulmonary nodule. Chest, 2012, 142（2）：385-393.

[8] Herth FJ, Eberhardt R, Sterman D, et al. Bronchoscopic transparenchymal nodule access（BTPNA）：first in human trial of a novel procedure for sampling solitary pulmonary nodules. Thorax, 2015, 70（4）：326-332.

[9] Zhu J, Gu Y. Diagnosis of peripheral pulmonary lesions using endobronchial ultrasonography with a guide sheath and computed tomography guided transthoracic needle aspiration. Clin Respir J, 2019, 13（12）：765-772.

病例71　左肺结核伴2型糖尿病

【入院病史采集】

患者女，65岁。入院时间：2020年04月18日；出院时间：2020年04月25日。住院天数：7天。

主诉：咳嗽、咳痰2个月。

现病史：患者自2个月无明显诱因出现阵发性咳嗽、咳痰，为灰白色黏液痰，有拉丝，无痰中带血，无异味，偶有气促，平地快走及爬三层楼时感气促，无畏寒、发热，无咽痛、咽痒，无恶心、呕吐，无头晕、头痛等不适，患者为求诊治前往长沙县某医院行胸部CT平扫，具体结果见辅助检查。现患者为求进一步诊治来我院就诊，门诊以"左肺病变"收住我科。自发病来，精神、食欲一般，睡眠良好，大小便正常，体重无变化。

既往史：发现糖尿病1年，未规律服用降糖药物；发现冠心病1年，未予特殊处理；否认肝炎、结核、伤寒、疟疾病史，否认高血压病史，否认脑血管疾病、精神疾病史，无手术、外伤史，无输血史，否认食物、药物过敏史，预防接种史不详。

个人史：生于湖南衡阳县，久居本地，否认血吸虫疫水接触史，无吸烟、饮酒史，否认毒物接触史。

婚姻生育史：20岁结婚，育有1子。

家族史：父母健在，兄弟姐妹健在，否认家族性遗传病史。

【体格检查】

T 36.2℃，P 82次/分，R 20次/分，BP 138/88 mmHg，SPO$_2$ 99%，吸入氧浓度21%。神清，全身浅表淋巴结未及肿大。咽部无充血，双侧扁桃体无肿大，无脓性分泌物。双侧呼吸动度增强，语颤未见异常，双肺叩诊呈清音，双肺呼吸音清晰，左下肺可闻及湿啰音，未闻及干性啰音及胸膜摩擦音。心率82次/分，律齐，无杂音。腹平软，无压痛、反跳痛，肝脾肋下未及。下肢无水肿。

【辅助检查】

（2020-04-17）长沙县某医院胸部CT平扫：①左肺下叶后基底段及外基底段斑片状及条片状高密度影，左肺下叶后基底段支气管局部闭塞，左肺下叶恶性病变伴阻塞性肺炎待排查，建议结合临床及完善增强扫描；②左肺上叶上舌段少许感染；③主动脉及冠状动脉硬化；④右肾小结石。心电图：窦性心律，ST段压低（V3～V4），T波倒置，建议结合临床。血常规：WBC 9.71×10^9/L，中性粒细胞百分比65%，RBC 4.89×10^{12}/L，HGB 142 g/L，PLT 186×10^9/L。

大便常规及隐血试验、电解质、心肌酶、凝血功能、肝功能正常。肿瘤标志物阴性。新型冠状病毒核酸检测（初筛）未检出（Ct值大于40）。肾功能：尿酸433.6 μmol/L↑，β$_2$-微球蛋白3.96 mg/L↑。C反应蛋白4.5 mg/L，红细胞沉降率12 mm/h，降钙素原0.05 ng/mL。

（2020-04-19）糖化血红蛋白：HbA1c 6.9%↑，HbA1 8.3%↑。尿液分析：白细胞酯酶（微量）↑，葡萄糖（2＋）↑，尿蛋白（微量）↑。痰涂片：革兰氏染色，细菌涂片见白细胞＜10/LP，鳞状上皮细胞＜10/LP，可见呼吸道正常菌群，真菌涂片镜检未找到真菌。肌钙蛋白I＜0.01 μg/L。三次细菌、真菌痰培养：痰培养及鉴定无致病细菌及真菌生长；两次抗酸杆菌检测（液基杯夹层法）涂片镜检未找到抗酸杆菌。

（2020-04-24）曲霉菌半乳甘露聚糖检测

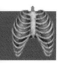
（GM 试验）0.32。心电图：窦性心律，T 波低平。

（2020-04-22）胸部增强 CT：左肺下叶后基底段多发实性斑片影，形态不规则，密度不均，边缘模糊，可见长毛刺，周缘可见磨玻璃稍高密度影，增强扫描未见明显强化（图 71-1）。

（2020-04-24）支气管镜检查并行 EBUS-TBLB（图 71-2）。

【初步诊断】

①左肺病变查因：炎症？肿瘤？②2 型糖尿病；③冠状动脉粥样硬化性心脏病？

【确定诊断】

①左肺结核；②2 型糖尿病；③冠状动脉粥样硬化性心脏病，心绞痛型，心功能 Ⅱ 级。

【鉴别诊断】

诊断明确，无须鉴别。

【诊治思路＋治疗经验】

支气管结核分为：Ⅰ 型，炎症浸润型；Ⅱ 型，

溃疡坏死型；Ⅲ 型，肉芽增殖型；Ⅳ 型，瘢痕狭窄型；Ⅴ 型，管壁软化型；Ⅵ 型，支气管淋巴结瘘型。本例患者普通支气管镜下仅见左下叶支气管黏膜炎症。

普通支气管镜联合 EBUS-TBLB 可以提高支气管结核的诊断率。由于结核分枝杆菌培养阳性率高于涂片，活检组织送培养和抗酸染色涂片应该作为疑似结核患者行 EBUS-TBLB 的常规检查项目[1]。

肺结核病是由结核分枝杆菌引起的慢性感染性疾病，在发展中国家发病率逐渐增高，已成为全球公共卫生事业的主要挑战。本例患者既往有 2 型糖尿病，未规律服用降糖药物，因此易患肺结核。研究显示，40%～90% 活动性肺结核患者常合并气管-支气管结核，危害性极大，可在短期内出现支气管软骨破坏、气管塌陷或软化，可以使气管狭窄或完全闭塞，出现肺不张和反复感染，最终导致肺毁损和肺功能丧失。由于支气管结核患者缺乏特异性临床表现、结核分枝杆菌培养阳性率较低、普通胸部 X 线检查难以发现等因素，因此常被误诊或漏诊，是临床上困扰医疗工作者的一大难题。随着支气管镜技术的发展，其在气管、支气管结核的检出和治疗方面发挥了关键作用。目前大多数学者建议，对所有肺

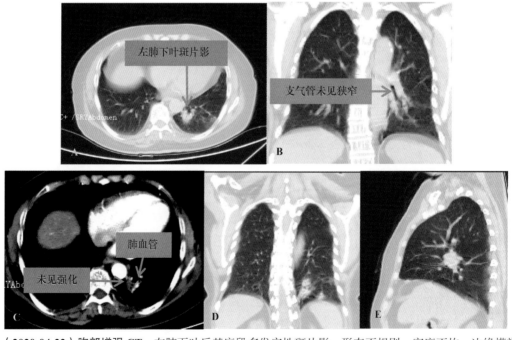

图 71-1 （2020-04-22）胸部增强 CT。左肺下叶后基底段多发实性斑片影，形态不规则，密度不均，边缘模糊，可见长毛刺，周缘可见磨玻璃稍高密度影，局部纹理增多、紊乱（A、B、D 和 E），增强扫描未见明显强化（C）

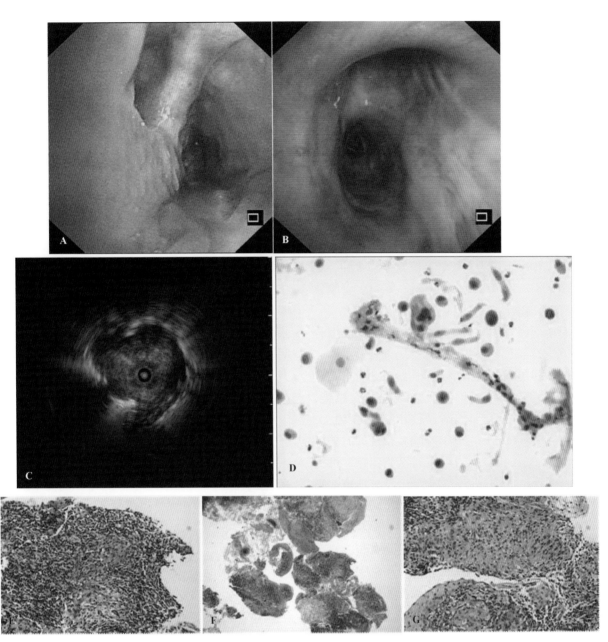

图 71-2 （2020-04-24）支气管镜检查。A 和 B. 左下叶支气管黏膜炎症；**C.** 行 EBUS-TBLB 术；**D.（**肺泡灌洗液、刷片）液基制片及刷片可见鳞状上皮细胞、纤毛柱状上皮细胞、吞噬细胞及炎细胞，未见癌细胞；**E 至 G.** EBUS-TBLB 病理诊断：（左下叶基底段组织）送检为支气管黏膜，显示黏膜慢性炎症伴腺上皮鳞状化生，可见多灶肉芽肿伴有坏死，形态学首先考虑结核，建议结合临床。免疫组化：CD3（＋）、CD20（＋）、Ki67（＋）、CK（pan）（＋）

结核或可疑肺结核患者均应常规进行支气管镜检查，全部病例均在可疑部位活检、刷检并镜下吸取或灌洗留取标本，进行组织学、细胞学和细菌学（结核分枝杆菌）检查[2]。

结核病多发生于年轻女性，近年来老年患者亦逐渐增加。患者多有密切的结核病接触史，起病可急可缓，多有低热、盗汗、乏力、食欲缺乏、消瘦、女性月经失调等全身症状，呼吸道症状常表现为咳嗽、咳痰、胸痛、胸闷、气短、咯血等症状，部分患者可无任何不适。查体多无异常体征，病变部位可闻及呼吸音减低、局限性或弥漫性哮鸣音及干、湿啰音，出现胸廓不对称、气管偏移等症状，其中胸部体检发现哮鸣音不对称则强烈提示局部气道存在狭窄。因结核病临床表现及体征多无明显特异性，故常被误诊为慢性咳嗽、慢性支气管炎、肺炎或支气管哮喘，因此对于咳嗽不愈尤其伴有喘息或局部哮鸣音者应该提高警惕，详细了解病史，分析病情演变，及时进一步行胸部影像学、支气管镜及呼吸道分泌物病原学检查。

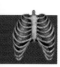
气管、支气管结核影像学表现各异，缺乏特征性，且发病早期常无明显异常；支气管病变与肺内病变共存，除可见肺内实变、空洞等结核性病灶外，大多数病例可见肺内支气管播散灶，表现为沿肺纹理小斑点、斑片状模糊影。支气管结核合并气道狭窄时可出现阻塞性肺炎、肺充气不良、肺不张或局限性肺气肿等。

支气管镜检查是支气管结核最可靠和最准确的方法。支气管镜检查可直视气管、支气管内病灶情况，肺结核患者支气管镜下可无异常表现或仅有支气管充血等炎性表现。支气管结核在支气管镜下大体可表现为支气管黏膜充血、水肿、肥厚、糜烂、溃疡、坏死、肉芽肿、瘢痕、管腔狭窄、管壁软化及支气管淋巴结瘘等现象。

对于已确诊的结核病患者，应及时给予综合治疗[2]。

（1）抗结核药物治疗：早期给予全身抗结核药物治疗，及时有效地控制结核分枝杆菌感染，避免耐药产生，减少支气管结核并发症的产生。

（2）雾化：支气管结核全身性治疗同时辅以雾化吸入局部刺激较小的抗结核药物治疗，可提高局灶药物浓度，利于空洞愈合及结核性炎症吸收，增强局部和全身的治疗作用。

（3）支气管镜介入治疗：单纯的全身性药物治疗效果不佳，应尽早实施支气管镜介入治疗，尽最大努力保护支气管和肺，减少外科手术切除肺的可能。目前支气管镜介入治疗的方法有局部灌注或黏膜下注射抗结核药物（如异烟肼或卡那霉素等）、冷冻、微波、氩气刀、高频电刀、高压球囊扩张以及临时支架置入等。

（4）手术治疗：若支气管结核并发气道狭窄、闭锁，远端气道和肺组织毁损并功能丧失，反复感染、咯血，在全身抗结核治疗基础上加强支气管局部介入治疗仍效果不佳者，均应考虑外科手术切除。

肺结核及气管、支气管结核发病率高，进展速度快，易误诊或漏诊，危害性极大，是造成肺毁损的最主要原因之一，是否及时正确治疗是决定患者预后的关键。在临床上对可疑支气管结核患者，尤其是伴有刺激性干咳、影像学检查无明显结核病灶而痰菌阳性者，对原因不明的肺不张、阻塞性肺炎患者，对于病程较长的咳嗽、不明原因呼吸困难的青少年患者、老年患者及免疫力低下患者，在诊断时均应积极行支气管镜检查，早期诊断气管、支气管结核。

（柳威　张骅　陈文艳）

参考文献

［1］孙加源，滕家俊，钟润波，等.支气管内超声引导下经支气管针吸活检诊断胸内结核.中华胸心血管外科，2014，30（11）：653-656.

［2］金发光，王洪武，李时悦，等.实用介入呼吸病学.西安：西安交通大学出版社，2018.

病例 72　双肺结核：抗酸杆菌（＋）

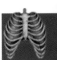

【入院病史采集】

患者男，52岁。

主诉：胸痛2年余。

既往史：10余年前患"左侧结核性胸膜炎、左肺结核"，曾行正规治疗（具体不详）。

个人史：生于并久居本地，无疫区、疫情、疫水接触史，无牧区、矿山、高氟区、低碘区居住史，无化学性物质、放射性物质、有毒物质接触史，无吸毒史，无吸烟、饮酒史。

婚姻史：无特殊。

家族史：否认家族性遗传病史。

【体格检查】

T 36.8℃，P 61次/分，R 20次/分，BP 137/89 mmHg，神清，营养中等，浅表淋巴未触及。口唇无发绀，咽部充血，双侧扁桃体无肿大，颈软，气管居中，右侧胸廓正常，左侧胸廓稍塌陷，右侧呼吸动度、语颤正常，左侧呼吸动度、触觉语颤均减弱，右肺叩诊稍呈过清音，左肺叩诊呈浊音，左肺呼吸音明显减低，双肺未闻及干湿性啰音及胸膜摩擦音。心率61次/分，律齐，无杂音。腹平软，无压痛、反跳痛，肝脾肋下未触及。双下肢无水肿。

【辅助检查】

入院后彩超：肝、胆、脾、胰、双肾、双侧肾上腺区未见异常声像，双侧胸腔未见积液。心电图：正常。

实验室检查：血常规 WBC $3.9×10^9$/L，中性粒细胞百分比45.4%。降钙素原（PCT）0.05 ng/ml；C-反应蛋白0.93 mg/L，红细胞沉降率3 mm/h。结核感染T细胞斑点试验：抗原B（CFP-10）孔24↑，抗原A（ESAT-6）孔33↑。抗核抗体（ANA）正常，肿瘤标志物正常。

胸部CT检查：①考虑左肺下叶及右肺尖肺结核；②左侧结核性胸膜炎；③右侧胸膜局部增厚，局部钙化；④双肺多发条索影及钙化灶（图72-1）。

支气管镜检查：白光下，见隆突锐利，各级支气管黏膜无充血、水肿，管腔通畅，未见新生物；荧光下，各级支气管黏膜呈正常浅绿色荧光改变，未见棕红色兴趣区。超声支气管镜检查（图72-2）：超声小探头下，左下叶后基底段亚段可见点状、线状、部分连续的强回声，边缘不清楚，在5点方向有无回声区显示，于此亚段刷检送检结核分枝杆菌、脱落细胞检查。支气管刷检物未找到瘤细胞，支气管刷检涂片找到抗酸杆菌。患者转结核病区进行抗结核治疗。

【初步诊断】

左肺结核?

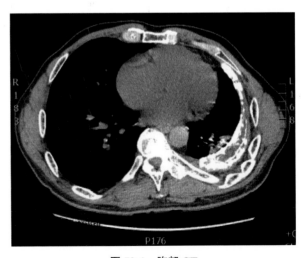

图 72-1　胸部 CT

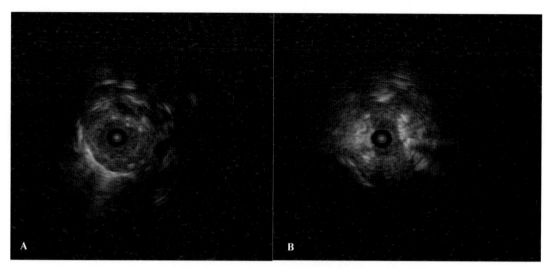

图 72-2　超声小探头下超声影像改变

【确定诊断】

双肺肺结核。

【鉴别诊断】

结核病是一种主要发生于肺部的慢性传染性疾病，属于慢性炎症范畴。从病理解剖学角度分析，活动性肺结核具有渗出、增生和变质3种病理学改变，但其最具特征性的病理学改变主要是结核性肉芽肿形成和干酪样坏死。结核性肉芽肿形成可以表现为多种形态，诸如大小不等的结节、局限性实变、段性甚至大叶性实变等；而干酪样坏死往往呈段性或大叶性，由于并发其他感染等多种因素使得其凝固性坏死转变为液化性坏死，继而出现多发性无壁空洞和相应的支气管播散性改变。此外，增生性炎症和变质性炎症往往相互混杂存在。肺结核干酪样坏死的变质性炎症，主要表现为各种形态的空洞及相应部位的支气管播散病灶，具有一定的影像学特点，一般不难诊断；但结核增生性炎症的影像学形态往往呈多样性，有时又与肺部其他相关疾病的影像学形态极其近似，因此，往往成为影像学诊断与鉴别的重点与难点。

【诊治思路＋治疗经验】

支气管镜检查评估孤立性结节和肺外周病变的历史已有30余年，对于这些肺结节，诊断手段主要为X线引导下经支气管活检。该操作的并发症发生率总体来说较低，但主要缺点是患者和医护人员必须处于放射线暴露中，且该操作需要昂贵的X线设备或需要放射科协助。近年来，几项有创性检查在一定程度上提高了肺部微小病变的诊断率，如CT引导下针吸活检术、电视辅助胸腔镜手术和开胸术等，但这些技术的治疗费用和并发症发生率均有明显增加。

径向探头支气管内超声是一种利用小超声探头进入支气管腔内而获得支气管周围组织超声图像的技术。这种技术可深入周围型的肺部病灶。据报道对＜3 cm的周围型肺部病灶，诊断率为74%[1]。对于周围型肺部病变的超声成像，病灶的分类基于内部回声模式、血管通畅度和强回声区的形态学[2]。Ⅰ型病变为均质型，其中92%为恶性；Ⅱ型病变为强回声点和弧线模式，其中99%是良性的；Ⅲ型病变为多形性模式，其中99%为良性。该例患者病灶超声下改变为点状、线状、部分连续性强回声，边缘不清楚，提示为良性病变，慢性炎症改变。基于各种研究结果，超声小探头目前应用如下[3]：测定肿瘤浸润气管/支气管壁的深度，分析气道疾病（如气管支气管软化症）支气管壁的结构，在支气管镜检查时确定周围型肺部疾病的位置，（径向探头与荧光镜相比）更能准确地确定病变与支气管的关系。因此，它缩短了确定活检部位和支气管镜检查的时间，提高了正确鉴别周围型肺结节良恶性的可能性。

本例患者通过超声小探头发现左下叶后基底段亚段点状、线状、部分连续的强回声，边缘不清楚，在5点方向有无回声区显示，于此亚段刷检涂片找到抗酸杆菌，据此，诊断明确。

（卢晔　黄文侨）

参考文献

［1］Kurimoto N，Miyazawa T，Okimasa S，et al. Endobronchial ultrasonography using a guide sheath increases the ability to diagnose peripheral pulmonary lesions endoscopically. Chest，2004，126（3）：959-65.

［2］Kurimoto N，Murayama M，Yoshioka S，et al. Analysis of the internal structure of peripheral pulmonary lesions using endobronchial ultrasonography. Chest，2002，122：1887-1894.

［3］Mehta AC，Jain P. 介入支气管镜临床指南. 汪浩，张泽民，译. 上海：上海科学技术出版社，2017.

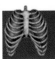

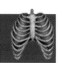

病例 73 双肺继发性肺结核涂阳

【入院病史的采集】

患者男，72 岁，焊工。入院时间：2020 年 04 月 30 日；出院时间：2020 年 05 月 11 日，住院天数 10 天。

主诉：咳嗽、咳痰伴乏力 1 月余。

现病史：患者诉 1 月前无明显诱因出现咳嗽，阵发性连声咳，10～20 次 / 天，程度中等，咳剧时伴有干呕，白天咳嗽较夜间频繁，咳白色黏液痰，后转为黄脓痰，伴有头晕、视物旋转、行走不稳、四肢乏力，活动后气促，步行百米则感气促明显，夜间可平卧，无阵发性呼吸困难。曾于冷水江市某医院就诊，完善相关检查，考虑肺间质病变，期间出现发热，持续 10 余天，最高温度 39℃，予以退热药物体温可降至正常，予以抗感染、止咳化痰等对症支持治疗后，症状好转出院。出院后自觉夜间出冷汗，畏寒不适，未监测体温，后至娄底市某医院行胸部 CT 检查提示肺间质纤维化可能，未予特殊处理，患者及家属为求进一步诊治，遂来我院就诊，拟以"双肺病变查因"收入我科，自起病以来，精神、睡眠尚可，食欲欠佳，大小便正常，体重较前减轻 10 kg。

既往史：否认肝炎、结核、疟疾病史，否认高血压、心脏病史，否认糖尿病、脑血管疾病、精神疾病史，否认手术、外伤、输血史，有磺胺类药物过敏史，预防接种史不详。

个人史：生于湖南省冷水江市，久居本地，否认血吸虫疫水接触水，吸烟 40 年，平均 40 支 / 日，已戒烟 10 年。无酗酒史，否认毒物接触史。

婚姻生育史：22 岁结婚，育有 1 儿 3 女，配偶及子女均体健。

家族史：否认家族性遗传病史。

【体格检查】

T 36.0℃，P 89 次 / 分，R 20 次 / 分，BP 90/57 mmHg。神清，精神尚可。双肺呼吸音粗，双肺可闻及明显干湿性啰音，左肺可闻及爆破音。心率：89 次 / 分，律齐，无杂音。腹平软，无压痛、反跳痛，肝脾肋下未及。双下肢无水肿。

【辅助检查】

（2020-03-14）冷水江某医院血常规：白细胞 13.58×10⁹/L，中性粒细胞百分比 85.24%，红细胞 3.85×10¹²/L，血红蛋白 118 g/L，血小板 398×10⁹/L。肝功能：谷丙转氨酶 46 IU/L，谷草转氨酶 36 IU/L。肾功能：尿素氮 6.82 mmol/L，肌酐 144 μmol/L。颅脑＋胸部 CT：①双侧基底节区、侧脑室旁腔隙性脑梗死，脑萎缩；②肺特发性纤维化；③右肺下叶小结节，性质待定，建议结合临床，定期复查；④考虑左侧少量胸腔积液。

（2020-04-29）娄底市锡矿山某医院血常规：白细胞 9.36×10⁹/L，中性粒细胞百分比 74.5%，红细胞 3.87×10¹²/L，血红蛋白 115 g/L，血小板 405×10⁹/L。红细胞沉降率 100 mm/h。肝功能：谷丙转氨酶 16.2 IU/L，谷草转氨酶 19 IU/L。肾功能：尿素氮 11.09 mmol/L，肌酐 141 μmol/L。

（2020-04-30）胸部 CT：见图 73-1。全腹 CT：肝右后叶小囊肿，前列腺增生。①腹部彩超：肝实质光点稍粗、右肝小囊肿；②胆囊炎声像；③双肾小结石。

入院后相关检查如下述。

（2020-04-30）血常规：白细胞 13.09×10⁹/L ↑，中性粒细胞 9.81×10⁹/L ↑，中性粒细胞百分比 74.9% ↑，淋巴细胞百分比 10.7% ↓，红细胞 3.84×10¹²/L ↓，血红蛋白 121 g/L ↓，血

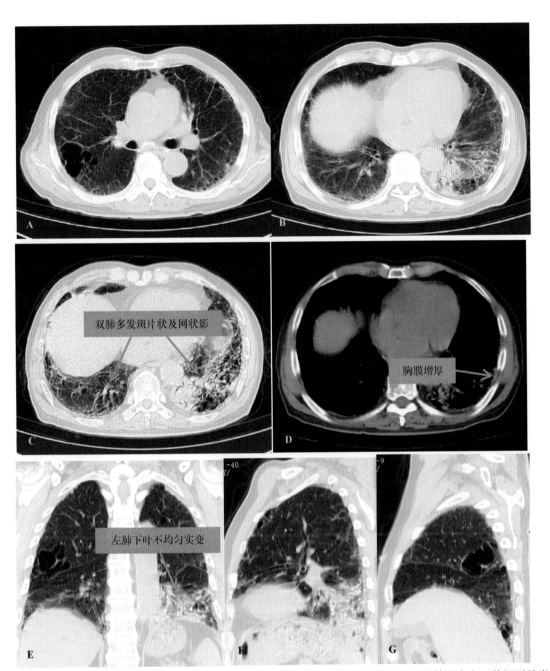

图 73-1 （2020-04-30）胸部 CT：双肺纹理增多、增强，双肺多发网状高密度影，以肺野外围为主，其间可见囊状透亮影（**A** 至 **C**），左肺下叶不规则实性斑片状高密度影，边缘模糊，密度欠均，局部呈蜂窝状改变，其间支气管轻度扩张（**E** 至 **G**）；双侧胸膜轻度增厚、粘连（**D**）

小板 439×10⁹/L ↑。肾功能：尿素氮 13.28 mmol/L ↑，肌酐 172.57 μmol/L ↑，胱抑素 C 2.20 mg/L ↑。心肌酶：L- 乳酸脱氢酶 267.18 U/L ↑，肌红蛋白 97.8 ng/ml ↑。电解质：钾 4.95 mmol/L，钠 136 mmol/L ↓。凝血功能：定量纤维蛋白原 8.20 g/L ↑，D- 二聚体定量 0.59 mg/L ↑，抗凝血酶Ⅲ活性测定 76.7% ↓。

（2020-05-01）红细胞沉降率 92 mm/h ↑。肝功能：谷丙转氨酶 13.2 IU/L，谷草转氨酶

19.74 IU/L，γ- 谷氨酰转肽酶 86.3 U/L ↑，前白蛋白 87 mg/L ↓；同型半胱氨酸 28.01 μmol/L ↑。痰革兰氏染色：细菌涂片，白细胞 10 ～ 25/LP，鳞状上皮细胞＞ 25/LP，可见大量革兰氏阳性球菌和少量革兰氏阴性球菌；真菌涂片，涂片镜检未找到真菌。

（2020-05-02）风湿免疫全套：球蛋白 A 2.34 G/L，免疫球蛋白 G 14.9 G/L，补体 C3 1.5 G/L，补体 C4 0.25 G/L，类风湿因子＜ 9.7 IU/ml，抗

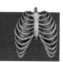

O 54.2 IU/ml。C 反应蛋白 118 mg/L ↑，降钙素原 0.28 ng/mL ↑。肺炎支原体 IgG 可疑（27.56 AU/ml ↑），肺炎衣原体 IgG 阳性（35.75 AU/ml ↑）。N 端脑钠肽前体 173.55 pg/ml ↑。痰抗酸杆菌检测（液基杯夹层法）：涂片镜检未找到抗酸杆菌。EB 病毒 DNA ＜ 4.00 E ＋ 02（Copies/ml），呼吸道腺病毒 DNA ＜ 4.00 E ＋ 02（Copies/ml），CMV-DNA ＜ 4.00 E ＋ 02（Copies/ml），血糖、血脂、输血前四项未见异常。

（2020-05-03）细菌、真菌培养（痰培养）：经培养鉴定无致病菌和真菌生长。

（2020-05-04）ANCA ＋狼疮全套：抗双链 DNA 抗体（IgG 型）132.93 IU/ml ↑。多肿瘤标志物 12 项：糖类抗原 125 90.79 U/ml ↑，细胞角蛋白 19 片段 4.20 ng/ml ↑，总前列腺特异性抗原 5.91 ng/ml ↑，游离前列腺抗原 1.13 ng/ml ↑。

（2020-05-06）抗环胍氨酸肽抗体 0.6 U/mL。G 试验：真菌（1-3）-β-D 葡聚糖检测 74.62。

（2020-05-07）甲状旁腺素 8.68 pg/ml ↓。涎液化糖链抗原 371.0 U/ml。曲霉菌抗原检测（GM 实验）0.15。抗双链 DNA 抗体（IgG 型）（＋）。新型冠状病毒核酸检测（初筛）未检出（Ct 值大于 40）。AVE 尿沉渣分析未见异常。

（2020-05-08）血常规：白细胞 10.86×10⁹/L ↑，中性粒细胞 8.60×10⁹/L ↑，中性粒细胞百分比 79.2% ↑，淋巴细胞百分比 7.0% ↓，单核细胞百分比 10.2% ↑，红细胞 3.34×10¹²/L ↓，血红蛋白 98g/L ↓，血细胞比容 30.7% ↓，

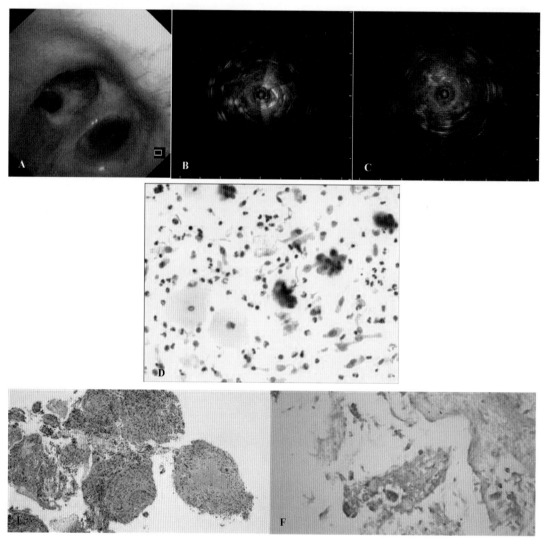

图 73-2 （**2020-05-08**）支气管镜检查。**A** 至 **C.** 右中叶内侧段 b 支外压性狭窄；行 EBUS-TBLB 术，并予以诊断性灌洗、刷检、活检，标本送抗酸染色、病原核酸检测、病理学检查。**D.**（肺泡灌洗液、刷片）液基制片及刷片可见鳞状上皮细胞、纤毛柱状上皮细胞、吞噬细胞及较多中性粒细胞，未见癌细胞。**E 和 F.** TBLB 病理诊断：（左下叶后基底段）肉芽肿性炎症，并可见干酪样坏死，考虑结核；特殊染色示抗酸染色（＋）、PAS（－）

血小板 431×10⁹/L ↑。24 h 尿蛋白定量：尿蛋白 155.5 mg/L，β₂- 微球蛋白 5.71 mg/L，尿微量白蛋白 24.29 mg/L，尿 N- 乙酰 -β 半乳酸苷酶 38.98 mmol/L ↑，尿肌酐 5117.0 μmol/L，尿微量白蛋白 / 尿肌酐比值 41.96；肌酐 128 μmol/L ↑，胱抑素 C 1.84 mg/L ↑。胸部高分辨 CT：①考虑双肺间质性病变并感染；②双肺多发肺大疱，肺气肿。泌尿系统彩超：前列腺增生并多发钙化灶。

（2020-05-08）G 试验：真菌（1-3）-β-D 葡聚糖检测＜ 37.5。

（2020-05-08）支气管镜检查（图 73-2）：肺泡灌注液革兰氏染色，涂片镜检未找到细菌或真菌。

（2020-05-10）细菌、真菌培养（痰培养）：经培养鉴定无细菌和真菌生长。

（2020-05-10）肺泡灌洗液抗酸杆菌检测（液基杯夹层法）：抗酸杆菌＋＋＋（1 ～ 9 条 / 视野）。

【初步诊断】

①双肺继发性肺结核？涂阳未治；②间质性肺疾病？③前列腺增生；④双肾小结石；⑤腔隙性脑梗死。

【确定诊断】

①双肺继发性肺结核涂阳未治；②前列腺增生；③肝右后叶小囊肿；④双肾小结石；⑤腔隙性脑梗死。

【鉴别诊断】

诊断明确，无须鉴别。

【治疗】

入院后予以美洛西林钠舒巴坦钠抗感染、复方异丙托溴铵溶液＋布地奈德混悬液雾化减轻气道高反应性、盐酸溴己新止咳化痰、薄芝糖肽注射液增强免疫力、乙酰半胱氨酸溶液高压泵雾化化痰、桉柠蒎肠溶软胶囊祛痰、盐酸坦索罗辛缓释胶囊＋非那雄胺片抗前列腺增生、金水宝片＋肾衰宁片护肾等对症处理，后检测出抗酸杆菌（＋＋＋），转结核病医院继续治疗。

（柳威　秦崴　张骅）

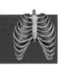

病例 74　左肺Ⅲ型肺结核及纵隔淋巴结结核

【入院病史的采集】

患者女，67岁，家庭主妇。

主诉：咳嗽3月余，发现肺部占位1周余。

现病史：3月余前，患者无诱因出现咳嗽，无咯血、低热，1周余前，症状加重，夜间明显，后至当地医院诊治，查胸部CT平扫：左上肺占位，肺癌可能性大。为进一步诊治，入住我院。

既往史、个人史、婚姻史和家族史：均无特殊。

【体格检查】

T 36.8℃，P 75次/分，R 21次/分，BP 150/95 mmHg，神清，全身浅表淋巴结无肿大，气管居中，自主呼吸平顺，语颤正常，双肺叩诊音清，听诊双肺呼吸音清，未闻及干湿啰音。心率75次/分，律齐，各瓣膜听诊区未闻及杂音。双下肢无水肿。

【辅助检查】

（2017-03-24）血肿瘤标志物癌胚抗原（CEA）、神经元特异性烯醇化酶（NSE）、CYFRA21-1、CA125、CA153、CA199均无升高。红细胞沉降率14 mm/h。T-SPOT（＋）。PPD试验阴性。痰涂片找抗酸杆菌（－），痰TB-DNA（－）。

（2017-03-25）全身 ^{18}F-FDG PET-CT：左肺上叶尖后段、舌段高代谢灶；双肺门、纵隔多发高代谢肿大淋巴结，考虑肺癌并淋巴结转移可能性大（图74-1）。

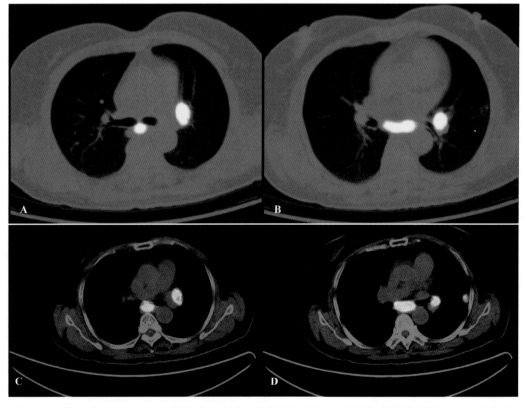

图 74-1　^{18}**F-FDG PET-CT**。左肺结节及肺门、纵隔淋巴结肿大，且放射性异常浓聚，SUV值升高

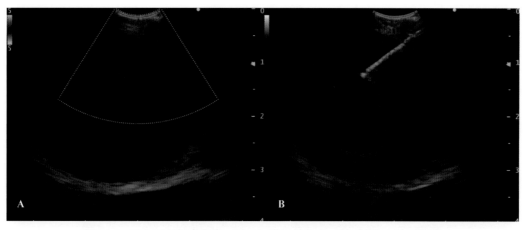

图 74-2　EBUS 下超声图像。见 7 组淋巴结肿大，并对其进行穿刺活检

【初步诊断】

左肺占位性质待定：肺部肿瘤并纵隔淋巴结转移？

【确定诊断】

左肺Ⅲ型肺结核及纵隔淋巴结结核。

【鉴别诊断】

1. 结节病　一种非干酪样坏死性上皮细胞肉芽肿炎性疾病，可表现为多发淋巴结肿大，可伴有多器官损害的临床表现；X 线检查显示结节样肺泡炎、肺浸润，可伴有肺门、纵隔淋巴结肿大；病理学检查发现上皮样细胞肉芽肿，但无干酪样变；皮肤 Kveim 试验阳性，结核菌素皮试阴性。

2. 淋巴结转移瘤　常有原发恶性肿瘤病史，为纵隔淋巴结肿大较常见的原因。常呈单侧非对称性分布，淋巴结大小不一，相互融合，一般为气管前血管后间隙及主肺动脉窗淋巴结肿大较明显，可合并前纵隔及双肺门淋巴结肿大，淋巴结大小不一，部分相互融合，增强扫描可有轻度不均匀强化或仅有边缘强化，中心区域可坏死不强化，部分患者伴肺内转移性结节及癌性淋巴管炎。

【治疗】

2017 年 3 月 29 日进行常规支气管镜检查，

镜下见四级以内支气管未见明显异常，改用超声支气管镜检查见 7 组淋巴结肿大，对 7 组淋巴结进行 EBUS-TBNA（图 74-2），31/3（7 组淋巴结）病理：送检为少量纤维性渗出及纤维组织，内见少量淋巴细胞浸润，建议加做特殊染色以排除特殊病原体感染。4 月 2 日特殊染色：抗酸染色（＋），PAS 和六胺银染色（－），TB-PCR（＋）（图 74-3）。4 月 4 日开始给予四联抗结核治疗。

【复诊】

抗结核治疗 1 年后，2018 年 4 月 1 日复查胸部 CT 提示肺部病灶及纵隔淋巴结均较前缩小（图 74-4）。

【诊治思路】

1. ^{18}F-FDG PET-CT 与结核：老年女性，因咳嗽入院，全身消耗症状及感染症状不明显，胸部 CT 提示肺肿瘤可能，全身 ^{18}F-FDG PET-CT

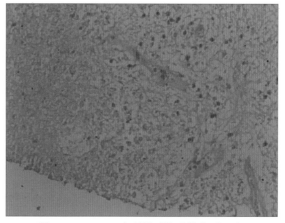

图 74-3　TBNA 病理提示抗酸染色（＋）

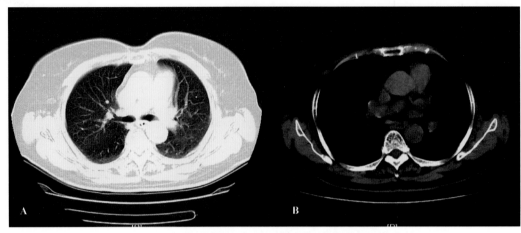

图 74-4 抗结核治疗 1 年后见纵隔淋巴结较前明显缩小

提示肺部结节以及肺门、纵隔淋巴结放射性分布异常浓聚，难免让人第一感觉认为是肿瘤；但患者肿瘤标志物基本正常，这让我们想起了一些 PET-CT 将结核误诊为肿瘤的病例。

^{18}F-FDG PET-CT 的成像依赖于细胞对葡萄糖的摄取，已经开展了许多研究来区分结核、恶性病变以及其他肉芽肿性病变，但由于 ^{18}F-FDG（氟代脱氧葡萄糖）是一种非特异性的示踪剂，恶性和良性病变的标准摄取值（standard uptake value，SUV）部分重叠，它并不能非常可靠地区分结核、恶性疾病，并经常在评估为恶性的患者中得出假阳性诊断[1-2]。这在临床工作中并不罕见。

活动性结核的病变中含有大量类上皮细胞、郎格汉斯巨细胞和淋巴细胞等，外缘包有网状纤维，这些细胞葡萄糖代谢旺盛，FDG 摄取可以很高，是结核病 ^{18}F-FDG 显像阳性的主要原因。故有研究使用 ^{18}F-FDG PET-CT 区分活动性结核和潜伏期结核[3]。

2. EBUS-TBNA 与结核：鉴于 PET-CT 对活动性结核以及恶性肿瘤存在一定盲区，鉴别两者最终还是需要病理。左肺的结节直径较小，预计经皮肺活检阳性率较低，而国内外报道，EBUS-TBNA 对纵隔淋巴结结核以及肺癌纵隔淋巴结转移均有较高的敏感性及特异性[4-5]，所以首选了 EBUS-TBNA 获得病理，但穿刺初步结果令我们出乎意料，未见癌细胞，也未见肉芽肿性病变，这样的结果让我们开始考虑下一步是应该进行经皮肺穿刺还是再次行 EBUS-TBNA，但根据初步病理结果，还是倾向于炎性病变，更应该注意结核可能。最终还是选择等

待抗酸染色结果，而且进一步进行 TB-PCR 检测以提高诊断率，随后穿刺标本的抗酸染色以及 TB-PCR 回报均阳性，确诊为纵隔淋巴结结核，并开始抗结核治疗。

【治疗经验】

结核病是一个全球问题，在全世界范围内有较高的发病率及病死率。结核病的临床症状常常缺乏特征性，且影像学表现多样，单靠临床症状及胸部 CT 往往不容易区分结核病和肿瘤，尤其影像学上主要表现为纵隔淋巴结肿大的病例。缺乏快速且准确的诊断性检查方法阻碍了结核病的控制。尽管一些检测方法准确性有一定的提高，如 T-SPOT、X-pert MTB/RIF 等，但总的来说，结核病的明确诊断仍较困难。

^{18}F-FDG PET-CT 亦并非区分良恶性病变的金标准，由 PET-CT 诊断恶性肿瘤的假阳性病例并不少见，但 PET-CT 可以评估结核病的活动性以及监测对治疗的反应。

许多研究已经证明 EBUS-TBNA 是鉴别纵隔病变有效且安全的方案，有研究报道[6]，与传统组织学联合微生物学相比，将 TB-PCR、组织学和微生物学的三联模式对 EBUS-TBNA 标本进行处理，能将纵隔肉芽肿性淋巴结的诊断率从 85% 提高至 94%，且有部分组织学未能诊断的病例通过 TB-PCR 得到阳性结果，让部分患者避免再次侵入性操作。

（刘镇威　方年新）

参考文献

［1］Chang JM，Lee HJ，Goo JM，et al. False positive and false negative FDG-PET scan in various thoracic disease. Korean J Radiol Jan-Mar，2006，7（1）：57-69.

［2］Cloran FJ，Banks KP，Song WS，et al. Limitation of dual time point PET in the assessment of lung nodules with low FDG avidity. Lung Cancer，2010，68（1）：66-71.

［3］Heysell SK，Thomas TA，Sirififi CD，et al. 18-Fluorodeoxyglucose positron emission tomography for tuberculosis diagnosis and management：a case series. BMC Pulm Med，2013，13：14.

［4］孙加源，滕家俊，钟润波，等.支气管内超声引导下经支气管针吸活检诊断胸内结核.中华胸心血管外科杂志，2014，30（11）：653-656.

［5］Erer OF，Erol S，Anar C，et，al. The diagnostic accuracy of endobronchial ultrasound-guided transbronchial needle aspiration（EBUS-TBNA）in mediastinal tuberculous lymphadenitis. Turk J Med Sci，2017，47：1874-1879.

［6］Eom JS，Mok JH，Lee MK，et al. Efficacy of TB-PCR using EBUS-TBNA samples in patients with intrathoracic granulomatous lymphadenopathy. BMC Pulmonary Medicine，2015，15：166.

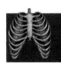

病例75 血行播散性肺结核

【入院病史的采集】

患者女，32岁，自由职业者。

主诉：反复发热伴咳嗽20天，加重伴气促10余天

现病史：20余天前患者无明显诱因出现发热，轻微咳嗽、少痰，伴腰痛，当地医院考虑肾盂肾炎，予门诊抗炎（具体不详）无明显缓解。因孕3月，未进一步检查和治疗。10余天前上述症状加重，体温最高40.6℃，伴活动后胸闷气促，至当地妇幼保健医院就诊，查血提示C反应蛋白（CRP）升高，胸部CT提示"两肺散在斑片影，考虑炎症伴胸腔积液"，予"美罗培南1.0 g每8 h一次＋甲硝唑0.5 g每12 h一次"抗感染（患者放弃胎儿），症状部分缓解，为求进一步诊治至我院就诊，血气分析提示I型呼吸衰竭，拟"重症肺炎"于2019年9月30日收住入院。

既往史：否认高血压、糖尿病、心脏病、肝病、肺病、肾病等病史，否认肝炎、结核等传染病史，否认重大外伤史、输血史，无食物、药物过敏史。

个人史：生于原籍，久居当地，无牧区、疫区接触史，无化学物质、放射性物质、有毒物质接触史，无矿山、高氟区、低碘区居住史，无烟酒嗜好。

婚姻史：停经11周，末次月经2019年7月25日，未产检，近3个月有抑郁症，未积极治疗；6年前有剖宫产手术史。

家族史：父母体健，1兄患白血病，1妹体健；无遗传性、家族性疾病史。

【体格检查】

T 39.1℃，P 110次/分，R 28次/分，BP 95/60 mmHg，神志淡漠，精神极差，口唇发绀，浅表淋巴结无肿大。两肺呼吸音粗，两下肺可闻及湿啰音。心率110次/分，P2无亢进，未及杂音，律齐，心界无扩大。腹软，无压痛、反跳痛，肝脾肋下未及，双下肢无水肿，病理征（－）。

【辅助检查】

（2019-09-29）当地医院血常规：白细胞$3.5×10^9$/L，中性粒细胞百分比85.4%，淋巴细胞百分比9%，血红蛋白93 g/L，血小板$114×10^9$/L，CRP 71.5 mg/L。血气分析：pH 7.47，PO_2 81 mmHg，PCO_2 28.2 mmHg，BE －2.3 mmol/L。肺部CT：两肺散在斑片影，考虑炎症伴胸腔积液。

（2019-09-30）我院急诊血常规：白细胞$4.1×10^9$/L，中性粒细胞百分比89.4%，淋巴细胞百分比9%，血红蛋白95 g/L，血小板$104×10^9$/L，CRP 75 mg/L。降钙素原（PCT）0.17 ng/ml。血气分析：pH 7.475，PO_2 46.4 mmHg，PCO_2 27.8 mmHg，BE －2.8 mmol/L。咽拭子流感抗原：阴性。生化：血清总蛋白（TP）60 g/L，白蛋白（ALB）29.8 g/L，乳酸脱氢酶（LDH）436 U/L。

（2019-09-30）我院ICU检查回报：NT-proBNP 149 pg/ml，尿淀粉酶867 U/L，红细胞沉降率（ESR）40 mm/h，总IgE 114.0 kIU/L。甲状腺功能：T_3 0.51 μg/L，FT_3 1.94 pmol/L，TSH 0.102 mIU/L，考虑低T_3综合征。血肿瘤标志物：AFP 88.69 μg/L，CA125 345.9 kU/L。TBNK淋巴细胞亚群检测：总T $130.2×10^6$/L，总B $29.8×10^6$/L，CD4 $29.0×10^6$/L，CD8 $84.2×10^6$/L，CD4/CD8 0.35。EB病毒、单纯疱疹病毒、风疹病毒、巨细胞病毒IgG均可见阳性，但上述病毒IgM及DNA均阴性。血GM、T-SPOT、PCT、呼吸道感染病原体IgM、结核抗体、免疫五项、自身抗体、血管炎：均阴性或基本正常。

（2019-10-08）复查血常规：白细胞（2.6～

2.9）×10^9/L，中性粒细胞百分比 88.4%～91.0%，淋巴细胞百分比 0.2%～7.6%，血红蛋白 72～80 g/L，血小板（90～101）×10^9/L，CRP 50～70 mg/L。TBNK 淋巴细胞亚群检测：总 T 252×10^6/L，总 B 24.6×10^6/L，CD4 139.5×10^6/L，CD8 94.5×10^6/L，CD4/CD8 1.48。PCT 0.20～0.32 ng/ml，D-二聚体 2.25～4.0 mg/L。血气分析：pH 7.350，PO$_2$ 62 mmHg，PCO$_2$ 45 mmHg，BE－4 mmol/L。

【初步诊断】（2019-9-30）

①重症肺炎Ⅰ型呼吸衰竭；②抑郁症；③低蛋白血症；④孕 11 周。

【确定诊断】（2019-10-31）

①血行播散性肺结核；②重症肺炎Ⅰ型呼吸衰竭；③抑郁症；④低蛋白血症；⑤孕 11 周＋清宫术后。

【鉴别诊断】

1. 病毒性肺炎　本病起病缓慢，有发热、咳嗽、咳痰、头痛、乏力等症状，常无特殊体征，白细胞计数可正常、减少或略增加，胸部 X 线片显示肺部炎症呈斑点状、片状或均匀的阴影，病程为 1～2 周，可完善血清病毒抗体或呼吸道分泌物病毒检查以明确诊断。

2. 过敏性肺炎　该病一般有明确的过敏原接触史，于接触过敏原 4～6 h 后出现发热、咳嗽、呼吸困难等症状，胸部 X 线片表现为双肺毛玻璃样斑片状阴影，一般脱离过敏原 48 h 后，症状消退，激素治疗有效。该患者病史特点与之不符，暂不考虑。

3. 卡氏肺孢子菌肺炎　是由肺孢子菌引起的机会性感染疾病，表现为发热、咳嗽、呼吸困难，症状呈进行性加重，白细胞计数增高或正常，嗜酸性粒细胞轻度增高，血清乳酸脱氢酶常增加。典型的 X 线表现为弥漫性肺间质浸润，与肺水肿相似，支气管肺泡灌洗及气管镜下活检阳性率较高。该患者无免疫缺陷基础，暂不考虑。

【治疗】

入住 ICU，告病重，心电监护、经鼻高流量氧疗。经验性给予磷酸奥司他韦胶囊（达菲）75 mg 口服 1 次/日＋莫西沙星（拜复乐）0.4 g 静滴 1 次/日＋头孢曲松注射液 2.0 g 静滴 1 次/日抗感染，以及氨溴索注射液化痰、雾化吸入等综合治疗。完善相关实验室检查（2019-09-30），必要时行支气管镜检查。

考虑到患者免疫力低下，巨细胞病毒性肺炎亦不能除外，治疗上调整为更昔洛韦 200 mg 每 12 h 一次＋头孢曲松注射液 2.0 g 1 次/日静滴＋奥司他韦胶囊（达菲）75 mg 口服 1 次/日治疗，必要时复查肺部 CT 观察治疗疗效。

患者期间曾有白细胞、血红蛋白进行下降，2019 年 10 月 7 日行骨髓穿刺术排除血液系统原发肿瘤，10 月 9 日行静脉全麻下钳刮清宫术，并调整治疗给予更昔洛韦 200 mg 每 12 h 一次＋莫西沙星 0.4 g 1 次/日＋哌拉西林他唑巴坦 3.375 g 每 8 h 一次＋米卡芬净 100 mg 1 次/日静滴＋复方磺胺甲噁唑片（SMZ）0.96 g 3 次/日口服覆盖病毒、真菌、革兰氏阳性及阴性细菌联合抗感染，甲泼尼龙 40 mg/d 抗炎等治疗。

2019 年 10 月 8 日复查血液各项指标，结果见辅助检查。多次血培养、痰找抗酸杆菌均阴性，血 T-SPOT 首次阴性。痰培养：超广谱 β-丙酰胺酶（ESBL）（＋）大肠埃希菌，ESBL（＋）鲍曼不动杆菌，考虑广谱抗生素筛选出的耐药菌。患者体温逐渐降至正常，10 月 15 日复查血炎症指标逐渐正常，复查 T-SPOT 阳性。痰 NGS 检测：鲍曼不动杆菌、产黑素普雷沃氏菌、迈氏放线菌、副血链球菌。复查胸部 CT 炎症较前明显吸收（图 75-1），后于 10 月 17 日转入感染科病房，予莫西沙星注射液 0.4 g 1 次/日抗感染、SMZ 覆盖卡氏肺孢子菌、甲泼尼龙片短期口服促进炎症吸收等治疗。期间曾因全身皮疹、发热等症状停用莫西沙星及 SMZ，并于 2019 年 10 月 29 日行超声支气管镜检查（图 75-2）：常规镜下未见明显异常，左下叶后基底段行肺泡灌洗，灌洗液送 GM 试验、培养、抗酸染色、隐球菌抗原、X-pert、结核 RNA＋DNA 等；径向超声支气管镜（RP-EBUS）下于左下叶后基底段探及一低回声区，行 TBLB、刷检等，现场细胞学

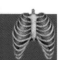

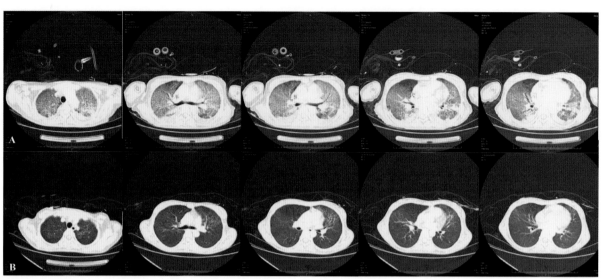

图 75-1　患者 2019-10-10（A）与 2019-10-15（B）胸部 CT 对比，可见肺内渗出明显吸收。A. 两肺弥漫性炎症改变，两侧胸腔积液伴右下肺局部膨胀不全。B. 两肺广泛间质性肺炎，对比 2019 年 10 月 10 日 CT 片明显吸收好转；左上肺肺大疱，左肺上叶及右肺中叶支气管轻度扩张；心脏形态饱满，心包少量积液

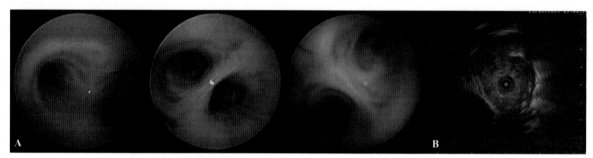

图 75-2　常规支气管镜图像和左下叶后基底段 RP-EBUS 图像。A. 常规纤维支气管镜下管腔通畅，黏膜未见水肿，未见异常隆起；B：RP-EBUS 下可见左下叶后基底段片状回声增强区

见肉芽肿性炎症。最终灌洗液结核 DNA、RNA 阳性，X-pert 阳性；涂片找抗酸杆菌：1 条 /300 视野。左下肺后基底段活检病理：肉芽肿性炎症。确诊肺结核，转当地定点医院进一步治疗。

【诊治思路】

肺结核是一种具有高度传染性的疾病，患者临床多表现为发热、咳嗽、消瘦、乏力症状。部分患者在咳嗽时会存在咳痰、咯血甚至胸痛症状，少数患者会合并气胸发生[1]。其中，血行播散性肺结核是一种较为急重的亚型，由原发性肺结核发展而来[2]。结核分枝杆菌可经淋巴、血行播散，肺、肝、肾、脑、脑膜及骨髓均可累及。临床表现复杂多样，程度轻重不一，急重患者可出现成人呼吸窘迫综合征（ARDS）、休克、多器官功能障碍综合征（MODS）或某单一

器官衰竭，进而威胁生命；部分患者以原因不明的发热为主要表现，呈稽留热或菌血症样寒战、弛张热，或长期低热，也可以脑膜炎、多发性浆膜炎、肝大、脾大、贫血、血细胞减少、低钠血症、骨关节病等为首发症状。

血行播散性肺结核诊断较为困难，典型的临床表现为急性起病，体温在 39 ～ 40℃之间波动，伴有明显中毒症状，如寒战、乏力、食欲缺乏、盗汗、消瘦、全身不适等症状，以及呼吸道症状，如咳嗽、咳痰、胸痛、咯血等，甚至可能出现气短、呼吸困难。典型肺部影像学表现为两肺分布均匀的细小结节影，直径 1 ～ 2 mm，呈圆形或椭圆形，边界清晰，大小、形态基本一致。但在实际临床工作中，患者多无典型肺部影像及全身中毒症状；患者多以发热起病，呼吸道及肺部症状或体征不明显，常被误诊为一般感染而行普通抗感染及抗病毒治疗。同时，早期肺部

影像无典型粟粒性结节表现，需仔细阅片或动态观察。早期痰结核分枝杆菌检出率也不高，涂片检查阳性率仅20%～30%[2]，其中包括病变已融合或已形成空洞的病例；结核分枝杆菌培养阳性率也不高，因此需要多次查痰。

呼吸衰竭是血行播散性肺结核最常见的并发症，同时也是最严重的并发症之一[3]。影像检查常可见患者肺部纤维化，不仅损害肺的生理功能，导致肺通气量下降，同时也对患者的氧分压造成严重影响，还会增加肺气肿、胸膜粘连的概率，严重影响患者的生命健康[4]。因此，在患者入院后医师要对患者的生命体征、呼吸情况进行密切监控，对于缺氧症状严重的患者要进行血气分析，了解患者病情并及时采取吸氧治疗，纠正患者血氧浓度，防止患者病情恶化[5]。

妊娠期肺结核是肺结核病例中比较特殊的一类，2011年有研究显示，全球有216 500名孕妇患有活动性结核病[6]，在中国估计有9500名孕妇患有结核病，占全球肺结核孕妇的4.4%。结核病是孕产妇死亡的一大重要原因[7]，因为很多感染结核分枝杆菌的孕妇没有典型的全身中毒症状，如发热、乏力、食欲不振、体重减轻等，医生往往不会考虑结核相关的检查，从而延误诊治。除此以外，顾虑胸部X线片和CT对胎儿的影响、孕妇对结核病了解不足，也是导致延误诊治的重要原因[8]。然而有研究表明，经过腹部防护，X线片和CT对孕妇和胎儿是安全的[9]。

血行播散性肺结核的治疗需根据患者病情严重程度，以及是否并发肺外结核、是否有并发症，制订相应的、高效的抗结核治疗方案，辅以激素及时缓解高热、抗炎治疗、减少纤维化。同时要对患者呼吸道进行观察，防止患者气道痉挛。而对于妊娠期肺结核，应积极抗结核治疗，在诊断肺结核后立即开始治疗。

【治疗经验】

血行播散性肺结核是结核病中较为危重的一个类型，并发症多，危险性高，早期临床症状表现缺乏特异性，患者易延误治疗，临床易误诊，需对疑似病例完善结核分枝杆菌检查，必要时反复多次检查。治疗上，血行播散性肺结核的治疗重点在于抗结核治疗，及时有效的抗结核治疗能提高患者治愈率。

在本病例中，首次T-SPOT（注：有证据表明T-SPOT对于诊断活动性肺结核可有可无）及初期痰找抗酸杆菌均阴性，经多种抗生素广谱覆盖抗感染治疗后体温仍有反复；第二次T-SPOT阳性，支气管肺泡灌洗液查结核分枝杆菌DNA、RNA阳性，X-pert（分枝杆菌核酸检测）阳性，最终确诊结核分枝杆菌感染。从该病例中可以认识到结核病诊断需反复多次送检痰标本、血标本，气管镜下检出的可能性大大增高，故在有条件且患者能耐受的情况下，及时行气管镜检查有助于提高疾病的诊断率，必要时需行多次气管镜检查。

（胡慧佳　张维）

参考文献

［1］黄海，吕静，罗艺．双水平正压无创通气治疗肺结核并发呼吸衰竭临床观察．临床急诊，2013，15：634-636.

［2］马玠．浅谈血型播散型肺结核的诊断．中华内科杂志，1998，37：795-796.

［3］叶永军．血行播散型肺结核并发呼吸衰竭的治疗分析．中外医疗，2014，33：153-54.

［4］龚惠莉．60例重症肺结核合并呼吸衰竭临床分析．现代预防医学，2012，1：248-249.

［5］黄华萍，李羲．重视胚胎移植妊娠期血行播散型肺结核的诊断和治疗．中华肺部疾病杂志，2011，34：118-119.

［6］Stewart DA. Pregnancy and tuberculosis *Part I-The effects of pregnancy on tuberculosis. Can Med Assoc J，1922 Jan；12（1）：1-3.

［7］Zumla A，Bates M & Mwaba P. The neglected global burden of tuberculosis in pregnancy. Lancet Glob Health，2014，2：e675-e676.

［8］Zenner D，Ashkin D. Diagnosis of latent tuberculosis infection in HIV-infected pregnant women. "baby steps" toward better tuberculosis control in pregnancy. Am J Respir Crit Care Med，2016，193：1332-1333.

［9］Committee on obstetric practice. Committee opinion No. 723：guidelines for diagnostic imaging during pregnancy and lactation. Obstet Gynecol，2017，130：e210-e216.

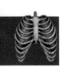

病例 76 结核瘤合并局限性间质性肺炎纤维化

【入院病史的采集】

患者男，40 岁。

主诉： 胸闷不适 1 个月。

现病史： 患者 1 个月前不明原因出现胸闷不适，以夜间及晨起时明显，无气促、呼吸困难，无胸痛，无咳嗽、咳痰，无畏寒、发热，无咯血，无气急，无盗汗、消瘦，无呕吐、腹痛、腹泻，无尿频、尿急、尿痛等不适，院外就诊治疗，症状无改善，就诊我院，行胸部 CT 检查后拟 "胸闷待查" 收入院。

既往史： 有肺结核病史，曾给予正规抗结核治疗半年，否认高血压病、糖尿病、慢性肝肾功能不全、慢性肝病、结核等病史，否认药物及食物过敏史，否认重大外伤、手术史。

个人史： 生于原籍，久居当地，无牧区、疫区接触史，无化学物质、放射性物质、有毒物质接触史，无矿山、高氟区、低碘区居住史，无烟酒嗜好。

婚姻史： 已婚，已育，妻子及儿子体健。

家族史： 无遗传性、家族性疾病史。

【体格检查】

T 36.4℃，P 70 次 / 分，BP 139/94 mmHg，R 20 次 / 分。神清，呼吸尚平稳，皮肤黏膜正常，浅表淋巴结未及肿大。双肺呼吸音粗，双肺未闻及明显干湿性啰音。心律齐，无杂音。腹软，无压痛、反跳痛，肝脾肋下未及。双下肢无水肿，病理征（－）。

【辅助检查】

（2020-04-16）胸部 CT 提示双肺散在结节样病灶，右肺可见条形及球形密度增高影（图 76-1）。

（2020-04-21）支气管镜窄光、超声径向探头、TBLB 检查：见图 76-2。

（2020-04-24）右上叶后段 B2b 亚段 TBLB 病理：见图 76-3。

【初步诊断】

右上叶病变性质待查：肺结核瘤？

【确定诊断】

结核瘤合并局限性间质性肺炎纤维化。

【鉴别诊断】

1. 肺炎性假瘤 炎性假瘤的本质是增生性炎症，由多种细胞组成并有纤维化，增生的组织形成一瘤样团块，组织成分比较复杂。本病发病年龄以 30 ～ 40 岁多见，多数患者在就诊前有发热 2 周以上的病史，并有呼吸道症状，症状中咳嗽较常见，痰中带血少见，需与周围型肺癌进行鉴别诊断。

2. 肺部肿瘤 多见于中老年人，有吸烟史，可有长期咳嗽、痰中带血、低热表现，有时伴有胸痛、消瘦等，肺部影像学可见占位表现，增强 CT 可见病灶强化，中央型肺癌行纤维支气管镜检查可见气管内新生物，活检病理可以明确诊断。

3. 肺淋巴瘤 临床表现多样，但缺乏特异性。可表现为发热、盗汗、食欲缺乏、体重下降，或咳嗽、咳痰、呼吸困难、咯血等呼吸系统表现。X 线表现以肺炎肺泡型、结节肿块型多见，还可见双肺弥漫性网格影、磨玻璃影或粟粒型，或上述多种形态混合存在。病灶可单发或多发。支气管充气征、正常血管穿越征、跨叶分布征、磨玻璃征及多种类型病灶并存是肺淋巴瘤 CT 的

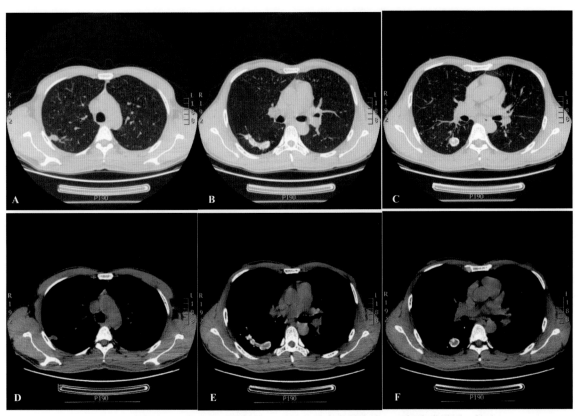

图 76-1 胸部 CT。考虑双肺肺结核，双肺上叶多发肺大疱，双侧胸膜增厚、粘连

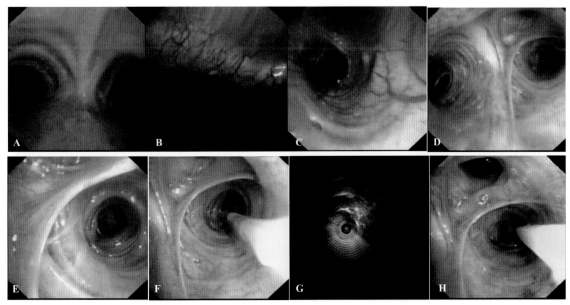

图 76-2 支气管镜窄光、超声径向探头、TBLB 检查。白光支气管镜下，隆突锐利，各级气管、支气管管腔通畅，未见明显新生物生长，窄带下未见血管中断、点状血管、血管扭曲；予更换超声支气管镜分别在右上叶后段及尖段检查，在右上叶后段的 B2b 亚段可见一点线状边界不清的密度增高区域，在此处予 TBLB 送检病理，活检后可见少许活动性出血，予反复冰生理盐水、凝血酶处理后可见出血停止

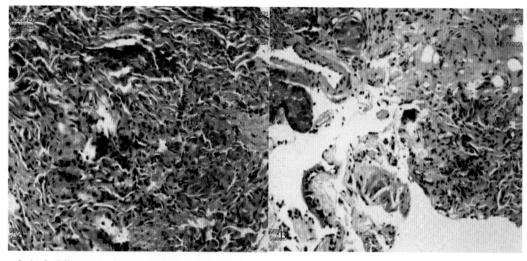

图 76-3　右上叶后段 B2b 亚段 TBLB 病理。送检肺组织，可见肺泡上皮，肺间质炎症细胞浸润，局部纤维组织增生，并见一个淋巴结呈反应性增生。免疫组化：Ki-67（＋＜5%），CK（上皮＋），CKL（上皮＋），NapsinA（极少量＋），TTF-1（上皮＋），P40（上皮＋），P63（上皮＋），CK5/6（上皮＋），CEA（－）

典型征象，尤其在多种不同类型病灶中出现磨玻璃结节影，提示肺淋巴瘤的诊断。50% 的病例可见支气管充气征或呈"枯树征"，近 10% 的病例可表现为胸腔积液，5%～30% 的病例表现为淋巴结增大。

4. 机化性肺炎　本病可急性起病，部分患者可见慢性病程，主要表现为咳嗽、咳痰、活动后呼吸困难，肺部影像学可见局部实变影、多发斑片状渗出或肺部弥漫性结节影，可出现游走性特点，肺功能检查多有限制性通气功能障碍、弥散障碍，抗感染无效，激素为特效药物，预后一般良好。

5. 其他肉芽肿疾病　过敏性肺炎、铍肺、硅沉着病以及感染性、化学性因素所致肉芽肿，结合临床资料及相关检查进行综合分析，有助于与结核瘤进行鉴别。

【治疗】

入院后完善相关检查，如血尿粪常规、肿瘤指标、降钙素原、CRP、结核感染 T 细胞斑点试验、G 试验、GM 试验、超声支气管镜检查等，予莫西沙星 0.4 g 静脉滴注 1 次 / 日经验性抗感染治疗。

【复诊】

（2020-04-17）血常规、生化全套基本正常，总 IgE 11.3 IU/ml，G 试验 37.93 pg/ml，GM 试验 ＜ 0.25 μg/L。肿瘤标志物正常。

结核感染 T 细胞斑点试验：抗原 A 32.0，抗原 B 54.0。

（2020-04-18）甲状腺＋肝胆胰脾双肾彩超：未见异常声像。

【诊治思路】

结核瘤为一种干酪性病变被纤维组织包裹所形成的球形病灶，也可因干酪空洞的引流支气管阻塞，其内为干酪性物质所填充而成，呈圆形或卵圆形，称为结核球。直径多在 2～3 cm，一般不超过 5 cm，一般为单个，亦可为多个，多位于肺上叶[1]。早期症状较轻，如低热、疲劳、咳嗽、咳痰等，有的患者可无自觉症状[2]。

结核瘤的形成机制及病理形态如下：①肺炎型，此型一般为干酪性肺炎病灶未能完全吸收，周围纤维组织包裹形成；②多病灶融合型，局部多个病灶相互融合，周围纤维组织包裹，边缘常呈结节状；③单病灶扩展型（肉芽肿型），此型结核瘤一般由单个病灶逐渐扩大，反复"恶化"及"缓解"形成，恶化时出现坏死、液化，缓解时有纤维包膜形成，病理形态特点为同心圆层状排列的干酪样坏死灶；④阻塞空洞型，空洞型结核因引流支气管阻塞，空洞内气体被吸收，坏死物及液化物充填空洞，形成实性病灶[3]。

结核瘤的影像学表现：①好发于上叶尖、后段及下叶背段，右肺多于左肺；② 2 ～ 4 cm 者多见，大于 5 cm 者不超过 5%；③以圆形及椭圆形多见，亦有长圆形、多边形及分叶形等；④多为中等密度，大多密度不均，可有钙化，钙化灶呈点状、块状、星状、环状、分层状或同心层状排列，多量钙化对结核球的诊断有重要价值；⑤多为单个，也有多个，多发者通常为 2 ～ 4 个，偶可达 10 个；⑥部分结核球可液化形成空洞，其形态可呈半月状或镰刀状、圆形、长圆形，多为偏心性，离心性较少；⑦其周围可有散在的结节状、片状或条状卫星灶；⑧结核球的外围轮廓较整齐，边缘光滑，仅少许可有分叶，但分叶不深、不明显，也可见毛刺，但毛刺多粗长，与肺癌短毛刺不同；⑨周围胸膜可有粘连增厚，但无胸膜凹陷征[3]。

间质性肺炎是指发生于肺部间质组织的炎症，该病主要侵犯患者支气管壁、肺泡壁。该病多由病毒感染所致，以腺病毒及流感病毒较多见，通常病情也相对严重，部分患者会随着病程的迁延演变为慢性肺炎。

间质性肺炎的确诊依赖于组织病理学依据。病理标本获取的途径包括支气管镜下肺活检、经皮肺活检、胸腔镜、外科开胸手术等。该例患者即为径向超声小探头引导下经支气管肺活检（TBLB）得以确诊。在对肺外周病变进行支气管镜检查时，使用径向探头进行支气管内超声（EBUS）主要用于对活检路径进行精准引导定位，从而可以对靶病变的位置进行实时确认，大大提高了肺活检的阳性率，并且安全有效[4]。

【治疗经验】

结核瘤合并局限性间质性肺炎纤维化患者可无明显呼吸道症状，可因其他症状就诊时被发现。常规胸部 X 线片对于这些病灶的评估价值很有限，建议对于初诊的、疑似结核瘤病患者常规安排胸部 CT 或胸部增强 CT，以详细评价呼吸系统受累情况，同时采用适当手段取得充足的组织标本予以病理检查，便于尽快明确诊断[5]。其中，超声径向探头引导下的 TBLB 具有创伤小、精准定位、安全性高、阳性率高等特点，在该病的诊断中具有积极价值，这无疑是对以往依赖外科肺活检的重要补充。

（卢晔　林志平）

参考文献

[1] 綦迎成，刘文亚．郭佑民．结核病影像学诊断．北京：人民军医出版社，2010.

[2] 荣独山．X 线诊断学．2 版．上海：上海科学技术出版社，2002.

[3] 唐神结，高文．临床结核病学．2 版．北京：人民卫生出版社，2019.

[4] 谭旭艳，张婷，李明．经支气管超声诊断肺结节性病变．中国医学影像技术，2014，30（11）：1654-1656.

[5] Spagnolo P，Sverzellati N，Wells AU，et al. Imaging aspects of the diagnosis of sarcoidosis. Eur Radiol，2014，24：807-816.

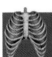

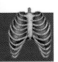

病例 77 肺结核＋肝结核＋淋巴结结核

【入院病史采集】

患者女，28 岁，专业技术人员。

主诉：反复咳嗽、咳痰伴发热 2 月余。

现病史：患者 2018 年 4 月初无诱因下出现咳嗽、咳痰，咳黄白色黏痰，伴发热，体温最高达 39.8℃，发热无明显规律，伴消瘦、脱发，无畏寒、寒战，无盗汗、咯血，无胸闷、心悸、气促，无腹痛、腹泻，无头痛、头晕，无皮疹、关节痛、口腔溃疡等不适，自行予头孢曲松等抗感染治疗，仍有反复发热，体温波动在 38℃ 左右，咳嗽、咳痰较前稍好转，遂至当地医院住院，进行各项检查如下述。胸部 CT：右肺斑片状阴影，右中肺不张。血常规：白细胞 9.03×10⁹/L，中性粒细胞百分比 76.4%，血红蛋白 89 g/L，血小板 504×10⁹/L。CRP 78.9 mg/L。支气管镜检查拟诊：右肺中叶不张查因，支气管结核？右肺上叶支气管黏膜细胞涂片：见多量支气管黏膜纤毛柱状上皮细胞及少量淋巴细胞、中性粒细胞，未见癌细胞，抗酸染色（－）。肺组织活检病理：（右肺上叶）支气管慢性炎症，并局部表面见炎性坏死物，但未见明确多核巨细胞及类上皮结节形成，抗酸染色（－）。予头孢美唑、头孢哌酮注射液治疗 3 周，患者咳嗽、咳痰好转，无畏寒、发热。2018 年 6 月 3 日复查肺部 CT 仍可见右肺阴影，右中肺不张，肝占位（未见报告单）。现患者为进一步明确肺部阴影性质前来我院就诊，门诊拟"肺结核"收入我科。自患病以来，患者精神、睡眠及食欲尚可，体重下降 4 kg。

既往史：2016 年 12 月因"咳嗽、咳痰 1 个月"在桂东人民医院住院治疗，考虑"左下肺阴影查因：肺炎？支气管结核？"，予抗感染治疗后病情好转出院。否认高血压、冠心病、糖尿病病史，否认肝炎、结核或其他传染病史，否认过敏史，否认外伤史，2003 年行阑尾切除术。

否认输血史。

个人史：生于原籍，久居当地，无牧区、疫区接触史，无化学物质、放射性物质、有毒物质接触史，无矿山、高氟区、低碘区居住史。否认烟酒嗜好。

婚姻生育史：适龄婚配，配偶体健，育有 2 女。

家族史：否认相似家族病史及遗传病史。

【体格检查】

T 36.6℃，P 94 次 / 分，R 20 次 / 分，BP 108/72 mmHg。神清，皮肤巩膜无黄染，全身淋巴结未扪及肿大，双肺呼吸音清，未闻及干、湿啰音及胸膜摩擦音。心腹未见特殊。四肢无畸形，未见杵状指（趾），四肢无水肿。生理反射存在，病理反射未引出。

【辅助检查】

（2018-06-09）血常规：白细胞 6.24×10⁹/L，红细胞 4.27×10¹²/L，血红蛋白 109 g/L，血小板 344.00×10⁹/L，中性粒细胞百分比 48.2%。细菌毒素测定 9.59 pg/ml。红细胞沉降率 29 mm/h。真菌 β- 葡聚糖测定（G 试验）＜ 10.00 pg/ml，肾功能、血脂、免疫球蛋白、糖化血红蛋白、呼吸道病原体十一项联合检测、降钙素原、粪便常规、尿常规、隐球菌乳胶凝集试验定性、肿瘤标志物、脑钠肽（BNP）、超敏肌钙蛋白、凝血四项、输血前检测、抗 O、类风湿因子、空腹血糖、餐后 2 h 血糖、肝功能、心肌酶等结果均未见明显异常。心电图正常。

心脏彩超：①心脏形态结构及瓣膜功能未见异常；②左心室收缩功能测定在正常范围，射血分数（EF）66%。腹部泌尿系统彩超：①肝实质性占位（性质待定，建议结合临床及其他检查）；②胆囊赘生物；③胰、脾、双肾、膀胱回声未见明显异常；④双侧输尿管未见扩张。

胸部＋上腹部增强CT（图77-1）：右肺上叶见粟粒状、结节状、团块状及片絮状高密度影，边界欠清，增强扫描较大病灶呈环形强化；余肺叶内未见异常密度影及异常强化灶。右肺上叶、中叶支气管受压变窄，气管、支气管通畅；两肺门、纵隔、右心膈角见多发大小不等的肿大淋巴结，增强扫描亦呈环形强化。肝实质内见多发大小不等的类圆形低密度灶，边界模糊，较大者约2.7 cm×2.1 cm，增强扫描呈边缘轻度强化，其中央区未见明显强化；肝内血管及门脉主干、分支显示清楚，未见异常；肝门区、腹主动脉旁及肠系膜区见多发肿大淋巴结，较大

者约2.4 cm×2.1 cm，增强扫描呈环形强化。综上所述，考虑右肺上叶病变、肝多发低密度灶并两肺门旁、纵隔、右心膈角及腹腔多发肿大淋巴结，结核所致可能性大，建议结合临床进一步检查除外肿瘤性病变。

【初步诊断】

①继发性肺结核，右上肺涂阴初治可能性大；②肺癌待排；③右侧肺炎；④肝占位性质待查。

【确定诊断】

①继发性肺结核，右上肺涂阴初治；②肝结核；③淋巴结结核；④右侧肺炎。

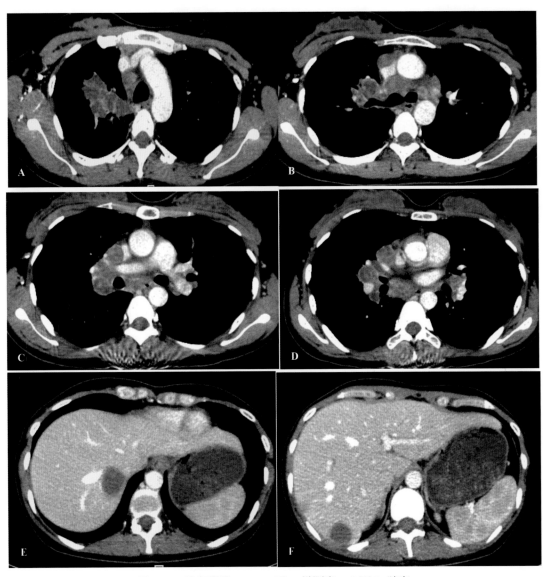

图77-1　胸部增强CT。A 至 F.纵隔窗；G 至 L.肺窗

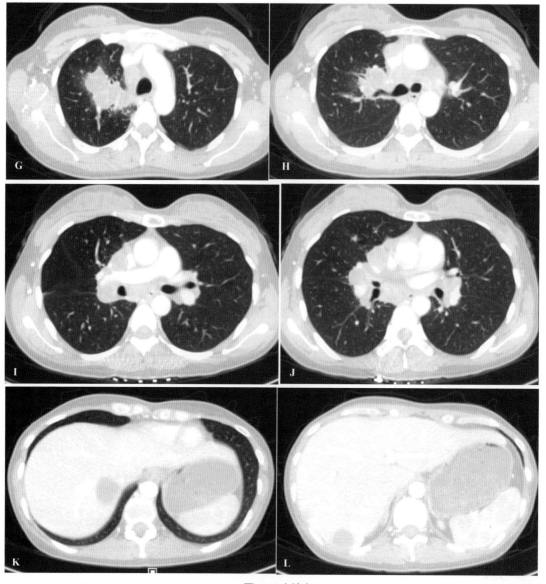

图 77-1（续）

【鉴别诊断】[1]

1. 肺炎　主要与继发性肺结核鉴别。各种肺炎因病原体不同而临床特点各异，但大都起病急且伴有发热，咳嗽、咳痰明显。影像学可呈实变影或片状、斑片状影，抗菌治疗后体温迅速下降，复查影像学有明显吸收。

2. 支气管扩张症　慢性反复咳嗽、咳痰，多有大量脓痰，常反复咯血。X 线胸片典型者可见卷发样改变，肺部 CT 示支气管腔扩大，可呈印戒征或双轨征，气管三维重建可确诊。

3. 肺癌　球形肺炎常需与肺癌鉴别。肺癌多为老年患者，有长期吸烟史，表现为刺激性咳嗽，痰中带血、胸痛和消瘦等症状。可行支气管镜检查或经皮肺穿刺，病理确诊。

4. 肺脓肿　肺脓肿是由于多种病因所引起的肺组织化脓性病变。早期为化脓性炎症，继而坏死形成脓肿。多发生于壮年，男多于女。根据发病原因有经气管感染、血源性感染和多发脓肿及肺癌等堵塞所致的感染。肺脓肿也可以根据相关的病原进行归类，如葡萄球菌性、厌氧菌性或曲霉菌性肺脓肿。多有高热、咳大量脓臭痰，胸部 X 线片表现为空腔及液平。

【治疗】

入院后予 HREZ（异烟肼＋利福平＋乙胺丁醇＋吡嗪酰胺）四联抗结核治疗，6 月 13 日行支气管镜检查＋EBUS-TBNA。TBNA穿刺部位是4R、10R、7组淋巴结（图77-2），快速现场评价（ROSE）未见明显异常，14日行超声引导下肝穿刺。结果回报：肺泡灌洗液涂片未找到抗酸杆菌，未找到细菌及真菌；EBUS-TBNA未培养出细菌及真菌；（4R、10R、7组淋巴结）细胞学涂片未见恶性细胞。TBNA病理：（4R、10R、7组淋巴结）镜下为血块和无结构物质，未见结核改变（图77-3）。（肝穿刺组织）可见大片干酪样坏死物质，外周伴上皮样细胞浸润；若患者有可疑肺结核病史，则符合肝结核改变；特殊染色：PAS及D-PAS染色未见真菌，抗酸染色阴性（图77-4）。综上所述，考虑患者肺结核合并淋巴结结核、肝结核，准予出院回当地医院继续抗结核治疗。

【复诊】

2018年12月及2019年4月、9月分别电话随访，患者在当地规则抗结核治疗1年3个月，自觉症状好转，当地医院肺CT提示淋巴结明显缩小。目前继续抗结核治疗中。

【诊治思路】

按照我国2016年《肺癌小样本取材相关问题的中国专家共识》和2017年《诊断性介入肺病学快速现场评价临床实施指南》[2]，ROSE有助于临床医生尽快找到合适的标本组织，指导送检组织病理、微生物镜检或培养，减少穿刺次数。对于此例患者而言，尽管我们做了三组淋巴结EBUS-TBNA穿刺，依旧没有找到明确的病理证据。在这样的情况下，肝穿刺有助于明确诊断。而肝穿刺组织病理可见大片干酪样坏死物质，外周伴上皮样细胞浸润；结合患者有肺结核影像学改变，考虑患者肺结核合并淋巴结结核、肝结核的可能性大。

【治疗经验】

按照疾病"一元论"观点，我们首先考虑肺部、淋巴结和肝部病变都是同种疾病在不同部位

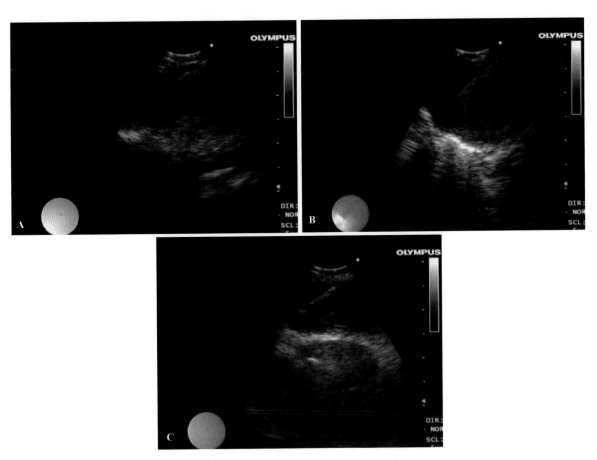

图77-2　淋巴结TBNA。**A**.4R组淋巴结；**B**.10R组淋巴结；**C**.7组淋巴结

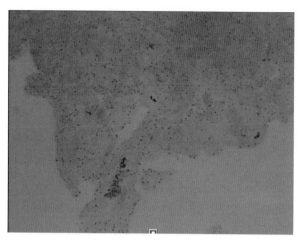

图 77-3 EBUS-TBNA 病理显示血块和无结构物质

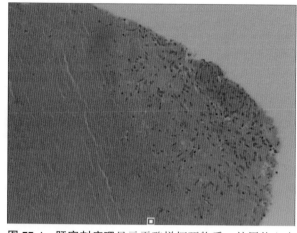

图 77-4 肝穿刺病理显示干酪样坏死物质，外周伴上皮样细胞浸润

的改变，因此，诊断为肺结核合并淋巴结结核、肝结核。抗结核治疗过程中，我们不断随访患者，患者均表示症状及体征明显好转，CT 证实淋巴结明显缩小，说明治疗有效。

（王可 孔晋亮）

参考文献

［1］林果为，王吉耀，葛均波. 实用内科学.15 版. 北京：人民卫生出版社，2017.

［2］国家卫计委海峡两岸医药卫生交流协会呼吸病学专业委员会，中华医学会结核病学分会呼吸内镜专业委员会，中国医师协会儿科学分会内镜专业委员会（筹），等. 诊断性介入肺病学快速现场评价临床实施指南. 天津医药，2017，45（4）：441-447.

病例 78　双侧结核性胸腔积液

【入院病史采集】

患者女，44 岁。入院时间：2020 年 5 月 4 日；出院时间：2020 年 5 月 16 日。住院天数：12 天。

主诉： 咳嗽、咳痰 20 余天，胸痛、气促 10 余天。

现病史： 患者自诉 20 余天前受凉后出现咳嗽，呈阵发性，以干咳为主，夜间明显，自行口服头孢类药物抗感染及止咳、化痰等对症支持治疗后，症状好转。10 天前患者无明显诱因出现左侧胸前区疼痛，为持续性隐痛，吸气、咳嗽及左侧卧位时加重，患者自感活动后气促，快步行走及爬楼梯时加重，休息后自行缓解，能耐受爬一层楼梯。4 月 20 日就诊于我院门诊，胸部 X 线片提示双侧胸腔积液、双肺炎症，建议住院治疗，患者在家自行服用头孢类药物治疗，左侧胸痛稍缓解，开始出现右侧胸前区疼痛，性质同左侧胸前区疼痛，不伴乏力及盗汗，无畏寒、发热，无胸闷、心悸，无夜间阵发性呼吸困难。今为求详细诊治，特来我院就诊，门诊拟"双侧胸腔积液"收住我院我科。自本次起病以来，患者精神、食欲及睡眠可，大、小便正常，1 个月来体重下降 4 kg。

既往史： 既往体健，否认肝炎、结核、伤寒、疟疾病史，否认高血压、心脏病史，否认糖尿病、脑血管疾病、精神疾病史，无外伤史，2003 年曾行剖宫产手术，术中曾输血，具体不详。否认食物、药物过敏史，预防接种史不详。

个人史： 生于并久居本地，无疫区、疫情、疫水接触史，无牧区、矿山、高氟区、低碘区居住史，无化学性物质、放射性物质、有毒物质接触史，无吸毒史，无吸烟、饮酒史。

月经史： 月经初潮 13 岁，每次持续 4 ~ 5 天，周期 26 ~ 30 天，末次月经 2020 年 4 月 15 日。既往月经量中等，色鲜红，无痛经，无白带增多。

婚姻生育史： 27 岁结婚，育有 1 女，爱人及女儿均体健。

家族史： 否认家族性遗传病史。

【体格检查】

T 36.7℃，P 100 次 / 分，R 20 次 / 分，BP 98/72 mmHg，SO_2 95%，吸入氧浓度 21%。全身皮肤未见异常，无蜘蛛痣，全身浅表淋巴结未及肿大。胸廓对称无畸形，胸骨无压痛，双侧呼吸动度减弱，语颤左右侧增强，双肺叩诊呈浊音，双肺呼吸音偏低，左上肺可闻及少许吸气相湿啰音。未闻及胸膜摩擦音。心界不大，心率 100 次 / 分，律齐，心音未见异常，无杂音。腹平坦，未见腹壁静脉曲张，未见胃肠型及蠕动波，腹壁软，全腹无压痛，无肌紧张及反跳痛，腹部无包块，肝脾肋下未触及，肝肾无叩击痛，移动性浊音阴性，肠鸣音未见异常。双下肢无水肿。

【辅助检查】

（2020-04-20）我院门诊胸部 X 线片：①左肺尖斑片影，炎性病变？占位？②双肺炎症；③双侧胸腔积液（左侧中量），建议进一步 CT 详查。

入院后血气分析：pH 7.51，PCO_2 31 mmHg，PO_2 84 mmHg，HCO_3^- 25 mmol/l，BE 2.3 mmol/L，SO_2 98%，吸入氧浓度 21%。血常规：白细胞 6.43×10^9/L，血红蛋白 114 g/L，红细胞平均体积 81.3 fl ↓，红细胞平均血红蛋白含量 24.5 pg ↓，红细胞平均血红蛋白浓度 302 g/L ↓，血小板 400×10^9/L ↑，血小板分布宽度 13.9 ↓，血小板压积 0.46 ↑，余正常。电解质检测：钠 136 mmol/L ↓，

315

余正常。凝血功能：纤维蛋白原 5.40 g/L ↑，D-二聚体 7.53 mg/L ↑，纤维蛋白（原）降解产物 17.00 μg/ml ↑，余正常。红细胞沉降率 58 mm/h ↑，C 反应蛋白 17.1 mg/L ↑。肿瘤标志物检测：CA125 88.35 U/ml ↑，余正常。大便常规、大便隐血、小便常规、肝功能、肾功能、心肌酶、肌钙蛋白、甲状腺功能、血糖、血脂、N 端脑钠肽前体、输血前四项大致正常。肺炎支原体 IgG 阳性（67.75 AU/ml ↑），肺炎支原体 IgM 阳性（1.23 COI ↑），肺炎衣原体 IgG 阳性（94.32 AU/ml ↑）。新型冠状病毒核酸检测（初筛）未检出（Ct 值大于 40）。四次痰涂片镜检未找到抗酸杆菌。心电图：窦性心率，正常心电图。PPD 试验强阳性。胸腔积液 B 超定位：双侧胸腔内坐位扫查均可探及不规则液暗区，分别宽约 33 mm（左，进针深度约 30 mm）、13 mm（右），内透声可，可见肺组织随呼吸摆动，穿刺点见体表标志。

（2020-05-05）胸部 CT 平扫：见图 78-1。

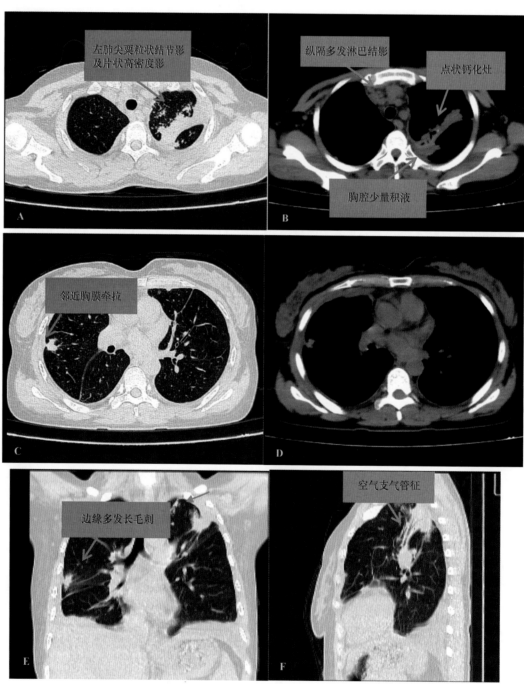

图 78-1（**2020-05-05**）**胸部 CT 平扫**。左肺尖片状高密度影及少许点状钙化灶（**A** 和 **B**），并见空气支气管征（**B** 和 **F**），周围散在粟粒状结节影（**A**），纵隔内见多发淋巴结影，左侧胸腔少量积液（**B**）；右肺上叶近胸膜处见不规则结节影，牵拉邻近胸膜，结节边缘见多发长毛刺（**C** 和 **E**）。

【初步诊断】

①双侧胸腔积液查因：结核？肿瘤？其他？②双肺炎症。

【确定诊断】

①双侧结核性胸腔积液（初治）；②高尿酸血症。

【鉴别诊断】

在鉴别诊断中，漏出液和渗出液的鉴别非常重要（表78-1）。其中，目前应用最广泛且最为公认的是 Light 标准（表78-2）。

【治疗】

入院后行抗感染（头孢地秦钠＋盐酸莫西沙星片）、止咳化痰（桉柠蒎肠溶软胶囊＋盐酸氨溴索注射液、川贝枇杷片＋苏黄止咳胶囊）等对症支持治疗。

2020 年 5 月 7 日行左侧胸腔置管术，术后胸部 X 线片：与 4 月 20 日胸部 X 线片比较，左下肺野见无纹理透亮影，见引流管影，左下肺野大片状密度增高影较前减少，左上肺密度增高影大致同前，余况大致同前。患者予以接水封瓶排气。送检胸腔积液结果回报：胸腔积液常规，淡黄色，透明度呈云雾状，有凝块，黏蛋白定性试验 2＋，红细胞计数 3000.00×10⁶/L，白细胞计数 3805.00×10⁶/L，中性粒细胞百分比 15%，淋巴细胞百分比 85%；胸腔积液生化示，葡萄糖 5.07 mmol/L，总蛋白 58.8 g/L，L- 乳酸脱氢酶 348.9（U/L），腺苷脱氨酶 34.6 U/L；胸腔积液癌胚抗原＜0.50 ng/ml；细菌涂片镜检未找到细菌，真菌涂片镜检未找到真菌；胸腔积液涂片镜检未找到抗酸杆菌。

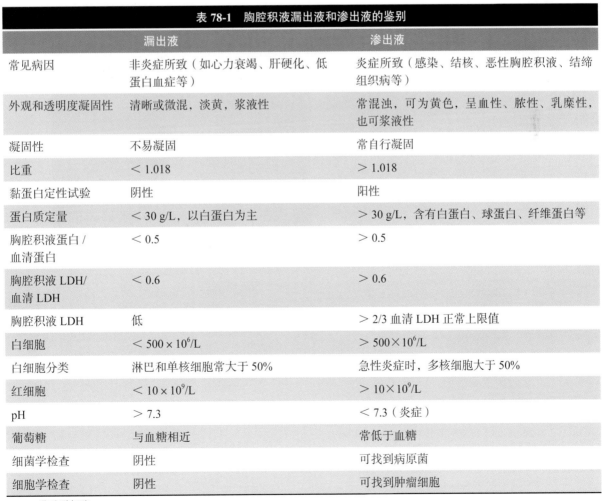

表 78-1　胸腔积液漏出液和渗出液的鉴别

	漏出液	渗出液
常见病因	非炎症所致（如心力衰竭、肝硬化、低蛋白血症等）	炎症所致（感染、结核、恶性胸腔积液、结缔组织病等）
外观和透明度凝固性	清晰或微混，淡黄，浆液性	常混浊，可为黄色，呈血性、脓性、乳糜性，也可浆液性
凝固性	不易凝固	常自行凝固
比重	＜1.018	＞1.018
黏蛋白定性试验	阴性	阳性
蛋白质定量	＜30 g/L，以白蛋白为主	＞30 g/L，含有白蛋白、球蛋白、纤维蛋白等
胸腔积液蛋白/血清蛋白	＜0.5	＞0.5
胸腔积液 LDH/血清 LDH	＜0.6	＞0.6
胸腔积液 LDH	低	＞2/3 血清 LDH 正常上限值
白细胞	＜500×10⁶/L	＞500×10⁶/L
白细胞分类	淋巴和单核细胞常大于50%	急性炎症时，多核细胞大于50%
红细胞	＜10×10⁹/L	＞10×10⁹/L
pH	＞7.3	＜7.3（炎症）
葡萄糖	与血糖相近	常低于血糖
细菌学检查	阴性	可找到病原菌
细胞学检查	阴性	可找到肿瘤细胞

LDH，乳酸脱氢酶

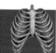

表 78-2　Light 标准及其简化标准
Light 标准（符合以下任何一条可诊断为渗出液）： ①胸腔积液蛋白 / 血清蛋白 > 0.5 ②胸腔积液 LDH/ 血清 LDH > 0.6 ③胸腔积液 LDH > 2/3 血清正常上限值
简化 Light 标准： ①胸腔积液 LDH > 2/3 血清正常上限值 ②胸腔积液蛋白 / 血清蛋白 > 0.5
不需要血液检测的两个胸腔积液标准： ①胸腔积液 LDH > 2/3 血清正常上限值 ②胸腔积液胆固醇 > 450 mg/L
不需要血液检测的三个胸腔积液标准： ①胸腔积液 LDH > 2/3 血清正常上限值 ②胸腔积液胆固醇 > 450 mg/L ③胸腔积液蛋白 > 30 g/L

注：Light 标准总的诊断准确率为 93%，简化的 Light 标准在鉴别漏出液或渗出液的诊断效能方面与 Light 标准相当。只进行胸腔积液检查，更加经济、方便且不降低诊断的效能

因患者胸部 CT 提示双肺多发病变、胸腔积液，故于 2020 年 5 月 8 日行支气管镜检查及 EBUS-TBLB，但术后检查结果回报阴性：肺泡灌洗液涂片镜检未找到抗酸杆菌，刷片镜检未找到抗酸杆菌；（左上叶尖段）送检终末肺组织，肺泡结构尚可，散在少许淋巴细胞浸润，重切制片后可见两小灶肉芽肿，未见坏死及确切恶性证据，但高度疑诊肺结核（图 78-2）。

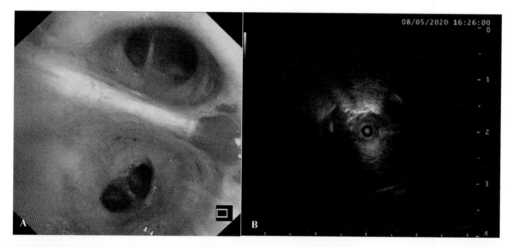

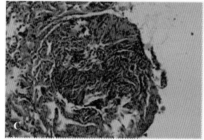
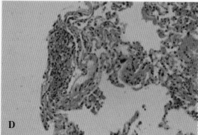
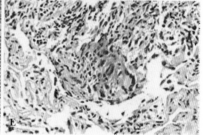

图 78-2　（2020-05-08）行支气管镜检查。**A** 和 **B**. 常规支气管镜检查未见异常，行 EBUS-TBLB 术。**C** 至 **E**. 支气管镜活检病理：（左上叶尖段）送检终末肺组织，肺泡结构尚可，散在少许淋巴细胞浸润，重切制片后可见两小灶肉芽肿，未见坏死及确切恶性证据，建议临床首先除外结核。免疫组化：CK（pan）（＋）、CK7（＋）、CK5/6（＋）、Ki67（－）、p53（－）、TTF-1（＋）、Napsin A（＋）、p40（－）、Syn（－）、Vimentin（＋）。**F.** 支气管镜刷检病理图：（肺泡灌洗液、刷片）液基制片及刷片可见鳞状上皮细胞、纤毛柱状上皮细胞、吞噬细胞及炎细胞，未见癌细胞

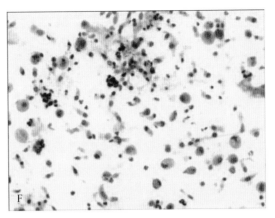

图 78-2（续）

患者遂于 2020 年 5 月 9 日进行诊断性 4 联抗结核治疗。

2020 年 5 月 13 日患者行胸腔镜检查：左侧壁层胸膜、膈肌见多发结节伴干酪样坏死。术后病理检查结果回报：（左侧壁层胸膜及膈肌，活检）肉芽肿性炎症，见干酪样坏死及多核巨细胞，考虑结核（图 78-3）。

肾功能（2020 年 5 月 14 日）：尿酸 443.4 μmol/L↑，余正常；C 反应蛋白 43.3 mg/L↑；电解质、肝功能、降钙素原均正常。

复查胸部 X 线片（2020 年 5 月 15 日）：原左下肺下野积气较前基本消失，胸腔积液较前减少，未见气液平，右侧胸腔积液同前，右下肺条片影较前减少，余大致同前。予以拔管。患者病情好转，气促较前明显好转，无明显胸痛，间断有咳嗽，以干咳为主，少痰，精神、食欲及睡眠尚可，大、小便正常，出院治疗。患者出院后继续抗结核治疗（异烟肼片 300 mg 口服每天 1 次、利福平胶囊 450 mg 口服每天 1 次、吡嗪酰胺片 0.5 g 口服每天 3 次、盐酸乙胺丁醇片 750 mg 口服每天 1 次），定期复查肝肾功能及胸部 CT。

【诊治思路＋治疗经验】

肺结核主要通过痰涂片及痰结核分枝杆菌培养的方法明确诊断，是金标准，结核的病理组织学检查也可作为诊断标准。但我国菌阴肺结核占肺结核总数的 60%。由于菌阴肺结核诊断缺乏"金标准"，其诊断一直是肺结核诊断的难点和热点。有报道 EBUS ＋ TBNA 诊断阳性率为 77.8%，尤其是特异性为 100%[1]。

胸腔镜对胸膜疾病的诊断价值很大，特别是

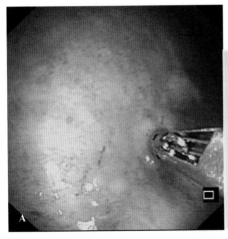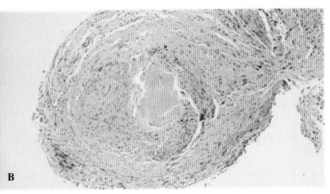

图 78-3 （2020-05-13）行胸腔镜检查。左侧壁层胸膜、膈肌可见多发结节伴干酪样坏死。术后病理检查结果回报：（左侧壁层胸膜及膈肌，活检）肉芽肿性炎症，见干酪样坏死及多核巨细胞，考虑结核。特殊染色：抗酸染色（－）

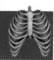

原因不明的胸腔积液，经胸腔积液检查及肺活检或胸膜针吸活检未明确诊断时，应考虑行胸腔镜检查。另外，胸腔镜联合荧光技术检查，可发现微小的胸膜病变，并能准确地辨认病变范围，大大提高了诊断的敏感度及阴性预测值。胸腔镜对恶性胸腔积液的诊断率可达85%，对结核性胸腔积液的诊断率可高达100%。

（柳威　陈辉　王生成）

参考文献

［1］姜洪斌，汪浩，姜格宁，等.超声支气管镜引导下的经支气管针吸活检术诊断菌阴肺结核.中华胸心血管外科杂志，2011，27（9）：526-528.

病例 79　肺结核＋肺腺癌

【入院病史采集】

患者男，52 岁，农民。

主诉：声嘶、饮水呛咳 2 月余。

现病史：患者于 2018 年 6 月无明显诱因出现声嘶、饮水呛咳，能进食，无吞咽困难，无怕热、多汗、易饥、多饮、多尿，无咳嗽、咳痰、咯血，无发热、夜间盗汗、乏力、消瘦，无关节肌肉疼痛、眼干、口干，无胸闷、气喘、无心悸、气促、双下肢水肿等情况，遂于 8 月 1 日至当地医院就诊。行胸部 CT 示左肺上叶感染性病变；行支气管镜检查提示左上叶支气管狭窄查因，支气管镜下细胞学刷片发现抗酸杆菌（＋）。诊断：①继发性左上肺结核涂阴初治；②肺癌？③两肺炎。予患者抗感染、抗结核治疗。现患者仍有声嘶、饮水呛咳，为求进一步诊治，2018 年 8 月 14 日来我院就诊，门诊拟"肺结核"收住院。发病以来，精神、食欲及睡眠可，大小便正常，体重减少 4 kg。

既往史：发现糖尿病 3 周，予胰岛素及降糖药治疗，规律服用。否认高血压、冠心病史，否认肝炎、结核或其他传染病史，否认过敏史，否认外伤史，7 年前行左肾结石取石术（具体术式不详），术后恢复可，见左腰部一斜形 6 cm 瘢痕。否认输血史。

个人史：生于原籍，久居当地，无牧区、疫区接触史，无化学物质、放射性物质、有毒物质接触史，无矿山、高氟区、低碘区居住史。吸烟 30 余年，2 包 / 天，偶饮酒。

婚姻生育史：适龄结婚，育有 3 子。

家族史：父亲有高血压病史，母亲体健，否认相似家族病史及遗传病史。

【体格检查】

T 36.7℃，P 93 次 / 分，R 20 次 / 分，BP 123/81 mmHg，神清，皮肤巩膜无黄染，全身淋巴结未扪及肿大，双肺叩诊呈清音，双肺呼吸音清，未闻及干湿啰音及胸膜摩擦音。心界未见特殊。移动性浊音阴性。四肢无畸形，未见杵状指（趾），未见静脉曲张，四肢无水肿。各关节未见异常，活动无受限。生理反射存在，病理反射未引出。

【辅助检查】

血常规：白细胞 9.49×10^9/L，红细胞 4.24×10^{12}/L，血红蛋白 122 g/L，血小板 284.80×10^9/L，中性粒细胞百分比 60.8%，中性粒细胞绝对值 5.77×10^9/L。尿常规：葡萄糖 4 mmol/L，酮体（－）。空腹血糖 11.32 mmol/L，糖化血红蛋白 10.70%。肾功能：肌酐 141 μmol/L，内生肌酐清除率 47 ml/min，胱抑素 C 1.56 mg/L。血脂：总胆固醇 6.24 mmol/L，甘油三酯 1.96 mmol/L，低密度脂蛋白胆固醇 3.64 mmol/L，载脂蛋白 B 1.20 g/L，同型半胱氨酸 15.15 μmol/L。抗链球菌溶血素 O 13.3 IU/ml。肿瘤标志物：癌胚抗原（CEA）179.03 ng/ml，糖类抗原 125（CA125）102.30 U/ml，血清铁蛋白 932.36 ng/ml，非小细胞肺癌抗原 7.89 ng/ml，神经元特异性烯醇化酶 28.21 ng/ml。肝功能、电解质、类风湿因子、真菌 β - 葡聚糖测定（G 试验）、免疫球蛋白、T 细胞亚群、凝血功能、隐球菌乳胶凝集试验、自身免疫抗体、呼吸道感染抗体、乙型肝炎抗体、丙型肝炎抗体、人免疫缺陷病毒抗体、梅毒螺旋体抗体未见明显异常。

心脏彩超、心电图未见异常。胸腹部彩超：①肝局灶性病变：S4，1 个，性质待定，建议超声造影检查；②甲状腺右叶多发混合回声团，TIRADS 3 类，考虑结节性甲状腺肿；③肝内胆管壁增厚、回声增强，可疑肝吸虫感染；④左肾

321

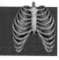
结石；胆、胰、脾、右肾、膀胱、前列腺回声未见异常；⑤双侧输尿管未见扩张；⑥腹主动脉旁未显示明显肿块声像；⑦双侧肾上腺区、甲状旁腺区未见肿块。电子喉镜检查：左声带麻痹。骨 ECT：左侧第 7 前肋、左侧第 8 肋腋段、右侧髂骨骨转移瘤，建议 3～6 个月后复查。

胸部 CT（图 79-1）：左肺上叶尖后段见一不规则高密度影，边界清楚，大小约 2.6 cm×1.2 cm×1.1 cm，呈浅分叶及短毛刺状，增强扫描轻度强化，左肺上叶尖后段支气管变窄；两肺上叶见多发小结节灶，最大位于尖后段，直径约 0.7 cm，边缘清晰；余肺各叶未见异常密

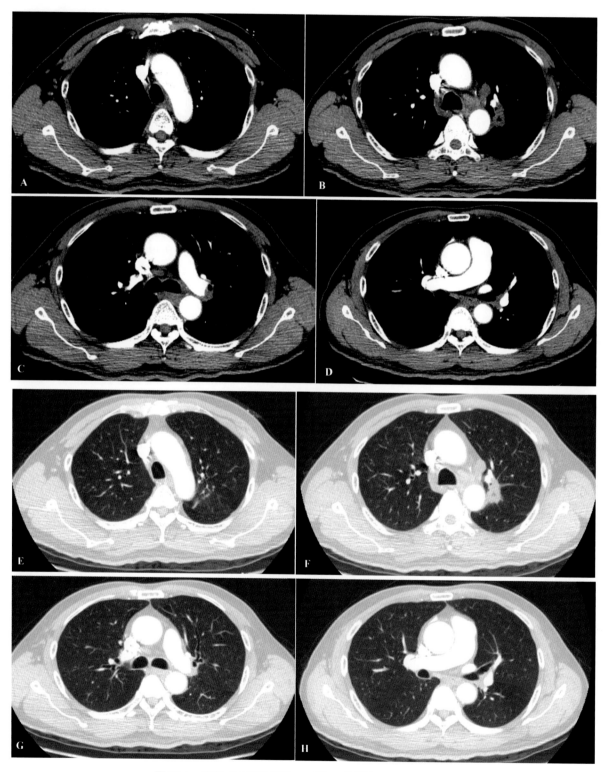

图 79-1　胸部 CT 增强影像。A 至 D. 纵隔窗；E 至 H. 肺窗

度影；肺门及纵隔未见肿大淋巴结；双侧胸膜无增厚；双侧胸腔未见积液。左第8肋骨见骨质破坏及软组织肿胀。诊断意见：①左肺上叶尖后段病变并两肺上叶多发结节，中央型肺癌并肺内转移？建议纤维支气管镜检查左肺上叶尖后段支气管；②左第8肋骨骨质破坏，骨转移瘤？

【初步诊断】

①继发性左上肺结核涂阴初治；②肺癌？③2型糖尿病。

【确定诊断】

①左肺腺癌并两肺内、纵隔淋巴结及骨转移 $T_1N_1M_1$ Ⅳa 期；②肺结核待排查；③2型糖尿病。

【鉴别诊断】[1]

1. 肺炎　主要与继发性肺结核鉴别。各种肺炎因病原体不同而临床特点各异，但大都起病急伴有发热、咳嗽、咳痰明显。影像学可呈实变影或片状、斑片状影，抗菌治疗后体温迅速下降，复查影像学有明显吸收。

2. 慢性阻塞性肺疾病（COPD）　是一种常见的、可以预防和治疗的疾病。多表现为慢性咳嗽、咳痰，少有咯血。冬季多发，急性加重期可以有发热。一般无肺部渗出病变。以持续呼吸症状和气流受限为特征，通常是由于明显暴露于有毒颗粒或气体引起的气道和（或）肺泡异常以及患者本身发育不良所致，并且严重的合并症会影响 COPD 的患病率及死亡率。

3. 支气管扩张症　慢性反复咳嗽、咳痰，多有大量脓痰，常反复咯血。X线胸片典型者可见卷发样改变，肺CT示支气管管腔扩大，可呈印戒征或双轨征，气管三维重建可确诊。

4. 肺癌　球形肺炎常需与肺癌鉴别。肺癌多为老年患者，有长期吸烟史，表现为刺激性咳嗽，痰中带血、胸痛和消瘦等症状。可行支气管镜检查或经皮肺穿刺，通过病理确诊。

5. 肺脓肿　依据口腔手术、昏迷、呕吐、异物吸入，以及急性发作的畏寒、高热、咳嗽和咳大量脓臭痰等病史，结合白细胞总数和中性粒细胞显著增高，肺野大片浓密炎性阴影中有脓腔及液平面的 X 线征象，可作出诊断。血、痰培养，包括厌氧菌培养，有助于作出病原学诊断。有皮肤创伤感染，疖、痈等化脓性病灶，发热不退并有咳嗽、咳痰等症状，胸部 X 线检查见两肺多发性小脓肿，可诊断为血源性肺脓肿。

【治疗】

鉴于患者外院支气管镜下细胞学刷片发现抗酸杆菌（＋），入院后给予患者诊断性抗结核治疗，同时积极完善相关检查。2018 年 8 月 21 日行支气管镜检查：四级支气管管腔未见新生物，左上叶尖后段管腔狭窄，外径 4.0 mm 内镜无法进入，换超声支气管镜行 4L 组淋巴结 EBUS-TBNA 穿刺活检（图 79-2），ROSE 提示找到异型细胞（图 79-3），随即送检组织病理，行抗酸杆菌检查等。肺泡灌洗液涂片：可见异型细胞，癌疑，未找到抗酸杆菌。支气管细胞学刷片未找到抗酸杆菌。4L 组淋巴结涂片：可见异型细胞，癌疑。4L 组淋巴结病理：镜下见纤维组织中有散在的细胞团分布，细胞团异型性明显，部分细胞团呈腺样排列，形态上符合肺腺癌（图 79-4）。患者随即出院，返回当地医院治疗。

【复诊】

无复诊。

【诊治思路】

虽然患者的胸部 CT 高度怀疑肺癌，但是患者本身存在糖尿病，免疫力偏低，并且外院支气管镜细胞学刷片找到抗酸杆菌，不能完全除外结核病，或肺癌基础上合并结核病，因此入院后边行诊断性治疗，边完善相关检查。入院后行多种微生物检查来明确或排除结核病，包括痰、肺泡灌洗液、支气管刷片、活检组织找抗酸杆菌，但是结果并没有明确提示结核病的证据，因此首先把肺癌作为首要诊断，同时需要对患者进行随访，排除合并结核病的可能。

按照我国 2016 年《肺癌小样本取材中国专

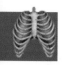

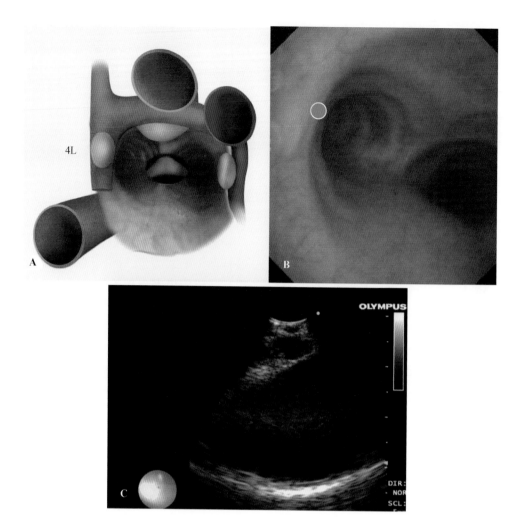

图 79-2　超声支气管镜行 4L 组淋巴结 EBUS-TBNA 穿刺。A 和 B. 4L 组淋巴结穿刺要点为沿着右侧头臂动脉向近心方向移动，超声探头首先从气管上段右侧开始，在向近心方向移动的同时向左侧回转前进，很快就能探查到头臂动脉和主动脉弓的汇合处。再进一步向左回转前进探头，在靠近左主支气管入口处的 10 点方向，可以探查出降主动脉和肺动脉。位于两条动脉之间的淋巴结就是左 4 组淋巴结。（或者进镜至气管内，4L 穿刺点位于气管左侧壁近气管支气管转角处 10 点左右，超声下可见 4L 组淋巴结位于主动脉弓下、左肺动脉上方。）**C.** 4L 组淋巴结 TBNA

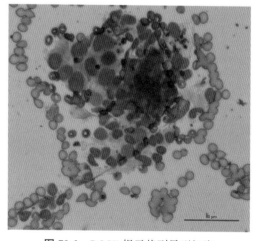

图 79-3　ROSE 提示找到异型细胞

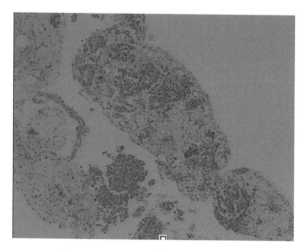

图 79-4　TBNA 活检病理证实肺腺癌

家共识》[2]，EBUS-TBNA 有助于明确纵隔淋巴结的病变性质。该共识和 2017 年《诊断性介入肺病学快速现场评价临床实施指南》[2-3] 都指出 ROSE 有助于临床医生获取高质量的活检组织，甚至确诊肿瘤性质，还有助于获取足够的标本送检基因检查。

肺腺癌 ROSE 细胞学特点如下。腺癌分化较高时：癌细胞较大，类圆形，成堆、成团分布；细胞核大，胞质丰富、有空泡，呈"高分泌"样甚或"印戒样"；细胞呈腺泡样、乳头样、桑葚样排列；染色质呈粗颗粒状；核仁大而清楚，可有多个核仁[3]。腺癌分化较低时：癌细胞小，单个散在或成团，结构性脱落，界限不清；细胞核可偏于边缘，边缘隆起；染色质浓集不均，胞质可少而嗜碱，可有透明空泡。

结核病 ROSE 细胞学特点如下，具备肉芽肿性炎症特性（组织细胞、类上皮细胞、上皮样细胞为主，混杂并存），多核巨细胞常见，常具坏死性炎症特征[3]。EBUS-TBNA 过程中，行 ROSE 找到异型细胞，没有找到肉芽肿性炎症，最终病理证实是腺癌。

【治疗经验】

中国是结核病大国，患者有基础疾病糖尿病，血糖控制欠佳，存在免疫力下降的情况。理论上，糖尿病合并肺癌，再发生肺结核的可能性是存在的，因此需要在完善相关检查的过程中，尽量明确究竟是一个病，还是多个病。尽管病理及微生物检查没有找到结核依据，仍需要警惕结核的可能。倘若患者临床上高度怀疑肺结核，可以考虑抗结核治疗 1 个月后再进行抗肿瘤治疗（化疗、放疗及靶向药物治疗），这时应当注意药物导致的肝肾毒性问题，需要密切复查患者的各项指标。

（王可　张骅）

参考文献

[1] 林果为，王吉耀，葛均波. 实用内科学. 15 版. 北京：人民卫生出版社，2017.

[2] 中华医学会呼吸病学分会，中国肺癌防治联盟. 肺癌小样本取材中国专家共识. 中华内科杂志，2016，55（5）：406-413.

[3] 国家卫计委海峡两岸医药卫生交流协会呼吸病学专业委员会，中华医学会结核病学分会呼吸内镜专业委员会，中国医师协会儿科学分会内镜专业委员会（筹），等. 诊断性介入肺病学快速现场评价临床实施指南. 天津医药，2017，45（4）：441-447.

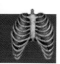
病例 80　马尔尼菲篮状菌病：微生物宏基因组测序确诊

【入院病史采集】

患者男，44岁，农民。

主诉： 反复咳嗽、咳痰9月余，发热1个月。

现病史： 患者2018年3月无明显诱因出现咳嗽、咳痰，阵发性连声咳，少许白色黏痰，无咯血、发热，无乏力、消瘦，无关节肌肉疼痛、眼干、口干，无胸痛、心悸、下肢水肿，无皮疹、口腔溃疡，未明显影响日常工作和生活，未诊治。后咳嗽、咳痰逐渐加重，就诊于当地医院，给予治疗后（具体不详），症状无明显好转。2018年11月16日出现左下肢红肿、疼痛，伴发热，体温最高39℃，遂于11月19日至12月10日于当地人民医院住院治疗。血常规：白细胞23.85×10⁹/L，中性粒细胞百分比73.5%，超敏C反应蛋白71.98 mg/L，降钙素原（PCT）0.139 ng/ml。胸部CT平扫：①考虑两肺感染性病变，结核可能性大；②纵隔内及双侧肺门淋巴结肿大；③两侧胸膜增厚。踝关节MR：①左侧踝关节及左小腿周围软组织异常信号，考虑感染性病变；②左侧胫距关节及距骨前、后小关节少量积液。痰找抗酸杆菌、肺泡灌洗液X-pert、T-SPOT、PPD试验都为阴性。诊断：肺结核待排查，左下肢蜂窝织炎，发热查因。给予患者抗感染等对症治疗后，左下肢红肿疼痛改善，12月6日复查胸部CT提示病灶较前稍增多，仍有反复发热，建议患者行骨髓穿刺检查，患者拒绝，要求出院。2018年12月10日至12月14日患者去另外一家医院住院治疗，诊断：左下肢蜂窝积炎、肺部感染。血常规：白细胞23.85×10⁹/L，血红蛋白120 g/L，C反应蛋白60.3 mg/L。胸部CT平扫：①两肺弥漫性小结节，性质待定（转移瘤？结核？）；②右肺门

及纵隔多发淋巴结肿大。给予抗感染等治疗后（具体不详），左下肢红肿基本缓解，仍有反复发热，体温波动在38.5～39℃。为进一步明确诊治，遂至我院门诊就诊，门诊拟"发热原因待查"收入院，患者自发病以来，精神、食欲欠佳，睡眠尚可，大、小便正常，体重减少15 kg。

既往史： 2015年于柳州市某医院行胃镜检查示慢性胃炎，现无特殊。否认高血压、冠心病、糖尿病病史，否认肝炎、结核或其他传染病病史，否认过敏史，否认外伤史，否认手术史，否认输血史。

个人史： 生于原籍广西，久居当地，无牧区、疫区接触史，无化学物质、放射性物质、有毒物质接触史，无矿山、高氟区、低碘区居住史。否认烟酒嗜好。

婚姻生育史： 适龄结婚，配偶体健。育有1子1女。

家族史： 父亲已逝，母亲于2012年外院诊断为肺结核，已治愈。

【体格检查】

T 38.5℃，P 90次/分，R 20次/分，BP 111/57 mmHg。神志清楚，急性病容，皮肤巩膜无黄染，右侧颈部、右侧锁骨上均可触及1粒约1 cm×1 cm大小淋巴结，余淋巴结未扪及肿大。颈静脉正常。胸廓对称无畸形，无局部隆起或凹陷，胸壁无压痛，呼吸节律规整。双肺叩诊呈清音，双肺呼吸音粗，未闻及干湿啰音及胸膜摩擦音。心界不大，心率90次/分，律齐，无杂音。腹部外形正常，全腹柔软，无压痛及反跳痛，腹部未触及包块，肝脾肋下未触及。移动性浊音阴

性。四肢无畸形，未见杵状指（趾），未见静脉曲张，四肢无水肿。各关节未见异常，活动无受限。左侧下肢可见片状暗红色斑，伴大片脱屑，右侧踝内侧可见色素沉着。生理反射存在，病理反射未引出。

【辅助检查】

2018 年 11 月 19 日当地人民医院肺功能检查：通气功能在正常范围，醋甲胆碱支气管激发试验阴性，舒张试验阴性。11 年 20 日胸部 CT平扫：①考虑两肺感染性病变，结核可能性大；②纵隔内及双侧肺门淋巴结肿大；③两侧胸膜增厚。11 月 26 日踝关节 MR：①左侧踝关节及左小腿周围软组织异常信号，结合病史，考虑感染性病变；②左侧胫距关节及距骨前、后小关节少量积液。12 月 6 日复查胸部 CT 平扫：①考虑两肺感染性病变，结核可能性大，病灶总体较前稍增多；②纵隔内及双侧肺门淋巴结肿大；③两侧胸膜增厚。

2018 年 12 月 12 日当地另一家医院胸部 CT平扫：①两肺弥漫性小结节，性质待定（转移瘤？结核？）；②右肺门及纵隔多发淋巴结肿大（图 80-1）。

2018 年 12 月 15 日我院血常规：白细胞 29.16×10⁹/L，中性粒细胞百分比 83.6%。C 反应蛋白 95.12 mg/L，超敏 C 反应蛋白 83.85 mg/L，PCT 1.510 ng/ml。胸部 CT：两肺 Ⅱ 型肺结核？红细胞沉降率 81 mm/h。免疫球蛋白 G 18.170 g/L，免疫球蛋白 A 1.950 g/L，免疫球蛋白 E 143.7 IU/ml。血清铁蛋白 592.57 ng/ml。类风湿因子 16.3 IU/ml。血细菌及真菌培养、血清免疫固定电泳、尿液免疫固定电泳、尿常规、大便常规、血脂、电解质、心肌酶、超敏肌钙蛋白 T、pro-BNP、空腹血糖、感染性疾病综合检查、T 细胞亚群、自身抗体、甲状腺功能、糖类抗原 CA153 和 CA199、甲胎蛋白（AFP）、真菌 β- 葡聚糖测定（G 试验）、细菌毒素测定、呼吸道感染病原体九项联合检测、隐球菌乳胶凝集试验、真菌荧光染色等未见异常。痰涂片找抗酸杆菌（－）。

心电图正常。心脏超声：左心室顺应性欠佳，左心室收缩功能测定在正常范围。彩色超声（腹部＋泌尿系统）：肝右叶钙化灶，胆、胰、

脾、双肾、膀胱、前列腺回声未见异常，双侧输尿管未见扩张。头颅 CT 平扫未见异常。

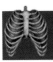

【初步诊断】

①双侧肺炎（结核？细菌？真菌？）；②左下肢蜂窝织炎。

【确定诊断】

①马尔尼菲篮状菌病；②非结核分枝杆菌病待排查；③左下肢蜂窝织炎。

【鉴别诊断】[1]

1. 慢性阻塞性肺疾病　多表现为慢性咳嗽、咳痰，少有咯血。冬季多发，急性加重期可以有发热。一般无肺部渗出病变，肺功能检查有阻塞性通气功能障碍。

2. 肺癌　球形肺炎常需与肺癌鉴别。肺癌多为老年患者，有长期吸烟史，表现为刺激性咳嗽，痰中带血、胸痛和消瘦等症状。可行支气管镜检查或经皮肺穿刺，通过病理确诊。肺癌与马尔尼菲篮状菌病的临床特征及影像学表现有重叠，需注意鉴别诊断。当马尔尼菲篮状菌病患者的肺部病灶具有明显的恶性征象，且抗真菌治疗效果不佳时，需要考虑同时患有肺癌的可能。

3. 非感染性肺部浸润　需排除非感染性肺部疾病，如肺间质纤维化、肺水肿、肺不张、肺嗜酸性粒细胞增多症和肺血管炎等。

4. 侵袭性肺曲菌病　常见于免疫抑制宿主或有基础肺疾病患者。临床症状可有高热、咯血等，影像学表现可多样，可呈多发结节、空洞影，GM 试验阳性，组织病理学可确诊。

【治疗】

入院后先后予头孢地秦＋替考拉宁、利奈唑胺＋奥硝唑、利奈唑胺＋伏立康唑＋莫西沙星＋头孢西丁注射液抗感染治疗，但患者仍反复发热，体温波动于 38 ～ 39.3℃，血常规白细胞波动于（20 ～ 30）×10⁹/L。

行右耳后结节针吸，病理提示淋巴结反

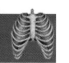
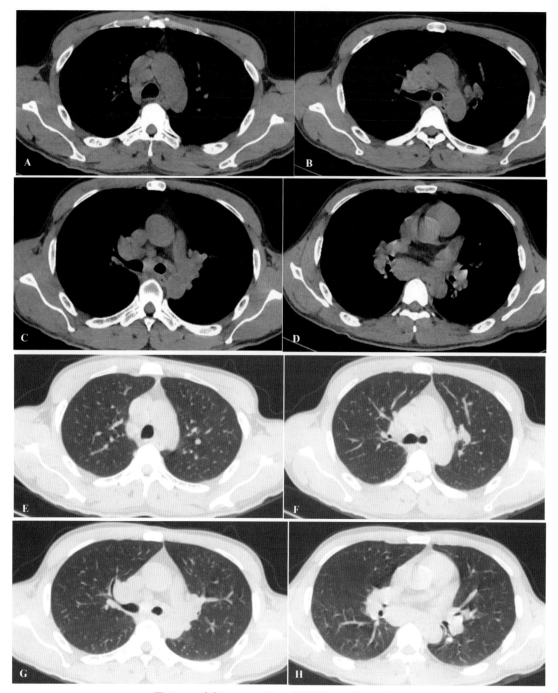

图 80-1　胸部 CT。A 至 D. 纵隔窗；E 至 H. 肺窗

应性增生；建议行淋巴结活检术，患者及其家属拒绝。行腰穿检查：脑脊液常规（－），生化（－），脑脊液涂片找细菌、真菌、抗酸杆菌（－），细菌及真菌培养（－），隐球菌乳胶凝集试验（－）。骨髓穿刺术：（骨髓）细胞增生稍活跃，细胞容积约 40%，三系造血细胞存在，粒系细胞增多，见较多中性粒细胞，形态上倾向于感染性骨髓象；（骨髓液）细菌及真菌培养＋鉴定：未培养出细菌及真菌。

12 月 19 日支气管镜检查，镜下见左主支气管多发小结节，EBUS 实时引导下对 4R、7、11R 组淋巴结行 TBNA 穿刺术（图 80-2），ROSE未见异型细胞，随即送病理、细胞学、抗酸杆菌检查和微生物宏基因组二代测序（mNGS）。结果回报如下。细胞学涂片：（4R、7、11R 组淋巴结）部分淋巴细胞，未见恶性细胞。组织病理学：（7 组淋巴结）镜检炎性渗出物见纤维组织中灶状淋巴样细胞增生，细胞未见明显异型性，未

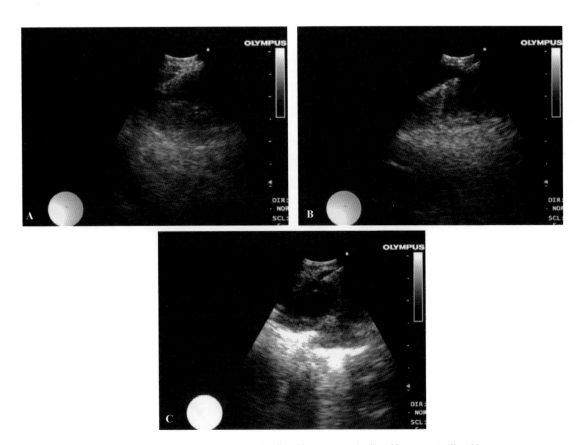

图 80-2　EBUS-TBNA。**A.** 4R 组淋巴结；**B.** 11R 组淋巴结；**C.** 7 组淋巴结

见干酪样坏死物及肉芽肿形成；（11R 组淋巴结）镜检炎性渗出物见纤维组织中灶状淋巴样细胞增生，余未见特殊。免疫组化结果：CK（－），EMA（－），CD30（－），CD21 示 FDC 网存在，B 细 胞 CD20（＋）、PAX-5（＋），T 细 胞 CD3（＋）、CD5（＋）、CD7（＋），Ki-67 正常表达。结合形态学及免疫组化结果，符合淋巴结反应性增生（图 80-3）。TBNA 组织 mNGS 结果：马尔尼菲篮状菌序列数是 6（图 80-4）。同期行右肩皮疹活检，活检组织行微生物学检查：一般细菌涂片（－），细菌培养（－），真菌双相培养及鉴定（25℃及 37℃）示马尔尼菲篮状菌生长。

2019 年 1 月 1 日复查红细胞沉降率 98 mm/h。超敏 C 反应蛋白（全程）72.61 mg/L。血常规：白细胞 $19.54×10^9$/L，中性粒细胞百分比 86.5%，血红蛋白 100.8 g/L，血小板 $397.10×10^9$/L。建议患者继续住院予两性霉素 B 脂质体抗真菌治疗，但患者因经济原因自动出院，出院医嘱：回当地医院给予两性霉素 B 0.6～1.0 mg/（kg·d）抗真菌治疗，如不住院继续伏立康唑方案或伊曲康唑口服液 20 ml 2 次/日抗真菌治疗。

【复诊】

电话随访患者，患者未在我院复诊，在当地医院抗真菌治疗，症状好转。

【诊治思路】

马尔尼菲篮状菌（*Talaromyces marneffei*，

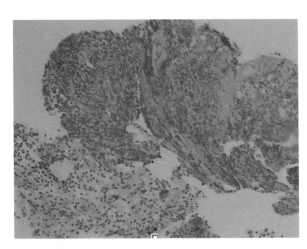

图 80-3　TBNA 病理提示淋巴结反应性增生

1、检出细菌列表

类型[a]	属			种		
	中文名	拉丁文名	检出序列数[b]	中文名	拉丁文名	检出序列数[b]
未发现						

类型[a]：G^+（革兰氏阳性菌）/ G^-（革兰氏阴性菌）

2、检出真菌列表

属			种		
中文名	拉丁文名	检出序列数[b]	中文名	拉丁文名	检出序列数[b]
篮状菌属	*Talaromyces*	7	马尔尼菲篮状菌	*Talaromyces marneffei*	6

3、检出病毒列表

中文名	拉丁文名	检出序列数[b]
未发现		

4、检出寄生虫列表

属			种		
中文名	拉丁文名	检出序列数[b]	中文名	拉丁文名	检出序列数[b]
未发现					

图 80-4　EBUS-TBNA 组织微生物宏基因组测序（mNGS）

TM），以前称马尔尼菲青霉菌，自发现距今已有 60 余年，此后几年便有通过人的皮损处感染人的报道[2-3]。马尔尼菲篮状菌是一种腐生双相真菌，是青霉菌属里唯一表现为双相形态的真菌，即真菌的生长随着温度而改变，在 25℃左右时，马尔尼菲篮状菌表现为菌丝相，在培养基中表现为菌种周围分泌红色色素，在 37℃左右，与人体体温相当时，则表现为酵母相，培养基中菌种颜色呈白色或棕褐色[4]。马尔尼菲篮状菌具有亲土壤性，在湿润环境中生长良好，该菌主要分布在东南亚及我国华南地区，可能与当地气候温暖湿润有关，被认为是一种地方病，广西的马尔尼菲篮状菌病约占全国的 51.4%，广东约占 34.8%[4-5]。当前交通便利，人员流动性逐渐增大，上海、北京及北方地区也有病例报道，呈现出由南向北扩散的趋势[6-7]。野生竹鼠、中华竹鼠和人是其贮存宿主[8]，在其他动物身上也有发现（在葡萄牙的埃及猫鼬身上也发现了马尔尼菲篮状菌的存在[9]），提示该病不仅局限于东南亚，可能由于之前对该真菌的认识不足有关。广西等地有捕食竹鼠的习惯，其发病率明显高于国内其他地区，提示本病与进食竹鼠有关[8]。但并非所有食用竹鼠的人都会发病，如本例患者，其家族史并无特殊，也无竹鼠接触史，提示马尔尼菲篮状菌病为一种机会性感染疾病，是否患病与宿主的免疫状态密切相关。马尔尼菲篮状菌的可能传播途径有：经皮肤破损处、经消化道、经呼吸道等[10]。Nittayananta 等[11]发现吸入真菌的分生孢子是最主要的传播途径。分生孢子首先到达肺部，再通过血液及淋巴系统播散至全身引起播散型感染[11]。根据该病的累及部位及范围，分为局限型和播散型[10]。局限型主要累及肺部，播散型临床更常见[4,12]。发热、贫血、皮疹、皮下脓肿、淋巴结肿大以及肝脾大等都是播散型的临床表现，可影响肺、淋巴结、皮肤、肝、脾、骨骼以及中枢神经系统等器官，临床症状无特异性，坏死性丘疹可能是诊断价值最大的体征[6,10]。

本例患者久居广西，病变累及双侧肺部、浅表淋巴结、纵隔淋巴结，TBNA组织微生物宏基因组二代测序（mNGS）结果回报为马尔尼菲篮状菌。患者白细胞计数明显增高，诸多文献认为外周血白细胞计数对马尔尼菲篮状菌病的诊断没有太大价值[5]。但Kawila等发现HIV阴性的马尔尼菲篮状菌病患者年龄偏大，WBC、CD4[+]T细胞计数、PLT较HIV阳性者要高，血培养的阳性率很低[13]。本例患者为广西农民，44岁，广西等地有捕食竹鼠的习惯，虽然患者没有进食竹鼠史，但可能有竹鼠接触史，患者经规范抗真菌治疗，发热及呼吸道症状好转，佐证了诊断的准确性。

英国医生曾对一名高度怀疑肺癌的患者行超声内镜引导下经支气管针吸活检（EBUS-TBNA），ROSE可见肉芽肿性炎症，并发现了细胞内真菌酵母，最后真菌培养证实为马尔尼菲篮状菌[14]。根据国外的相关诊疗经验，目前在我院行EBUS-TBNA确诊为此病的病例逐渐增多。

本例患者EBUS-TBNA组织mNGS结果检测出马尔尼菲篮状菌；mNGS不依赖于传统的微生物培养，直接对临床样本中的核酸进行高通量测序，能够快速、客观地检测临床样本中的多种病原微生物（包括病毒、细菌、真菌、寄生虫），尤其适用于急危重症和疑难感染的诊断。但是，目前mNGS应用于马尔尼菲篮状菌的检测效果还有待观察，因为很多微生物序列是同源的，NGS检测的病原体片段只是它们当中的一部分，它可以对应多个微生物，关于测序结果的公认解释标准很少[15]。值得注意的是，检测出真菌并不一定代表就是病原致病菌，还需要区分定植、感染及污染等情况，需要结合患者的临床症状及治疗效果等综合评价[16]。

2019年美国感染病学会（Infectious Diseases Society of America，IDSA）真菌诊治指南[17]提出ROSE＋mNGS是真菌病确诊的绝佳选择。研究认为无论是PCR还是mNGS，必须在镜检确诊的基础之上方能具备诊断价值，也即mNGS需建立在组织病理或ROSE的基础之上，mNGS和PCR如果不能有组织病理或ROSE的依托，不具备确诊价值。理论上讲，mNGS是ROSE确诊之后提供的种属分析，失去镜检，mNGS连拟诊价值都不具备，几乎毫无意义。

马尔尼菲篮状菌病为艾滋病常见的感染性疾病，在我国为AIDS患者中第三大感染性疾病，在广西则为第二大感染性疾病，仅次于隐球菌病[5,18-19]。对于非HIV感染马尔尼菲篮状菌的患者来说，要注意排查有无相关基础疾病或因素所致的免疫功能缺陷或低下。本例患者起病前无糖尿病、支气管扩张、结缔组织疾病病史，无长期免疫抑制治疗史及其他特殊用药史，不能解释易感马尔尼菲篮状菌病的原因。

马尔尼菲篮状菌的影像学表现无特异性，表现形式却多种多样，胸部CT可表现出斑片状、斑点状浸润影像，可形成脓肿及空洞[10]。非HIV马尔尼菲篮状菌病与HIV相关马尔尼菲篮状菌病的影像学表现也无特殊差异[6,20]。仅仅依靠影像学检查难以诊断马尔尼菲篮状菌感染。

临床诊治中，当出现以下情况时，要怀疑马尔尼菲篮状菌病的可能：①南方地区籍贯患者；②高热；③白细胞明显升高；④皮肤破损，可有特征性皮疹（坏死性丘疹，丘疹中央坏死结痂，形成具有特征性的中心部凹陷，形同"小火山"或"脐窝状"）；⑤肿瘤性疾病难以解释的、骨受侵破坏的影像学改变；⑥抗细菌、抗结核治疗效果差。对皮损、肺泡灌洗液、活检组织等进行双相温度（30℃，37℃）真菌培养是确定诊断最可靠的方法[1,21]。

【治疗经验】

马尔尼菲篮状菌病的治疗可分为两种情况，对于HIV阳性马尔尼菲篮状菌病来说，根据美国和中国的艾滋病相关指南，治疗上首选两性霉素B脂质体，二线替代药物为伏立康唑，治疗2周后，改为口服伊曲康唑，治疗10周，总疗程12周。对于CD4[+]T细胞计数小于200/mm³

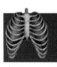

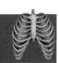

的患者，建议伊曲康唑二级预防治疗 3 个月，美国指南建议青霉菌高发地区（CD4$^+$ T 细胞计数 < 100/mm^3）进行青霉菌的初级预防[22-23]。对于无法治愈者，建议终身伊曲康唑二级预防[21]。对于 HIV 阴性马尔尼菲篮状菌病目前无相关指南，可参照 HIV 阳性相关指南来治疗，建议治疗时间比 HIV 阳性者更长[4]。

HIV 阴性与阳性的马尔尼菲篮状菌病患者死亡率相似，均接近 20%。然而，有些地区 HIV 阴性马尔尼菲篮状菌病早期误诊率高达 93.27%，且有些患者因抗真菌治疗周期较长而自行停药造成病情反复，死亡率会有所升高[24]。总之，对于该病仍有许多未知数，需要进一步研究。

对于存在 HIV 基础疾病的马尔尼菲篮状菌病患者，两性霉素 B 可有效治疗严重感染，而唑类药物多用于轻中度感染，此外还需要高效抗反转录病毒治疗[1]。对于非 HIV 马尔尼菲篮状菌病患者，应当警惕患者是否存在抗 γ 干扰素自身抗体，若该抗体阳性，则患者容易合并多种机会性感染，如结核 / 非结核分枝杆菌、洋葱伯克霍尔德氏菌等病原体[2,25]。此时，若使用两性霉素 B 等抗真菌药物无效，需要警惕合并其他病原体感染的可能[2-3]。

（王可　张骅　孔晋亮）

参考文献

[1] 林果为，王吉耀，葛均波 . 实用内科学 .15 版 . 北京：人民卫生出版社，2017.

[2] Capponi M，Segretain G，Sureau P. Penicillosis from Rhizomys sinensis. Bull Soc Pathol Exot Filiales，1956，49（3）：418-421.

[3] Segretain G. Penicillium marneffei n. sp.，agent of a mycosis of the reticuloendothelial system. Mycopathol Mycol Appl，1959，11：327-353.

[4] 曹静，袁雅璐，成卫英，等 . HIV 阴性的马尔尼菲篮状菌病研究进展 . 中国皮肤性病学杂志，2018，4：462-465.

[5] 赵国庆，冉玉平，向耘 . 中国大陆马尔尼菲青霉病的临床表现及流行病学特征的系统评价 . 中国真菌学杂志，2007，2（2）：68-72.

[6] 金嘉琳，胡越凯，徐斌，等 . 非人类免疫缺陷病毒感染马尔尼菲青霉病 9 例临床特征分析及文献复习 . 微生物与感染，2017，12（6）：333-339.

[7] 石晓虹，郎振为，沈冰，等 . 北京地区艾滋病合并播散型马尔尼菲青霉菌病一例 . 中华内科杂志，2005，44（10）：785-786.

[8] 吴易，李菊裳，梁伶 . 广西银星竹鼠与人马尔尼菲青霉病关系的研究 . 中国皮肤性病学杂志，2004，18（4）：196-198.

[9] Matos AC，Alves D，Saraiva S，et al. Isolation of Talaromyces marneffei from the skin of an Egyptian Mongoose（Herpestes ichneumon）in Portugal. J Wildl Dis，2019，55（1）：238-241.

[10] 黄舒，邱跃灵，钱树苑，等 . 马尔尼菲青霉病 1 例并文献复习 . 临床肺科杂志，2018，23（2）：378-380.

[11] Nittayananta W. Penicilliosis marneffei：another AIDS defining illness in Southeast Asia. Oral Dis，1999，5（4）：286-293.

[12] Hu Y，Zhang J，Li X，et al. Penicillium marneffei infection：an emerging disease in mainland China. Mycopathologia，2013，175（1）：57-67.

[13] Kawila R，Chaiwarith R，Supparatpinyo K. Clinical and laboratory characteristics of penicilliosis marneffei among patients with and without HIV infection in Northern Thailand：a retrospective study. BMC infect Dis，2013，13：464.

[14] Ma W，Thiryayi S A，Holbrook M，et al. Rapid on-site evaluation facilitated the diagnosis of a rare case of Talaromyces marneffei infection. Cytopathology，2018，29（5）：497-499.

[15] Zhu YM，Ai JW，Xu B，et al. Rapid and precise diagnosis of disseminated T. Marneffei infection assisted by high-throughput sequencing of multifarious specimens in a HIV-negative patient：a case report. BMC Infect Dis，2018，18（1）：379.

[16] 黄显林 . 肺癌合并马尔尼菲篮状菌病 2 例病例分析 . 广西医科大学，2019：19-28.

[17] Donnelly JP，Chen SC，Kauffman CA，et al. Revision and update of the consensus definitions of invasive fungal disease from the European Organization for Research and Treatment of Cancer and the Mycoses Study Group Education and Research Consortium. Clin Infect Dis，2019 Dec 5. DOI：10.1093/cid/ciz1008.

[18] 谢周华，林艳荣 . 肺结核合并马尔尼菲篮状菌病临床特点分析 . 中国热带医学，2018，18（12）：1259-1262.

[19] Supparatpinyo K，Khamwan C，Baosoung V，et al. Disseminated Penicillium Marneffei infection in southeast Asia. Lancet，1994，344（8915）：110-113.

[20] 覃江龙，梁纲，卢祥婵，等 . 艾滋病合并肺结核和（或）马尔尼菲篮状菌病的影像学研究 . 新发传染病电子杂志，2018，3（3）：171-174.

［21］Chan JF，Lau SK，Yuen KY，et al. Talaromyces（Penicillium）marneffei infection in non-HIV-infected patients. Emerg Microbes Infect，2016，5（3）：e19.

［22］AID Sinfo. Guidelines for the prevention and treatment of opportunistic infections in HIV-infected adults and adolescents. 2018.

［23］中华医学会感染病学分会艾滋病丙型肝炎学组，中国疾病预防与控制中心. 中国艾滋病诊疗指南（2018版）. 中华传染病杂志，2018，36（12）：705-724.

［24］Qiu Y，Liao H，Zhang J，et al. Differences in clinical characteristics and prognosis of penicilliosis among HIV-negative patients with or without underlying disease in Southern China：a retrospective study. BMC Infect Dis，2015，15（1）：1-11.

［25］Shi N，Kong J，Wang K，et al. Coinfection With Talaromyces marneffei and other pathogens associated with acquired immunodeficiency. JAMA Dermatol，2019，155（10）：1195-1197.

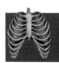

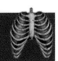
病例 81　HIV 阴性肺马尔尼菲篮状菌感染 2 例

病例 81-1

【入院病史采集】

患者女，34 岁。

主诉：反复咳嗽半年，加重伴气促 1 个月

现病史：患者近半年来无明显诱因出现咳嗽、咳痰、痰白，并有间断低热，体温最高 38.5℃，当地医院予抗感染治疗（具体不详），体温降至正常，但仍有咳嗽。1 个月前患者咳嗽、咳痰加重，咳黄褐色痰，同时出现活动后气促，当地医院肺部 CT 示两肺广泛性间质性病变，遂于 2019 年 1 月 7 日入我院就诊。

既往史：患者自述婴幼儿时期曾患胸膜炎，行手术治疗，免疫力低下，平日易感冒。有慢性乙型肝炎病史，不规律使用抗病毒药。否认高血压病、糖尿病、慢性肝肾功能不全、结核等病史，否认药物及食物过敏史，否认重大外伤、手术史。

个人史：生于原籍，久居当地，无牧区、疫区接触史，无化学物质、放射性物质、有毒物质接触史，无矿山、高氟区、低碘区居住史，无烟酒嗜好。无不洁生活史。无免疫缺陷性疾病。

婚姻史：已婚。

家族史：无遗传性、家族性疾病史。

【体格检查】

T 37.7℃，P 86 次 / 分，R 18 次 / 分，BP 128/88 mmHg，神清，精神可，口唇无发绀。两肺呼吸音粗，闻及散在湿啰音。心率 82 次 / 分，P2 无亢进，未及杂音，律齐，心界无扩大。腹平软，无压痛、反跳痛，肝脾肋下未及。双下肢无水肿，病理征（－）。

【辅助检查】

（2019-01-03）当地医院肺部 CT：两肺广泛性间质性病变（具体不详）。血常规：WBC $6.49×10^9/L$，中性粒细胞百分比 69.3%，淋巴细胞百分比 18.3%。C 反应蛋白（CRP）13.6 mg/L。

（2019-01-08）血常规：WBC $4.3×10^9/L$，中性粒细胞百分比 63%，嗜酸性粒细胞百分比 5.4%，HGB 79 g/L，PLT $241×10^9/L$，CRP 4.8 mg/L；ESR 63 mm/h。肿瘤标志物：NSE 21.9 μg/L。血气分析：pH 7.43，PaO_2 88.5 mmHg，$PaCO_2$ 39.8 mmHg，SaO_2 96.2%。淋巴细胞亚群：淋巴细胞总数 $900×10^6/L$，CD4 $379.8×10^6/L$，CD8 $186.3×10^6/L$，CD4/CD8 2.04。大小便常规、凝血五项＋D- 二聚体、HbA1c、自身免疫抗体、降钙素原、甲状腺功能、G 试验、GM 试验、免疫五项、艾滋病抗体、梅毒抗体均未见明显异常。痰培养、痰找抗酸杆菌：均阴性。

（2019-01-09）肺部 CT（图 81-1）：两肺广泛多发磨玻璃影，两肺多发肺大疱，两下肺纤维灶。肺功能：中度限制性通气功能障碍。上腹部、泌尿系统 B 超：未见明显异常。

【初步诊断】

①肺弥漫性间质性病变：结核？肺泡蛋白沉积症？过敏性肺泡炎？②慢性乙型病毒性肝炎。

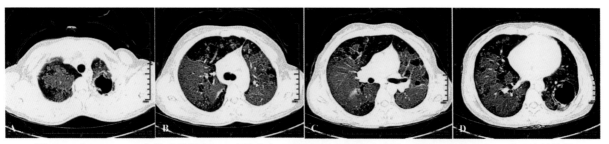

图81-1 （2019-01-09）治疗前肺部CT（肺窗）。 两肺广泛多发磨玻璃影，两肺多发肺大疱，两下肺纤维灶

【确定诊断】

①肺马尔尼菲篮状菌感染（HIV 阴性，*STAT3* 基因突变）；②慢性乙型病毒性肝炎。

【鉴别诊断】

1. 肺结核　两者在临床表现、肺部影像学等方面存在一定的相似性，且组织病理学特点较难分辨，尤其在 HIV 阴性患者中，马尔尼菲篮状菌（TM）感染可表现为肉芽肿性炎症，类似于结核的增殖性病灶；但如果痰或者支气管肺泡灌洗液（BALF）中找到结核分枝杆菌，或病理抗酸染色阳性可用于鉴别。

2. 肺泡蛋白沉积症　是一种亚急性、进行性呼吸功能障碍性疾病，进行性呼吸困难是其主要临床表现。高分辨率 CT（HRCT）可见两肺磨玻璃样改变，肺功能提示限制性通气功能障碍、弥散障碍，BALF 呈乳状或浓稠浅黄色液体，光镜下可见大量形态不规则、大小不等的富含脂质的 PAS 染色阳性的蛋白样物质。

3. 卡氏肺孢子菌感染　常见于营养不良及免疫功能低下者，如先天性免疫缺陷性疾病、获得性免疫缺陷综合征（AIDS）、肿瘤放化疗、器官移植等，属于机会性感染常见病原体。HRCT 上主要表现为两肺弥漫性磨玻璃影或密度更高的片状影，以肺门周围及下肺叶明显。

4. 外源性过敏性肺泡炎　该类患者一般发病前有反复吸入有机粉尘、低分子化学物质的病史；临床表现为反复咳嗽，可伴有活动后气急。HRCT 上可表现为两肺弥漫的磨玻璃影、广泛的肺实变影、不规则斑片状影或多发小结节影等，以两肺中部区域分布为主，肺尖、肺底、肋膈角稀少。

5. 淋巴细胞型间质性肺炎　是一种良性淋巴组织增生性疾病，多见于干燥综合征，也可见于 AIDS、自体免疫性甲状腺疾病和 Castleman 病等。HRCT 上以磨玻璃样影、结节影、支气管血管束和小叶间隔增厚以及广泛的囊状影表现为特点；囊状影多发，两肺随机分布，大小 1～3 cm，与细支气管周围淋巴组织增生引起管腔不完全阻塞有关。

【治疗】

入院后完善相关检查，并经验性给予拉氧头孢注射液 2 g 2 次/日抗感染治疗，沐舒坦注射液化痰等对症支持治疗，在排除相关禁忌后行超声支气管镜检查。

2019 年 1 月 10 日行全麻下超声支气管镜检查，镜下所见：气管膜部黏膜稍隆起（图81-2A），于右下叶背段行支气管肺泡灌洗，送检抗酸染色、细胞学检查、培养等；CP-EBUS（凸面探头支气管内超声）见 7 组、4R 组、11Rs 部位低回声团块，内部回声均匀（图81-2B），予 4R 组淋巴结穿刺活检送 NGS 及病理；RP-EBUS（径向探头支气管内超声）于右下叶背段亚段探及低回声影（图81-2C），行 TBLB 送检培养、病理等。BALF 细胞分类及计数：有核细胞 101/μL，淋巴细胞 15%，中性粒细胞 65%，嗜酸性粒细胞 5%，吞噬细胞 15%。GM 试验 0.12 μg/L。支气管膜部黏膜活检：慢性炎症伴肉芽肿形成。7 组淋巴结、右下叶背段 TBLB 病理：肉芽肿性炎症，抗酸染色（-），PAS 染色（-），网状纤维染色（-）。4R 组淋巴结穿刺送检 NGS 检测出马尔尼菲篮状菌。组织块双相培养见 TM 酵母相（图81-3A）、青霉相（图81-3B 和 C）。考虑到患者自幼体弱多病，不排除存在先天性免疫缺陷可能，遂送检血进行基因检测，发现在 *STAT3* 基因外显子区存在一处杂合突变（c.92G＞A，

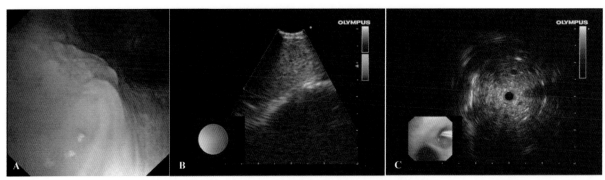

图81-2 常规支气管镜和超声支气管镜下表现。**A.**常规镜下见气管膜部黏膜稍隆起；**B.** CP-EBUS 见 7 组、4R 组、11Rs 部位低回声团块，内部回声均匀；**C.** RP-EBUS 在右下叶背段亚段探及低回声区

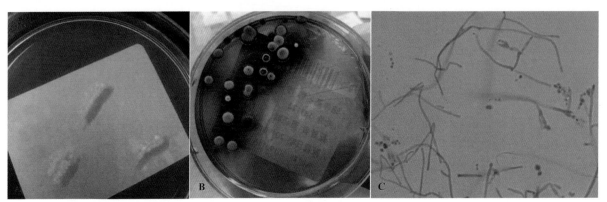

图81-3 组织培养及显微镜下表现。BALF 培养到马尔尼菲篮状菌，其呈现典型的温度依赖的双相性：37℃下生长特征为酵母相（**A**），25～28℃下生长特征为菌丝相，可产生特征性的红色色素（**B**），镜下可见典型的帚状枝（**C**）

p.R31Q），但其父母亲未检测出相关突变（表81-1）。因此，该患者确诊肺马尔尼菲篮状菌感染合并 STAT3 基因突变，予伊曲康唑胶囊（斯皮仁诺）200 mg 2 次／日口服治疗，患者活动后气急及咳嗽症状逐渐改善。

【复诊】

患者于 2019 年 1 月 26 日复查肺部 CT（图81-4）：肺广泛磨玻璃影较前吸收。3 个月后再次复查肺部 CT（图81-5）示两肺广泛磨玻璃影基本完全消失。目前伊曲康唑 200 mg 1 次／日维持治疗，并继续随访中。

表 81-1 患者及其家系遗传检测报告					
01 受检者及家系遗传检测结果					
基因	遗传方式	突变信息	患者	其父	其母
STAT3	AD	c.92G>A chr17-40500443 p.R31Q	杂合突变	无突变	无突变
02 基因详细检测结果					
基因	转录版本 Exon 编号	突变比例 参照／突变	纯合／杂合／半合子 （Hom/Het/Hem）	gnomAD 携带频率	ACMG 变异评级
STAT3	NM_139276.2 exon2	49/45（0.48）	Het	—	疑似致病突变 （Likely pathogenic）
03 外显子（Exon）CNV 检测结果					
该样本在外显子水平未发现明确和疾病相关的拷贝数变异致病的情况（如检出，详见 CNV 检测结果解读）					

通过 Sanger 测序法，在 STAT3 基因外显子区域发现一处杂合突变（c.92G＞A，p.R31Q），但其父母亲未检测出相关突变

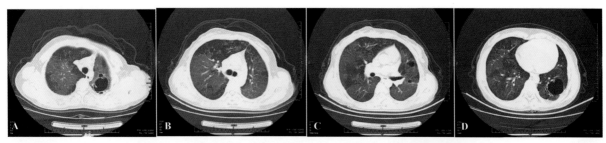

图 81-4 （2019-01-26）复查肺部 CT，两肺磨玻璃影较前明显吸收

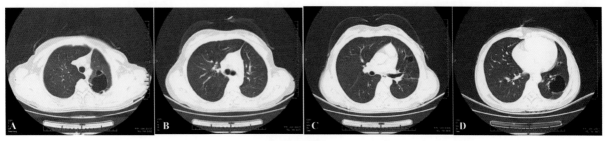

图 81-5 （2019-04-27）再次复查肺部 CT，两肺磨玻璃影基本完全吸收

病例 81-2

【入院病史采集】

患者男，29 岁，汽车修理工。

主诉：咳嗽、咳痰 1 周。

现病史：患者 2 个月前因"反复右下腹痛半年余"就诊于我院消化内科，完善检查后考虑"克罗恩病，回肠末端型，狭窄型，合并肛瘘"，当时无明显咳嗽、咳痰，肺部 HRCT 未见明显异常，于 2019 年 3 月 21 日、4 月 3 日、4 月 18 日、5 月 8 日先后予英夫利昔单抗 0.4 g 静注 4 次，辅以口服美沙拉嗪、肠道菌群调节剂等治疗，同时预防性予恩替卡韦分散片口服抗病毒治疗。治疗期间复查胸部正侧位 X 线片未见异常。1 周前出现咳嗽、咳痰，咳少量黄色黏痰，无畏寒、发热，复查肺增强 CT（图 81-6）：右肺上叶类结节状、团片状高密度影，纵隔多发稍大淋巴结。为进一步治疗，患者于 2019 年 5 月 21 日入院。

既往史：发现携带乙型肝炎病毒 4 年，近日才开始预防性抗病毒治疗。

个人史：生于原籍，久居当地，无牧区、疫区接触史，无化学物质、放射性物质、有毒物质接触史，无矿山、高氟区、低碘区居住史。否认冶游史，否认过敏史。吸烟 10 余年，10 支 / 日。

婚姻史：独子，已婚，育有 1 子，体健。

家族史：无特殊。

【体格检查】

T 36.4℃，P 78 次 / 分，R 18 次 / 分，BP 112/66 mmHg，神志清，精神可，呼吸平稳，浅表淋巴结未触及肿大。无皮疹。两肺呼吸音清，未闻及啰音。心率 78 次 / 分，未及杂音，律齐，心界无扩大。腹平软，无压痛、反跳痛，肝脾肋下未及。双下肢无水肿。病理征（－）。

【辅助检查】

（2019-05-15）胸部增强 CT（图 81-6）：右肺上叶类结节状、团片状高密度影，纵隔多发稍大淋巴结。T-SPOT 阴性，ESR 5 mm/h。

入院后检查血尿粪常规、生化、凝血功能＋D- 二聚体、男肿瘤五项、甲状腺五项及抗体、免疫五项、总 IgE、自身抗体、血管炎抗体、HIV 抗体、梅毒抗体均未见明显异常。TBNK 淋巴细胞分类及计数：总淋巴细胞数 1400.0×10⁹/L，CD4⁺ T 淋巴细胞数 532.0×10⁹/L。血支原体抗体 IgM 阳性，痰支原体 DNA 阴性。血 G 试验

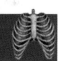

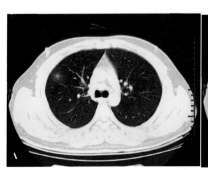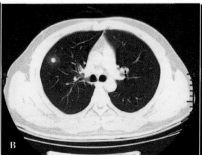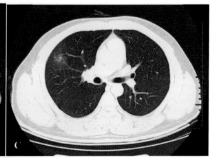

图 81-6 （2019-05-15）治疗前肺部 CT（肺窗）。 右肺上叶类结节状及团片状高密度影，中心见点状透亮影形成，考虑感染性病变可能

< 10 ng/L，GM 试验 0.09 ~ 0.20 μg/L，隐球菌抗原阴性。病毒性肝炎：HBsAg > 250.00 IU/L，HBsAb 0.00 IU/L，HBeAg 0.32 S/CO，HBeAb 0.01 S/CO，HBcAb IgG 7.45 S/CO；甲、丙、戊、丁型肝炎抗体阴性；血乙型肝炎病毒 DNA 定量 < 100 IU/ml。痰培养、痰涂片找抗酸杆菌（-）；常规心电图、头颅 MRI、超声心动图均未见明显异常。

（2019-05-23）胸部增强 CT：右肺上叶模糊结节，与 5 月 15 日 CT 对照，大小大致相仿，中心见点状透亮影形成，考虑感染性病变可能，纵隔淋巴结肿大与前片相仿。

【初步诊断】

①社区获得性肺炎；②克罗恩病，回肠末端型，狭窄型合并肛瘘，活动性中期；③慢性乙型病毒性肝炎携带者；④肺部结节。

【确定诊断】

①肺马尔尼菲篮状菌感染（HIV 阴性）；②克罗恩病，回肠末端型，狭窄型合并肛瘘，活动性中期；③慢性乙型病毒性肝炎携带者。

【鉴别诊断】

1.肺结核　由于两者在临床表现、肺部影像学等方面存在很多的相似性，且组织病理学特点较难分辨，均可表现为肉芽肿性炎症，极易误诊。但如痰或者 BALF 中找到结核分枝杆菌，或病理抗酸染色阳性可用于鉴别。

2.非结核分枝杆菌感染　免疫功能障碍的

宿主，最常容易感染非结核分枝杆菌，其次是马尔尼菲篮状菌（TM）。支气管镜下肉眼观对于鉴别诊断意义不大，但可取 BALF 或肺组织行 GM 试验、非结核分枝杆菌核酸检测、组织病理等可予鉴别。

3.肺真菌感染　亦属于机会性感染的常见病原菌，肺部影像学上可表现为多发结节伴空洞，结节周围常可见晕征，G 试验或 GM 试验可阳性，样本培养或组织病理可用于鉴别。

【治疗】

入院后完善相关检查，并经验性予莫西沙星注射液 0.4 g 静滴 1 次 / 日抗感染、氨溴索注射液化痰等对症支持治疗，在排除相关禁忌后行超声支气管镜检查以确诊。

2019 年 5 月 23 日行全麻下超声支气管镜检查：常规镜下未见明显异常，于右上叶前段行支气管肺泡灌洗，灌洗液送检细胞分类、计数、抗酸涂片、培养、GM 试验、隐球菌抗原检测等；RP-EBUS 未探及明显病灶，于右上叶前端外亚段 a 亚支 i 小支刷检，送检培养、细胞学检查、抗酸染色等；CP-EBUS 于 4 组、11Rs 部位见低回声区（图 81-7），予以穿刺活检，送检组织培养、NGS 等。BALF 常规：外观无色微混，有核细胞计数 395/μl，中性粒细胞 8%，淋巴细胞 39%，吞噬细胞 53%；GM 试验 0.09 μg/L；隐球菌抗原阴性。灌洗液、刷检物培养及涂片：均阴性。组织培养：阴性。组织 NGS（2019 年 5 月 26 日）提示：马尔尼菲篮状菌。因此，该患者诊断肺马尔尼菲篮状菌感染，停用莫西沙星，开始予伊曲康唑胶囊治疗：200 mg 2 次 / 日 ×12 周（首日 3 次 / 日），后 200 mg 1 次 / 日序贯。患者咳嗽症状逐渐缓解，随后两次复查肺 HRCT（图 81-8）提示：右肺上叶类结节状及周围晕状密度影逐渐吸收。患者目前规律服药，并定期随访中。

【诊治思路】

马尔尼菲篮状菌病为地方性真菌病，主要流行于泰国、印度尼西亚、马来西亚等东南亚国家和我国南方地区（包括广东、广西、云南、湖南等）[1]。马尔尼菲篮状菌是一种条件致病菌，其感染多见于免疫功能抑制或缺陷人群，如 HIV 感染患者、血液系统恶性肿瘤、器官移植、长期应用糖皮质激素、高 IgE 综合征、高 IgM 综合征、

抗 IFN-γ 自身抗体升高、自身免疫性疾病、器官移植、抗肿瘤靶向药物使用者、特发性 CD4+ T 细胞缺乏者等。近年来随着 HIV 感染者数量增加，马尔尼菲篮状菌已成为东南亚地区 AIDS 患者中仅次于结核分枝杆菌和隐球菌的第三大机会性致病菌[2]。它是一种系统性真菌病，侵犯机体单核巨噬细胞系统，通过血液、淋巴系统播散全身。传播途径包括呼吸道、肠道、皮肤破损及血源传播，其主要中间宿主为竹鼠。

无疫区旅游史，无免疫抑制剂服用史且 HIV 阴性的人群感染马尔尼菲篮状菌的报道仍较为少见。这里的 2 个病例均为 HIV 阴性，但都存在一定程度的免疫功能低下而导致马尔尼菲篮状菌

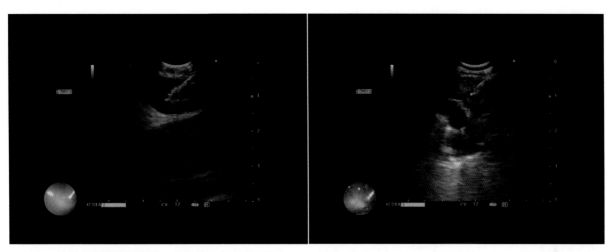

图 81-7　超声支气管镜下表现。常规镜下未见明显异常，CP-EBUS 发现 4 组、11Rs 部位有低回声区，随后行穿刺活检

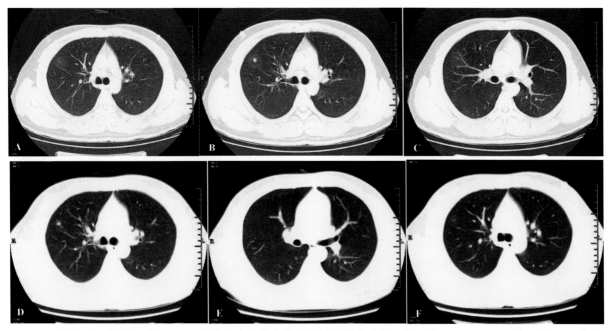

图 81-8　治疗后两次复查肺部 CT。右肺上叶类结节状及周围晕状密度影逐渐吸收。**A** 至 **C.** 2019 年 6 月 10 日复查 CT；**D** 至 **F.** 2019 年 8 月 20 日再次复查 CT

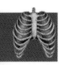

机会性感染：第 1 例是合并先天性 *STAT3* 外显子处杂合突变（c.92G＞A），第 2 例是使用免疫抑制药物（英夫利昔单抗）后出现获得性免疫缺陷。目前 c.92G＞A 致病性尚不明确，但分析基因突变可能导致下游信号通路的改变，导致巨噬细胞抗马尔尼菲篮状菌感染能力下降，或者 T 细胞的活性减弱等，从而引起机体的免疫低下[3]。

不论是 HIV 阳性还是 HIV 阴性患者，其临床表现均缺乏特异性，一般起病较慢，常见有发热、乏力、皮疹、胸闷气急、肝脾淋巴结肿大、多发皮下结节或脓肿等。HIV 阳性患者的发热多为持续发热，且以弛张热为主；而 HIV 阴性患者的发热往往不是主要症状，且多为间歇性低−中热，可自行缓解[4]。我们对这 2 例患者的 BALF 均进行了 NGS 检测，2 天后便鉴定了大量的马尔尼菲篮状菌核苷酸序列，从而有效提高了 HIV 阴性马尔尼菲篮状菌感染患者的诊治效率。因此，NGS 的成功应用揭示了其在快速病原学诊断中的潜力，为系统性真菌感染的临床诊治提供了新的前景[5]。

尽管有标准的抗真菌治疗方案，有些患者在几个月或几年后出现复发。Kawila 等研究表明，HIV 阳性马尔尼菲篮状菌感染患者死亡率约为 20.68%，较 HIV 阴性者死亡率低[6-7]，这可能是因为缺乏对 HIV 阴性患者马尔尼菲篮状菌感染的早期识别，致使诊治延迟，从而影响预后。

马尔尼菲篮状菌感染非特异性的临床特点给早期诊断带来一定难度，因其临床表现、病理组织学表现与结核感染相似，因此 HIV 阴性马尔尼菲篮状菌感染患者常误诊为结核病，而抗结核治疗不仅无效，反而可能加重真菌感染的扩散[8]。

【治疗经验】

随着临床上大剂量免疫抑制药物的应用和器官移植的推行，马尔尼菲篮状菌的易感人群在逐渐扩大[8-9]，其病死率高，给人类健康带来极大的挑战。因其临床表现、病理组织学表现与结核相似，因此常被误诊为结核病，而抗结核治疗不仅无效，反而可能加重真菌感染的扩散。因

此对于 HIV 阴性马尔尼菲篮状菌感染患者，需要仔细排查是否存在其他因素导致的免疫抑制或缺陷，并适时应用 NGS 这一有效手段，实现早期诊断及早期足疗程抗真菌治疗，有效降低病死率和减低复发率。

（张维　张骅）

参考文献

[1] Li HR, Cai SX, Chen YS, et al. Comparison of Talaromyces marneffei infection in human immunodeficiency viruspositive and human immunodeficiency virusnegative patients from Fujian, China. Chinese Medical Journal, 2016, 129（9）: 1059-1065.

[2] 贺莉雅，覃静林，符淑莹，等. 马尔尼菲篮状菌病研究现状. 皮肤科学通报，2017，34（5）: 581-588.

[3] Hart J, Dyer JR, Clark BM, et al. Travel-related disseminated penicillium marneffei infection in a renal transplant patient. Transpl Infect Dis, 2012, 14（4）: 434-439.

[4] 张建全，杨美玲，钟小宁，等. 人免疫缺陷病毒抗体阴性与阳性者播散性马尔尼菲篮状菌病的临床及实验室特征. 中华结核与呼吸杂志，2008，31（10）: 740-746.

[5] Zhu YM, Ai JW, Xu B, et al. Rapid and precise diagnosis of disseminated T.marneffei infection assisted by high-throughput sequencing of multifarious specimens in a HIV-negative patient: a case report. BMC Infect Dis, 2018, 18（1）: 379.

[6] Li YY, Lin ZY, Shi X, et al. Retrospective analysis of 15 cases of penicillium marneffei infection in HIV-positive and HIV-negative patients. Microb Pathog, 2017, 105: 321-325.

[7] Kawila R, Chaiwarith R, Supparatpinyo K. Clinical and laboratory characteristics of penicilliosis marneffei among patients with and without HIV infection in Northern Thai-land: a retrospective study. BMC Infect Dis, 2013, 13: 464.

[8] Qiu Y, Liao H, Zhang J, et al. Differences in clinical characteristics and prognosis of Penicilliosis among HIV-negative patients with or without underlying disease in Southern China: a retrospective study. BMC Infect Dis, 2015, 15: 525.

第三部分

纵隔疾病

病例 82　右上纵隔囊肿

【入院病史的采集】

患者男，28 岁，工人。

主诉：体检发现右上纵隔囊性病变 3 天。

现病史：患者 3 天前体检发现右上纵隔囊性病变，无咳嗽、咳痰、咯血、胸闷、胸痛、气促、发热、畏寒、盗汗等不适，就诊于我院门诊，拟"纵隔占位病变"收入我科。自起病以来，患者精神、食欲及睡眠可，大、小便正常，体重无变化。

既往史：平素健康状况良好；否认肝炎、结核、伤寒、疟疾病史，否认高血压、心脏病史，否认糖尿病、脑血管疾病、精神疾病史。无手术史，无输血史，否认食物、药物过敏史，预防接种史不详。

个人史：生于湖南省岳阳市，久居本地，否认冶游史，否认血吸虫疫水接触水，有吸烟史 3 年，每日约 10 支，无饮酒史，否认毒物接触史。

婚姻史：未婚未育。

家族史：否认家族性遗传病史。

【体检】

T 36.4℃，P 79 次 / 分，R 19 次 / 分，BP 111/73 mmHg，SPO_2 96%（未吸氧）。全身浅表淋巴结未及肿大。胸廓对称无畸形，胸骨无压痛，双侧呼吸动度未见异常，语颤未见异常，叩诊呈清音，呼吸音清晰，未闻及干、湿性啰音。心率 79 次 / 分，律齐，无杂音。腹平坦，腹软，全腹无压痛，无肌紧张及反跳痛，腹部无包块，肝脾肋下未触及，肝肾无叩击痛，移动性浊音阴性，肠鸣音未见异常。双下肢无水肿。

【辅助检查】

（2020-06-08）岳阳市某医院血常规、新型冠状病毒抗体未见异常。肺部 CT 增强（图 82-1）示：右上纵隔囊性灶（71 mm×81 mm），考虑良性病变可能性大，支气管囊肿？

【初步诊断】

右上纵隔囊肿：支气管囊肿？

【确定诊断】

右上纵隔囊肿。

【鉴别诊断】

纵隔囊肿主要见于气管支气管囊肿、食管囊肿、心包囊肿、胸腺囊肿等良性病变以及较为罕见的恶性囊肿病变。该患者无自觉症状，因体检发现纵隔囊性占位性病变，故其诊断主要依靠影像学所显示部位来诊断：纵隔囊肿以支气管囊肿最为常见，可见于纵隔的任何部位，主要位于中纵隔气管旁和隆突下，与气管或主支气管有密切关系，少数位于后纵隔，与食管关系密切。食管囊肿几乎均发生于食管壁或附着在食管壁上。心包囊肿多见于右侧心膈角区，左心膈角区次之，极少数见于其他心脏周围区域。淋巴管囊肿可见于纵隔的任何部位，以前上纵隔相对多见，可同时位于颈部和纵隔，亦可占据 2 个以上纵隔区域，包绕纵隔结构生长。胸腺囊肿则常见位于颈、前纵隔。抽吸囊肿分析其成分，对明确囊肿来源有较大帮助，但确诊多需外科手术后才能明确。

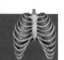
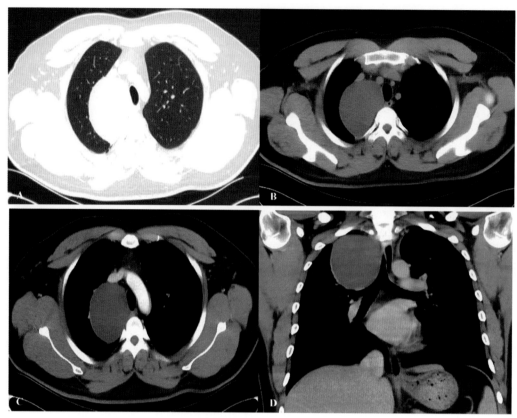

图 82-1 （2020-06-08）肺部增强 CT。可见右上纵隔类圆形低密度影（71 mm×81 mm），边界清楚，增强扫描未见明显强化

【治疗】

患者入院后完善血尿粪常规、肝肾功能、电解质、心肌酶、降钙素原、C 反应蛋白、D- 二聚体、凝血常规、红细胞沉降率、输血前常规、甲状腺功能、血糖、血脂、癌胚抗原等检查。入院第 2 天完善支气管镜检查，见气管中下段右侧壁呈外压性改变，致管腔轻度变形。右上叶支气管呈外压性改变，致管腔轻度变形。予以超声气管镜在气管中段右后侧壁可探及一超出测定范围的均质无回声区，在此处行 EBUS-TBNA，进针约 3 cm，负压回抽见黄色清亮液体，共抽吸液体 190 ml（图 82-2）。将穿刺液送检常规、生化、癌胚抗原（CEA）、糖类抗原 125、病理学检查、细菌及真菌涂片＋培养、抗酸杆菌检查、结核分枝杆菌 DNA 检测、结核分枝杆菌培养。

穿刺液生化报告：总蛋白 50.2 g/L，腺苷脱氨酶 37.70 U/L↑，葡萄糖 4.27 mmol/L，乳酸脱氢酶 531.6 U/L。穿刺液常规检查结果：淡黄色，清亮，无凝块，李凡他试验阳性（＋），细胞总数 8137×10^6/L，白细胞计数 3137×10^6/L，单核白细胞 0.83，多核白细胞 0.17。癌胚抗原 3.22 ng/ml，糖类抗原 12 521.90 U/ml；结核分枝杆菌 DNA 检测阴性；穿刺液细菌及真菌涂片＋培养、抗酸杆菌检查均未见异常。病理学检查报告：（支气管囊肿吸取物细胞块）检见淋巴细胞（图 82-3）。

术后予以莫西沙星预防性抗感染治疗，拟择期再次行纵隔囊肿 EBUS-TBNA，患者拒绝，建议出院后定期随访其大小变化。

【复诊】

（2020-06-10）复查胸部 HRCT（图 82-4）：右上纵隔囊性灶伴右上肺压迫性肺不张（约 74 mm×45 mm，较前片囊性灶稍缩小、张力减低）。考虑良性病变可能性大，支气管囊肿？纵隔脂肪间隙稍模糊。

【诊治思路】

前肠源性囊肿占纵隔囊肿的 50% 以上，其中尤以支气管囊肿最为常见[1]。部分患者无临

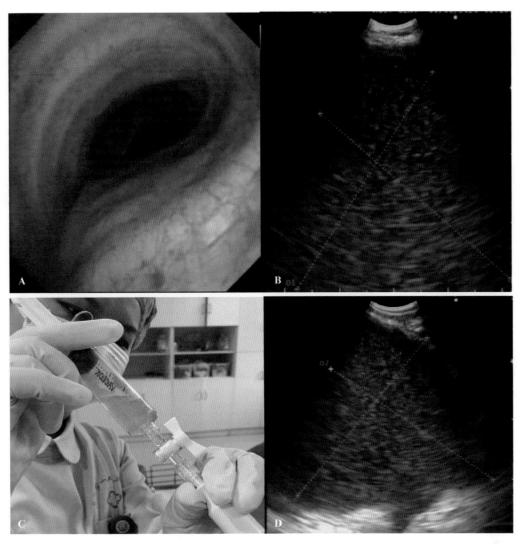

图 82-2　支气管镜检查。气管中下段右侧壁呈外压性改变，超声气管镜在气管中段右后侧壁可探及一超出测定范围的均质无回声区，在此处行 EBUS-TBNA，共抽吸 190 ml 黄色清亮液体后该低密度回声区明显缩小，大小约 35.5 mm×35.2 mm

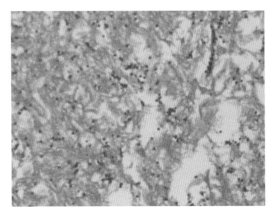

图 82-3　纵隔囊肿 TBNA 标本细胞块病理，可见较多淋巴细胞（HE 染色 ×20）

床症状，部分患者因囊肿压迫邻近组织结构或囊肿感染等原因出现症状而就诊[2]，可表现为胸痛、呼吸困难、咯血或反复呼吸道感染所致的咳嗽、咳痰症状[3]。胸部 CT 或 MRI 检查对于纵隔囊肿的诊断具有重要临床意义，在 CT 图像上表现为液体密度或在 MRI 图像上表现为长 T2 信号有助于明确囊肿诊断。然而部分囊肿由于其富含细胞成分或囊肿反复感染，可表现为实性密度，且部分囊肿可有气液平面或钙化，可能对诊断造成一定的困扰。外科切除囊肿对于其诊断及明确来源具有确定意义，然而对于部分不耐受手术或不愿意手术者，支气管内超声（EBUS）检查时可表现为无回声区域，有助于明确囊肿诊断，而超声内镜引导下经支气管针吸活

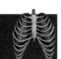

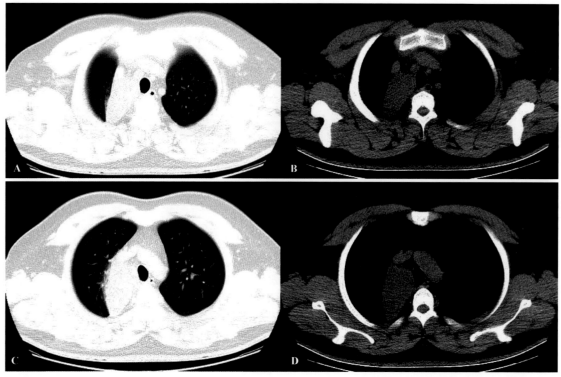

图 82-4 （2020-06-10）肺部 HRCT。右上纵隔囊性灶伴右上肺压迫性肺不张，囊性灶较前稍缩小、张力减低

检（EBUS-TBNA）抽吸囊液，分析其细胞成分，有助于明确囊肿来源[1]。其来源的确定是基于囊液中的上皮细胞成分：富含间皮细胞者为心包或胸膜囊肿，富含支气管上皮细胞者为支气管囊肿[1]。但囊液成分分析确定囊肿来源的敏感性较低，Aravena C 等[1] 研究显示通过对囊液成分的分析，仅 27% 患者能够明确其来源。然而，从治疗的角度来说，这并不影响 EBUS-TBNA 在纵隔囊性病变中的应用，因为患者多因囊肿过大对周围组织结构造成压迫症状或因囊肿感染症状而就诊，与其来源无关[1]。

对有症状的纵隔囊肿，一致认为手术切除囊肿是较为合理的选择，而对无症状者，其治疗方法的选择存在争议[4]，除手术外，尚可选择抽吸的方法，后者可经胸壁、经食管、经气管支气管进行[4]。随着 EBUS-TBNA 在临床上的广泛应用，在超声引导下可以观察针尖位置，从而调整穿刺深度，有利于充分引流囊液，应该有其应用前景。然而，研究报道经 EBUS-TBNA 抽吸后，有效率不超过 46%，仅有 5.5% 的患者能够完全缓解[1]，且 EBUS-TBNA 存在继发感染、出血等并发症，尤其对于囊性病变，其出现囊肿感染、肺脓肿、胸膜腔感染的概率似乎高于纵隔

实性占位性病变[4-5]。因此，临床应用过程中应选择合适的患者，严格把握无菌原则。

（王咏雪 柳 威）

参考文献

[1] Aravena C, Patel J, Goyal A, et al. Role of endobronchial ultrasound-guided transbronchial needle aspiration in the diagnosis and management of mediastinal cyst. J Bronchology Interv Pulmonol, 2020, 27（2）：142-146.

[2] Makhija Z, Moir CR, Allen MS, et al. Surgical management of congenital cystic lung malformations in older patients. Ann Thorac Surg, 2011, 91（5）：1568-1573.

[3] Kirmani B, Kirmani B, Sogliani F. Should asymptomatic bronchogenic cysts in adults be treated conservatively or with surgery. Interact Cardiovasc Thorac Surg, 2010, 11（5）：649-659.

[4] Patel SR, Meeker DP, Biscotti CV, et al. Presentation and management of bronchogenic cysts in the adult. Chest, 1994, 106（1）：79-85.

[5] Çağlayan B, Yılmaz A, Bilaçeroğlu S, et al. Complications of convex-probe endobronchial ultrasound-guided transbronchial needle aspiration: a multi-center retrospective study. Respir Care. 2016, 61（2）：243-248.

病例 83 纵隔淋巴结结核：结核分枝杆菌核酸检测（＋）

【入院病史的采集】

患者男，70 岁。

主诉：咳嗽伴发热 3 月余。

现病史：患者 3 个月前无明显诱因出现阵发性咳嗽、咳白色黏液痰，偶有发热，最高体温达 39℃，无胸痛、胸闷、气急等不适，到当地医院就诊，胸部 CT 提示未见明显异常，予头孢类抗生素静滴 1 周后上述症状未见明显缓解。半个月后就诊我院，胸部 CT 提示纵隔淋巴结肿大，为进一步明确诊断收入院。

既往史：既往体健，否认高血压、糖尿病、慢性肝肾功能不全、慢性肝病、结核等病史，否认药物及食物过敏史，否认重大外伤、手术史。

个人史：生于原籍，久居当地，无牧区、疫区接触史，无化学物质、放射性物质、有毒物质接触史，无矿山、高氟区、低碘区居住史，无饮酒嗜好，吸烟每年 800 支。

婚姻史：已婚，育有 1 子 1 女，配偶及子女体健。

家族史：无遗传性、家族性疾病史。

【体格检查】

T 36.6°，P 82 次 / 分，BP 122/75 mmHg，R 19 次 / 分，皮肤黏膜正常，浅表淋巴结未及肿大。双肺呼吸音粗，无啰音。律齐，无杂音。腹软，无压痛、反跳痛，肝脾肋下未及。双下肢无水肿，病理征（－）。

【辅助检查】

白细胞 7.44×10⁹/L，中性粒细胞百分比 65.19%，中性粒细胞 4.85×10⁹/L，血红蛋白 115 g/L，血小板 348×10⁹/L；谷丙转氨酶（ALT）42 U/L，谷草转氨酶（AST）41 U/L，总蛋白 70.9 g/L，白蛋白 34.9 g/L，乳酸脱氢酶（LDH）214 U/L，碱性磷酸酶（ALP）180 IU/L，γ-GT 748 IU/L；C 反应蛋白（CRP）108.4 mg/L，红细胞沉降率（ESR)105 mm/h。血电解质正常。痰抗酸染色（－）；结核芯片：16KDA/38KDA/LAM 抗体阴性；T-SPOT 阴性；PPD 2 mm×2 mm 阴性。呼吸道疾病感染谱：阴性。肺功能正常，肝胆胰脾 B 超未见异常。

胸部 CT：肺窗和纵隔窗均可见明显的隆突下和右肺门肿大淋巴结（图 83-1）。

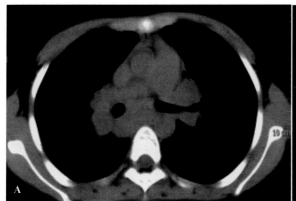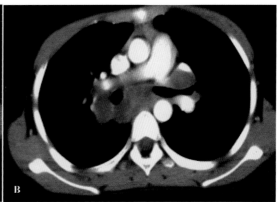

图 83-1 胸部 CT。肺窗和纵隔窗均可见明显的隆突下和右肺门肿大淋巴结

【初步诊断】

纵隔淋巴结肿大性质待查。

【确定诊断】

纵隔淋巴结结核。

【鉴别诊断】

1.纵隔淋巴瘤 淋巴瘤多见于青壮年，以全身浅表淋巴结肿大、肝脾大为主要临床表现，其纵隔及肺门多组淋巴结肿大，且有包绕大血管趋势，坏死、囊变及钙化少见。增强扫描淋巴结均匀强化。

2.纵隔淋巴结结核 可合并肺结核及肺外结核，该病多有低热、盗汗、乏力、食欲缺乏等结核毒血症状，病程多为慢性，其病灶易干酪样坏死、粘连、融合纤维包绕、破溃且向肺内浸润。可行 PPD 试验、痰找抗酸杆菌、血结核抗体检测，必要时行肺部 CT 及气管镜等检查进一步明确诊断。

3.纵隔型肺癌 病灶中心位于肺内，一般强化较明显，其内可见肿瘤坏死区，显示纤细、迂曲的肿瘤营养血管，即"血管相征"为特征性改变。

4.纵隔淋巴结转移性肿瘤 一般有原发肿瘤病史，增强 CT 可见病灶强化，活检病理可以明确诊断。

5.结节病 为原因不明的全身性非干酪性肉芽肿，肺门与气管旁淋巴结肿大，多组淋巴结受累，其典型表现是两侧肺门淋巴结对称性肿大，伴或不伴纵隔淋巴结肿大。呈圆形、卵圆形软组织影，密度均匀，边缘清楚，增强后呈均匀一致性强化。

6.巨淋巴结增生症 肺门或纵隔孤立性淋巴结肿大，发生在右侧气管旁多见，病变多较大，境界清楚，平扫密度多较均匀，有的病灶内可见低密度区，增强后显著强化，其密度可与纵隔血管相仿，且持续时间较长。

【治疗】

入院后完善相关检查，送检痰培养、痰找抗酸杆菌等，并辅以止咳、化痰等对症支持治疗，行超声支气管镜穿刺取得活检组织（图 83-2），EBUS-TBNA 纵隔淋巴结活检病理学报告（图 83-3）：镜下见血凝块中散在部分增生伴玻璃样变的纤维结缔组织，个别肉芽肿样结构，抗酸染色（－），建议临床上排除结核。但患者结核相关实验室检查均为阴性，如需进一步确诊则考虑纵隔镜检查或者超声支气管镜二次活检。家属经

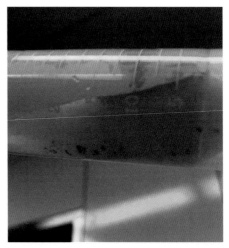

图 83-2 经 EBUS-TBNA 穿刺出的组织呈灰褐色渣样改变

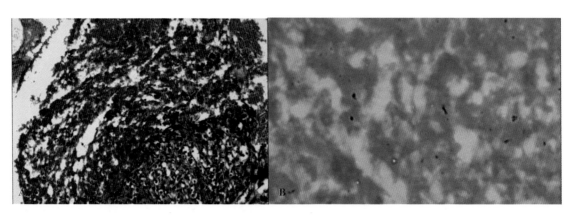

图 83-3 纵隔淋巴结活检病理学。A. HE 染色 ×10；B. 抗酸染色 ×100

过商量后要求二次活检，予以穿刺3针取出多量标本，送检病理提示上皮样肉芽肿性病变伴少许干酪样坏死，抗酸染色（－），结核分枝杆菌核酸检测结果阳性，符合纵隔淋巴结结核改变。经与患者及家属沟通，并签订抗结核药物治疗知情同意书后，予以乙胺丁醇0.75 g 1次/日、异烟肼片0.3 g 1次/日、利福平0.45 g 1次/日、吡嗪酰胺0.5 g 3次/日抗结核治疗，并辅以保肝处理，出院继续抗结核治疗。

【复诊】

坚持抗结核治疗后，随访患者无咳嗽、咳痰，无发热、盗汗，无胸闷、气促等不适，复查胸部CT示纵隔淋巴结明显缩小（图83-4）。坚持抗结核治疗后1年，复查纵隔CT提示肿块明显缩小，患者无特殊不适主诉。总体治疗15个月后予以停抗结核药物。

【诊治思路】

纵隔淋巴结结核是结核分枝杆菌侵入纵隔内一组或多组淋巴结引起的慢性疾病，由于常无肺实质性病变，早期亦无特异征象，临床上结核中毒的症状不典型，常被误诊为其他疾病，故更应引起临床的重视[1]。

纵隔淋巴结结核分为原发性和继发性两种。一种是原发性，病因不明，表现为（慢性）淋巴肉芽肿，多见于免疫功能低下者，特别是AIDS患者，而健康人群中不常见。第二种是继发性，多由邻近部位结核感染波及，多来自肺结核，好发于儿童和青少年，但是近年来随着儿童计划免疫的全面实施，其发病率见低，成人发病率明显增加。胸部CT能很好地显示纵隔淋巴结结核的结节大小、边缘、密度及肺内有无伴发病变，而增强CT扫描更能显示中央低密度衰减区和周边强化的结节，加上随访，对诊断纵隔淋巴结结核，甚至对确定是否活动期有很大帮助。

纵隔淋巴结结核的确诊依赖于组织病理学。病理标本的获取途径主要是常规支气管穿刺、超声支气管镜穿刺、纵隔镜等。传统的王氏TBNA可以实现常规支气管镜下诊断纵隔淋巴结结核，但其敏感性较低，主要因为传统TBNA技术的培训不足[3-4]，同时有呼吸运动的影响和无法直视下的对穿刺风险的担忧[5]。近些年发展起来的EBUS-TBNA是一种微创技术，由于其在肺癌分期等应用中具有出色的诊断准确性，已成为评估纵隔或肺门淋巴结病的首选方法[6-8]。本例患者出现纵隔淋巴结肿大，淋巴结内有液化坏死也有分隔，经2次超声支气管镜穿刺明确诊断。与手术纵隔镜相比，该手术具有出色的安全性和成本优势。多项研究表明，其诊断敏感性等同于手术纵隔镜检查，并且并发症很少见[9-10]。取到干酪样坏死性肉芽肿、穿刺液涂片找到抗酸杆菌、结核分枝杆菌培养阳性均可以明确诊断。正规、足疗程的抗结核治疗是原发性纵隔淋巴结结核治疗的关键，疗程一般为9个月以上。纵隔淋巴结结核侵蚀支气管出现肉芽肿病变时，支气管镜介入治疗对气管内疾病控制、改善预后有明显疗效[11]。

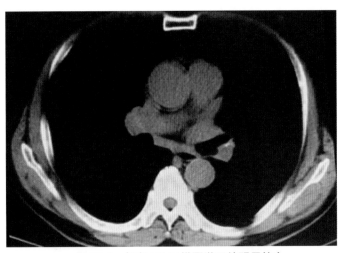

图83-4 复查CT示纵隔淋巴结明显缩小

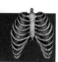
【治疗经验】

纵隔淋巴结结核好发于中、青年，常见多发肿大淋巴结，单侧多于双侧，常累及气管周围，右侧多于左侧，文献报道这可能与肺的淋巴引流及右侧纵隔组织松软等有关。肿大淋巴结形态多较规则，边界清晰或不清晰，病变早期较少融合，后期相邻区域淋巴结因包膜破溃可融合为较大不规则团块。肿大淋巴结CT平扫多显示为密度均匀，部分较大病灶因中央坏死可出现稍低密度区；CT增强扫描均可明确显示病变强化特征，即结节状、环状、分隔状及不均匀强化，薄壁或者厚壁环形强化，具有特征性。超声支气管镜检查是主要的诊断方法，病理学是诊断金标准，正规、足疗程的抗结核治疗是关键。该病预后良好。

（唐飞）

参考文献

［1］沈敏，黄梅.纵隔淋巴结结核1例并文献复习.内科急危重症杂志，2018，24（06）：516-518＋526.

［2］张雨涵，冉淑华，罗为，等.18F-FDG PET/CT在淋巴瘤及淋巴结结核诊断中的价值.第三军医大学学报，2018，40（17）：1599-1604.

［3］Haponik EF，Shure D. Underutilization of transbronchial needle aspiration：experiences of current pulmonary fellows. Chest，1997，112：251-3.

［4］Dabscheck EJ，Hew M，Irving L，et al. Bronchoscopic training and practice in Australia and New Zealand is inconsistent with published society guidelines. J Bronchology Interv Pulmonol，2014，21：117-22.

［5］Piet AH，Lagerwaard FJ，Kunst PW，et al. Can mediastinal nodal mobility explain the low yield rates for transbronchial needle aspiration without real-time imaging？ Chest，2007，131：1783-7.

［6］Tournoy KG，Bolly A，Aerts JG，et al. The value of endoscopic ultrasound after bronchoscopy to diagnose thoracic sarcoidosis. Eur Respir J，2010，35：1329-35.

［7］Varela-Lema L，Fernández-Villar A，Ruano-Ravina A. Effectiveness and safety of endobronchial ultrasound-transbronchial needle aspiration：a systematic review. Eur Respir J，2009，33：1156-64.

［8］国洋洋，刘媛媛，全晶，等.超声支气管镜引导下针吸活检术对纵隔肺门淋巴结结核的诊断价值.中华实用诊断与治疗杂志，2018，32（6）：597-599.

［9］Steinfort DP，Liew D，Conron M，et al. Cost-benefit of minimally invasive staging of non-small cell lung cancer：a decision tree sensitivity analysis. J Thorac Oncol，2010，5：1564-70.

［10］Yasufuku K，Pierre A，Darling G，et al. A prospective controlled trial of endobronchial ultrasound-guided transbronchial needle aspiration compared with mediastinoscopy for mediastinal lymph node staging of lung cancer. J Thorac Cardiovasc Surg，2011，142：1393-400.

［11］张景熙，白冲、黄海东，等.经气管镜冷冻联合药物灌注对透壁型纵隔支气管旁淋巴结结核等治疗作用.中华结核和呼吸杂志，2001，34（12）：898-903.

病例 84 纵隔淋巴结结核伴心包积液

【入院病史采集】

患者女，26 岁，职员。

主诉：咳嗽、发热 1 月余

现病史：患者 1 月余前受凉后出现咳嗽、发热，最高体温 38.5℃，于当地医院行抗感染治疗后好转，3 天后再次出现发热，体温 37～38℃，再次行头孢类抗生素（具体不详）抗感染治疗 7 天，症状多次反复。后就诊于北京某医院，胸部 CT 提示右气管旁淋巴结肿大，考虑感染、免疫相关疾病。后又就诊于我院，门诊 PPD 试验阳性，考虑淋巴结核可能，为进一步治疗入院。

既往史：无结核接触史。

个人史、婚姻史及家族史：无特殊。

【体格检查】

双侧锁骨上未触及肿大淋巴结，双肺听诊呼吸音清。

【辅助检查】

（2018-05-03）胸部 CT：①右肺上叶纵隔旁恶性病变伴空洞；②左肺上叶少许炎症；③右肺门及纵隔多发淋巴结肿大，考虑转移；④心包少量积液（图 84-1）。

【初步诊断】

①右肺上叶空洞型病变：结核？肺癌？纵隔淋巴结肿大；②心包积液。

【确定诊断】（2018-05-11）

①右肺上叶结核；②纵隔淋巴结结核；③心包积液。

【鉴别诊断】

1. 肺恶性肿瘤伴肺门、纵隔淋巴结转移。
2. 肺结核及纵隔淋巴结结核。
3. 肺部感染伴纵隔淋巴结反应性增生。
4. 结节病。

【治疗】

患者 EBUS-TBNA 穿刺病理提示（R4 组淋巴结）淋巴样细胞及变性坏死组织，结核分枝杆菌 DNA（TB-DNA）检测阳性，抗酸染色阳性（图 84-2 和图 84-3），诊断为肺结核、纵隔淋巴结结核，转入结核科行抗结核治疗。

【复诊】

（2018-10-24）胸部 CT：①右肺感染可能，建议结合临床，原纵隔旁软组织影较前缩小，空洞闭合；②原左肺上叶少许炎症此次未见；③右肺门及纵隔多发小淋巴结，较前缩小，2R 区淋巴结肿大较前缩小；④心包少量积液，同前（图 84-4）。

经过抗结核治疗，肺部病变、纵隔肿大淋巴结较前明显吸收或缩小。

【诊治思路】

患者为年轻女性，以发热、咳嗽为主要症状，抗感染治疗后症状改善不明显，胸部 CT 提示右肺上叶纵隔旁不规则结节，内有空洞，伴纵隔淋巴结肿大，CT 报告提示肺癌可能，但结合患者年龄、影像学特点，依然觉得良性疾病可能

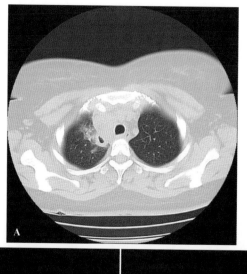

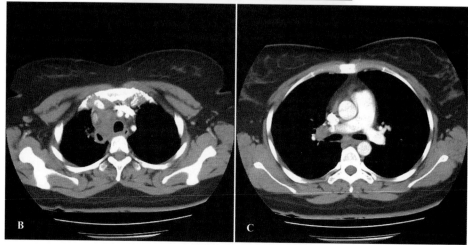

图 84-1 （2018-05-03）EBUS 穿刺前胸部 CT。右肺上叶纵隔旁空洞型病变，气管旁（R4 组）、右肺门（R10 组）、隆突下（7 组）淋巴结肿大

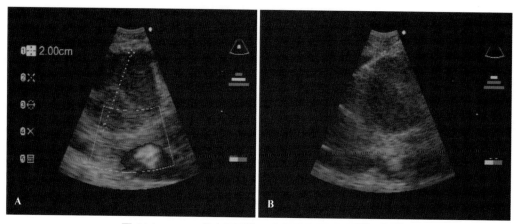

图 84-2 EBUS 超声下图像，穿刺肿大的 R4 组淋巴结

性大，EBUS-TBNA 是首选的确诊手段。

最终病理证实为淋巴结结核、肺结核，给予常规四联抗结核治疗后，肺部病灶、纵隔淋巴结明显吸收或缩小，空洞闭合。治疗结果证明了诊断是正确的。

【治疗经验】

年轻患者出现肺内孤立性病变伴纵隔淋巴结肿大时，为避免延误病情应尽快安排 EBUS-TBNA 获得活检标本，等待活检病理的过程中再完善其他检查。EBUS 穿刺时，也可以根据术中

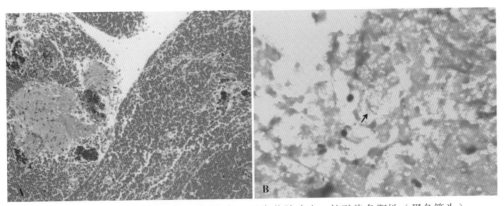

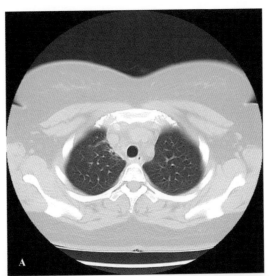

图 84-3　穿刺标本病理检查。HE 染色可见肉芽肿改变，抗酸染色阳性（黑色箭头）

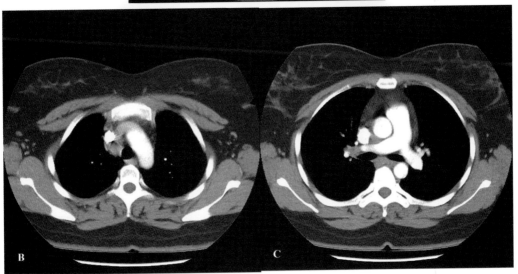

图 84-4　（2018-10-24）抗结核治疗半年后胸部 CT。右肺上叶空洞闭合，纵隔淋巴结缩小

的情况大致判断良恶性：①超声下肿大淋巴结回声均匀者更像肿瘤，回声混杂者更像良性；②质地较软、易出血者更像肿瘤；③容易穿出组织条者更像肿瘤，④进针时手感较韧，针尖有切割感觉者更像肿瘤，手感较滑、感觉扎进泥里者更像

良性[1]。

　　结核、结节病是导致纵隔淋巴结肿大最常见的良性疾病，两者在症状、影像上有所不同：结核更容易出现咳嗽、发热等感染症状，结节病 CT 上一般累及多组淋巴结且对称性分

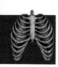

布。EBUS-TBNA 是鉴别两者的有效手段。在病理上，两者都可表现为肉芽肿，结核通常有坏死，抗酸染色阳性，结核 DNA 分子检测可为阳性。但很多情况下由于标本量有限，两者不易区分，更需要结合临床症状、影像学检查进行综合分析。本例患者即使抗酸染色阴性、TB-DNA 检测阴性，也要高度怀疑结核，可以进行试验性抗结核治疗。文献报道 EBUS-TBNA 对疑似淋巴结结核的诊断敏感性可在 80% 以上[2]，对结节病的诊断敏感性在 70% 以上[1,3]。分子病理学的发展除了能检测 TB-DNA，还可以对一线结核药进行耐药检测，这就需要更多的组织标本，因此，EBUS 穿刺过程中一定要多次穿刺、多组淋巴结穿刺，留取足够的组织标本。

（王冲）

参考文献

［1］王冲，刘彦国，赵辉，等．支气管内超声引导针吸活检未确诊病例的临床特点分析．中华胸心血管外科杂志，2015，31（9）：516-518．

［2］解桢，赵辉，郑红芳，等．支气管内超声引导针吸活检术（EBUS-TBNA）在胸内淋巴结结核诊断中的应用价值．中华胸心血管外科杂志，2013，29（12）：739-742．

［3］李辑伦，赵辉，隋锡朝，等．支气管内超声引导针吸活检术在Ⅰ、Ⅱ期胸部结节病诊断中的应用价值．中国微创外科杂志，2015，（4）：324-328．

病例 85　纵隔淋巴结结核伴 2 型糖尿病

【入院病史的采集】

患者女，68 岁，退休工人。

主诉：发现纵隔淋巴结肿大 20 天。

现病史：患者 20 天前因"拟行半月板置换术"于当地医院行胸部 CT：双肺磨玻璃样结节，双肺粟粒样结节；纵隔内、双肺门多发肿大淋巴结伴钙化。无咳嗽、咳痰，无胸闷、气短，无胸痛，无盗汗、消瘦、骨痛，无声音嘶哑，无头疼、头晕、全身乏力、四肢酸痛，无恶心、呕吐，无腹痛、腹泻等不适。给予头孢类抗生素及止咳药物（具体药物不详）治疗 2 周，复查胸部 CT：右肺下叶占位性病变并纵隔多发肿大淋巴结，较前无明显变化。为求进一步诊治，患者到我院门诊就诊，行胸部增强 CT 示纵隔多发肿大淋巴结，淋巴瘤？转移瘤？以"纵隔淋巴结肿大"收住我科病房。自发病以来，食欲正常，大小便正常，体重较前无下降。

既往史：高血压病史 20 余年，血压最高 240/140 mmHg，平素口服缬沙坦 1 片 1 次 / 日，苯磺酸氨氯地平 1 片 1 次 / 日，血压控制不详。2 型糖尿病病史 1 年余，平素口服二甲双胍 500 mg 2 次 / 日、达格列净 1 片 2 次 / 日，血糖控制稳定。肾上腺皮质囊肿手术史 20 余年。否认肝炎、结核疾病史，否认心脏病史，否认脑血管疾病、精神疾病史，否认外伤、输血史，无过敏史。

个人史：生于并久居本地，无疫区、疫情、疫水接触史，无牧区、矿山、高氟区、低碘区居住史，无化学性物质、放射性物质、有毒物质接触史，无吸毒史，无吸烟、饮酒史。

婚姻史：24 岁结婚，婚后育有 1 子 1 女，丈夫及子女体健。

家族史：家族中无相关疾病史。

【体格检查】

T 36.3 ℃，P 82 次 / 分，R 20 次 / 分，BP 168/99 mmHg，神清，皮肤无黄染，浅表淋巴结未及肿大，胸廓正常，左肺呼吸音清，右下肺呼吸音略低，未闻及干湿性啰音。心率 82 次 / 分，心律齐，未及杂音。全腹无压痛及反跳痛，肝脾肋下未及，双下肢无水肿。病理征（－）。

【辅助检查】

血常规：白细胞 $4.68×10^9/L$，中性粒细胞百分比 53%，CRP 8 mg/L，ESR 26 mm/h；血清肿瘤标志物 CYFRA 4.58 ng/ml，余项目正常；结核感染 T 细胞检测阳性，PPD 试验（＋＋＋）。

心电图示窦性心律，室性期前收缩，T 波改变。心脏彩超：室间隔肥厚，主动脉瓣退行性变伴轻度反流，左心室舒张功能减退。

腹部 CT 平扫未见明确异常。

胸部增强 CT（图 85-1）：①纵隔多发肿大淋巴结，淋巴瘤？转移瘤？②双肺多发条片影，考虑慢性炎症或纤维灶。

【初步诊断】

①纵隔淋巴结肿大；②高血压 3 级（很高危组）；③2 型糖尿病。

【确定诊断】

①纵隔淋巴结结核；②高血压 3 级（很高危组）；③2 型糖尿病。

【鉴别诊断】

1.**肺结节病**　可无临床症状，或有低热、咳

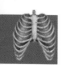
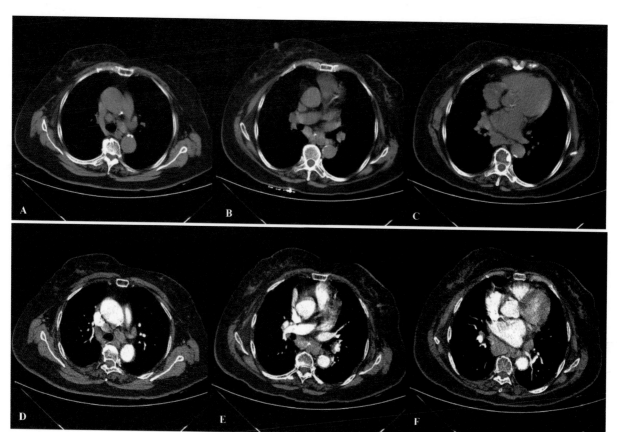

图 85-1　胸部 CT 影像。纵隔内见多发肿大淋巴结，以 4 区、7 区、8 区明显，形态不规整，较大者短径约 2.9 cm，内部可见点状钙化，强化欠均匀，未见明显坏死性低密度灶

嗽、胸闷症状。胸部影像学多见纵隔及双肺门淋巴结对称性肿大，局部可见淋巴结聚集但一般不融合，病史较长者可见钙化，增强扫描一般呈均匀中度强化，内部一般无坏死。需要进一步行纵隔淋巴结活检以明确诊断。

2. 淋巴结结核　可有低热、盗汗、消瘦、乏力等结核中毒表现，可继发于肺或支气管结核，颈部一侧或双侧可有多个大小不等的淋巴结肿大，初期质硬无痛，进一步发展则淋巴结与皮肤及淋巴结之间相互粘连融合成团，形成不易移动的团块，晚期干酪样坏死液化形成寒性脓肿进而破溃，慢性溃疡瘘管形成，愈合后留有瘢痕。淋巴结结核增强扫描可有环形强化的特征性表现，为中心干酪样坏死低密度区而周围肉芽肿组织强化而形成。本例患者临床特点与此不符，需要进一步行活检确诊。

3. 淋巴结转移性肿瘤　常有原发恶性肿瘤病史，纵隔淋巴结肿大常呈单侧非对称性分布，大小不一，相互融合，一般为气管前血管后间隙及主肺动脉窗淋巴结肿大较明显，增强扫描可有轻度不均匀强化或仅有边缘强化，中心区域可坏死且不

强化。本患者无原发肿瘤相关表现，暂不考虑。

【诊治思路】

患者因"发现纵隔淋巴结肿大 20 天"入院，无临床症状，胸部 CT 示纵隔淋巴结肿大，以 4R、4L、7、8 组明显，其中 7 组可见多个淋巴结，边缘欠清晰，强化不均匀，可见散在钙化点，双侧肺门亦见小淋巴结。综合分析，首先考虑肺结节病，为明确诊断行 EBUS-TBNA 检查。

气管镜检查，普通白光气管镜检查镜下未见明显异常，进一步行超声检查。超声探及 4R、4L、7、8 组淋巴肿大，选择 4R 和 7 组淋巴结分别穿刺 3 针。以 7 组淋巴结为例（图 85-2），B 超模式见多发肿大淋巴结，可见淋巴结间的边界模糊，但未见明显融合；切换为彩色多普勒模式见淋巴结内无明显血运；弹性模式示中间颜色混杂表现，考虑良性病变可能性较大。最后病理（图 85-3）示，送检出血组织内见少许淋巴细胞及支气管黏膜上皮细胞，上皮未见明确异型，灶区见凝固性坏死，周边见组织细胞及个别多核巨

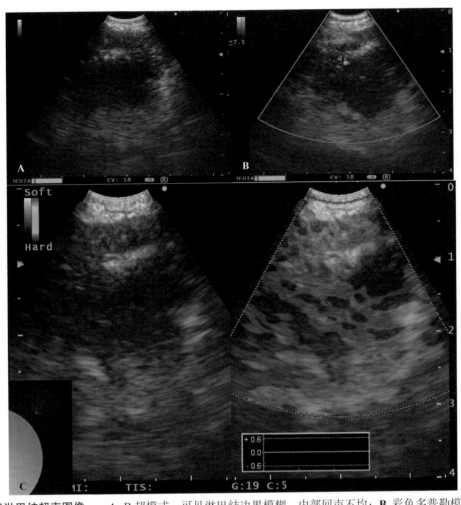

图 85-2　7 组淋巴结超声图像。　**A.** B 超模式，可见淋巴结边界模糊，内部回声不均；**B.** 彩色多普勒模式，淋巴结边缘可见一小血管，淋巴结中心缺乏彩色血流信号；**C.** 弹性模式，为红黄蓝绿中间颜色混杂，提示良性病变

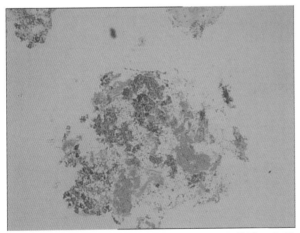

图 85-3　纵隔淋巴结穿刺组织病理。可见少许淋巴细胞及支气管黏膜上皮细胞，上皮未见明确异型，灶区见凝固性坏死，周边见组织细胞及个别多核巨细胞反应

细胞反应，建议结合临床及实验室检查明确有无结核可能。诊断纵隔淋巴结结核，予异烟肼、利福平、乙胺丁醇抗结核治疗，目前在随访中。

【治疗经验】

纵隔淋巴结肿大的鉴别诊断主要有结节病、淋巴瘤、纵隔淋巴结结核、淋巴结转移性肿瘤、反应性淋巴结肿大等。纵隔淋巴结结核的特点是常累及多区淋巴结，主要累及中纵隔中上部位的淋巴结，右侧多于左侧。结合病史及影像学，对大多数典型病例做出初步诊断并无太大挑战性，但确诊仍需要病理学依据，常规经支气管针吸活检（conventional TBNA，c-TBNA）和 EBUS-TBNA 是诊断此类疾病的最佳方式。

近年来肺结核发病呈上升趋势，纵隔淋巴结结核已成为常见疾病，部分患者影像学表现与结节病和肿瘤转移较难鉴别。淋巴结结核从病理上可分为 4 期[1]：第 1 期为淋巴组织样增生，形成结节和肉芽肿；第 2 和第 3 期为出现干酪坏死，淋巴结包膜破坏，多个淋巴结粘连；第 4 期为干酪样物质破裂形成融合性空洞，此期在纵隔中较少见。淋巴结环形强化或分隔样强化是纵隔淋巴结结核常见的影像学表现，病理显示淋巴结外周缘或液化区分隔带含毛细血管丰富的肉芽组织，是其环形和分隔样强化的病理基础，无强化的液化区为无结构的均匀红染的干酪样物质。

本例患者胸部增强 CT 扫描可见不均匀强化，但未见坏死液化及典型的环形强化和分隔样强化表现，考虑其淋巴结结核病理分期为 1 期和 2 期，表现为灶性凝固性坏死为主，伴多少不等的淋巴细胞和类上皮细胞分布，缺乏明显血管结构[2]。其 CT 和病理表现与其超声下表现吻合，在 B 超模式中可见淋巴结回声不均，边界不清晰，提示为肉芽肿病变混有灶状坏死，但缺乏液化坏死和血管，而弹性模式可见整个淋巴区域为红黄蓝绿四种颜色混杂，为结节病和淋巴结结核的常见表现，亦提示良性病变的可能性更大。

结节病和胸内淋巴结结核在本质上同为肉芽肿性疾病，在影像学和病理学表现上有很多的相似之处。EBUS-TBNA 可用于这两种疾病的诊断和鉴别诊断，标本除可进行常规病理学检查外，利用穿刺标本进行结核分枝杆菌核酸检测（TB-PCR）是一种用于鉴别胸内肉芽肿性淋巴结病的新技术[3]，其诊断结核的敏感性、特异性、阳性预测值、阴性预测值和诊断准确性分别为 56%、100%、100%、81% 和 85%。EBUS 超声特征中的不均质回声（53% *vs.* 13%，$P < 0.001$）和 EBUS-TBNA 获得标本中出现凝固性坏死（26% *vs.* 3%，$P < 0.001$），提示病变更有可能为淋巴结结核而非结节病[4]。

（于鹏飞）

参考文献

［1］Moon WK，Im JG，Yu IK，et al. Mediastinal tuberculous lymphadenitis：MR imaging appearance with clinicopathologic correlation. Ajr American Journal of Roentgenology，1996，166（1）：21.

［2］谢汝明，周新华，马大庆，等 . 成人纵隔淋巴结结核 CT 增强表现及其病理对照观察 . 中华放射学杂志，2005，039（006）：641-645.

［3］Eom JS，Mok JH，Lee Mk，et al. Efficacy of TB-PCR using EBUS-TBNA samples in patients with intrathoracic granulomatous lymphadenopathy. Bmc Pulmonary Medicine，2015.

［4］Dhooria S，Agarwal R，Aggarwal AN，et al. Differentiating tuberculosis from sarcoidosis by sonographic characteristics of lymph nodes on endobronchial ultrasonography：A study of 165 patients. J Thorac Cardiovasc Surg，2014 Aug，148（2）：662-7.

病例 86　纵隔淋巴结结核 ＋ 经典型霍奇金淋巴瘤

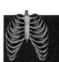

【入院病史采集】

患者男，29 岁，工人。

主诉：咳嗽 1 周。

现病史：患者自 2018 年 10 月 8 日起无诱因开始咳嗽，阵发性干咳，无咳痰、咯血，无畏寒、发热，无胸闷、心悸，无胸痛、气促，无呼吸困难，无盗汗、消瘦，无关节疼痛等不适，在当地医院行胸部 CT 检查提示右肺门肿块、纵隔肿大淋巴结，考虑恶性肿瘤的可能性大。为求进一步诊治，患者于 2018 年 10 月 16 日收入我院。自患病以来，患者精神、睡眠及食欲可，二便正常，体重下降约 4 kg。

既往史：否认肝炎、结核或其他传染病史，

个人史：生于原籍，久居当地，无牧区、疫区接触史，无化学物质、放射性物质、有毒物质接触史，无矿山、高氟区、低碘区居住史。吸烟 18 年，1 包 / 日，未戒。

婚姻生育史：适龄结婚。育有 1 子。

家族史：父母均体健，否认相似家族病史及遗传病史

【体格检查】

T 36.5℃，P 86 次 / 分，R 21 次 / 分，BP 122/72 mmHg。神清，皮肤巩膜无黄染，全身淋巴结未扪及肿大。左胸后壁中部压痛，呼吸节律规整，双肺叩诊呈清音，双肺呼吸音清，未闻及干湿啰音及胸膜摩擦音。心腹未见特殊。左前臂可见一大小约 2 cm×2 cm 结节，质偏硬，活动度差，无压痛，表面可见局部暗红。各关节未见异常，活动无受限。生理反射存在，病理反射未引出。

【辅助检查】

（2018-10-17）反复痰涂片找抗酸杆菌及真菌（－）；红细胞沉降率 18 mm/h，超敏 C 反应蛋白 12 mg/L；血尿粪常规、肝肾功能、电解质、凝血功能、降钙素原、空腹血糖、餐后 2 h 血糖、糖化血红蛋白、心肌酶、脑钠肽前体、肌钙蛋白、细菌毒素检测、类风湿因子、抗链球菌溶血素 O、自身抗体、呼吸系统肿瘤标志物、呼吸道感染病原体检测、隐球菌凝集试验等未见异常。心电图：窦性心律。心脏超声：①静息状态下超声心动图未见异常；②左心室收缩功能测定在正常范围。胸腹部及泌尿系统超声：双侧颌下、双侧颈部低回声结节（肿大淋巴结，性质待定），肝、胆、胰、脾、双肾回声未见异常，腹主动脉旁未探及明显囊性或实性肿块声像。胸部增强 CT：右肺肿块并左上胸膜肿块、纵隔淋巴结肿大、两肺多发小结节，考虑右肺癌并两肺内多发转移，左后上胸膜、纵隔淋巴结转移可能性大，建议活检明确诊断（图 86-1）。头颅 CT 未见异常。

【初步诊断】

①皮肤结核病；②纵隔淋巴结结核（临床诊断）；③肺癌并两肺内多发转移，左后上胸膜、纵隔淋巴结转移待排查。

【确定诊断】

①皮肤结核病；②纵隔淋巴结结核；③经典型霍奇金淋巴瘤。

【鉴别诊断】[1]

1. 与其他淋巴结肿大疾病相区别。局部淋

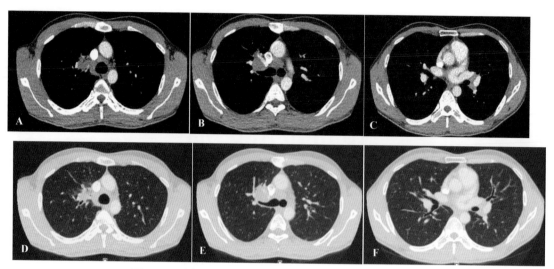

图 86-1 胸部增强 CT。A 至 C. 纵隔窗；D 至 F. 肺窗

巴结肿大需排除淋巴结炎和恶性肿瘤转移。结核性淋巴结炎多局限于颈的两侧，可彼此融合，与周围组织粘连，晚期由于软化、破溃而形成窦道。

2. 以发热为主要表现的淋巴瘤需与结核病、败血症、结缔组织病、坏死性淋巴结炎和嗜血细胞性淋巴组织细胞增多症等鉴别。

3. 结外淋巴瘤需与相应器官的其他恶性肿瘤相鉴别。

4. Reed-Sternberg（R-S）细胞对霍奇金淋巴瘤的病理组织学诊断有重要价值，但近年来报道 R-S 细胞也可见于传染性单核细胞增多症、结缔组织病及其他恶性肿瘤。因此在缺乏霍奇金淋巴瘤的其他组织学改变时，单独见到 R-S 细胞不一能确诊霍奇金淋巴瘤。

【治疗】

2018 年 10 月 18 日行左前臂皮肤活检术，活检组织送检 25℃和 37℃真菌培养及鉴定（－），一般细菌及真菌培养＋鉴定（－）。活检组织病理：真皮深部及皮下脂肪可见大量的炎细胞（淋巴细胞、浆细胞、上皮样细胞）和大量多核巨细胞浸润，考虑感染性肉芽肿，PAS 染色和抗酸染色（－）。病理科会诊诊断为真皮慢性肉芽肿性炎症。免疫组化示 CK（－）、CD68（＋），特殊染色 PAS 及 D-PAS（－）。真皮层大量炎细胞及多核巨细胞浸润，中央可见干酪样坏死物，符合肉芽肿性炎症改变（图 86-2）。

10 月 20 日行常规支气管镜＋EBUS-TBNA 检查（图 86-3），11R 组淋巴结和黏膜活检组织涂片 ROSE 均未见异型细胞（图 86-4），随即将

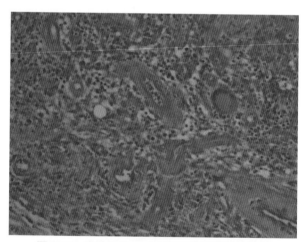

图 86-2 皮肤活检组织病理提示肉芽肿性炎症

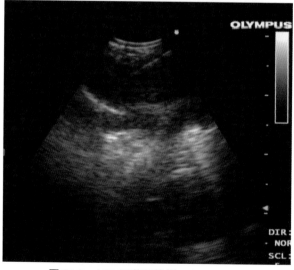

图 86-3 11R 组淋巴结行 EBUS-TBNA

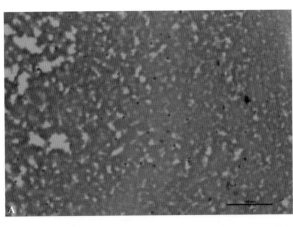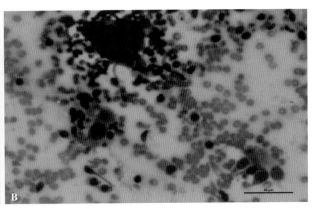

图 86-4　EBUS-TBNA 11R 组淋巴结（A）和黏膜（B）活检组织涂片 ROSE 均未见异型细胞

活检组织送检病理。结果回报：肺泡灌洗液找细菌、真菌或抗酸杆菌均（-），细菌或真菌培养（-），肺泡灌洗液 G 试验、GM 试验、隐球菌乳胶凝集试验（-）。细胞病理学：支气管刷片找恶性细胞（-），肺泡灌洗液涂片找恶性细胞（-），11R 组淋巴结找恶性细胞（-）。活检组织病理学（图 86-5）：（右上叶开口）支气管黏膜慢性炎症伴鳞状上皮化生，伴有上皮样细胞增生，未见干酪样坏死物及朗格汉斯巨细胞形成，不除外肉芽肿性炎症，片内未见肿瘤，特殊染色示抗酸染色（-）、PAS 染色（-）、D-PAS 染色（-）；（11R 组淋巴结）全为纤维素性渗出物，有数小团淋巴细胞反应；免疫组化示 CD56（-）、CgA（-）、CK18（弱 +）、CK5/6（-）、CK7（-）、EMA（-）、Ki-67（+ 10%）、LCA（3 +）、NapsinA（-）、P40（-）、Syn（-）、TTF-1（-）。结果提示符合上述诊断，切片内不能证实肿瘤。

10 月 22 日行胸部超声，于左侧脊柱旁第 2 肋间胸腔内近表面探及一低回声区，范围约 4 cm×3 cm，边缘可辨，形态欠规则，内回声

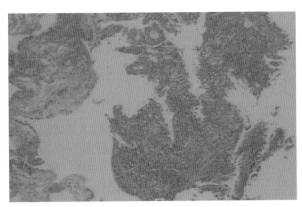

图 86-5　EBUS-TBNA 病理提示纤维素性渗出物

欠均匀，随即行超声引导下胸腔穿刺术。病理回报：（左侧胸膜）穿刺物为炎性肉芽组织及纤维组织，符合慢性机化性胸膜炎，免疫组化示 Actin（-）、CD34（-）、CK（-）、Desmin（-）、EMA（-）、Ki-67（无特殊）、SMA（-）、抗酸（-）、特殊染色 D-PAS（-）、PAS（-）。

鉴于患者各项肿瘤标志物均为阴性，皮肤、淋巴结和胸膜病理均未找到恶性依据，考虑良性病变的可能性大，建议进行抗结核治疗，同时随访观察，嘱患者 1 个月后返院复查。

【复诊】

出院后 1 个月，电话随访患者，建议回我院复诊，患者未同意返回我院复诊，要求在当地继续治疗。抗结核 6 个月期间，症状一度好转，2019 年 1 月和 3 月在当地医院复查胸部 CT 均提示淋巴结缩小，但 2019 年 6 月患者颈部淋巴结肿大，胸部 CT 提示全身淋巴结肿大，到省外医院诊治，再次行淋巴结活检，确诊为经典型霍奇金淋巴瘤，目前在省外医院治疗中。

【诊治思路】

对于肺部肉芽肿性疾病的病因诊断流程图（图 86-6）有助于临床医生的思考。最常见的病因是感染性疾病，其中，又以结核、非结核分枝杆菌病最常见[2]；非感染因素，包括结节病、血管炎、过敏性肺炎、浴盆肺、淋巴间质性肺炎、变应性肉芽肿性血管炎、吸入性肺炎、滑石性肺炎、风湿结节、支气管中心性肉芽肿病、

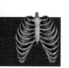
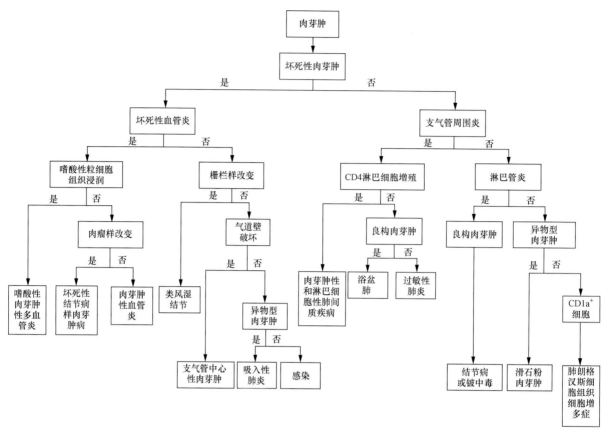

图 86-6　肺部肉芽肿性疾病的病因诊断流程图[2]

淋巴瘤样肉芽肿病也可以出现肉芽肿性病变[2]。大部分是单因素导致，也有多因素同时存在。该患者皮肤病理检查可见干酪样坏死物，符合肉芽肿性炎症改变，因此首先考虑感染性疾病的可能性最大，如皮肤结核合并淋巴结结核，同时也应该警惕合并非感染性疾病（肿瘤）的可能。

按照我国 2016 年《肺癌小样本取材中国专家共识》和 2017 年《诊断性介入肺病学快速现场评价临床实施指南》[3-4]，ROSE 有助于临床医生尽快找到合适的标本组织，指导送检组织病理、微生物镜检或培养，减少穿刺次数。淋巴瘤 ROSE 特点如下：①黏膜相关淋巴组织结外边缘区 B 细胞淋巴瘤，以大量小淋巴样瘤细胞为主，形成"鬼脸"或"空心"样改变，较多浆细胞散在分布于淋巴细胞间[4]；②弥漫性大 B 细胞淋巴瘤的细胞是正常淋巴细胞的 2～4 倍[4]；③霍奇金淋巴瘤细胞的细胞核较一般淋巴细胞明显增大，形态不规则，多角形，大小不一，胞质少而浅染，染色质呈粗网状或粗颗粒状，核膜增厚；可见 R-S 细胞[4]。无论是

何种淋巴瘤，ROSE 仅仅能提示找到异型细胞，确诊淋巴瘤仍需要组织病理学，并行免疫组化、原位杂交检查确定淋巴瘤亚型。

伴胸部受累的淋巴瘤缺乏典型表现，但症状和体征、血清学检查、胸腔积液性质和影像学检查亦有一定特点。外科手术活检是确诊淋巴瘤最可靠的方法，尤其是浅表淋巴结活检，简便易行、确诊率高；微创活检方法如超声或 CT 引导下活检、胸腔镜和纵隔镜活检，创伤小，且对伴胸部受累的淋巴瘤诊断价值较大；而支气管镜检查确诊率有一定的局限性。本例患者 2018 年 10 月 20 日 EBUS-TBNA 未见异型细胞，病理仅提示纤维素性渗出物，考虑肺结核可能，但患者于 2019 年 6 月出现颈部淋巴结肿大，胸部 CT 提示全身淋巴结肿大，到省外医院诊治，再次行淋巴结活检，确诊为经典型霍奇金淋巴瘤。EBUS-TBNA 出现阴性结果考虑是因当时胸部淋巴结并没有明显受累或者穿刺没有采到阳性标本。另外，EBUS-TBNA 可能存在以下问题：①穿刺技术欠缺，使得穿刺取样标本量不足以进行诊断；②穿刺器械的原因，如穿刺针过细，同样造成

标本量的不足；③穿刺取得组织破碎，病理涂片或切片中细胞形态的差异导致诊断困难；④病理学检测中经验欠缺，对于部分病例的诊断信心不足。

孙宇新[5]等通过系统性文献复习及 meta 分析来评价 EBUS-TBNA 对于疑诊淋巴瘤患者的诊断敏感度和特异度。共纳入 14 项研究（425 例患者），发现 EBUS-TBNA 对于首诊或复发的淋巴瘤，都有比较好的诊断敏感度；加用免疫组织化学方法后，标本可用于各淋巴瘤亚型之间的鉴别[6]。这些研究表明在仅为纵隔淋巴结肿大的可疑淋巴瘤患者中，EBUS-TBNA 可一定程度替代纵隔镜等有创检查。明确淋巴瘤亚型是制订治疗方案的关键，而组织学标本与细胞学标本往往存在差异，多向分析，如流式细胞学、荧光原位杂交、免疫组织化学法等，将成为重要的补充手段。

【治疗经验】

确定淋巴瘤治疗方案通常需要明确的病理分型与组织分级，而针吸活检技术所获得的标本量较少，可能无法提高足够的诊断依据。有报道认为虽然 EBUS-TBNA 诊断纵隔淋巴瘤的敏感性明显低于其诊断肺癌分期的敏感性，但考虑到这一技术的安全性和微创性，EBUS-TBNA 仍可以作为临床可疑淋巴瘤的一线诊断技术，超过半数的患者（56%）因此避免了创伤和风险更大的外科活检[7]。

鉴于患者的肺部影像学改变，未能除外在某种基础疾病（肺癌？淋巴瘤？）的同时合并结核的可能，因为我们反复做活检明确有无基础疾病，但是病理均未提示恶性疾病。在高度怀疑患者存在基础疾病情况下，诊断性治疗同

时密切随访是非常重要的。随访过程中，患者在抗结核期间，症状一度好转，淋巴结一度缩小，说明治疗结核有效，诊断结核病是明确的；继续随访的过程中，淋巴结再次肿大，提示患者存在基础疾病，最终在外院确诊是经典型霍奇金淋巴瘤。

（王可　张骅　孔晋亮）

参考文献

［1］林果为，王吉耀，葛均波.实用内科学.15 版.北京：人民卫生出版社，2017.

［2］Ohshimo S, Guzman J, Costabel U, et al. Differential diagnosis of granulomatous lung disease: clues and pitfalls: Number 4 in the Series "Pathology for the clinician" edited by Peter Dorfmüller and Alberto Cavazza. Eur Respir Rev, 2017, 26（145）：170012.

［3］中华医学会呼吸病学分会，中国肺癌防治联盟，肺癌小样本取材中国专家共识.中华内科杂志，2016，55（5）：406-413.

［4］国家卫计委海峡两岸医药卫生交流协会呼吸病学专业委员会，中华医学会结核病学分会呼吸内镜专业委员会，中国医师协会儿科学分会内镜专业委员会（筹），等.诊断性介入肺病学快速现场评价临床实施指南.天津医药，2017，45（4）：441-447.

［5］孙宇新，黄慧.气管内超声引导下经支气管针吸活检术对淋巴瘤的诊断价值.中华结核和呼吸杂志.2019，42（11）：844.

［6］Senturk A, Babaoglu E, Kilic H, et al. Endobronchial ultrasound-guided transbronchial needle aspiration in the diagnosis of lymphoma. Asian Pac J Cancer Prey, 2014, 15（10）：4169-4173.

［7］Steinfort DP, Conmn M, Fsui A, et al. Endobronchial ultrasound-guided transbronchial needle aspiration for the evaluation of suspected lymphoma. J Thorac Oncol, 2010, 5：804-809.

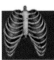

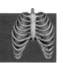

病例 87　非霍奇金淋巴瘤

【入院病史的采集】

患者女，71 岁，无业。

主诉：气促 10 天。

现病史：患者于 10 天前无明显诱因出现气促，伴干咳，偶有心悸。未予重视，6 天前患者咳嗽、气促加重，于当地医院门诊就诊，症状稍缓解。今晨患者再发气促不适，遂至另一医院就诊，查胸部 CT 提示"双肺弥漫性病变"，予对症治疗后，患者指尖血氧仍偏低，考虑病情危重，遂转至我院，拟"双肺弥漫性病变"收入院。

既往史：高血压（3 级，很高危组），余无特殊。

个人史：家禽接触史。

婚育史和家族史：无特殊。

【体格检查】

神志清，颈静脉无怒张，胸廓对称无畸形，双肺呼吸运动对称，呼吸运动和呼吸频率正常，双肺叩诊呈清音，听诊双肺呼吸音粗，闻及湿啰音。

【辅助检查】

外院胸部 CT：双肺弥漫性病变，考虑双肺炎症，不排斥合并转移瘤可能。

我院门诊血常规：中性粒细胞绝对值 $12.88 \times 10^9/L$，白细胞 $13.72 \times 10^9/L$；常规 C 反应蛋白 19.02 mg/L。

我院门诊血气分析：pH 7.456，二氧化碳分压（PCO_2）29.0 mmHg，氧分压（PO_2）68.9 mmHg。

【初步诊断】

①双肺弥漫性病变：感染？肿瘤？②高血压 3 级　很高危组。

【确定诊断】

①非霍奇金淋巴瘤；②高血压 3 级　很高危组。

【鉴别诊断】

1.恶性淋巴瘤　包括非霍奇金淋巴瘤和霍奇金淋巴瘤，以前者为主。霍奇金淋巴瘤可引起肺门及纵隔的气管、支气管旁和气管分叉部的淋巴结肿大，在胸部 X 线片上呈结节状或分叶状阴影，边界清楚，密度均匀，一般无钙化，大多数位于前纵隔，为双侧性肿大，但不对称，肿物可压迫气管、食管及支气管，使之移位或变窄，有时肺野可出现浸润性病变，也可侵犯胸膜，出现胸腔积液。非霍奇金淋巴瘤引起的肺部病变，以肺结节为主要表现，结节大小不一，单发或多发，位于一侧或双侧，有时可见空洞，多呈偏心分布，较大的肿块实质中常见到含气支气管征，此种改变多为纵隔或肺门淋巴瘤直接蔓延的结果。

2.结节病　是一种原因未明、多器官受累的肉芽肿性疾病，肺及胸内淋巴结是结节病最常累及的部位（＞90%），临床表现主要以咳嗽、气短、胸痛为主。胸部 X 线的典型表现为双肺门及纵隔淋巴结对称性肿大，可伴有肺内结节状、网格或斑片状阴影。不典型胸内结节表现为肺不张、肺内孤立阴影、单侧或双侧肺实变、双肺粟粒样结节、胸腔积液及单侧纵隔或肺门淋巴结肿大等。

3. 淋巴结结核　随病程进展及抵抗力不同，在胸部 X 线片上表现为结节型及浸润型。结节型表现为肺门区域突出的圆形或卵圆形高密度影，可见钙化灶。浸润型表现为肺门阴影增宽与边缘模糊，且向肺实质扩展。在活动性肺门淋巴结结核病例中都有不同程度的呼吸道症状及结核中毒症状，如咳嗽、低热、盗汗等，经抗结核治疗后，病灶吸收、痊愈，最后发生纤维化及钙质沉着。

4. 肺癌　患者多为老年女性，CT 提示双肺弥漫性多发结节、团块及部分磨玻璃样病变，沿支气管分布，合并纵隔淋巴结肿大，需要高度考虑肺癌的可能。

【治疗】

患者入院后予哌拉西林他唑巴坦抗感染、化痰等对症治疗，完善检查。血气分析：pH 7.46，PO_2 58 mmHg，PCO_2 31 mmHg。血常规：白细胞 23.55×10^9/L，中性粒细胞绝对值 21.03×10^9/L，淋巴细胞百分比 3.8%。糖类抗原 15-3，44.8 U/ml；神经元特异性烯醇化酶，28.46 ng/ml；非小细胞肺癌相关抗原，7.07 μg/ml。降钙素原、风湿免疫指标、G/GM 试验、肺泡灌洗液病原学 NGS 未见明显异常。

胸部 CT（图 87-1）：①双肺弥漫性多发结节、团块及部分磨玻璃样病变，沿支气管分布，考虑肿瘤性病变（肺癌）可能，注意与肺感染、肺水肿鉴别或共存；②纵隔及双肺门区多发淋巴结肿大；③主动脉及弓上分支、冠状动脉硬化，肺动脉增粗；④双侧肾上腺稍增粗。胆囊内可疑密度增高。

行"超声支气管镜检查＋纵隔活组织检查（经内镜）＋肺活组织检查（经超声支气管镜）＋光导纤维支气管镜检查"，发现 4R 及 7 组淋巴结肿大和右肺下叶后基底段软组织灶（图 87-2），术后病理提示：①（4R 组淋巴结穿刺物、7 组淋巴结穿刺物）见异型细胞呈片状分布，细胞体积

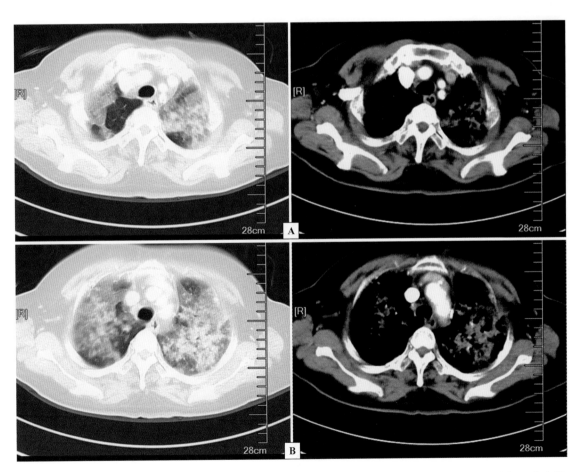

图 87-1　胸部 CT。双肺弥漫性多发结节、团块及部分磨玻璃样病变，沿支气管分布；纵隔及双肺门区多发淋巴结肿大

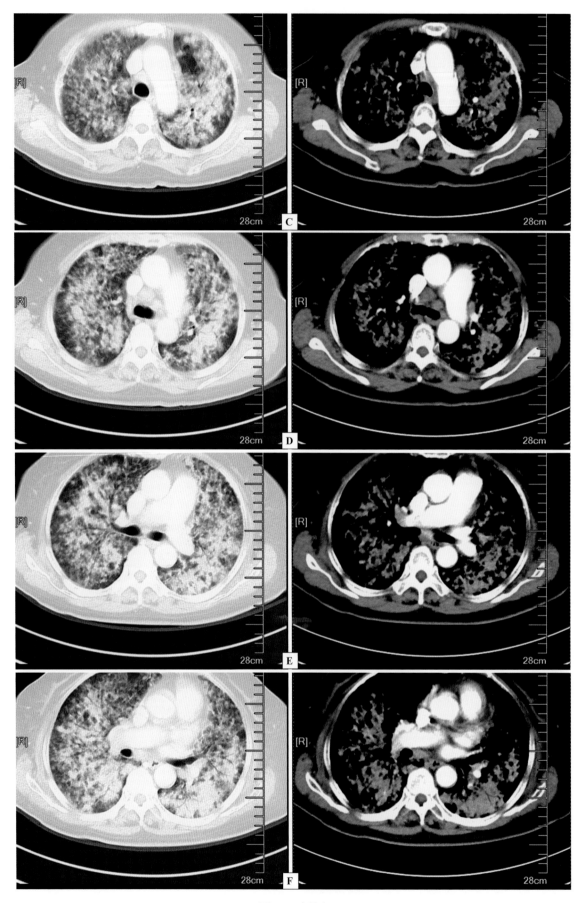

图 87-1（续）

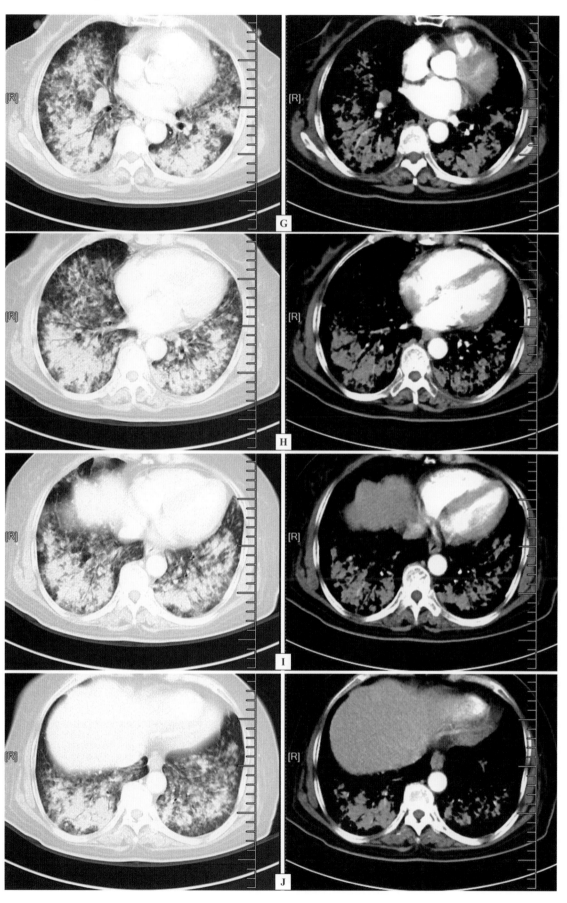

图 87-1（续）

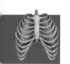

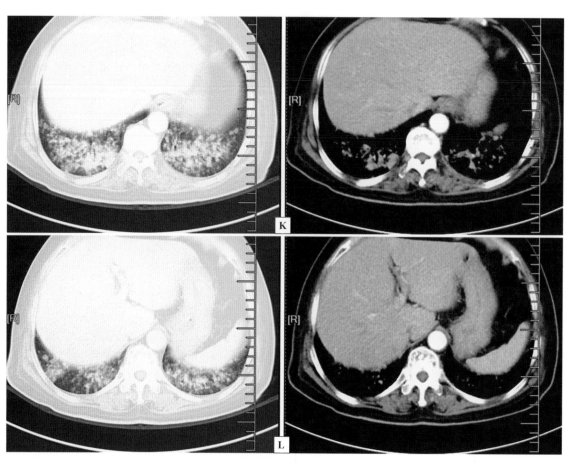

图 87-1（续）

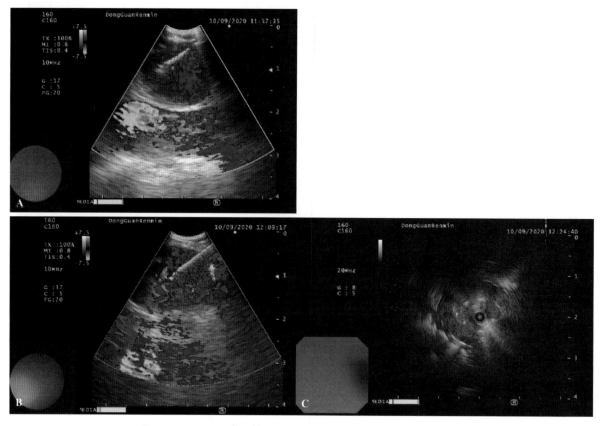

图 87-2　**A.** 4R 组淋巴结；**B.** 7 组淋巴结；**C.** 右肺下叶后基底段

中等至偏大，核圆形，胞质淡染（图87-3），结合免疫组化，诊断非霍奇金淋巴瘤，考虑为高增殖活性B细胞淋巴瘤；鉴于标本为穿刺活检组织，组织较破碎，不能全面观察组织形态，建议取完整肿大淋巴结活检进一步分型。②（右肺下叶后基底段远端软组织影）纤维间质内见少量受挤压变形的细胞，细胞核深染（图87-4），结合免疫组化，诊断非霍奇金淋巴瘤，考虑为高增殖

活性B细胞淋巴瘤。

免疫组化结果（图87-5）：CK（－），CD56（－），CgA（－），CK5/6（－），CK7（－），Ki-67（约90%＋），NapsinA（－），P40（－），Syn（－），TTF-1（－），Vim（＋），CEA（－），LCA（＋），NSE（－），CD20（＋），CD3（T淋巴细胞＋），CD5（T淋巴细胞＋），CD79a（＋），Pax-5（＋）。原位杂交结果：EBER（－）。

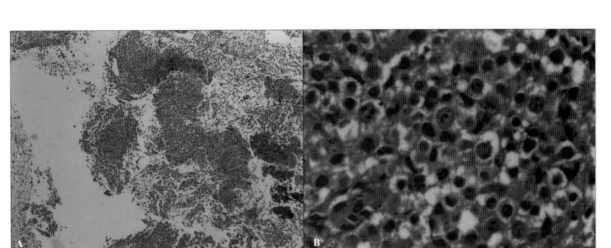

图87-3 淋巴结病理提示异型细胞呈片状分布，细胞体积中等至偏大，核圆形，胞质淡染（**A.** HE×40；**B.** HE×400）

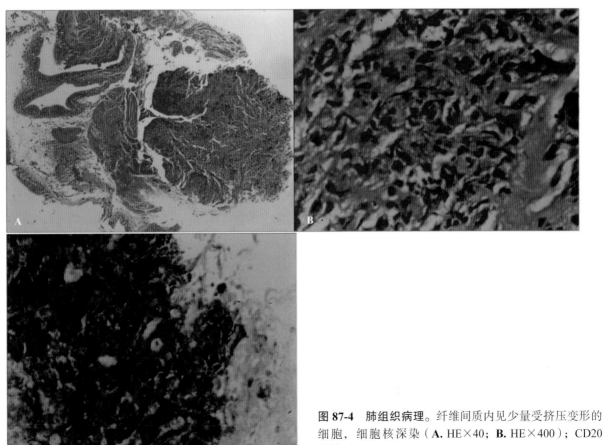

图87-4 肺组织病理。纤维间质内见少量受挤压变形的细胞，细胞核深染（**A.** HE×40；**B.** HE×400）；CD20阳性（**C.** IHC×200）

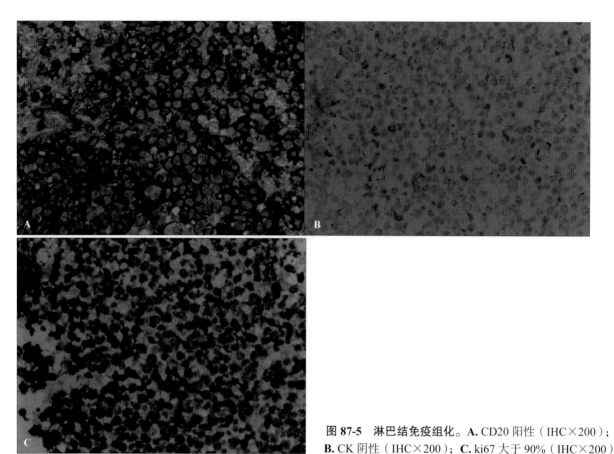

图 87-5 淋巴结免疫组化。**A.** CD20 阳性（IHC×200）；**B.** CK 阴性（IHC×200）；**C.** ki67 大于 90%（IHC×200）

【诊治思路】

　　肺门及纵隔是多种良、恶性疾病的好发部位，由于纵隔肺门部病变周围存在大血管、心脏，解剖结构复杂，因此采用临床常规检查手段获得病理标本具有一定困难。纵隔镜虽然能获取较为满意的标本，但因其损伤大、需全麻且仅能获取部分淋巴结等，限制了其在临床的应用。EBUS-TBNA 可穿刺的部位包括 2R、2L、4R、4L、7、10R、10L、11R、11L、12R、12L 组淋巴结。相关研究显示，与纵隔镜相比，EBUS-TBNA 创伤小、操作简便、安全性高、费用较低，EBUS-TBNA 在纵隔肿物诊断方面可替代纵隔镜[1]。该患者可见双肺弥漫性多发病变，沿支气管分布，需考虑纵隔或肺门淋巴瘤直接蔓延的可能。研究显示，EBUS-TBNA 对于首诊或复发的淋巴瘤，都有较高的敏感度[2]。该患者经 EBUS-TBNA 淋巴结活检及超声小探头引导下肺活检，同时取得肺部及淋巴结病理，均提示非霍奇金淋巴瘤。

　　相关研究显示，EBUS-TBNA 配合超声弹性成像、快速现场评估、流式细胞分析等可进一步降低假阴性率[3]。本病例中，结合胸部 CT 影像学表现及血清肿瘤指标偏高，考虑肿瘤性病变的可能性大，如若初始淋巴结穿刺活检病理阴性，可尝试结合多种辅助手段再次穿刺活检。

【治疗经验】

　　EBUS-TBNA 在肺门纵隔淋巴结病变中具有较高的诊断价值。Felix 等的研究得出，EBUS-TBNA 总体诊断敏感性为 94%，特异性为 100%，阳性预测值为 100%，无相关并发症[4]。虽然 EBUS-TBNA 对淋巴瘤的诊断率不如肺癌，但 Aysegul Senturk 等的研究显示，EBUS-TBNA 对淋巴瘤诊断的敏感性、特异性、阳性预测值和准确率分别为 86.7%、100%、96.4% 和 97%。由此可见，EBUS-TBNA 可以取代外科手术进行纵隔淋巴瘤的诊断[5]。

　　在本病例中，患者胸部 CT 可见双肺弥漫性多发病变，沿支气管分布，且纵隔及双肺门区多发淋巴结肿大，不除外肿瘤性病变的可能，需进一步活检明确病理。但本例患者病情重，血氧差，行 EBUS-TBNA 和超声小探头引导下肺活检可加重缺氧，术中可能出现意外情况，如果行经皮肺活检，无法取到淋巴结活检，且气胸发生率较高，患者现已存在低氧，如果发生气胸可能为致命性打击，综合考虑后喉罩麻醉下行 EBUS-TBNA 及超声小探头引导下肺活检，其发生气胸、大出血等的可能性小，患者穿刺过程顺利，穿刺出的组织量较多且呈条状，术后送普通病房吸氧可，术中出血少，术后未出现气胸，穿刺病理提示非霍奇金淋巴瘤。

EBUS-TBNA 联合超声小探头引导下肺活检可同时取得到肺及淋巴结病理，提高诊断的准确性，且气胸及出血发生率低。

（刘镇威　胡煜东　方年新）

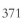

病例 87　非霍奇金淋巴瘤

参考文献

［1］徐先全.电视纵隔镜与支气管内超声引导针吸活检术诊断纵隔肿物价值.临床肺科杂志，2019，1（24）：30-33.

［2］孙宇新，黄慧.气管内超声引导下经支气管针吸活检术对淋巴瘤的诊断价值.中华结核和呼吸杂志，2019，42（11）：844.

［3］Sivokozov Ⅳ，Silina TL，Korolev VN，et al. The first experience in using elastography in combination with endobronchial ultrasonography for mediastinal pathology: Preliminary assessment of feasibility and comparison of characteristics via different approaches. Vestn Rentgenol Radiol，2014，54（4）：13-19.

［4］Felix JF Herth，Ralf Eberhardt，Peter Vilmann，et al. Real-time endobronchial ultrasound guided transbronchial needle aspiration for sampling mediastinallymph nodes. Thorax，2006，61（9）：795-798.

［5］Aysegul Senturk，Elif Babaoglu，Hatice Kilic，et al. Endobronchial ultrasound-guided transbronchial needle aspiration in the diagnosis of lymphoma. Asian Pac J Cancer Prev，2014，15（10）：4169-4173.

病例 88　纵隔神经纤维瘤病

【入院病史采集】

患者男，14岁，学生。

主诉：咳嗽，CT发现纵隔多发淋巴结肿大8个月。

现病史：患者8个月前无明显诱因出现咳嗽，就诊当地医院，胸部CT检查提示纵隔占位，血管、气管受压明显，气管镜检查提示气管外压性狭窄，无明显新生物。为进一步治疗收入我院。

既往史：先天性脊柱侧弯史，余无特殊。

个人史：无特殊。

婚姻史：未婚未育。

家族史：无特殊。

【体格检查】

前胸、腹部可见散在咖啡斑，伴肉赘（图88-1）。脊柱右侧弯。余无特殊。

【辅助检查】

（2018-03-08）胸部X线片及胸部CT：①中、后纵隔多发肿大淋巴结，邻近主动脉弓及上腔静脉受压改变，肿瘤性病变可能，淋巴瘤？建议结合临床进一步检查；②左肺感染可能，建议结合临床；③脊柱侧弯（图88-2和图88-3）。

【初步诊断】

①纵隔肿物，淋巴瘤？纵隔神经源性肿瘤？纵隔淋巴结肿大；②脊柱侧弯。

【确定诊断】（2018-3-16）

①神经纤维瘤病，累及纵隔，累及皮肤；②脊柱侧弯。

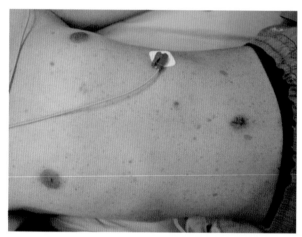

图 88-1　前胸、腹部可见弥漫分布的咖啡斑

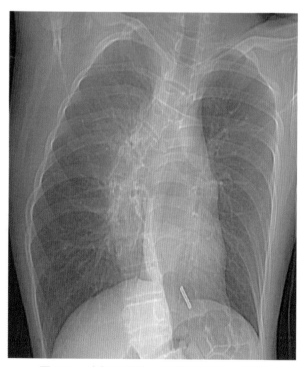

图 88-2　胸部X线片，可见脊柱明显右侧弯

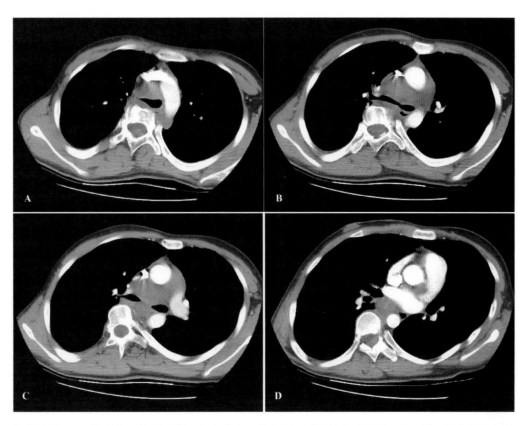

图 88-3　胸部增强 CT。肿瘤位于气管下段、隆突前方、隆突下，周围被主动脉弓、肺动脉、无名静脉包绕。两侧胸腔不对称，脊柱向右侧弯

【鉴别诊断】

1.淋巴瘤　起源于淋巴造血系统的恶性肿瘤，主要表现为无痛性淋巴结肿大，肝脾大，全身各组织器官均可受累，伴发热、盗汗、消瘦、瘙痒等全身症状。根据瘤细胞类型分为非霍奇金淋巴瘤（non-Hodgkin lymphoma，NHL）和霍奇金淋巴瘤（Hodgkin lymphoma，HL）两类。霍奇金淋巴瘤（HL）的病理学特征为瘤组织内含有淋巴细胞、嗜酸性粒细胞、浆细胞和特异性的 Reed-Steinberg 细胞；HL 按照病理类型分为结节性富含淋巴细胞型和经典型，后者包括淋巴细胞为主型、结节硬化型、混合细胞型和淋巴细胞消减型。非霍奇金淋巴瘤（NHL）发病率远高于 HL，是具有很强异质性的一组独立疾病的总和，病理表现主要是分化程度不同的淋巴细胞、组织细胞或网状细胞；根据 NHL 的自然病程，可以分为三大临床类型，即高度侵袭性、侵袭性和惰性淋巴瘤。根据不同的淋巴细胞起源，淋巴瘤又可以分为 B 细胞、T 细胞和 NK 细胞淋巴瘤。

2.纵隔神经源性肿瘤　纵隔神经源性肿瘤多起源于脊神经和椎旁的交感神经链，仅少数起源于迷走神经、膈神经和肺内神经等。纵隔神经源性肿瘤的分类方法很多，根据神经细胞的胚胎发生进行分类最合适、明晰。神经鞘瘤、神经纤维瘤和节细胞神经瘤三者在各类纵隔神经源性肿瘤中占 80% ~ 100%。起源于副神经节细胞的肿瘤及恶性神经源性肿瘤较少见。神经鞘瘤、神经纤维瘤和节细胞神经瘤三者预后良好。恶性神经鞘瘤、神经纤维肉瘤、节细胞神经母细胞瘤和神经母细胞瘤预后不良，以神经母细胞瘤的恶性度最高，生长最快，完整切除的机会较少，转移的机会最高，故预后最差。该类肿瘤无论良恶性，除恶性有广泛转移外，都首选手术切除。

3.纵隔淋巴结结核[1]　肺外结核临床首诊困难，容易误诊为恶性肿瘤或转移癌，病理学是鉴别良性结核与恶性肿瘤的唯一方法。因此，明

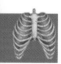
确纵隔淋巴结肿大的性质，进行有创病理学活检是诊断的关键。纵隔内部结构复杂、组织来源多样，因而常导致纵隔病理学的多样性。同时，纵隔内包含着重要的器官和组织，获取病理诊断的操作存在较高的潜在风险，通常采取可视下或者引导下获取组织标本。针对纵隔淋巴结肿大，纵隔镜和 EBUS-TBNA 是目前临床上应用最广泛的两种有创病理学诊断技术。

总之，在临床遇到长期发热、肺部纵隔淋巴结肿大、经常规抗感染治疗无效、无明显肺部结核病灶的患者，诊断上除了考虑淋巴瘤、转移癌等恶性疾病，还应警惕纵隔淋巴结结核的可能。

【治疗】

入院后行 EBUS-TBNA 穿刺活检，穿刺 7 组淋巴结（图 88-4）。活检组织病理提示凝血组织内见少量支气管腺体和淋巴组织，为阴性结果（图 88-5）。后又在全麻下行胸腔镜活检，术中见后纵隔大量质硬、淡黄、透明物质，融合成团，最终病理诊断为神经源性肿瘤（图 88-6 至图 88-8）。

患者未行特殊治疗出院。

【诊治思路】

1. 术前疑问

（1）查看该患者 CT 的第一反应是恶性肿瘤，淋巴瘤可能性大。但比较患者 8 个月前和最近一次 CT，发现纵隔肿物并没有明显的变化，如果是恶性肿瘤，通常半年时间应该会有明显增大。当时考虑会不会是 Castleman 病，或其他良性疾病。

（2）患者脊椎明显侧弯，他母亲说是小时候经常斜坐引起。

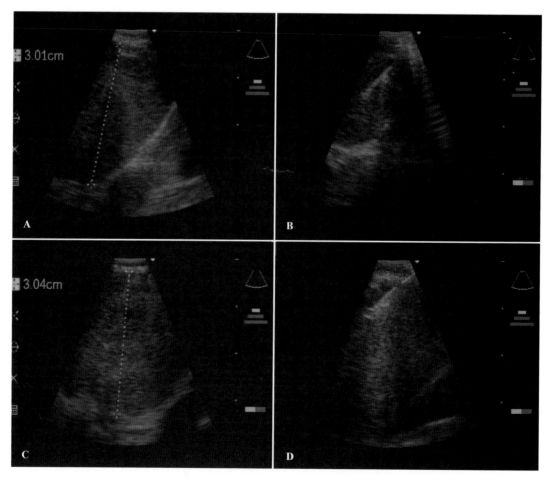

图 88-4　EBUS 下超声图像，穿刺右侧气管旁和隆突下肿物

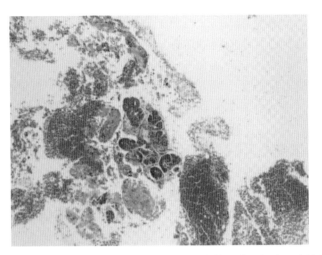

图 88-5　EBUS-TBNA 组织病理。红细胞中可见腺体、淋巴细胞，未见肿瘤成分

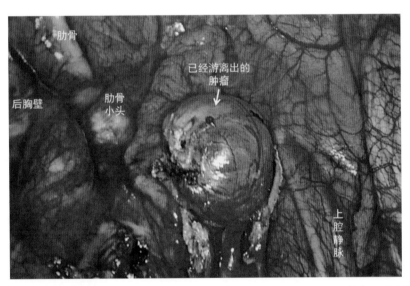

图 88-6　胸腔镜活检术中图像。图示右侧胸腔顶部，该处肿瘤相对游离，基底较窄，适合行活检切除

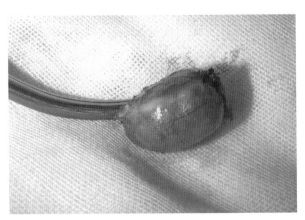

图 88-7　活检标本图像。肿瘤呈淡黄略透明，似囊肿，但实际上为实性、质硬，血供差

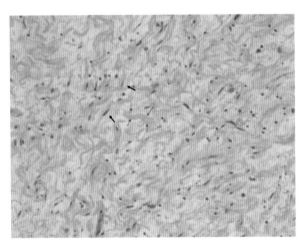

图 88-8　手术切除标本病理切片。大量纤维组织（红色箭头）中可见梭形细胞（黑色箭头），结合免疫组化诊断为神经纤维瘤病

（3）前胸、腹部广泛分布咖啡斑，并伴有乳头样肉赘，曾于外院诊断为神经纤维瘤病，是否与纵隔病变有关系？

2. EBUS-TBNA 术中的直观感受：第一针穿进去，明显感觉病变较硬，进针时手感偏滑，意味着肿瘤致密、血供可能不好，这通常是良性疾病的穿刺手感。不过好在穿出一条长约 4 cm 的红色组织条，但后来几针几乎没有任何组织条穿出，仅仅是一些碎渣和类似坏死的白色组织碎片。

3. 阴性的 EBUS 结果促使对该患者使用创伤更大的胸腔镜活检。术中发现肿瘤呈半透明状，似囊肿一般（图 88-6 和图 88-7），但推动时可以感觉到非常硬，和 EBUS 穿刺时的感觉是一致的。对上纵隔相对孤立的两处肿瘤进行切除活检。打开胸膜后发现肿瘤内部几乎没有血供，很少出血。将切除的肿瘤送冰冻病理提示"梭形细胞肿瘤，考虑良性可能大"。术后的石蜡病理结果为梭形细胞肿瘤，结合病史及免疫组化结果，考虑为神经纤维瘤病（图 88-8）。

【治疗经验】

1. 选择 EBUS-TBNA 是否合适？

本例中 EBUS-TBNA 结果为阴性，没有得到有价值的组织，但仍不妨碍将其作为首选的诊断方法，毕竟它创伤小。当时得到阴性结果后，有医生提出是否可以再行 EBUS 活检？这时行第二次 EBUS 活检就没有必要了，因为穿刺过程中可以明确地感觉到病灶较硬，很难通过针吸活检取出组织。

因此，EBUS-TBNA 过程中如果出现以下现象，提示阴性结果可能大：①穿刺病灶较硬、阻力较大，刺入病灶反复进出针时手感偏滑、没有感觉到针尖切割病灶；②多次穿刺组织获得的组织量极少，或呈碎片、残渣样，无组织条；③气管内无明显出血；④病灶非常软，穿刺过程中病灶随针同步移动，即针和病灶相对位移偏小。

2. 关于神经纤维瘤病

神经纤维瘤病是常染色体显性遗传病，分为Ⅰ型和Ⅱ型，其诊断和对后代发病的预测可以通过基因检测进行，但是治疗上几乎没有特

别有效的药物，对于皮肤改变和其他位置的病变均以手术治疗为主。国内曾有文献报道类似的病例，最终通过颈-胸骨正中"L"型切口，完整切除肿瘤[2]。但本例患者肿瘤位置更深而且有脊柱侧弯的影响，一期手术很难一次性完整切除。

3. 该患者是否可以手术治疗？

胸腔内的神经源性肿瘤通常生长在后纵隔，可能来源于肋间神经、交感神经甚至脊神经。一般均表现为孤立的后纵隔肿物，手术切除比较容易，术中需要注意若肿瘤有蒂与椎间孔相连，需行结扎，以防止脑脊液漏。

该患者并非典型神经源性肿瘤，肿瘤范围很广，左右侧都有。从胸部 CT 可以看到，隆突前方的肿瘤明显压迫气管，右侧手术入路更容易解决这一部分肿瘤。隆突下的肿瘤位于脊柱的左侧，若行手术，从左胸进入更容易处理。而隆突前的肿瘤被上腔静脉、奇静脉、主动脉、肺动脉包绕，手术风险极大，若术中出血可能致命。因此，完全切除肿瘤很难。

当时在胸腔镜活检之前也有专家提出，是否可仅切除气管下段、隆突前方的肿瘤，解除气管压迫？在得知最终病理结果后，可想而知肿瘤生长远远不止 8 个月，或许是先天性疾病，从小就有。气管长期受压，若突然解除压迫可能出现气管软化，加重呼吸困难。另外，从气管下段以下双侧主支气管均有肿瘤压迫，范围太大，仅仅解决气管部分是杯水车薪。因此，手术切除方案最终没有实现，仅进行了胸腔镜活检。

4. 对脊柱侧弯的猜测

患者脊柱侧弯可能与纵隔肿瘤有关。因为神经纤维瘤病是先天性疾病，从小就有，患者母亲说孩子喜欢斜坐，很可能是因为肿瘤的压迫而采取的被动姿势，天长日久，脊柱受姿态的影响出现侧弯。确实也有研究报道神经纤维瘤病有 10%～60% 的概率并发脊柱侧弯[3]。

这例患者给我们留下了很大的遗憾：良性肿瘤对放疗和化疗都不敏感，明明知道手术是最有效的方法，但目前的医疗水平没有足够信心去完成手术；患者才 14 岁，因为肿瘤压迫气管，他不爱运动，也不爱跟别人说话，性格孤僻，以后如何在社会生存是很大问题；位置不好的肿瘤，即使是良性、生长非常缓慢，也可能致命。如果

肿瘤持续增长，最终可能导致呼吸衰竭、喘憋加重而死亡，这对患者非常残酷。而这些都是医生的无奈之处。

（王冲　张骅）

参考文献

[1] 沈敏，黄梅.纵隔淋巴结结核1例并文献复习.内科急危重症杂志，2018，24（6）：516-526.

[2] 沈明敬，徐忠恒，徐中华，等.I型神经纤维瘤病累及颈-前上中纵隔1例.中华胸心血管外科杂志，2016，32（3）：187.

[3] 王善松，李明，朱晓东，等.神经纤维瘤病合并小儿脊柱侧弯的外科治疗探讨.中华小儿外科杂志，2004，25（5）：472-474.

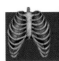

病例 88　纵隔神经纤维瘤病

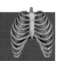

病例 89　右后纵隔神经鞘瘤

【入院病史采集】

患者男，54 岁，无业。

主诉：发现纵隔肿物 4 天。

现病史：患者于 4 天前在外院体检，查胸部 CT 发现右后纵隔奇静脉窝区软组织密度肿物，轻度强化，考虑肿大淋巴结可能；淋巴瘤？淋巴结转移？因病灶靠近食管，建议必要时食管吞钡检查，以除外食管来源肿块。患者无咳嗽、咳痰、发热等，今为进一步治疗来我院门诊就诊，门诊拟"纵隔肿物查因"收入我科。

既往史：无特殊。

个人史：吸烟 30 年，每天 1 包。

婚姻史与家族史：无特殊。

【体格检查】

T 36.5℃，P 80 次 / 分，R 20 次 / 分，BP 122/70 mmHg，神清，胸廓对称无畸形，双肺呼吸运动对称，呼吸频率正常，双肺叩诊呈清音，听诊双肺呼吸音清晰，未闻及干、湿性啰音。心前区无隆起，心率 80 次 / 分，律齐，各瓣膜听诊区未闻及病理性杂音。腹平软，无压痛、反跳痛，肝脾肋下未及。双下肢无水肿。

【辅助检查】

（2017-04-07）外院胸部 CT：右后纵隔奇静脉窝区软组织密度肿物，轻度强化，考虑肿大淋巴结可能；淋巴瘤？淋巴结转移？因病灶靠近食管，建议必要时食管吞钡检查，以除外食管来源肿块（图 89-1）。

（2017-04-12）血肿瘤标志物 CEA、NSE、CYFRA21-1、CA125、CA153、CA199 均无升高。

【初步诊断】

后纵隔肿物查因：淋巴瘤？神经源性肿瘤？

【确定诊断】

右后纵隔神经鞘瘤。

【鉴别诊断】

1. 淋巴瘤　多以中纵隔淋巴结肿大为特征，但也可侵入肺组织形成浸润性病变。常伴有全身淋巴结肿大、不规则发热、肝脾大、贫血等，影像学上见明显肿大的淋巴结可融合成块，密度均

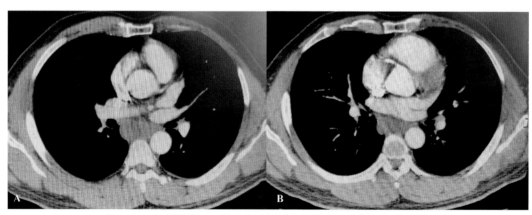

图 89-1　胸部增强 CT 提示右后纵隔奇静脉窝区肿物，轻度强化

匀，但无明显钙化。

2.食管肿瘤　早期患者症状一般较轻，逐渐出现吞咽困难、胸骨后疼痛等，胸部影像提示食管厚度增加，与周围器官分界模糊，食管钡餐、胃镜等有助于鉴别诊断。

【治疗】

2017年4月12日行常规支气管镜检查，镜

下可见4级以内支气管未见明显异常。改为超声支气管镜检查，在7组淋巴结位置可探及软组织影（图89-2），进行EBUS-TBNA，穿刺出暗红色组织条6条，术后病理见纤维组织中有核大深染的梭形细胞（图89-3），伴少量慢性炎症细胞浸润，并见少量水肿液，未见淋巴结组织。S-100、CD56均（＋）（图89-4）。考虑为神经鞘瘤。建议行外科手术治疗，但患者拒绝。

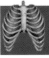
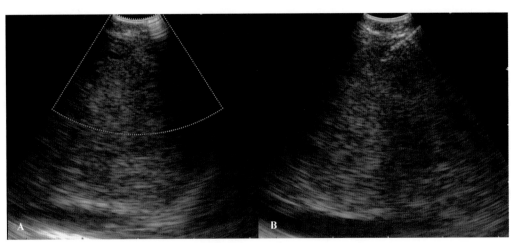

图 89-2　EBUS 下可在 7 组淋巴结位置探及软组织影，其内血流信号不多

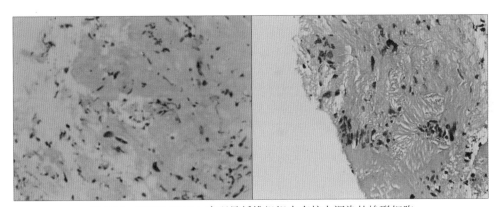

图 89-3　EBUS-TBNA 病理见纤维组织中有核大深染的梭形细胞

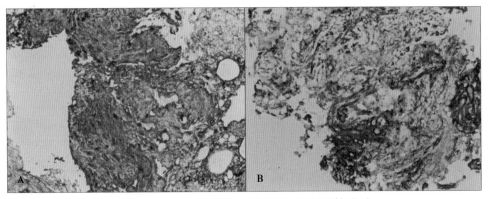

图 89-4　S-100 强阳性（A）以及 CD56 阳性（B）

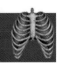
【复诊】

2020 年 7 月随诊，患者无明显不适，并拒绝回院复查胸部 CT。

【诊治思路】

胸部增强 CT 见病灶增强不明显，提示血供不丰富，且边缘清晰，第一感觉是神经源性的良性肿瘤，因为在后纵隔的肿物大部分是神经源性肿瘤，然而不能排除转移瘤、淋巴瘤可能。

病灶位于后纵隔脊柱旁沟内，体积不小，我们曾考虑采取 CT 引导下经皮肺活检（CT-PNB），因为术前倾向于良性的神经源性肿瘤，担心病灶较硬，进行 EBUS-TBNA 的穿刺针较细，不容易穿刺出组织，而 CT-PNB 能采取直径较粗的穿刺针，更有利于增加标本量，但对于靠近纵隔、肺门的病变，因穿刺路径较长，且病灶靠近心脏，CT-PNB 的风险较高。

虽 EBUS-TBNA 穿刺针较细，面对质地较硬的病灶容易出现"空抽"，但也有报道使用 EBUS-TBNA 诊断纵隔神经源性肿瘤的病例[1-2]，考虑病灶与支气管关系密切，预计会在支气管内探及肿物，故向患者详细解释病情，告知两种方案的利弊，并最终选择了 EBUS-TBNA 作为首选方案。

进行 EBUS-TBNA 时，在 7 组淋巴结位置非常容易探及软组织影，穿刺过程顺利，但在抽吸过程中明显感觉到病灶质地较硬，每次抽吸均能感觉到针在病灶中活动较为困难，容易推走病灶，但彩色多普勒显示穿刺的安全范围较大，尽可能增加进针深度，幸好取到了满意标本。

【治疗经验】

神经鞘瘤是一种起源于周围神经鞘的肿瘤，生长缓慢且通常单发，它可以出现在任何周围神经位置，在女性中更常见。头颈部皮肤神经、自主神经和四肢屈肌是最常见的受累部位。胸内神经鞘瘤罕见，它常常发生在后纵隔，最常见的病变是后纵隔的椎间盘角，但偶尔也会发生在胸壁，大多患者无明显症状，偶然会出现神经症状或疼痛，并且由于肿瘤体积增大，逐渐会对周围组织造成压迫症状。

神经鞘瘤在 CT 上形态多呈圆形或椭圆形，部分呈哑铃状，这是因为肿瘤部分位于椎管内，中间通过扩大的椎间孔相连，邻近骨质有吸收或破坏[3]。

良性者常表现为有包膜的圆形或椭圆形均匀低密度肿物，边界清楚，增强扫描均匀强化。PET-CT 在鉴别肉瘤和良性软组织肿瘤方面具有潜力，但由于神经鞘瘤在 PET-CT 显示氟代脱氧葡萄糖（FDG）的高摄取，因而难以与恶性肿瘤区分[4]，因此影像学上诊断具有挑战性，诊断主要基于病理学检查。

通过 EBUS-TBNA 诊断神经鞘瘤的病例不多，在进行 EBUS-TBNA 前，我们也担心不能穿刺出合格的标本，或穿刺出来的小标本不能满足病理的诊断需要。一项关于细针穿刺在纵隔梭形细胞肿瘤中的诊断价值研究表明[1]，对于细针穿刺诊断纵隔梭形细胞肿瘤，正确处理细胞涂片和细胞蜡块技术是必要的，而辅助的免疫组化检查对评估这些病变是非常有意义的工具。我们参考了上述的处理方法，从而排除了纵隔肿块更常见的病因（如淋巴瘤、胸腺瘤、畸胎瘤、恶性肿瘤淋巴结转移等），成功地明确诊断为神经鞘瘤，避免了创伤性更大的操作。

神经鞘瘤通常被认为是良性肿瘤，但也有向恶性转化的病例报道，基于神经鞘瘤的局部效应以及肿瘤有恶性转化的可能，手术是首选的治疗方案。

（刘镇威　方年新）

参考文献

[1] Yserbyt J, Zandweghe LV. EBUS-TBNA in the workup of a mediastinal mass. J Bronchol Intervent Pulmonol, 2012, 19（2）: 162-164.

[2] Watanabe K, Shinkai M, Shinoda M, et al. Intrapulmonary schwannoma diagnosed with endobronchial ultrasound-guided transbronchial needle aspiration: case report. Arch Bronconeumol, 2014, 50（11）: 490-492.

[3] 缪亚军，马德忠. 螺旋 CT 多平面重建对腹膜后神经源性肿瘤的诊断价值. 放射学实践，2011，26（6）: 616-618.

[4] Ushiyama T, Katsuda E, Tanaka T, et al. ^{18}F-Fluoro-deoxyglucose uptake and apparent diffusion coefficient in lung schwannoma. Clin Imaging, 2012, 36（1）: 65-67.

病例 90　右后上纵隔神经鞘瘤：行手术治疗

【入院病史采集】

患者女，48 岁，农民。

主诉： 咳嗽、咳痰 1 月余，痰中带血 6 天。

现病史： 患者自诉 1 月余前无明显诱因出现咳嗽、咳痰症状，咳嗽为阵发性，音调不高，痰为黄色黏痰，量不多，每日 4～5 口，无发热、胸痛、胸闷、气促、乏力、盗汗等不适，未予重视。6 天前患者咳嗽后出现痰中带少量血丝 1 次，痰多于血，无胸痛、发热等其他情况，于 2017 年 3 月 18 日就诊于洞口县人民医院，查鼻旁窦 CT：双侧上颌窦及右侧筛窦炎症，建议结合临床。查胸部 CT：①考虑支气管疾患；②右上纵隔类圆形肿块，考虑上纵隔肿瘤。给予患者阿莫西林克拉维酸钾口服抗感染及止咳、化痰等对症支持治疗，为求进一步诊治，患者于 3 月 22 日在我院门诊就诊，查胸部 CT：右上纵隔占位病变，性质待定；神经鞘瘤？巨淋巴结增生症？颈部 CT 扫描未见异常，双侧上颌窦及双侧筛窦炎。自起病以来，患者精神、食欲及睡眠可，大、小便正常，体重减轻 2～3 kg。

既往史： 否认肝炎、结核、疟疾病史，否认高血压、心脏病史，否认糖尿病、脑血管疾病、精神疾病史，曾行剖宫产手术，否认外伤、输血史，否认食物、药物过敏史，预防接种史不详。

个人史： 生于湖南省洞口县，久居本地，否认血吸虫疫水接触水，无吸烟、饮酒史，否认毒物接触史。

月经史： 初潮 14 岁，每次持续 5 天，周期 30 天，末次月经为 2017 年 3 月 13 日。月经周期规则，月经量中等，颜色正常。无血块、无痛经。

婚姻生育史： 22 岁结婚，育有 5 个子女，配偶及子女体健。

家族史： 否认家族性遗传病史。

【体格检查】

T 36.5℃，P 99 次 / 分，R 20 次 / 分，BP 109/81 mmHg，SPO₂ 99%，吸入氧浓度 21%。全身浅表淋巴结未触及肿大。气管居中。胸廓无畸形，双侧呼吸动度对称，右上肺语颤减弱，叩诊稍浊，听诊呼吸音稍低，余肺未闻及干、湿性啰音和胸膜摩擦音。心率 99 次 / 分，律齐，无杂音。腹平软，无压痛、反跳痛，肝脾肋下未及。双下肢无水肿。

【辅助检查】

（2017-03-18）洞口县某医院胸部 CT：①考虑支气管疾患；②右上纵隔类圆形肿块，考虑上纵隔肿瘤？胸内甲状腺？并与胸腺瘤及肿大淋巴结鉴别，建议结合临床进一步检查。鼻旁窦 CT：双侧上颌窦及右侧筛窦炎症，建议结合临床。

（2017-03-22）湖南省某医院门诊胸部 CT（图 90-1）：右上纵隔占位病变，性质待定；神经鞘瘤？巨淋巴结增生症？颈部 CT 扫描未见异常，双侧上颌窦及双侧筛窦炎。

入院后检查：血常规、尿粪常规、肝功能、肾功能、心肌酶、电解质、血糖、凝血功能、C 反应蛋白、甲状腺功能、肿瘤标志物全套正常。三次痰抗酸染色涂片（－），痰培养（－）。红细胞沉降率 34 mm/h↑。心电图：窦性心律。

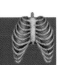
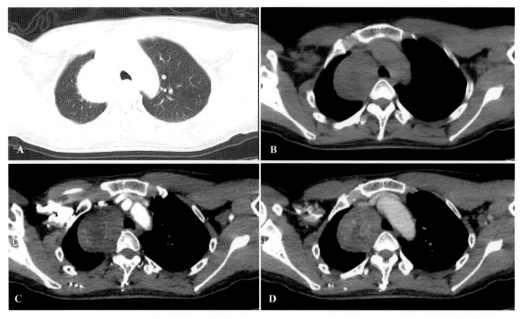

图 90-1 （2013-03-22）胸部 CT。右上纵隔占位性病变，病灶呈类圆形，边缘清晰、光整，其内密度均匀，增强扫描轻度欠均匀强化，病灶对周围血管、气管等结构无明显压迫，邻近骨质结构清晰，无压迫及骨质破坏

【初步诊断】

①右上纵隔占位：神经鞘瘤？巨淋巴结增生症？②双侧上颌窦炎；③双侧筛窦炎。

【确定诊断】

①右后上纵隔神经鞘瘤；②双侧上颌窦炎；③双侧筛窦炎。

【鉴别诊断】

该患者因咳嗽、咳痰、痰中带血就诊，胸部 CT 见右上纵隔占位性病变，病灶呈类圆形，边缘清晰、光整，其内密度均匀，增强扫描轻度欠均匀强化，病灶对周围血管、气管等结构无明显压迫，邻近骨质结构清晰，无压迫及骨质破坏。考虑为神经源性肿瘤可能性大，尤其考虑神经鞘瘤可能，后者是纵隔最常见的神经源性肿瘤。良性者具有完整包膜，边缘多光滑锐利，邻近骨质可因受到慢性压迫，压迹边缘整齐常有硬化。神经鞘瘤尚需与纵隔其他神经源性肿瘤如神经纤维瘤、神经节细胞瘤等鉴别，多需要病理检查确诊。

另外因该病变位置较高，位于胸廓入口层面，尚需与胸内甲状腺相鉴别，后者与颈部甲状腺相连，位于气管前间隙内，也可伸入到气管与食管后方，边缘清晰，密度可均匀或呈点状、环状钙化，完善甲状腺 B 超或 CT 有助于了解甲状腺形态以资鉴别。

【治疗】

入院后予氨溴索注射液等对症支持治疗。行支气管镜检查（图 90-2）：气管管腔通畅，黏膜光整，隆突锐利。左右侧 1～4 级支气管黏膜光整，管腔通畅，未见狭窄及新生物；右上纵隔区域探及肿块声像，约 23 mm×41 mm，行 EBUS-TBNA 穿刺。病理诊断（图 90-3）：（右上纵隔 TBNA 活检）纤维素样渗出物中间散在灶状梭形肿瘤细胞，细胞无异型性，未见核分裂象。免疫组化结果：细胞 Vimentin（＋），S-100（＋），CD56（＋），SMA（－），CK（pan）（－），Ki-67（个别细胞＋）；特殊染色 PAS（－）。综合以上检查结果，诊断为神经鞘瘤。

请心胸外科会诊并征得患者及家属同意后，转该科于 2017 年 4 月 10 日全麻下行右后上纵隔神经鞘瘤切除术。术中见瘤体位于右后上纵隔，直径约 6 cm，质地硬，包膜完整，与右上肺少许粘连。逐层游离瘤体，见其与脊柱附着，瘤蒂位于胸 2 椎体侧面，切断瘤蒂后将肿瘤完整切除，创面电凝与结扎止血。术后病理（图 90-4）：（右

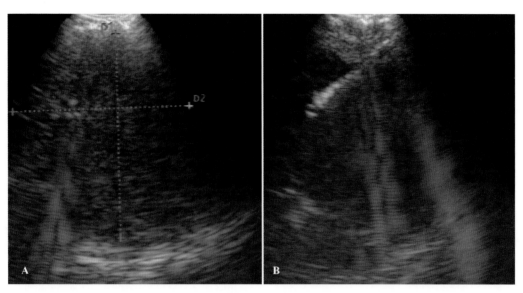

图90-2 支气管镜检查。右上纵隔区域探及不均匀回声肿块声像，行 EBUS-TBNA

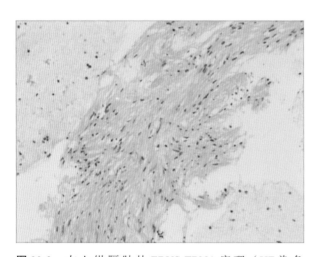

图90-3 右上纵隔肿块 EBUS-TBNA 病理：（HE 染色×20）纤维素样渗出物中间散在灶状梭形肿瘤细胞，细胞无异型性，未见核分裂象，呈栅栏状排列，结合免疫组化诊断为神经鞘瘤

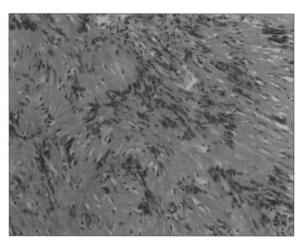

图90-4 右后上纵隔神经鞘瘤切除术后病理：（HE 染色×20）肿瘤细胞为梭形，呈栅栏状排列，胞质嗜酸性，HE 形态及免疫组化符合经典型神经鞘瘤

上纵隔）神经鞘瘤，部分细胞增生活跃。免疫组化及特殊染色：Vimentin（＋），S-100（＋），Ki-67（＋，5%），CK（pan）（－），CD56（＋），SMA（－），GFAP（－），NF-L＋H（－）；PAS（－）。术后予头孢美唑注射液抗感染治疗，以及止痛、化痰、通便治疗。患者术后恢复良好，拔除引流管后出院。

【复诊】

患者于当地医院随诊，电话随访无自觉症状。

【诊治思路】

胸部神经源性肿瘤主要起源于肋间神经近脊椎段或走行于椎体旁的交感神经，故多位于胸椎两侧的椎旁沟内，少数来源于副交感神经或膈神经，其位置相对靠前[1]。纵隔神经鞘瘤为最常见的纵隔神经源性肿瘤，占全部纵隔神经源性肿瘤的75%，占全部纵隔肿瘤的10%～34%[2]，主要起源于胚胎期神经嵴的神经膜细胞或 Schwann 细胞，故又称为 Schwann 细胞瘤。

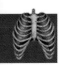
临床表现与肿瘤大小和部位有关，大多数患者无特异性临床症状，偶然行胸部影像学检查时发现，部分患者由于肿瘤增大，压迫周围器官可导致咳嗽、咳痰、胸背痛等症状[2]。神经鞘瘤良性者具有完整包膜，边缘多光滑锐利，邻近骨质可因受到慢性压迫，压迹边缘整齐常有硬化。恶性者呈浸润性生长，边界不清，肿瘤内部常因坏死出血、营养不良性钙化而密度不均，偶有肿瘤退行性变成为囊肿，沿囊壁可出现钙化。其形态多呈圆形或椭圆形，部分肿瘤因横跨椎间孔生长，肿瘤一端位于纵隔或胸腔，另一端位于椎管内，故呈哑铃状生长，中间通过扩大的椎间孔相连，邻近骨质有吸收或破坏[2]。CT 表现为有包膜的圆形或椭圆形均匀低密度肿物，边界清楚，增强扫描均匀强化至明显不均匀强化，实性神经鞘瘤中心为高密度影，内可见钙化，周边呈环状低密度影[3]。

虽然影像学诊断对神经鞘瘤有较大帮助，但确诊仍需要病理诊断，既往多需要开胸或胸腔镜手术切除整个肿瘤组织来明确诊断，最近有少数文献报道通过 EBUS-TBNA 来诊断纵隔神经鞘瘤[4]。本例患者因咳嗽、咳痰、痰中带血就诊，行胸部 CT 检查见右上纵隔占位性病变，后通过 EBUS-TBNA 明确诊断。纵隔神经鞘瘤多为良性，出现恶性变者罕见，但仍存在一定的恶性转化可能[5]。手术是神经鞘瘤的首选治疗方法，绝大多数可以通过胸腔镜手术切除，对于肿瘤较大者，可选择胸廓切开手术，手术路径的选择与肿瘤部位及大小有关[2]。

（柳威　刘志光　李芸）

参考文献

[1] 沈颖，张柘. 后纵隔哑铃型神经源性肿瘤的病理特征鉴别诊断及外科治疗. 中国实用神经疾病杂志，2015，（19）：76-77.

[2] Chen X，Ma Q，Wang S，et al. Surgical treatment of posterior mediastinal neurogenic tumors. J Surg Oncol，2019，119（6）：807-813.

[3] 李文民，潘炳灿. 后纵隔神经鞘瘤的 CT、MRI 表现. 菏泽医学专科学校学报，2019，31（1）：58-60.

[4] Kang LH，Shin DH，Yoon SH. Schwannoma arising in mediastinal lymph node diagnosed by endobronchial ultrasound. Respirol Case Rep，2019，7（8）：e00481.

[5] Yue Y，Xin H，Xu BC，et al. Posterior mediastinal neurilemmoma accompanied by intrapulmonary sequestration in the left lower lobe：a case report. Medicine（Baltimore），2019，98（30）：e16582.

病例 91 （纵隔）胸骨后甲状腺结节性甲状腺肿伴腺瘤样增生

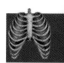

【入院病史的采集】

患者女，47 岁。

主诉： 咳嗽 1 个月。

现病史： 患者于 1 个月前无明显诱因出现刺激性咳嗽，经对症处理后无明显好转，当地医院胸部 CT 提示前纵隔占位，为进一步诊治来我院就诊。

既往史： 既往有高血压病史，自服药物控制良好。

个人史： 生于并久居本地，无疫区、疫水接触史，无牧区、矿山、高氟区、低碘区居住史，无化学性物质、放射性物质、有毒物质接触史，无吸毒史，无吸烟、饮酒史。

婚姻史： 无特殊。

家族史： 否认家族性遗传病史。

【体格检查】

神清，查体合作。颈软，全身皮肤黏膜无黄染，浅表淋巴结无肿大。口唇无发绀，咽无充血，扁桃体无肿大。双肺呼吸音正常，未闻及干湿啰音。心率 80 次 / 分，律齐，无杂音。腹平软，无压痛、反跳痛，肝脾肋下未及。下肢无水肿。

【辅助检查】

胸部 CT 提示前纵隔占位。

【初步诊断】

前纵隔占位原因待查。

【确定诊断】

（纵隔）胸骨后甲状腺结节性甲状腺肿伴腺瘤样增生。

【鉴别诊断】

前纵隔指胸骨后、心包和气管前的纵隔分区，包含胸腺、淋巴结、脂肪和结缔组织等。原发性前纵隔肿瘤种类繁杂，发生位置相似，临床上均表现为纵隔内组织器官受压症状，常常难以鉴别。

比较常见的前纵隔肿瘤有胸腺肿瘤、生殖细胞性肿瘤、淋巴瘤等。前纵隔肿瘤的临床表现依肿瘤大小、部位及良恶性的不同而异，其早期症状不典型，缺乏特异性，一般随瘤体增大才会出现胸痛、憋气等症状，所以早期诊断较困难，易误诊或漏诊。

【治疗】

入院后支气管镜检查：支气管镜下见气管中上段黏膜轻度肥厚，走行迂曲，管腔轻度狭窄，更换超声界面后，可见平主动脉弓层面略高处气管右下壁近膜部可探及气管外肿块，测量最大直径为 2.93 cm，弹性成像呈 2 型模式，在超声引导下行 EBUS-TBNA 检查，进针深度 2.0 cm，共穿刺 3 针，获取组织送检病理及脱落细胞。

诊断及建议：气管中上段黏膜轻度肥厚，走行迂曲；超声支气管镜探查见气管外肿块，行 EBUS-TBNA 检查（图 91-1）。

病理：（纵隔）胸骨后甲状腺结节性甲状腺肿伴腺瘤样增生。

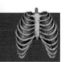
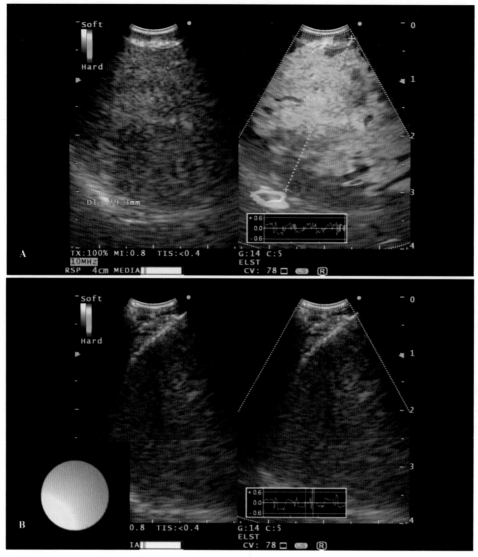

图 91-1　EBUS-TBNA 影像

后续治疗：转入外科行前纵隔肿物切除手术，术后病理与支气管镜检查病理相同。

【诊治思路＋治疗经验】

超声内镜引导下经支气管针吸活检（EBUS-TBNA）是一种微创诊断技术，可在不使用 X 线透视的情况下进行淋巴结取材，敏感性高达88%～93%，目前可广泛应用于临床。2001 年乳腺检查领域引入一项新型超声成像技术，可用于测量乳腺组织的可压缩性。研究发现，肿瘤等恶性组织病理学改变使组织变得僵硬，可变形性降低；在超声图像中可变形性降低的区域显示为蓝色，而可变形性高的区域显示为绿色、黄色及红色，这项技术称为超声弹性成像。在乳腺超声

等方面的研究提示，超声弹性成像在恶性病变检出方面具有较高的敏感性和特异性。

超声弹性成像技术在 2013 年被引入支气管内超声领域，用于测量淋巴结的可压缩性，弹性成像下可见淋巴结较硬的区域显示为蓝色，较软的区域显示为绿、黄及红色。支气管内弹性超声下淋巴结分型，1 型为良性，3 型为恶性（图 91-2），结果发现其诊断敏感性及特异性均较高。

国内学者的研究表明，支气管内超声弹性成像可以对恶性肿瘤的 EBUS-TBNA 操作起到一定的指导作用，但对于结核及结节病导致的淋巴结肿大，还需要进一步的研究来明确其有效性。

支气管内超声弹性成像可以区分纵隔淋巴结的软硬程度，对于判断淋巴结的良性或恶性有指导意义。

超声弹性成像分型

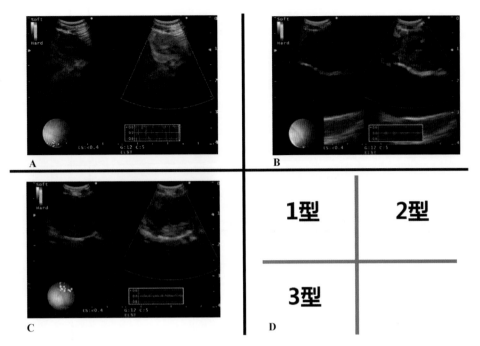

1型   2型

3型

图 91-2 支气管内弹性超声下的淋巴结分型。**A.** 1 型，以非蓝色为主（绿、黄和红色）；**B.** 2 型，部分蓝色，部分非蓝色；**C.** 3 型，以蓝色为主

（秦浩　张自艳）

第四部分

间质性肺疾病及其他疾病

病例 92　间质性肺炎

【入院病史的采集】

患者男，39 岁。

主诉：畏冷、发热、咳嗽、咳痰 6 天。

现病史：患者 6 天前受凉后开始出现畏冷、发热，体温达 39℃以上，阵发性咳嗽、咳黄白痰，量少，不易咳出，无咯血，无胸痛、胸闷、气急，无盗汗、消瘦，无呕吐、腹痛、腹泻，无尿频、尿急、尿痛等，院外就诊治疗，症状无改善，转诊我院，行胸部 CT 检查后以"肺炎"收入院。

既往史：既往体健，否认高血压、糖尿病、慢性肾功能不全、慢性肝病、结核等病史，否认药物及食物过敏史，否认重大外伤、手术史。

个人史：生于原籍，久居当地，无牧区、疫区接触史，无化学物质、放射性物质、有毒物质接触史，无矿山、高氟区、低碘区居住史，无烟酒嗜好。

婚姻史：已婚，育有 1 子，妻子及儿子体健。

家族史：无家族性遗传病史。

【体格检查】

T 38.2 ℃，P 110 次 / 分，BP 133/82 mmHg，R 21 次 / 分。神清，呼吸尚平稳，皮肤黏膜正常，浅表淋巴结未及肿大。双肺呼吸音粗，右肺闻及干湿性啰音。心律齐，无杂音。腹软，无压痛、反跳痛，肝脾肋下未及。双下肢无水肿，病理征（ － ）。

【辅助检查】

（2019-03-06）血常规：白细胞 7.7 × 10⁹/L，中性粒细胞百分比 70.9%，淋巴细胞百分比 20.4%。

（2019-03-06）门诊胸部 CT（图 92-1），考虑右肺上叶感染，建议治疗后复查以除外其他病变。

（2019-03-07）红细胞沉降率 91 mm/h ↑；肾功能及电解质无异常；降钙素原（PCT）0.21 ng/ml；C 反应蛋白 134.39 mg/L ↑。肿瘤标志物示癌胚抗原 0.72 ng/ml，细胞角蛋白 19 片段 1.43 ng/ml，胃泌素释放肽前体 30.25 pg/ml。结核感染 T 细胞斑点试验：抗原 A 3.00，抗原 B 11.00。

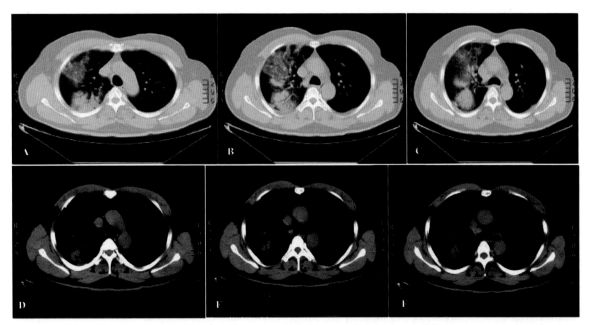

图 92-1　（**2019-03-06**）门诊胸部 **CT**，考虑右肺上叶感染

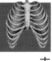
（2019-03-07）支气管镜检查并行 TBLB 送检病理（图 92-2）。TBLB 病理回报符合慢性间质性肺炎（图 92-3）。

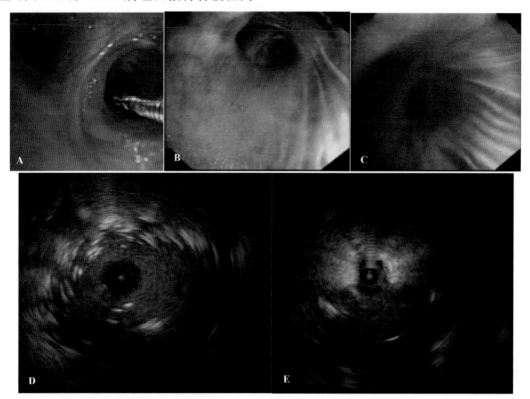

图 92-2 （2019-03-07）荧光、超声支气管镜检查及 TBLB 检查。**A.** 支气管镜下，隆突锐利，各级支气管管腔通畅，黏膜充血；**B 和 C.** 荧光支气管镜下右上叶开口呈蓝紫色改变，未见棕红色兴趣区；**D 和 E.** 超声支气管镜分别在右上叶前段 B3a 及后段 B2a 行超声探查，可见界限较清晰的低回声，其内可见大量支气管充气征的点线状改变、回声较均质，随后分别在右上后段 B2a 行 TBLB 送检病理，前段 B3a 行刷检涂片找结核分枝杆菌、革兰氏染色查细菌及六胺银染色、PAS 染色。支气管镜刷检物涂片：检出革兰氏阳性杆菌、革兰氏阳性球菌，未检出真菌，未检出抗酸杆菌

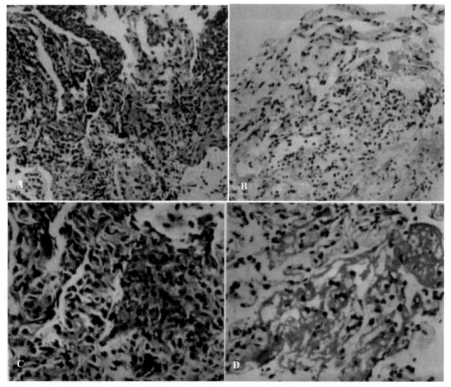

图 92-3 （2019-03-13）TBLB 病理。（右上叶后段）送检肺组织间隔增宽、纤维组织增生，并见少量慢性炎症细胞浸润，未见干酪样坏死，肺泡腔内见少量纤维素性渗出物，符合慢性间质性肺炎

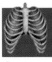

【初步诊断】

社区获得性肺炎。

【确定诊断】

间质性肺炎。

【鉴别诊断】

1.社区获得性肺炎　可有咳嗽、咳痰、发热、胸痛等表现，肺部影像学检查提示肺部渗出性病灶，血常规提示白细胞等炎症指标升高，痰培养可提示病原菌，抗感染治疗后病灶有所吸收有助于诊断。

2.肺结核　该病多有低热、盗汗、乏力、食欲下降等结核毒血症状，病程多为慢性，病变多位于上肺，病灶周围可见卫星灶，可行结核菌素试验（PPD试验），痰找抗酸杆菌、血结核抗体检测、结核感染 T 细胞斑点试验、X-pert 等检查协助诊断，必要时行肺部 CT 及气管镜等检查进一步明确诊断。

3.肺部肿瘤　多见于中老年人，有吸烟史，可有长期咳嗽、痰中带血、低热表现，有时伴有胸痛、消瘦等，肺部影像学可见占位表现，增强 CT 可见病灶强化，中央型肺癌行纤维支气管镜检查可见气管内新生物，活检病理可以明确诊断。

4.机化性肺炎　本病可急性起病，部分患者可见慢性病程，主要表现为咳嗽、咳痰、活动后呼吸困难。肺部影像学可见局部实变影、多发斑片状渗出，或肺部弥漫性结节影，可出现游走性特点。肺功能检查多有限制性通气功能障碍，弥散障碍，抗感染无效，激素为特效药物，预后一般良好。

【治疗】

入院后完善相关检查，如血尿粪常规、生化、肿瘤指标、降钙素原、结核感染 T 细胞斑点试验、超声支气管镜检查等，并经验性给予莫西沙星 0.4 g 静脉滴注 1 次 / 日抗感染治疗及对症支持治疗。2019 年 3 月 16 日复查肺部 CT 观察疗效确切，病灶较前明显吸收。

【诊治思路】

间质性肺炎是指发生于肺部间质组织的感染，该病主要侵犯患者支气管壁、肺泡壁，该病多由病毒感染所致，以腺病毒及流感病毒较为多见，通常病情也相对严重，部分患者会随着病程的迁延演变为慢性肺炎。

间质性肺炎需要与下述疾病相鉴别：

（1）肺结核：肺结核多以中毒症状较为常见，譬如盗汗、乏力、消瘦、失眠、心悸等，部分女性患者可能伴有月经失调等症状。经 X 线胸片，可见病变大多位于肺尖处，密度不均。痰液之中可见结核分枝杆菌。常规抗菌治疗手段无明显效果。可结合患者病史排除该病。

（2）肺血栓栓塞症：多有静脉血栓危险因素，譬如血栓性静脉炎、心肺疾病以及肿瘤等病史。咳嗽、晕厥、呼吸困难等症状多见。经 X 线胸片可见肺血管纹理减少，有时可见指向肺门的楔形阴影。低氧血症、低碳酸血症多见。可通过 CT 肺动脉造影、MRI 等检查予以协助鉴别。结合患者病史，该病不纳入考虑。

（3）肺癌：无急性感染中毒症状，痰液中可见血丝。血白细胞计数低于正常范围，若痰液中可见癌细胞即可确诊。该病可伴发肺炎，经药物治疗后炎症消退，肿瘤阴影趋于明显，可见肺不张或淋巴结肿大。如经药物治疗后，炎症并未消退，或是消退后复发，需要对其进行密切观察，部分年龄较大且烟龄较长的患者，可考虑进行 CT 以及 MRI、支气管镜等检查。结合患者病史，排除该病。

间质性肺炎的确诊依赖于组织病理学依据。病理标本获取的途径包括支气管镜下肺活检、经皮肺活检、胸腔镜、外科开胸手术等。该例患者即是通过径向超声微探头引导下的经支气管肺活检（TBLB）得以确诊。在对肺外周病变进行支气管镜检查时，使用径向探头进行支气管内超声（EBUS）主要被用于对活检路径进行精准引导定位，从而可以对靶病变的位置进行实时确认，大大提高了肺活检的阳性率。

【治疗经验】

间质性肺炎的临床表现并不具备特异性，胸

部X线检查是该病常用的诊断方法之一，患者发病早期肺泡炎可显示模糊阴影，密度明显增高，不过由于该病早期并无明显症状，故而患者大多难以自察。随着病情进展，肺野会出现网状阴影。晚期可见大小不一的囊状改变，呈蜂窝状。该病发展至晚期诊断较为容易，不过已不具备早期诊断的价值。部分患者肺活检证实为间质性肺纤维化，但胸部X线检查并无异样，因而X线检查并不敏感，缺乏特异性，高分辨CT是更为理想的选择，同时采用适当的手段取得充足的组织标本予以病理检查，便于尽快明确诊断。其中EBUS引导下的气管镜下活检具有创伤小、安全性高、阳性率高等特点，在该病的诊断之中具有较高价值，这无疑是对过往依赖外科肺部活检的重要补充。

（卢晔　黄文侨　钟犁）

病例 93 肺结节病 I 期

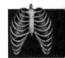

【入院病史采集】

患者女，55 岁，工人。

主诉：发现肺门及纵隔淋巴结肿大 2 周。

现病史：患者 2 周前查体发现双肺肺门及纵隔淋巴肿大，无咳嗽、咳痰，无胸闷、胸痛，无畏寒、发热，无盗汗、消瘦，无皮疹及关节疼痛，无恶心、呕吐等。为明确诊断，来我院就诊，收住呼吸内科。患者近来食欲正常，大小便无异常，体重无下降。

既往史：否认高血压、心脏病、糖尿病、脑血管病、精神疾病病史，否认手术、外伤、输血史，否认食物、药物过敏史。

个人史：生于并久居本地，无疫区、疫情、疫水接触史，无牧区、矿山、高氟区、低碘区居住史，无化学性物质、放射性物质、有毒物质接触史，无吸毒史，无吸烟、饮酒史。

月经史：月经初潮 14 岁，6/30 天，49 岁绝经，月经量中等，无痛经。

婚育史：23 岁结婚，育有 1 儿 1 女，配偶及子女均身体健康。

家族史：父母已故，有 2 兄长，均体健；否认家族性遗传病史。

【体格检查】

T 36.2℃，P 70 次 / 分，R 20 次 / 分，BP 108/70 mmHg。神清，浅表淋巴结未及肿大，胸廓正常，呼吸运动正常，双肺呼吸音清，未闻及干湿性啰音。心率 70 次 / 分，律齐，未及杂音。全腹无压痛及反跳痛，肝脾肋下未及，双下肢无水肿。

【辅助检查】

血常规：RBC 4.66×10^{12}/L，HGB 119 g/L，WBC 4.43×10^9/L，CRP 8 mg/L，ESR 35 mm/h。血清肿瘤标志物正常，凝血功能正常。生化检查大致正常。结核感染 T 细胞检测阴性。

心电图正常。心脏彩超及腹部超声大致正常。

胸部 CT（图 93-1）：肺门及纵隔多发淋巴结肿大，轻度均匀强化，未见融合及坏死。

【初步诊断】

肺结节病。

【确定诊断】

肺结节病 I 期。

【鉴别诊断】

1. 淋巴瘤　以霍奇金淋巴瘤较多见，影像学表现为前、中纵隔多发淋巴结肿大，以血管前间隙和气管前血管后间隙最常见，常与颈部周围淋巴结、两侧纵隔淋巴结及肺门淋巴结肿大同时存在。最常见的强化方式为均匀轻中度强化且相互融合，部分淋巴结内可发生囊变，可压迫周围大血管，形成血管淹没征，此为淋巴瘤特征性表现。

2. 淋巴结结核　可有低热、盗汗、消瘦、乏力等结核中毒表现，可继发于肺或支气管结核。颈部一侧或双侧可有多个大小不等的淋巴结肿大，初期肿硬无痛，进一步发展淋巴结与皮肤及淋巴结之间相互粘连融合成团，形成不易移动的团块，晚期干酪样坏死液化形成寒性脓肿进而破溃，慢性溃疡瘘管形成，愈合后留有瘢痕。淋巴结结核增强扫描可有环形强化的相对特征性表现，为中心干酪样坏死低密度区而周围肉芽肿组织强化而形成。本例患者临床

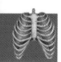
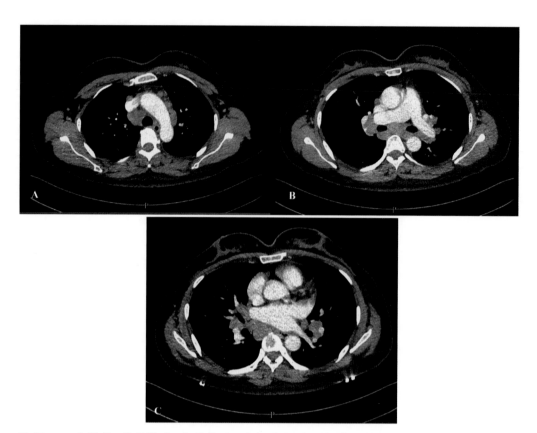

图 93-1　胸部 CT。血管旁、腔静脉后、气管前区、隆突下及双侧肺门淋巴结肿大，呈轻度均匀强化，未见融合及坏死

特点与此不符，需要进一步行活检确诊。

3. 转移性淋巴结　常有原发恶性肿瘤病史，纵隔淋巴结肿大常呈单侧非对称性分布，大小不一，相互融合，一般为气管前血管后间隙及主肺动脉窗淋巴结肿大较明显，增强扫描可有轻度不均匀强化或仅有边缘强化，中心区域可坏死而不强化。

4. 矽肺　淋巴结肿大也为双侧性，淋巴结内常有粉末状钙化，蛋壳样钙化较有特征，两侧肺纹理增粗、肺间质增厚，肺内有多发性矽结节影，结合职业史不难诊断。

【治疗】

患者查体发现纵隔及肺门淋巴结弥漫肿大，淋巴结无明显融合和坏死，影像上符合结节病表现，为明确诊断，最佳选择为淋巴结穿刺活检。因此，选择气管镜检查及 EBUS-TBNA。普通白光气管镜检查示气管、支气管管腔通畅，黏膜正常。进一步行 EBUS-TBNA，选择 7 组和 11L 组淋巴进行穿刺活检。以 7 组为例，隆突下区域探及多个大小不等的淋巴结，应用不同超声模式对其进行穿刺前评估分析（图 93-2）。B 型超声模式，见淋巴结最大径 2.53 cm×1.99 cm，内部回声均质、未见坏死及钙化，相邻淋巴结无融合，边界清晰，大多为三角形或多边形；多普勒血管模式，见淋巴结内血管稀疏；弹性模式，见 7 组淋巴结几乎呈蓝色硬区域均质表现。穿刺过程中应用 ROSE 技术实时评价，ROSE 印片见肉芽肿样病变特点，无明显坏死（图 93-3）。穿刺组织病理（图 93-4）回报，局灶性肉芽肿炎症，结合病史考虑结节病可能。而在 11L 组淋巴结穿刺 3 针，未获得满意的标本。

最终诊断，肺结节病 I 期，患者无明显临床症状，出院随访观察。

【诊治思路＋治疗经验】

本例患者纵隔淋巴结肿大可选择常规经支气管针吸活检（c-TBNA）进行诊断，其诊断率

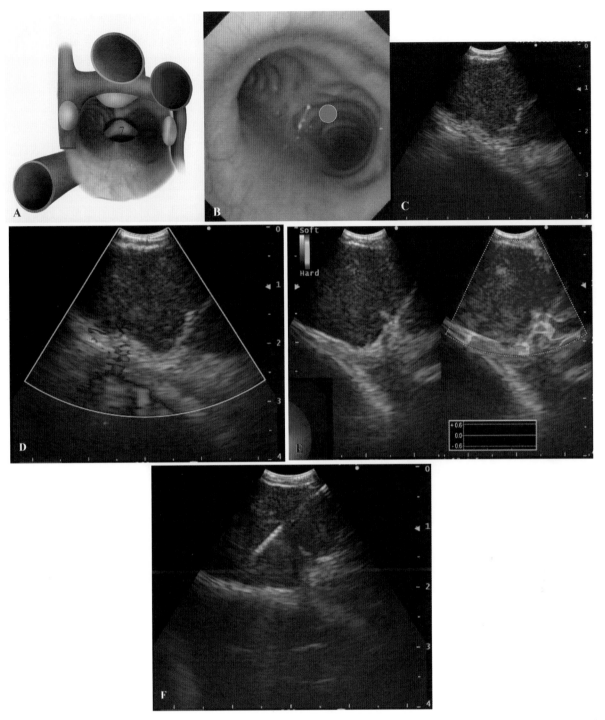

图 93-2　EBUS-TBNA。A 和 **B.** 左、右主支气管均可探及 7 组淋巴结，先于左主支气管 0 点位置找到肺动脉，然后在这个深度向 3 点方向旋转，稍稍再进一点儿，就可以找到 7 组淋巴结；**C.** B 型超声模式下见 7 组淋巴结多发肿大，淋巴结边界清晰，相邻淋巴结无融合，内部回声均匀，未见坏死区域；**D.** 7 组淋巴结多普勒模式下表现，淋巴结内部血运不丰富；**E.** 弹性模式下，见 7 组淋巴结呈蓝色硬区域均质表现，与周围软组织红色区域形成明显对比；**F.** 7 组淋巴结超声实时引导下穿刺

根据操作者经验水平有所差异，而超声内镜引导下经支气管针吸活检（EBUS-TBNA）可对病灶进行精准穿刺，可以避开血管及重要脏器，大大提高了 c-TBNA 的有效性和安全性。

EBUS-TBNA 还可以应用不同的超声模式在穿刺前对病变进行多角度评估，有助于鉴别病变的良恶性及指导穿刺部位以提高穿刺阳性率。结节病累及肺门、气管旁、隆突下淋巴结的概率相

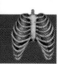

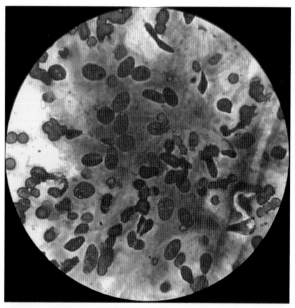

图93-3　ROSE。大量淋巴细胞、类上皮细胞、多核巨细胞及散在肉芽肿样结构，未见明显坏死

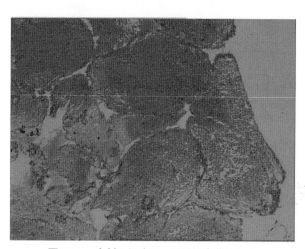

图93-4　穿刺组织病理：局灶性肉芽肿炎症

似，但结节病的穿刺活检阳性率与淋巴结的大小关系密切。隆突下淋巴结肿大通常最明显，其穿刺阳性率高于肺门淋巴结[1]。本例7组淋巴结弹性评分5分，按孙加源等[2]研究所示，结节病淋巴结多以中间颜色混杂表现为主，也就是评分以3分为主较多，偶有4分表现，而表现为5分的较为罕见。在弹性模式中彩色图像代表组织的相对软硬程度，即淋巴结相对于其周围组织的相对软硬程度，在淋巴结周围为明显偏软性组织时，淋巴结可显示出相对偏硬的颜色，即4分或5分，这有可能会给我们造成一种恶性疾病的印象。因此，无论是B型超声模式还是弹性模式，只能提供给我们辅助的诊断信息，最终诊断仍需依靠穿刺组织病理。

（于鹏飞）

参考文献

［1］张红，王广发，章巍，等. 超声引导下经支气管镜针吸活检对结节病的诊断价值. 中华结核和呼吸杂志，2014，37（10）：774-777.

［2］Jiayuan Sun，Xiaoxuan Zheng，Xiaowei Mao，et al. Endobronchial ultrasound elastography for evaluation of intrathoracic lymph nodes：a pilot study. Respiration，2017，93（5）：327-338.

病例 94 肺结节病

【入院病史采集】

患者女，59 岁。

主诉：咳嗽、咳痰 1 个月。

现病史：患者 1 个月前受凉后开始出现咳嗽、咳痰，咳嗽不剧，痰少，色白，不易咳出，未见痰血，无畏寒、发热，无胸闷、气急，无胸痛、发绀，无咯血、盗汗，无声嘶、喘鸣，无进行性消瘦等症状，多次就诊于当地诊所（具体诊治不详），症状反复。今来我院就诊，门诊于 2018 年 11 月 20 日以 "①亚急性咳嗽；②双上肺多发小结节；③肺门及纵隔淋巴结肿大" 收入院。

既往史：既往有肝血管瘤、胆囊息肉病史，否认高血压、糖尿病、慢性肝肾功能不全、慢性肝病、结核等病史，否认药物及食物过敏史，否认重大外伤、手术史。

个人史：生于原籍，久居当地，无牧区、疫区接触史，无化学物质、放射性物质、有毒物质接触史，无矿山、高氟区、低碘区居住史，无烟酒嗜好。

婚姻史：已婚，育有 1 女，丈夫及女儿体健。

家族史：无遗传性、家族性疾病史。

【体格检查】

T 36.2 ℃，P 87 次 / 分，BP 114/77 mmHg，R 20 次 / 分，皮肤黏膜正常，浅表淋巴结未及肿大。双肺呼吸音粗，无啰音。律齐，无杂音。腹软，无压痛、反跳痛，肝脾肋下未及。双下肢无水肿，病理征（－）。

【辅助检查】

（2018-11-17）福建某医院门诊 CT：双肺上叶多发小结节，双肺门及纵隔内多发肿大淋巴结，双肺局灶性肺气肿，双侧胸膜局部增厚。

入院后相关检查如下。

（2018-11-20）血常规：WBC 6.1×10^9/L，中性粒细胞百分比 71.5%，CRP 7.02 mg/L，ESR 30 mm/h。肿瘤标志物 NSE 26.35 ng/ml，余正常。血生化、IgE、自身抗体、痰培养、痰找抗酸杆菌、尿粪常规均未见异常。结核感染 T 淋巴细胞试验阴性。彩超：甲状腺右侧叶不均质回声，甲状腺左叶无回声区；绝经后子宫，宫腔内不均质包块（黏膜下肌瘤？），双侧附件未见明显异常；双侧颈部未见明显肿大淋巴结回声。

（2018-11-21）胸部 CT 增强：①双肺上叶、右肺下叶多发小结节，增强未见明显强化；②双肺门及纵隔内多发肿大淋巴结，结节病？淋巴瘤？③双肺局灶性肺气肿；④双侧胸膜局部增厚；⑤甲状腺病变；⑥肝内多发低密度影，血管瘤？⑦肝内多发囊肿（图 94-1）。

（2018-11-22）超声支气管镜检查：支气管镜下可见隆突锐利，各级支气管管腔通畅，黏膜正常，少许黏性分泌物，未见新生物。超声支气管镜下可见隆突下灰暗色区域，边界清楚，未见点线状改变，在超声引导下行隆突下淋巴结 EBUS-TBNA 术，并予刷检。刷检物 3 次未检出抗酸杆菌。TBNA 细胞涂片未检出肿瘤细胞，可见少许成熟淋巴细胞（图 94-2）。

（2018-11-28）组织病理诊断：（隆突下淋巴结 TBNA）可见大量红细胞，其间可见极少量淋巴细胞及较多组织细胞浸润，未见肿瘤细胞，考虑肉芽肿性病变；病理免疫组化示 LCA（＋）、CD68（2 ＋）、NapsinA（－）、TTF1（－）、P40（灶性＋）、CK（－）、CgA（－）、Syn（－）、CD56（－）、Ki-67（约 5% ＋）（图 94-3）。

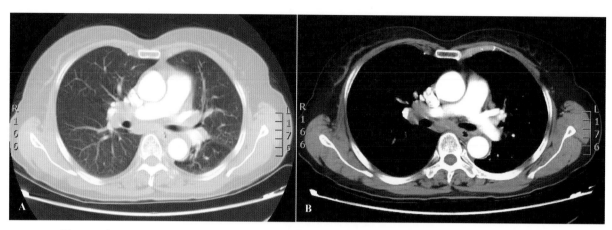

图 94-1 （2018-11-21）胸部 CT。胸部 CT 增强肺窗和纵隔窗提示双肺门及纵隔内多发肿大淋巴结

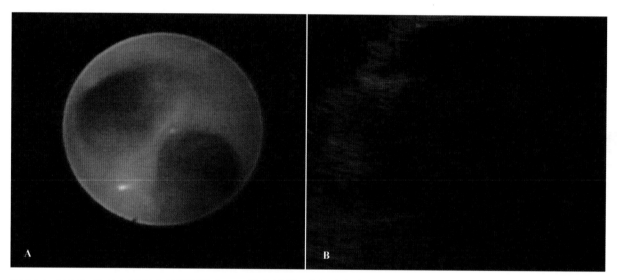

图 94-2 （2018-11-22）超声支气管镜检查。A. 隆突锐利，各级支气管管腔通畅，黏膜正常，少许黏性分泌物，未见新生物；B. 隆突下灰暗色区域，边界清楚，未见点线状改变，行隆突下淋巴结 EBUS-TBNA 术

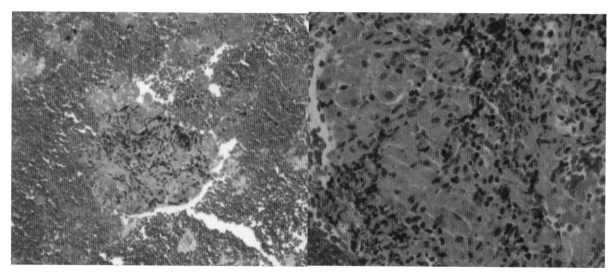

图 94-3 （2018-11-28）病理报告。（隆突下淋巴结 TBNA）可见大量红细胞，其间可见极少量淋巴细胞及较多组织细胞浸润，未见肿瘤细胞，考虑肉芽肿性病变

【初步诊断】（2018-11-20）

①亚急性咳嗽查因；②双肺上叶多发小结节；③肺门及纵隔淋巴结肿大。

【确定诊断】

肺结节病。

【鉴别诊断】

1. 肺结核　该病多有低热、盗汗、乏力、食欲缺乏等结核毒血症状，病程多为慢性，病变多位于上叶尖后段、下叶背段，胸部CT病灶周围可见卫星灶，可伴淋巴结肿大、钙化等。可行PPD试验、结核感染T淋巴细胞试验、痰找抗酸杆菌、血结核抗体，必要时行气管镜检查等进一步明确诊断。

2. 肺门淋巴结结核　发病年龄轻，结核菌素试验多阳性。肺门淋巴结肿大一般为单侧性，有时伴有钙化，可见肺内原发病灶。CT可见淋巴结中心有坏死。

3. 肺部肿瘤　可有长期咳嗽、痰血表现，有时伴有胸痛、消瘦等。肺部CT等可见占位性表现，纵隔淋巴结可肿大，增强CT可见病灶强化。中央型肺癌行纤维支气管镜检查可见气管内新生物，活检病理可以明确诊断。

4. 肺淋巴瘤　临床表现多样，但缺乏特异性。有症状者可为发热、盗汗、食欲缺乏、体重下降，或咳嗽、咳痰、呼吸困难、咯血等呼吸系统表现。X线多表现为肺炎肺泡型、结节肿块型，还有双肺弥漫性网格影、磨玻璃影或粟粒型，或上述多种形态混合存在。

5. 尘肺　可有长期咳嗽、咳痰、胸痛、活动后呼吸困难等，多有明确粉尘作业史，X线表现为大小不等的密度增高影、胸膜斑，肺气肿，肺门淋巴结堆积、可见钙化。

6. 其他肉芽肿疾病　过敏性肺炎、铍肺、硅沉着病以及感染性、化学性因素所致肉芽肿疾病，结合临床资料及相关检查进行综合分析有助于与结节病进行鉴别。

【诊治思路】

肺结节病也称肉样瘤，属于一种非干酪性肉芽肿疾病[1]。发病有明显的地区倾向性，温带较多，欧洲发病率较高，国内较少见。任何年龄均可发病，发病年龄多见于20～50岁[2]。女性略多见。病程变化大，有自愈倾向。病因不清，多认为与病毒感染有关。结节病的基本病理改变，即非干酪性肉芽肿（由上皮样细胞、郎格汉斯巨细胞、淋巴细胞及纤维细胞组成），可累及全身淋巴结、肺、眼、皮肤、肝、骨等组织。结节可在数月内完全吸收，也可被纤维组织所代替，形成肺间质的弥漫性纤维化。

乏力、低热、体重下降、盗汗、关节痛等非特异性表现可见于约1/3的活动期结节病患者，部分患者可以表现为高热。结节病的临床表现可因起病缓急、受累组织或器官、病变程度的不同而不同[3]。多数结节病表现为亚急性或慢性过程。少数呈急性起病，表现为双侧肺门淋巴结肿大、关节炎和结节性红斑，通常伴有发热、肌痛，称为Lofrgren综合征或急性结节病。由于结节病患者的呼吸系统临床表现缺乏特异性，且部分结节病患者以肺外组织或器官受累为主要临床表现，故胸部受累经常被忽视。干咳、胸闷、气短、胸痛、喘息是其常见的呼吸系统症状，可见于1/3～1/2的结节病患者[4-5]。胸骨后胸痛相对多见，但患者常不能明确地定位胸痛部位，大多数为隐痛。咯血少见，杵状指、爆裂音等体征罕见。30%～50%的胸内结节病患者会出现肺外表现：皮肤受累最常见（15%～25%），接下来依次是肝或胃肠道（11%～18%）、眼（12%）、肾（1%～5%）、神经系统（5%）、心脏（2%）以及肌肉骨骼系统（1%）。

胸部X线片是提示诊断的敏感工具，90%以上的肺结节病患者胸部X线片异常，双侧肺门淋巴结肿大（伴或不伴右侧气管旁淋巴结肿大）是最常见的征象。目前的结节病分期还是20世纪60年代提出的根据胸部X线片表现进行的Scadding分期[6]：0期，双肺正常；Ⅰ期，双肺门淋巴结肿大；Ⅱ期，双肺门淋巴结肿大伴肺内浸润影；Ⅲ期，仅有肺内浸润影；Ⅳ期，肺纤维化。鉴于90%以上的结节病患者都有肺、胸内淋巴结受累，而2/3以上的结节病患者都有

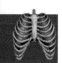
纵隔、肺门等部位的胸内淋巴结肿大，增强 CT 可以更好地评价这些部位的淋巴结受累情况。此外，胸部高分辨率 CT（HRCT）检查可以很好地反映包括肺间质在内的肺部受累情况[2]。HRCT 的典型表现为沿着支气管血管束分布的微小结节，可融合成较大结节；其他异常表现有磨玻璃样变、索条带影、蜂窝肺、牵拉性支气管扩张以及血管或支气管的扭曲或变形。病变多侵犯上叶，肺底部相对正常。可见气管前、气管旁、主动脉旁和隆突下区的淋巴结肿大[7]。

肺结节病的诊断主要依靠临床及影像学表现和病理学检查进行综合判断。在受累部位组织活检明确为非干酪样坏死性上皮样细胞肉芽肿的基础上，结合患者的临床和影像学表现，除外其他病因后可确诊为结节病。病理标本获取的途径包括支气管镜下活检、经皮肺活检、胸腔镜、外科开胸手术等。支气管镜检查包括支气管肺泡灌洗液（BALF）分析、支气管黏膜活检（endobronchial biopsy，EBB）、经支气管肺活检（TBLB）、经支气管针吸活检（TBNA）及超声内镜引导下经支气管针吸活检（EBUS-TBNA）。肺泡灌洗液 $CD4^+T$ 细胞/$CD8^+T$ 细胞 > 3.5 对于诊断结节病的敏感度为 53%、特异度 94%，阳性预测值 76%、阴性预测值 85%[8]；EBB 的阳性率为 40%～60%[9]，TBLB 的阳性率为 40%～90%[10]，TBNA 的阳性率则为 54%～93%[11]；EBUS-TBNA 诊断结节病的敏感性据报道为 85%[12-13]。该例患者即通过 EBUS-TBNA 取得病理标本得以确诊。由于 EBUS-TBNA 可以通过微创方式到达肺门和纵隔淋巴结，且对良恶性疾病的诊断率与纵隔镜相近，因此，EBUS-TBNA 可能更适合应用于穿刺更小更远的肺门和纵隔淋巴结，而作出明确诊断。

病理学检查方面，结节病性肉芽肿的特点为[1-2]：①肉芽肿以淋巴管周围分布为主；②肉芽肿紧致、分化良好，周围可见淋巴细胞、成纤维细胞浸润；③需除外其他原因引起的肉芽肿。肉芽肿病变分为中心区和周边区两部分：中心区呈现为紧密的、非干酪样坏死性上皮样细胞肉芽肿，由淋巴细胞包绕上皮样细胞或多核巨细胞而成，多核巨细胞内常可见胞质内包涵体，如 Schaumann 小体、草酸钙结晶等，淋巴细胞以 $CD4^+$ 细胞为主，而 $CD8^+$ T 细胞则在中心区的周围带。周边区由疏松排列的淋巴细胞、单核细胞和成纤维细胞组成。肉芽肿结节可彼此融合，但通常仍保留原有结节轮廓。约 20% 的结节病患者可以出现肉芽肿内坏死，这时特别需要与分枝杆菌、真菌等感染性疾病相鉴别。

肺结节病有一定的自发缓解率，且与影像学分期有关[14]，Ⅰ期至Ⅲ期的自发缓解率逐渐下降，Ⅳ期则不能自发缓解，因此结节病的治疗需要个体化制订治疗方案。无症状的 0 期或Ⅰ期结节病无须系统性糖皮质激素治疗，无症状的Ⅱ期或Ⅲ期肺结节病，若疾病稳定且仅有轻度肺功能异常，也不主张系统性激素治疗。以下情况需要系统性激素治疗：①有明显的呼吸系统症状，如咳嗽、呼吸困难、胸痛和（或）有明显全身症状，如乏力、发热、体重下降等；②肺功能进行性恶化；③肺内阴影进行性加重；④有肺外重要脏器的受累，如心脏、神经系统、眼部、肝等。其他治疗包括免疫抑制剂治疗。肺移植是终末期肺结节病可以考虑的唯一有效的治疗方法。

【治疗经验】

鉴于绝大多数结节病患者伴有纵隔和（或）肺门淋巴结肿大，少部分患者还伴有胸腔积液、心包积液等，但胸部 X 线片对于这些病灶的评估价值有限，因此对于初诊的、疑似结节病患者建议常规安排胸部 CT，若无禁忌，建议安排胸部增强 CT + HRCT，以详细评价呼吸系统受累情况[15]。支气管镜检查以及相关的镜下操作，对于肺结节病的诊断价值很大[16]，除非患者有明确的皮疹、皮下结节等皮肤病变和（或）浅表淋巴结肿大等浅表部位病灶可供活检，否则建议疑似结节病患者常规安排支气管镜检查，并尽量开展相关镜下操作，包括：① BALF 的细胞学分析、T 细胞亚群检测；② EBB；③ TBLB；④ TBNA；⑤ EBUS-TBNA[17]。

（卢晔 陈旭君 吴奕群）

参考文献

[1] Lannuzzi MC，Rybicki BA，Teirstein AS. Sarcoidosis. N Engl J Med，2007，357（21）：2153-2165.

［2］Spagnolo P，Rossi G，Trisolini R，et al. Pulmoanry sarcoidosis. Lancet Respir Med，2018，6（5）：389-402.

［3］中华医学会呼吸系病学会结节病学组. 结节病诊断及治疗方案（第二次修订稿）. 中华结核和呼吸杂志，1989，12（4）：243-244.

［4］Hunninghake GW，Costabel U，Ando M，et al. ATS/ERS/WASOG statement on sarcoidosis. American Thoracic Society/European Respiratory Society/World Association of Sarcoidosis and other granulomatous disorders. Sarcoidosis Vasc Diffuse Lung Dis，1999，16（2）：149-173.

［5］Carmona EM，Kalra S，Ryu JH. Pulmonary sarcoidosis：diagnosis and treatment. Mayo Clin Proc，2016，91（7）：946-954.

［6］Scadding JG. Prognosis of intrathoracic sarcoidosis in England：a review of 136 cases after five years observation. Br Med J，1961，4：1165-1172.

［7］Keijsers RG，Veltkamp M，Grutters JC. Chest imaging. Clin Chest Med，2015，36（4）：603-619.

［8］Drent M，Mansour K，Linssen C. Bronchoalveolar lavage in sarcoidosis. Semin Respir Crit Care Med，2007，28：486-495.

［9］Shorr AF，Torrington KG，Hnatiuk OW. Endobronchial biopsy for sarcoidosis：a prospective study. Chest，2001，120：109-114.

［10］Gilman MJ. Transbronchial biopsy in sarcoidosis. Chest，1983，83：159.

［11］Agarwal R，Srinivasan A，Aggarwal AN，et al. Efficacy and safety of convex probe EBUS-TBNA in sarcoidosis：a systematic review and metaanalysis. Respir Med，2012，106：883-892.

［12］Moonim MT，Breen R，Gill-Barman B，et al. Diagnosis and subclassification of thymoma by minimally invasive fine needle aspiration directed by endobronchial ultrasound：a review and discussion of four cases. Cytopathology，2012，23（4）：220-228.

［13］Ko HM，da Cunha Santos G，Darling G，et.al. Diagnosis and subclassification of lymphomas and non-neoplastic lesions involving mediastinal lymph nodes using endobronchial ultrasound guided transbronchial needle aspiration. Diagn Cytopathol，2013，41（12）：1023-1030.

［14］Baughman RP，Nunes H. Therapy for sarcoidosis：evidence-based recommendations. Expert Rev Clin Immunol，2012，8（1）：95-103.

［15］Spagnolo P，Sverzellati N，Wells AU，et al. Imaging aspects of the diagnosis of sarcoidosis. Eur Radiol，2014，24：807-816.

［16］Teirstein AS，Judson MA，Baughman RP，et al. Case control etiologic study of sarcoidosis（ACCESS）writing group. The spectrum of biopsy sites for the diagnosis of sarcoidosis. Sarcoidosis Vasc Diffuse Lung Dis，2005，22（2）：139-146.

［17］阿曼·恩斯特，菲力克斯·J.F.赫斯. 介入呼吸病学理论与实践. 1版. 李强，译. 天津：天津科技翻译出版有限公司，2017.

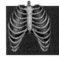

病例 94　肺结节病

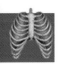

病例95　结节病：弹性超声的作用

【入院病史的采集】

患者女，55岁。

主诉：查体发现肺门及纵隔淋巴结肿大2周。

现病史：患者2周前查体发现肺门及纵隔淋巴结肿大，无咳嗽、咳痰，无胸闷、胸痛，无畏寒、发热，无盗汗、消瘦等。

既往史：既往体健。

个人史：生于并久居本地，无疫区、疫水接触史，无牧区、矿山、高氟区、低碘区居住史，无化学性物质、放射性物质、有毒物质接触史，无吸毒史，无吸烟、饮酒史。

婚姻史：无特殊。

家族史：否认家族性遗传病史。

【体格检查】

呼吸平稳，浅表淋巴结未触及。双肺呼吸音清，未闻及干湿性啰音。心腹无异常。

【辅助检查】

血常规未见异常，ESR 35 mm/h，CRP正常。腹部及心脏彩超正常。

胸部CT（图95-1）：血管旁、腔静脉后、气管前区、隆突下及双侧肺门淋巴结肿大，呈轻度均匀强化，未见融合及坏死。

超声支气管镜检查及TBNA病理诊断（图95-2，视频95-1）：对7组淋巴结在超声实时引导下行TBNA穿刺。ROSE见散在肉芽肿样结构，未见明显坏死，考虑结节病。TBNA穿刺组织病理检查见局灶性肉芽肿炎症，不除外结节病。

【初步诊断】

肺门及纵隔淋巴结肿大原因待查。

【确定诊断】

结节病。

【鉴别诊断】

结节病是临床较常见的系统性疾病，可累及全身多个系统。结节病一般会侵犯肺部和淋巴结，因此极易和纵隔淋巴瘤混淆。

因为胸部结节病影像学表现的多样性与不典型性，故在许多情况下常与其他疾病混淆，造成诊断上的困难。因此，需要密切结合临床，进行细致全面的鉴别诊断。主要需对以下情况进行鉴别：①不典型淋巴结肿大；②肺内弥漫性小结节；③磨玻璃样密度；④肺间质纤维化表现。胸部结节病的不典型淋巴结肿大需与淋巴瘤、肺门与纵隔淋巴结结核以及转移性淋巴结肿大相鉴别。肺内弥漫性小结节应与癌性淋巴管炎、矽肺及煤工尘肺、粟粒性肺结核、血行播散性肺转移及弥漫性细支气管肺泡癌相鉴别；结节病的磨玻璃样密度需与过敏性肺泡炎、纤维性肺泡炎、肺炎早期、肺出血、肺水肿、间质性肺炎等所致的肺内磨玻璃样密度病变相鉴别。

【诊治思路＋治疗经验】

本例患者查体发现纵隔淋巴结肿大，胸部CT呈现典型结节病样改变。需行淋巴结穿刺进一步与淋巴瘤、转移性淋巴结肿大、矽肺等进行鉴别。纵隔淋巴结肿大可选择传统经支气管针吸活检（c-TBNA）进行诊断，其诊断率根据操作者的经验水平而有所差异。而超声内镜引导下经支气管针吸活检（EBUS-TBNA）在超声实时引导下对病灶进行精准穿刺，可以避开血管及重要脏器，最大程度提高了穿刺的安全性；同时还可以应用不同的超声模式在穿刺前对病变进行多角

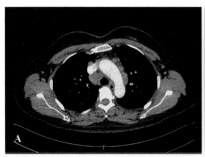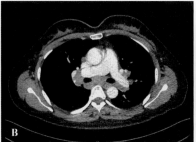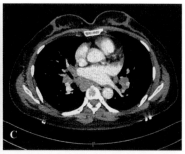

图 95-1　胸部 CT 影像

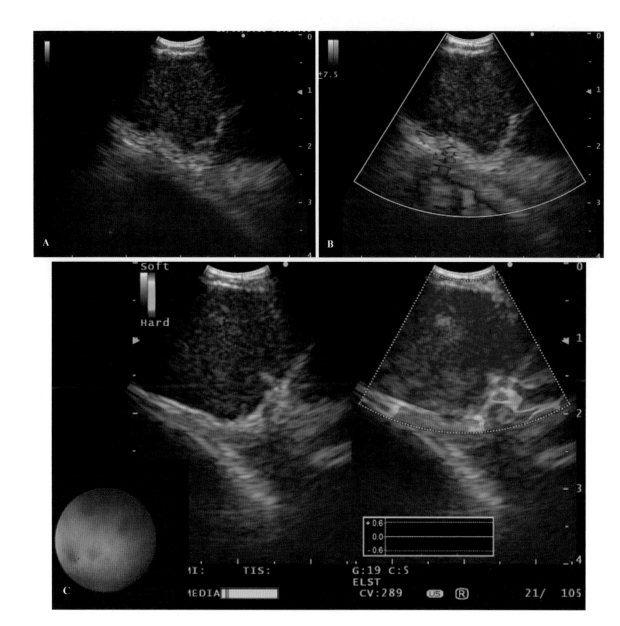

图 95-2　EBUS-TBNA 影像及病理检查

A. B 型超声模式下见 7 组淋巴结多发肿大，淋巴结边界清晰，相邻淋巴结无融合，内部回声均匀，未见坏死区域；**B.** 7 组淋巴结多普勒模式下表现，淋巴结内部血运不丰富；**C. 7 组淋巴结弹性模式**，见淋巴结呈蓝绿硬区域均质表现，与周围软组织红色区域形成明显对比；**D.** 7 组淋巴结超声实时引导下穿刺；**E.** ROSE 见大量淋巴细胞、类上皮细胞、多核巨细胞及散在肉芽肿样结构，未见明显坏死，结合病史考虑结节病；**F.** 穿刺组织病理见局灶性肉芽肿炎症，不除外结节病

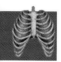

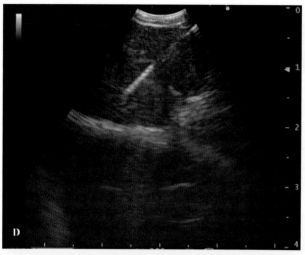

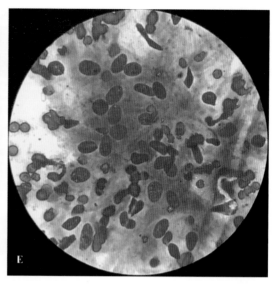

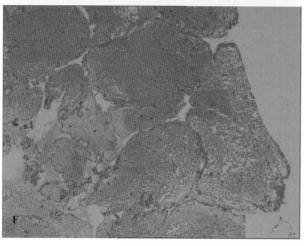

图 95-2（续）

视频 95-1　EBUS-TBNA

度评估，有助于鉴别病变的良恶性及指导穿刺部位，以提高穿刺的阳性率。

Fujiwara 等[1] 研究发现，超声支气管镜下，恶性淋巴结病变往往表现为体积增大（短径 ≥ 10 mm），相互融合，近圆形，与周围纵隔组织边界清晰，内部回声不均匀，部分可见凝固性坏死区域，淋巴门结构消失或偏移，血流信号较丰富且走行迁曲不规则，内部动脉呈高阻力状态。上述特征对鉴别良恶性病变的诊断准确率为 62.39% ～ 82.05%。

支气管内超声实时弹性成像（endobronchial ultrasound real-time elastography，EBUS-RTE）技术通过超声实时弹性成像系统，在 EBUS 检查病变时可以将病变的硬度以彩色色阶实时呈现（红色最软，绿色、黄色中等硬度，蓝色最硬），然后采用定性或定量的方法解读该图像，实现对靠近气管和支气管的胸内病变硬度的评估，从而间接判断被检查病变的良恶性[2]。RTE 技术在超声内镜中已获得较广泛的应用，并且已经发展出多种半定量和定量评分方法[3-6]。与传统的超声技术不同，它可通过动态成像获取组织的生物学信息，通过评估组织的形变能力来反映组织的硬度[6]。

Siokozov Ⅳ[7] 首次报道了超声支气管镜下弹性成像技术对纵隔病变的诊断价值，认为超声支气管镜下弹性成像在技术上是可行的，气管及支气管壁等软骨结构对图像质量无影响，弹性成像评分值可重复。

穿刺淋巴结的图像根据弹性成像颜色分布共

分为 3 型[8]。1 型主要是非蓝色（绿色和红色）图像，考虑良性；2 型为部分蓝色，部分非蓝色（绿色和红色）图像，可能为良性，可能为恶性；3 型主要是蓝色图像，考虑恶性。

弹性成像图像的评价通过软件收集弹性成像图片（JPEG 图像），使用 image-J 软件计算出蓝色区域占淋巴结区域比值，进行弹性成像评分。评分标准[9]：①1 分，小于 20% 的切面显示为蓝色；②2 分，20%～50% 的切面显示蓝色；③3 分，50%～80% 的切面显示为蓝色；④4 分，超过 80% 的切面显示为蓝色。

结核和结节病超声内镜弹性评分整体上均以 1～2 分为主，符合良性病变特征，两者弹性评分无明显差异。值得注意的是部分结核性淋巴结呈 3 分改变，未见 4 分改变，可能与其出现钙化导致硬度增加有关。因此我们认为气道内超声弹性成像技术在鉴别结核和结节病方面无明显优势，但是当怀疑为良性病变，且超声弹性评分较高时更有助于结核的诊断[10]。

（于鹏飞　张骅　张自艳）

参考文献

［1］Fujiwara T，Yasufuku K，Nakajima T，et al. The utility of sonographic features during endobronchial ultrasound-guided transbronchial needle aspiration for lymph node staging in patients with lung cancer：a standard endobronchial ultrasound image classification system. Chest，2010，138（3）：641-647.

［2］Trosini-Désert V，Jeny F，Taillade L，et al. Bronchial endoscopic ultrasound elastography：preliminary feasibility data. Eur Respir J，2013，41（2）：477-479.

［3］Izumo T，Sasada S，Chavez C，et al. Endobronchial ultrasound elastography in the diagnosis of mediastinal and hilar lymph nodes. Jpn J Clin Oncol，2014，44（10）：956-962.

［4］He HY，Huang M，Zhu J，et al. Endobronchial ultrasound elastography for diagnosing mediastinal and hilar lymph nodes. Chin Med J，2015，128（20）：2720-2725.

［5］Lin CK，Chang LY，Yu KL，et al. Differentiating metastatic lymph nodes in lung cancer patients based on endobronchial ultrasonography features. Med Ultrason，2018，20（2）：154-158.

［6］KHALILAS，CHAN RC，CHAU AH，et al. Tissue elasticity estimation with optical coherence elastography：toward mechanical characterization of in vivo soft tissue. Ann Biomed Eng，2005，33（11）：1631-1639.

［7］Sivokozov Ⅳ，Silina TL，Korolev VN，et al. The first experience in using elastography in combination with endobronchial ultrasonography for mediastinal pathology：preliminary assessment of feasibility and comparison of characteristics via different approaches. Vestn Rentgenol Radiol，2014，54（4）：13-19.

［8］Izumo T，Sasada S，Chavez C，et al. Endo-bronchial ultrasound elastography in the diagnosis of mediastinal and hilar lymph nodes. Jpn J Clin Oncol，2014，44（10）：956-962.

［9］Furukawa MK，Furukawa M. Diagnosis of lymph node metastases of head and neck cancer and evaluation of effects of chemoradiotherapy using ultrasonography. Int J Clin Oncol，2010，15（1）：23-32.

［10］何海艳，马航，朱杰. 气道内超声图像特征及弹性成像技术在鉴别结节病和结核中的价值. 临床肺科杂志，2019，24（7）：1297-1300.

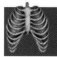

病例 96　结节病合并双侧肺炎

【入院病史的采集】

患者女，55岁，农民。

主诉：咳嗽、咳痰1月余。

现病史：2018年6月患者无明显诱因出现阵发性咳嗽、咳少量白色黏痰，无气促、咯血，无发热、消瘦，无关节肌肉疼痛，无眼干、口干，无胸痛、心悸，无下肢水肿，无皮疹，口腔溃疡，未特殊诊治。随后咳嗽、咳痰逐渐加重，就诊于当地医院，胸部CT：①纵隔多发淋巴结肿大；②右肺中叶炎症。诊断：①肺炎；②纵隔淋巴结肿大查因。给予抗感染、止咳化痰等对症治疗，咳嗽、咳痰无缓解，为求进一步诊治来我院，门诊以"淋巴结肿大查因"收入院。患者自发病以来，精神状态一般，食欲一般，体重近期无改变。

既往史：无特殊。

个人史：生于原籍，久居当地，无牧区、疫区接触史，无化学物质、放射性物质、有毒物质接触史，无矿山、高氟区、低碘区居住史。无烟酒嗜好。

婚姻史：无特殊。

家族史：父母已离世，否认相似家族病史及遗传病史。

【体格检查】

T 36.3℃，P 88次/分，R 20次/分，BP 121/80 mmHg。神清，全身淋巴结未扪及肿大。胸廓对称无畸形，胸壁无压痛，双肺叩诊呈清音，双肺呼吸音清，未闻及干湿啰音及胸膜摩擦音。心腹查体未见特殊。四肢无畸形，未见杵状指（趾），四肢无水肿。生理反射存在，病理反射未引出。

【辅助检查】

血常规：白细胞 4.37×10^9/L，红细胞 4.53×10^{12}/L，血红蛋白 132 g/L，血小板 276.20×10^9/L，中性粒细胞百分比57.9%。肝肾功能、电解质、心肌酶、HIV、丙型肝炎病毒、梅毒、红细胞沉降率、超敏C反应蛋白、血糖、G试验、细菌毒素测定、抗链球菌溶血素O、补体C3/C4、D-二聚体、凝血功能、呼吸系统肿瘤标志物、降钙素原、呼吸道感染病原体检测、GM试验、自身免疫性抗体、大便找寄生虫卵、PPD皮试均阴性，无明显异常。

心电图：正常。超声心动图：①静息状态下左心室顺应性降低；②左心室收缩功能测定在正常范围。腹部＋浅表脏器超声：左侧颈部 V区、右侧颈部Ⅳ区、双侧腋窝实质性低回声结节（肿大淋巴结），肝、胆、胰、脾、双肾回声未见明显异常，双侧腹股沟区低回声结节（淋巴结声像）。

胸部增强CT（图96-1）：右肺中叶内侧段、左肺上叶下舌段见斑片状、条索状高密度灶，边界模糊；余肺叶未见异常密度影及异常强化灶；右侧腋窝、两侧肺门及纵隔内见多个肿大淋巴结，呈团块状，较大者约 5.0 cm×2.8 cm，增强扫描见不均匀轻度强化，内见斑片状低密度灶，边界欠清；气管、支气管通畅；双侧胸膜无增厚，胸膜腔未见积液。检查结论：①右侧腋窝、两侧肺门及纵隔内多发淋巴结肿大，结节病？淋巴瘤？建议结合临床；②右肺中叶内侧段、左肺上叶下舌段陈旧性病灶。

【初步诊断】

淋巴结肿大查因（结节病？淋巴瘤？结核？）。

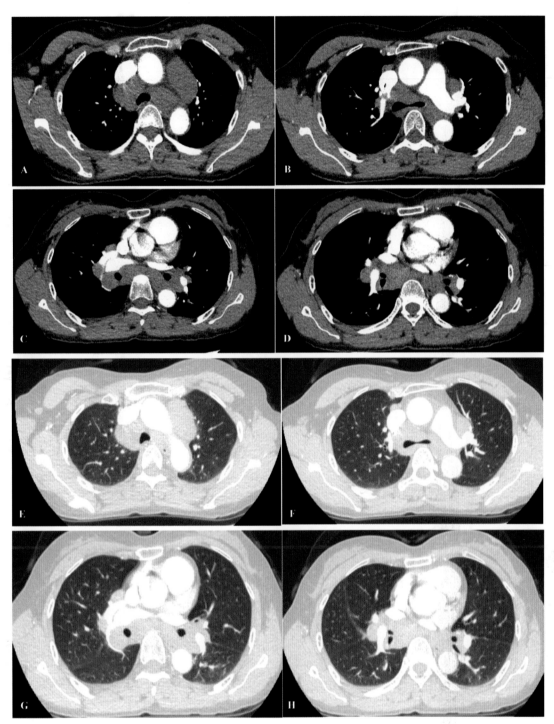

图 96-1　胸部增强 CT。A 至 D.纵隔窗；E 至 H.肺窗

【确定诊断】

①结节病；②双侧肺炎。

【鉴别诊断】

结节病因其表现不特异，常被误诊为肺结核、肺癌、淋巴瘤，对患者的诊治及预后产生很大影响。

1. 淋巴结结核　患者较年轻，常有结核中毒性症状，结核菌素试验多为阳性，肺门淋巴结肿大一般为单侧性，有时伴有钙化，可见肺部原发病灶。CT 可见淋巴结中心区有坏死。

2. 淋巴瘤　常见的全身症状有发热、消瘦、贫血等，胸膜受累，出现胸腔积液，胸内淋巴结肿大多为单侧或双侧不对称肿大；淋巴结可呈

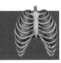
现融合，常累及上纵隔、隆突下等处的纵隔淋巴结。肿瘤组织可侵犯邻近器官，如出现上腔静脉阻塞综合征等。结合其他检查及活组织检查可进行鉴别。

3. 小细胞肺癌　肺癌和肺外癌肿转移至肺门淋巴结，皆有相应的症状和体征。对可疑原发灶作进一步的检查可助鉴别。

【治疗】

入院后予左氧氟沙星抗感染，由于患者颈部淋巴结太小而无法活检，故选择支气管镜检查。常规支气管镜检查示右中叶、左上叶及左下叶数个散在小结节，结节边界清晰，活检质软有少量出血，左舌段和右中叶支气管开口稍狭窄，左右主支气管少量脓性黏稠分泌物。超声支气管镜检查示 4R 组、4L 组、7 组淋巴结团块影，回声不均匀，多普勒检查示团块影区域有短棒状血管征象，行 4R 组、4L 组淋巴结 EBUS-TBNA（图 96-2），活检组织行 ROSE 可见肉芽肿性炎症（图 96-2 D），随即送检病理，及抗酸杆菌检查。

结果回报如下。肺泡灌洗液：真菌 β - 葡聚糖测定（G 试验）（－）；隐球菌乳胶凝集试验定性（－），定量（－）；曲霉菌半乳甘露聚糖抗原 0.275；细菌及真菌培养（－）。黏膜咬检病理：（左舌叶开口）肉芽肿性炎症，未见干酪样坏死。EBUS-TBNA 病理：①（4R 组）镜下见纤维素性渗出物、血块及少量炎细胞浸润，疑似有上皮样细胞结节；②（4L 组）镜下见少许纤维结缔组织及大片纤维素性渗出物，其中可见 4 个上皮样细胞结节；③（7 组）镜下见大片纤维素性渗出物，少许纤维结缔组织及散在炎细胞浸润，其中可见 3 个上皮样细胞结节，未见干酪样坏死（图 96-2 E）。综上所述，考虑结节病，给予激素出院治疗。

【复诊】

患者接受激素治疗后，每个月定期复查胸部 CT，淋巴结较前缩小。末次是 2019 年 5 月复查胸部 CT：两侧肺门及纵隔内可见多个淋巴结，较前明显缩小，较大者约 1.6 cm×0.8 cm；右肺中叶内侧段、下叶后基底段及左下前内肺基底段轻度慢性炎症（图 96-3）。

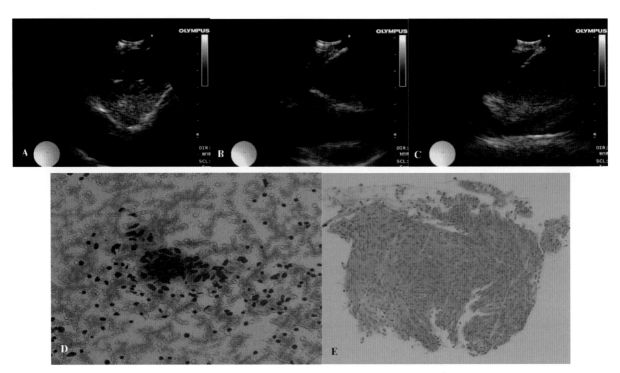

图 96-2　EBUS-TBNA 及病理检查。A. 4R 组淋巴结 TBNA；**B.** 4L 组淋巴结 TBNA；**C.** 7 组淋巴结 TBNA；**D.** ROSE 提示肉芽肿性炎症；**E.** TBNA 病理怀疑结节病

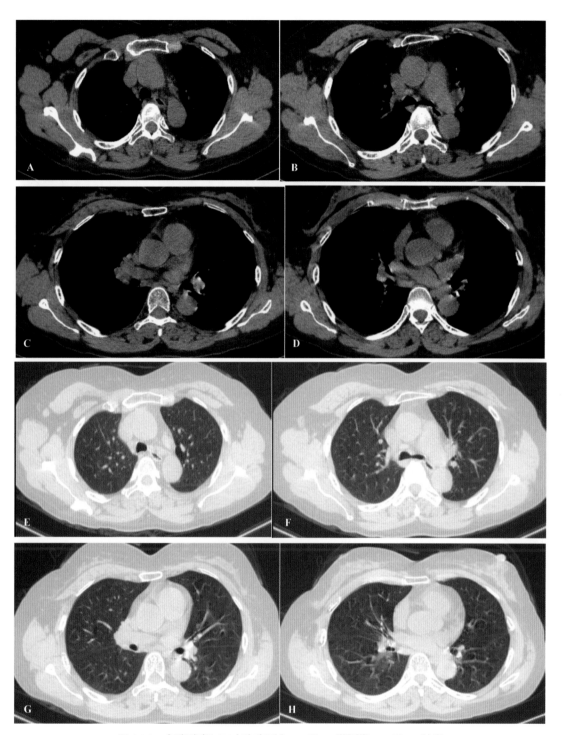

图 96-3　复查胸部 CT（治疗后）。A 至 D. 纵隔窗；E 至 H. 肺窗

【诊治思路】

肺部肉芽肿性疾病最常见的感染性因素是细菌（结核、非结核分枝杆菌病和努卡菌）、真菌（曲霉菌、毛霉菌、隐球菌、肺孢子菌、马尔尼菲篮状菌）、寄生虫（血吸虫、肺吸虫、包虫病）。非感染性肺部肉芽肿性疾病中，结节病最常见。此外，血管炎、过敏性肺炎、浴盆肺、淋巴间质性肺炎、变应性肉芽肿性血管炎、吸入性肺炎、滑石性肺炎、风湿结节和支气管中心性肉芽肿病也可以出现肉芽肿性病变。大部分是单个因素导致，也有多个因素同时存在。

19 世纪 80 年代结节病进入我们的视野，1887 年乔纳森·哈钦森首次对结节病进行了描

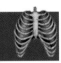

述，并以该患者的姓氏将这种疾病命名为莫蒂默病（Mortimer's malady）。结节病几乎可以侵犯机体任何正常的组织器官，从而影响器官的正常功能[1]。结节病的临床表现多样化，缺乏特异性，大部分结节病患者可自愈或呈慢性进展。少数病例可呈进行性进展，晚期可致多器官受累和功能障碍[2]。早期细胞学表现为大量成熟小淋巴细胞、少量吞噬细胞、少量成纤维细胞及少量纤维丝。随着病情的进展，吞噬细胞、成纤维细胞及纤维丝的数量逐渐增多。其典型的病理表现为：紧密的非干酪样坏死性上皮样细胞肉芽肿[3]，上皮样细胞肉芽肿由高度分化的单核吞噬细胞（上皮细胞和巨细胞）以及淋巴细胞组成，镀银染色可见结节周围有大量网状纤维增生。

结节病在欧美国家发病率较高，文献报道可达到（10～40）/10万[4]。我国报道的发病率较低，结节病的高发区同时也是结核病的流行地区。

1999年美国胸科学会/欧洲呼吸病学会/结节病及其他肉芽肿病世界协会联合制订的结节病诊断标准如下：①与组织病理相符合的临床和（或）影像学特征；②1个或多个器官活检组织学显示非干酪样坏死性肉芽肿；③除外其他原因引起的肉芽肿性疾病，没有病原菌或异物微粒的组织学证据。

结节病的诊断是一个排除性诊断，需要结合患者的基本病史资料、临床表现、影像学特征及非干酪样坏死性肉芽肿的病理结果，且需要排除其他肉芽肿性相关疾病（如真菌感染、结核、ANCA相关性血管炎、肿瘤等），方可临床诊断为结节病[5]，且仍需要长期的随访及定期评估病情[6]。因为结节病为全身多系统均可受累的全身性疾病，临床表现多样且缺乏特异性，常常导致诊断的延误甚至误诊、漏诊[7]。

能否通过EBUS图像特征及超声弹性成像图像特征鉴别结节病和结核？研究发现EBUS常规图像特征中边界清晰度、内部回声情况、有无坏死及颗粒征有助于鉴别结节病和结核，而超声弹性成像在两者鉴别中意义不大[8]。由于结节病最常累及肺及纵隔[9]，故在浅表位置无理想活检部位的情况下，可考虑胸腔内组织活检手段，主要有经支气管针吸活检（TBNA）、支气管黏膜活检（EBB）、经支气管肺活检（TBLB）、纵隔镜和开胸活检等[10]。

EBUS-TBNA具有微创、灵敏度高、特异性好的特点[11]，近年来支气管镜技术越来越多地应用于结节病的诊断中[12-13]，可发现气道内结节、气管黏膜病变[14]，进行支气管肺泡灌洗液（BALF）细胞学检查[15]及经支气管肺活检[16]，这些均对结节病有诊断价值。EBUS-TBNA可以作为结节病获取组织病理的首选手段，操作安全、实用性强，在选取肿大最明显的2～3组淋巴结进行穿刺后即可获得理想的细胞学诊断率，联合传统的支气管镜技术可以获得更高的阳性率，其对Ⅰ期和Ⅱ期结节病的诊断阳性率要高于c-TBNA[17]、EBB和TBLB[10,18-19]。对于怀疑结节病的患者需要选择肿大最明显的淋巴结进行穿刺，在没有现场细胞学检测的条件下，每个淋巴结穿刺4针可以得到足够的标本，并提供结节病诊断的病理学依据[20]。

【治疗经验】

结节病的药物治疗主要有以下几类：①消炎药物，代表药物为糖皮质激素；②细胞毒性药物甲氨蝶呤，是目前最常用也是研究最广泛的细胞毒性药物；③免疫抑制剂，目前研究较多的为英夫利昔单抗，是一种抗肿瘤坏死因子（TNF）抗体；④抗疟疾药物，羟化氯喹和氯喹最初主要应用于皮肤受损的结节病的治疗，但近年来越来越多的研究显示对于其他类型结节病也有一定的疗效[21]。

结节病的总体预后良好，至少1/3的患者可以自愈，大约1/4的患者在无药物干预情况下可以维持病情稳定。少数患者病情呈多器官侵犯的慢性进展表现，预后较差。结节病的死亡率在5%左右，主要死于严重的肺部和心脏损害。确诊的结节病患者虽不需要立即予以治疗，但需要定期进行病情评估以决定干预时机，避免疾病造成机体的不可逆损害。确诊肉芽肿性疾病，需要组织病理学，更需要治疗过程中的密切随访。如果在接受激素治疗过程中病变加重，应该注意结核或非结核分枝杆菌病、真菌感染等疾病。

（王可　张骅　孔晋亮）

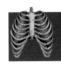
参考文献

［1］Criado E，Sánchez M，Ramírez J，et al. Pulmonary sarcoidosis：typical and atypical manifestations at high-resolution CT with pathologic correlation. Radiographics，2010，30（6）：1567-1586.

［2］Braverman IM，Feedberg IM，Eisen AZ，et al. Fitzpatrick's dermatology in general medicine. 6th ed. New York：McGraw Hill，2003：1777-1783.

［3］Baughman RP，Lower EE，Gibson K. Pulmonary manifestations of sarcoidosis. La Presse Méd，2012，41（6 Pt 2）：e289-e302.

［4］Rossi G，Cavazza A，Colby TV. Pathology of sarcoidosis. Clin Rev Allergy. Immunol，2015，49（1）：1-9.

［5］Wessendorf TE，Bonella F，Costabel U. Diagnosis of sarcoidosis. Clin Rev Allergy. Immunol，2015，49（1）：9-15.

［6］Marcellis RGJ，Lenssen AF，Elfferich MDP，et al. Exercise capacity，muscle strength and fatigue in sarcoidosis. Eur Respir J，2011，38（3）：628-634.

［7］Dominique V，Jean-FrankOis B，Yurdagul U，et al. Clinical presentation of sarcoidosis and diagnostic work-up. Semin Respir Crit Care Med，2014，35（3）：336-351.

［8］何海艳，马航，朱杰，等. 气道内超声图像特征及弹性成像技术在鉴别结节病和结核中的价值. 临床肺科杂志，2019，24（7）：1297-1301.

［9］Paolo S，Nicola S，Wells AU，et al. Imaging aspects of the diagnosis of sarcoidosis. Eur Radiol，2014，24（4）：807-816.

［10］Goyal A，Gupta D，Agarwal R，et al. Value of different bronchoscopic sampling techniques in diagnosis of sarcoidosis：a prospective study of 151 patients. Chest，2014，21（3）：220-226.

［11］Evison M，Crosbie PAJ，Martin J，et al. EBUS-TBNA in elderly patients with lung cancer：safety and performance outcomes. J Thorac Oncol，2014，9（3）：370-6.

［12］Bing T，Yan X，Wei Z，et al. The value of bronchoscopy in the diagnosis of sarcoidosis. Chinese Journal of Tuberculosis and Respiratory Diseases，2016，38（11）：839-843.

［13］张嵩，马卫霞，姜淑娟，等. 经气管镜针吸活检术和经气管镜超声引导针吸活检术在结节病诊断中的价值. 临床肺科杂志，2010，15（12）：1686-1688.

［14］Shaikh F，Brownback K，Satterwhite L，et al. Diagnostic yield of EBUS-TBNA in sarcoidosis. Chest，2014，146：361A-361A.

［15］Tøndell A，Rø AD，Åsberg A，et al. Activated CD8（＋）T cells and NK T cells in BAL fluid improve diagnostic accuracy in sarcoidosis. Lung，2014，192（1）：133-40.

［16］Mondoni M，Radovanovic D，Valenti V，et al. Bronchoscopy in sarcoidosis：union is strength. Minerva Medica，2015.

［17］李玉华，郭文亮，李时悦. 经支气管镜不同取材方式活检胸内结节病的诊断价值. 广东医学，2015，36（16）：2551-2553.

［18］Gupta D，Dadhwal DS，Agarwal R，et al. Endo-bronchial ultra-sound-guided transbronchial needle aspiration vs conventional transbronchial needle aspiration in the diagnosis of sarcoidosis. Chest，2014，146（3）：547-556.

［19］Navani N，Lawrence DR，Kolvekar S，et al. Endobronchial ultrasound-guided transbronchial needle aspiration prevents mediastinoscopies in the diagnosis of isolated mediastinal lymphadenopathy：a prospective trial. Am J Respir Crit Care Med，2012，186（3）：255-260.

［20］张红，王广发，章巍. 超声引导下经支气管镜针吸活检对结节病的诊断价值. 中华结核和呼吸杂志.2014，37（10）：774-777.

［21］Sweiss NJ，Karen P，Ray S，et al. Rheumatologic manifestations of sarcoidosis. Semin Respir Crit Care Med，2010，31（4）：463-73.

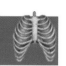

病例 97　结节病（肺和皮肤）

【入院病史采集】

患者男，30岁，公司职员。

主诉：咳嗽、咳痰1月余。

现病史：患者于1月余前无明显诱因出现咳嗽、咳少量白痰，当地医院行胸部CT示双肺多发结节影，考虑双肺继发性肺结核，双侧胸膜增厚粘连。多次行痰检未找到抗酸杆菌，门诊抗感染治疗后复查胸部CT提示病灶无明显吸收。现入我院治疗。

既往史：2月余前因"全身皮下多发实性结节"在当地医院治疗，活检病理提示（右前臂）肉芽肿性炎症。余无特殊。

个人史、婚姻史及家族史：无特殊。

【体格检查】

T 36.8℃，R 20次/分。神清，腰部、大腿根部、双侧手部可触及多个5 mm×5 mm圆形结节，无压痛，右手臂活检后瘢痕约1 cm，浅表淋巴结未触及肿大，双侧胸廓对称，无局部隆起或凹陷，语音震颤对称，双肺呼吸音增粗，双肺未闻及干湿啰音，无胸膜摩擦音。心腹无异常。

【辅助检查】

（2018-08-02）胸部增强CT：①纵隔、双肺门区多发肿大淋巴结，双肺各叶多发病灶，考虑肉芽肿性病变，以结节病可能性大，待排除其他可能；②脾增大，强化欠均匀伴多发低密度灶，胸腹壁皮下多发结节；③右侧支气管动脉可疑增粗迂曲，边缘毛糙（图97-1）。多次痰TB-DNA（－），PPD试验阴性，T-SPOT（－）。

【初步诊断】

双肺多发结节查因：结节病？结核？

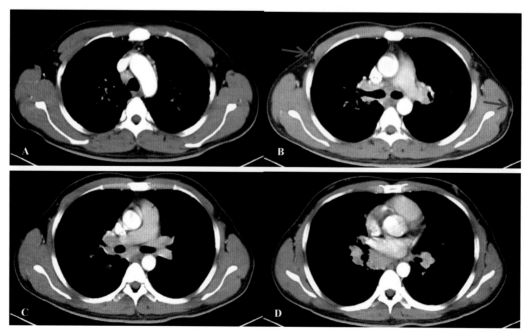

图97-1　胸部增强CT提示多发纵隔淋巴结肿大以及皮下结节（箭头示）

【确定诊断】

结节病（肺和皮肤）。

【鉴别诊断】

1.肺结核 为干酪样坏死性炎症性疾病，常有低热、盗汗、乏力、消瘦等全身症状，常见气管旁淋巴结肿大，伴同侧肺门淋巴结肿大，增强后淋巴结呈边缘环形强化，中心干酪样坏死不强化。皮肤 Kveim 试验阴性，结核菌素皮试阳性；病理可确诊。

2.淋巴瘤 90% 患者以淋巴结肿大就诊，大多表现为颈部和纵隔淋巴结肿大，淋巴结肿大常呈无痛性、进行性肿大，饮酒后出现疼痛是淋巴瘤诊断相对特异的表现，20% ～ 30% 患者表现为发热、盗汗、消瘦等。影像学上表现为前、中纵隔多发淋巴结肿大，常与颈部周围淋巴结、双侧纵隔淋巴结及肺门淋巴结肿大同时存在，最常见的强化方式为均匀轻中度强化且相互融合。

【治疗】

2018 年 8 月 3 日行支气管镜检查，镜下见右肺上叶支气管黏膜增厚，于此处行黏膜活检，后行超声支气管镜检查，对 4R 组以及 7 组淋巴结进行穿刺（图 97-2），活检结果提示（4R 组淋巴结穿刺物、7 组淋巴结穿刺物）慢性肉芽肿性炎症（图 97-3）；特殊染色 PAS、抗酸染色、六胺银染色均（－），结核 PCR（－）。后予甲泼尼龙 20 mg/d 治疗。

【复诊】

2018 年 10 月复查胸部 CT 提示纵隔淋巴结以及皮下结节较前明显缩小（图 97-4）。

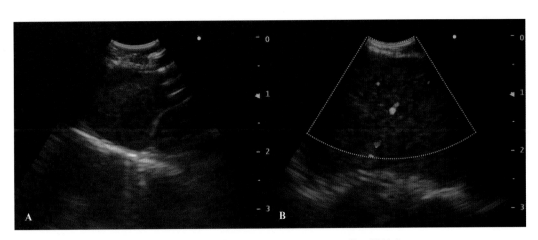

图 97-2 超声支气管镜下见 4R 组及 7 组淋巴结肿大

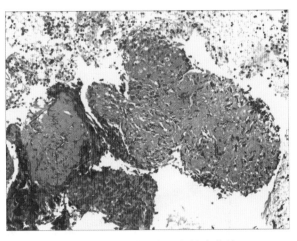

图 97-3 活检病理提示慢性肉芽肿

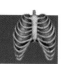

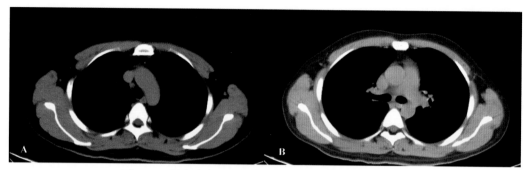

图 97-4 激素治疗后纵隔淋巴结及皮下结节较前明显缩小

【诊治思路】

遇到纵隔以及肺门多发淋巴结肿大的患者，首先会想到结核、结节病、淋巴结转移瘤以及淋巴瘤，鉴别最主要的依据还是病理。淋巴瘤受限于取材问题，首选整个淋巴结活检，但该患者浅表淋巴结未触及肿大，不能轻易获得整个淋巴结标本。这时，EBUS-TBNA 可能是鉴别纵隔淋巴结肿大首选的诊断方案，因为它有良好的诊断率及安全性。

而该患者临床症状缺乏特异性，但合并有皮肤损害，外院曾行皮肤结节活检提示肉芽肿性炎症，这让我们更倾向于结节病可能。因此我们下一步考虑的是如何提高 EBUS-TBNA 在结节病中的诊断率。例如，是否单纯使用 EBUS-TBNA，或联合其他支气管镜技术？如何选择穿刺针以及穿刺次数等。

根据国外文献报道，对于 Ⅰ 期及 Ⅱ 期结节病患者，EBUS-TBNA 的总体诊断准确率为84%，单纯 TBLB 技术为43.9%，支气管黏膜活检（EBB）为29.7%，而 EBUS-TBNA 联合常规支气管镜下操作的诊断准确率为89%[1]。而在该病例中，患者右肺上叶支气管开口黏膜增厚，镜下不除外结节病的浸润，故联合了黏膜活检，虽然活检病理并无特异性，但如无禁忌，EBUS-TBNA 应联合常规支气管镜下操作（如 EBB、TBLB 等）以提高阳性率。

穿刺针方面，使用 21 G 穿刺针能增加标本量，可能会比 22 G 穿刺针有更高的诊断阳性率[2]。故我们使用了常规的 21 G 穿刺针。而穿刺次数方面，国内文献报道[3]，对每组淋巴结最少穿刺 4针，可确保标本量，提高阳性率，且并发症发生率也较低。

最终穿刺病理提示有非干酪样肉芽肿性炎症，病理组织的抗酸染色以及结核 PCR 均没有结核证据，诊断结节病较为明确。考虑患者合并皮肤损害，不除外有脾浸润，使用糖皮质激素治疗症状明显好转，从而更确定结节病的诊断。

【治疗经验】

结节病是一种原因不明的以非干酪性肉芽肿为病理特征的系统性疾病，起病多数缓慢，早期可无症状，可侵犯全身多个器官，以肺和淋巴结受累最常见，约90%以上的病例有肺部病变，其次为皮肤、眼、神经系统、心脏等，是纵隔及肺门淋巴结肿大的常见原因。

EBUS-TBNA 是诊断结节病的一种高度灵敏且安全的方法，诊断阳性率明显高于 TBLB 以及 EBB。而诊断阳性率与多个因素有关（结节病分期、穿刺部位、次数、是否联合其他诊断方法等），为提高诊断率，应选择最大的纵隔或肺门淋巴结，穿刺次数最少为 4 次。

肺结节病有一定的自发缓解率，且与影像学分期有关：Ⅰ 期肺结节病的自发缓解率为55%～90%，Ⅱ 期肺结节病的自发缓解率为40%～70%，Ⅲ 期肺结节病的自发缓解率为0%～20%，Ⅳ 期肺结节病不能自发缓解。因此，结节病的治疗需要根据临床表现、受累部位及其严重程度、患者治疗意愿以及基础疾病，制订个体化治疗方案，以改善临床症状、降低器官功能受损、提高生活质量、延长生存期、减少复发。

本例患者为 Ⅱ 期结节病，但患者合并皮肤损害，不除外浸润脾，故使用了糖皮质激素，治疗效果好，预后良好。

（刘镇威　方年新）

参考文献

[1] Dziedzic DA，Peryt A，Orlowski T. The role of EBUS-TBNA and standard bronchoscopic modalities in the diagnosis of sarcoidosis. Clin Respir J, 2017, 11 (1): 58-63.

[2] Yarmus LB，Akulian J，Lechtzin N，et al. Comparison of 21-gauge and 22-gauge aspiration needle in endobronchial ultrasound-guided transbronchial needle aspiration: results of the American College of Chest Physicians Quality Improvement Registry，Education，and Evaluation Registry. Chest，2013，143（4）: 1036-1043.

[3] 张红，王广发，章巍，等. 超声引导下经支气管镜针吸活检对结节病的诊断价值. 中华结核和呼吸杂志，2014，37（10）: 774-777.

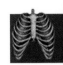

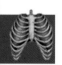

病例 98　多系统结节病

【入院病史的采集】

患者女，53 岁，农民。

主诉： 皮肤红斑 1.5 个月，咳嗽 20 余天。

现病史： 患者于 1.5 个月前无诱因出现皮肤红斑，伴有双侧膝关节酸痛，无瘙痒，无畏寒、发热，无胸痛、咯血，无呼吸困难，无心慌、出汗、头痛、肌痛，无乏力、盗汗、消瘦，无恶心、呕吐、腹痛、腹泻等不适，就诊于我院风湿免疫科门诊，诊断为"结节性红斑"，予雷公藤片每次 2 片 2 次 / 日口服，治疗后患者关节疼痛减轻，皮肤红斑消退。20 余天前开始出现咳嗽，为阵发性干咳，偶咳少许白色稀痰，未用药物治疗，症状不缓解，于当地医院行胸部 CT 示"双肺及纵隔改变，需除外肺结节病"，为求进一步诊治入我院。自发病以来，精神、食欲较差，睡眠正常，大小便无异常，近 3 个月体重下降约 4 kg。

既往史： 肝囊肿病史 1 月余；否认肝炎、结核、疟疾病史，否认高血压、心脏病史，否认糖尿病、脑血管疾病、精神疾病史，否认手术、外伤、输血史，否认食物、药物过敏史。

个人史： 生于山东省海阳市，并久居本地，否认血吸虫疫水接触史，无吸烟、饮酒史，否认毒物接触史。

婚育史： 25 岁结婚，育有 1 女，配偶及女儿体健。

家族史： 父母已故，死因不详。有 1 哥 1 弟，均体健，否认家族性遗传病史。

【体格检查】

T 35.6℃，P 81 次 / 分，R 18 次 / 分，Bp 118/67 mmHg，神清，皮肤无黄染，双侧颈部可触及多发肿大淋巴结，无触痛，活动度可，胸廓正常，呼吸运动正常，双肺呼吸音清，未闻及干湿性啰音。心率 79 次 / 分，律齐，未及杂音。全腹无压痛及反跳痛，肝脾肋下未及，双下肢无水肿。病理征（－）。

【辅助检查】

血常规：RBC 3.59×10^{12}/L，HGB 101 g/L，WBC 6.25×10^9/L，CRP 12.52 mg/L，ESR 20 mm/h。血清肿瘤标志物 NSE 39.22 ng/ml，余项目均正常。LDH 324 U/L，电解质、肝肾功能正常。体液免疫系列：IgE 135 IU/ml，补体正常，β$_2$-MG 3.73 mg/L。自身抗体检查正常。结核感染 T 细胞检测阴性。

心电图正常。心脏彩超：主动脉瓣中度反流，三尖瓣轻度反流，肺动脉高压（轻度），左心室舒张功能减退。腹部超声未见异常。

胸部 CT：见双肺微结节灶，肺窗见叶间裂多发微结节，沿支气管和叶间裂分布，右侧明显，右上叶微结节呈星系样改变；纵隔窗见 2、3、4、5、7、11 组多发肿大淋巴结，融合不明显，有轻度强化，未见液化坏死改变（图 98-1）。

全身 PET-CT：①双侧颈部、纵隔、双侧腋窝、双侧内乳区、双肺门、心膈角区、脊柱旁、双侧肋间肌、双侧膈肌旁、腹腔、腹膜后、盆腔、双侧腹股沟多发肿大淋巴结，FDG 代谢增高；双侧胸膜略增厚，FDG 代谢增高；脾不大，FDG 代谢不均匀性增高；双侧髂骨、骶骨、第 5 腰椎棘突、第 3 腰椎、第 11 胸椎 FDG 代谢增高；考虑恶性病变可能性大，淋巴瘤？建议右侧锁骨上淋巴结活检以明确诊断。②双肺野内散在沿支气管走行的斑点状、斑片状密度增高影，FDG 代谢增高，不除外淋巴瘤肺浸润可能。③双肺纤维灶，右肺钙化灶。④肝囊肿，肝内钙化灶（图 98-2）。

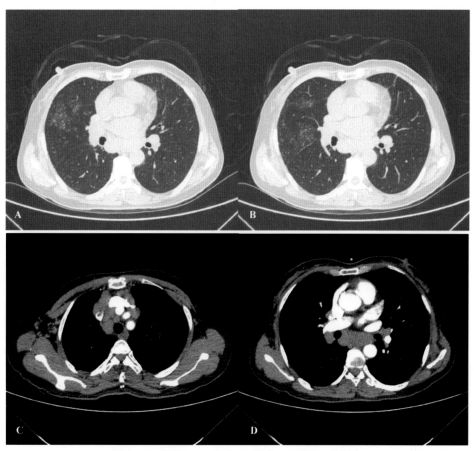

图 98-1 胸部 CT。A 和 B. 肺窗；C 和 D. 纵隔窗

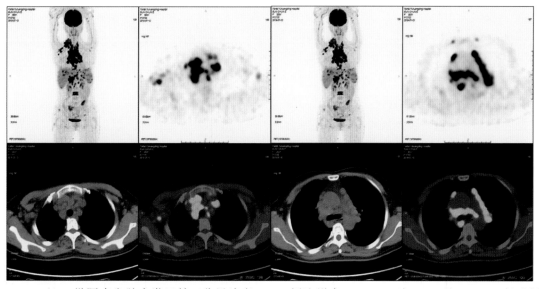

图 98-2 PET-CT。纵隔多发肿大淋巴结，分界清晰，FDG 摄取增高，SUVmax 为 15.9。注：SUV，标准摄取值（standardized uptake value）；Max，最大值

【初步诊断】

结节病。

【确定诊断】

多系统结节病。

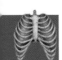

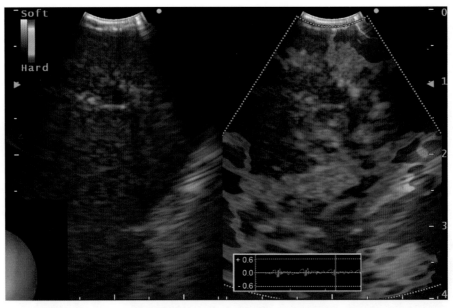

图 98-3　隆突下淋巴结弹性超声模式，表现为蓝绿相间的硬区域混杂模式

【鉴别诊断】

1. 淋巴瘤　以慢性进行性无痛性淋巴结肿大为特征，发生于颈部锁骨上窝或腋下者易早期发现，可有发热、盗汗、消瘦等表现。增强扫描见淋巴结可融合，边界不清，有轻到中度强化，可有边缘清晰的坏死，未曾治疗的淋巴瘤罕见钙化。本例患者全身多发淋巴结肿大，肺内亦有浸润，PET-CT 见病变 SUV 值明显升高，应考虑本病可能。

2. 淋巴结结核　可有低热、盗汗、消瘦、乏力等结核中毒表现，可继发于肺或支气管结核，颈部一侧或双侧可有多个大小不等的淋巴结肿大，初期肿硬无痛，进一步发展可相互粘连融合成团，形成不易移动的团块，晚期干酪样坏死液化。淋巴结结核增强扫描可有环形强化的特征性表现，为中心干酪样坏死低密度区而周围肉芽肿组织强化而形成。本例患者临床特点与此不符，需要进一步活检确诊。

3. 艾滋病（AIDS）性淋巴结肿大　易出现致命性机会性感染，如卡氏肺孢子菌病可并发卡波西肉瘤；有些患者发展为慢性淋巴结综合征，表现为全身淋巴结肿大，以腹股沟淋巴结肿大最为明显。病史及血清学检查有助于鉴别诊断。

【治疗】

为明确诊断，我们对患者进行了穿刺活

检。为了保证穿刺阳性率，同时进行了经超声引导下颈部淋巴结穿刺和 EBUS-TBNA 对纵隔淋巴结穿刺（图 98-3）。活检病理结果提示（颈部淋巴结和纵隔淋巴结）肉芽肿性炎症（图 98-4），结合临床，考虑为结节病。停用雷公藤片，给予泼尼松口服治疗，患者咳嗽症状缓解、关节疼痛症状消失。治疗 2 个月及 4 个月后复查胸部 CT 提示淋巴结体积明显缩小（图 98-5 和图 98-6），治疗有效，继续随访治疗中。

【诊治思路】

患者为中年女性，以皮肤红斑、关节疼痛为首发症状，PET-CT 提示颈部、纵隔、肺门、腋窝等处多发淋巴结肿大且代谢增高，脾及中轴骨

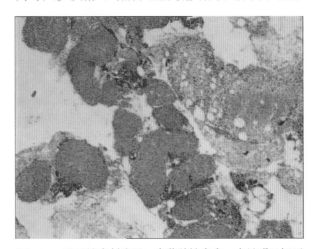

图 98-4　淋巴结穿刺病理。肉芽肿性炎症，未见明显坏死

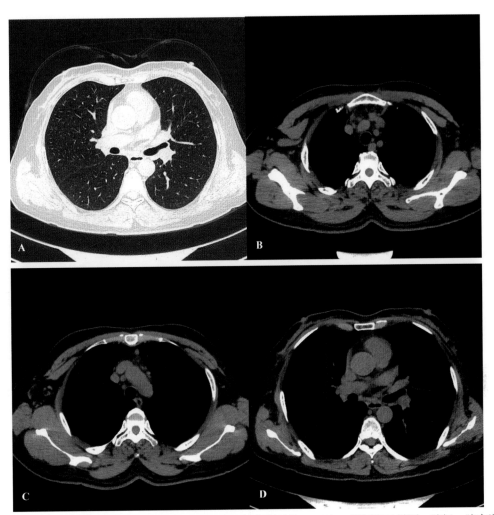

图 98-5　治疗 2 个月后复查胸部 CT。A. 肺窗见肺内微小结节影吸收；**B 至 D.** 纵隔窗见纵隔、肺门、腋窝淋巴结较前明显缩小

代谢增高，第一印象考虑淋巴瘤可能性较大。但患者无发热、盗汗等淋巴瘤症状，脾代谢增高但体积未见增大，且从 CT 和 PET-CT 均见增大的淋巴结密度均匀、边界清晰无融合趋势，因此淋巴瘤诊断依据不足。

其次要考虑的就是多系统结节病，结节病是一种原因不明的以非干酪样坏死性肉芽肿为病理特征的系统性疾病，全身各系统均可受累，以胸部最常见，可表现为纵隔及双侧肺门对称性淋巴结肿大，其淋巴结无融合，肺内可表现为大小不等的结节改变，沿支气管血管束和胸膜下分布，可同时累及肝、脾、腹膜后、骨、眼等全身多系统[1]。

【治疗经验】

^{18}F-FDG PET-CT 在肿瘤的诊断、分期以及疗效评估方面得到广泛应用。^{18}F-FDG 可以反映肿瘤细胞的葡萄糖代谢水平，还可以被炎症细胞如淋巴细胞、巨噬细胞等摄取。近年来 ^{18}F-FDG PET-CT 也应用于结节病等的诊断和疾病评估，其不仅能直观显示病灶累及部位、评价疾病活动性及监测治疗反应，且能够为活体组织病理检查取样提供合适的活检部位。Keijsers 等[2] 研究显示，^{18}F-FDG PET-CT 对活动性结节病的诊断灵敏度达 94%。

典型结节病的影像学特征，可见纵隔及双肺门对称性淋巴结肿大，^{18}F-FDG 摄取明显增高，鉴别诊断方面临床需要排除非特异性淋巴结炎症、淋巴瘤和结核。PET-CT 在结节病诊断中并不具备绝对诊断价值，临床上不能依赖 PET-CT 结果进行治疗，必须有明确的病理诊断才能进行治疗。

EBUS-TBNA 在对良性淋巴结疾病的鉴别诊断中具有重要的价值[3]，在结节病、淋巴结结

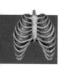
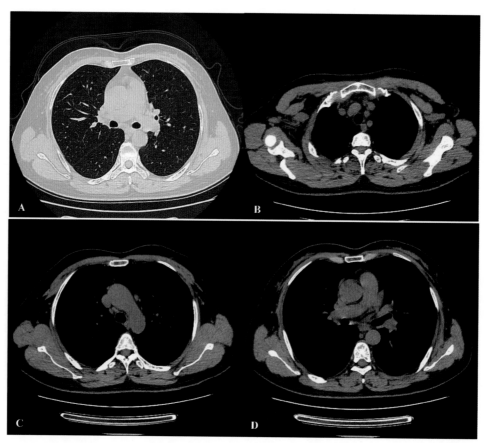

图 98-6　治疗 4 个月后复查胸部 CT。A. 肺窗未见肺内小结节；**B** 至 **D.** 纵隔窗见纵隔、肺门、腋窝淋巴结较前继续缩小

核的鉴别中，应用超声下淋巴结大小及形态、钙化、坏死、边缘、回声性质、血管分布等参数可提供重要的鉴别诊断信息，也是对病理结果的有效补充。

（于鹏飞　张骅　王生成）

参考文献

［1］蔡后荣，张湘燕，李惠萍.实用间质性肺疾病.2

版.北京：人民卫生出版社，2016.

［2］Keijsers RG，Verzijlbergen FJ，Oyen WJ，et al. ^{18}F-FDG PET，genotype-corrected ACE and sIL-2R in newly diagnosed sarcoidosis. Eur J Nucl Med Mol Imaging，2009，36（7）：1131-1137.

［3］Wang L，Wu W，Teng J，et al. Sonographic features of endobronchial ultrasound in differentiation of benign lymph nodes. Ultrasound Med Biol，2016，42（12）：2785-2793.

病例 99 肺泡蛋白沉积症

【入院病史的采集】

患者女，45 岁，自由职业。

主诉： 反复咳嗽 3 年，再发 2 个月。

现病史： 患者诉 3 年前因天气转凉及劳累出现咳嗽，为刺激性干咳，阵发性连声咳，偶有痉挛性咳嗽，伴气促，休息后可缓解，夜间可平卧，无阵发性呼吸困难，无胸闷、胸痛，无恶心、呕吐，无四肢乏力，无双下肢水肿等。在家自行服用止咳糖浆，咳嗽可缓解。2 个月前因天气转凉咳嗽再发，性质同前，曾于晨溪县某医院就诊，完善胸部 CT：①双肺多发磨玻璃病变，以胸膜下分布明显，考虑感染性病变可能。②肝囊肿可能。诊断为"间质性肺炎"，予以抗病毒、止咳化痰等对症支持治疗后，病情未见明显好转，患者为求进一步诊治，遂来我院就诊，门诊拟"双肺病变性质待查"收入我科。自起病以来，精神、食欲、睡眠尚可，大小便正常，体重无明显变化。

既往史： 2011 年有"痔疮"手术史；2013 有"宫外孕"手术史；否认肝炎、结核、伤寒、疟疾病史，否认高血压、心脏病史，否认糖尿病、脑血管疾病、精神疾病史，否认食物、药物过敏史，预防接种史不详。

个人史： 生于湖南省辰溪县，久居本地，否认血吸虫疫水接触史，无吸烟、饮酒史，否认毒物接触史。

月经史： 月经初潮 13 岁，（5～7）(28～31) 天，末次月经为 2020 年 3 月 16 日，量少，色暗红，无痛经，无白带增多。

婚姻史： 21 岁结婚，育有 2 儿，配偶及子女体健。

家族史： 否认家族性遗传病史。

【体格检查】

T 36.2℃，P 85 次 / 分，R 20 次 / 分，BP 134/82 mmHg，SPO_2 94%，吸入氧浓度 21%。发育正常，神志清楚，精神好，步入病房，自动体位，查体合作，口唇无发绀，伸舌居中，咽部无充血，双侧扁桃体无肿大，无脓性分泌物。气管居中。胸廓对称无畸形，胸骨无压痛，语颤未见异常，双肺叩诊呈清音，双肺呼吸音清晰，可闻及散在 Velcro 啰音。心率 85 次 / 分，律齐，心音未见异常。腹平软，无压痛、反跳痛，肝脾肋下未及。双下肢无水肿。

【辅助检查】

（2020-03-12）晨溪县某医院胸部 CT：①双肺可见多发斑片状磨玻璃病变；②肝囊肿可能。

入院后相关检查如下述。

血常规：白细胞 3.75×10^9/L，中性粒细胞百分比 64.4%，红细胞 4.44×10^{12}/L，血红蛋白 128 g/L，血小板 173×10^9/L。尿液分析：尿浊度微浊↑，白细胞总数 60.5 μl↑，上皮细胞 75.9 μl↑，鳞状上皮细胞 71.1（个 /ul）↑，尿潜血 3＋↑，余正常。两次痰细菌、真菌培养无致病菌生长。大便常规＋隐血、肝功能、肾功能、电解质、心肌酶、凝血功能、新型冠状病毒核酸检测、肿瘤标志物、BNP、D- 二聚体、甲型和乙型流感病毒、C 反应蛋白、EB 病毒 DNA、呼吸道腺病毒 DNA、巨细胞病毒 DNA、GM 试验、G 试验、总 IgE、红细胞沉降率、降钙素原、呼吸道病毒检测、输血前常规未见明显异常。肺炎支原体 IgG 阳性 192.19 AU/ml↑，肺炎衣原体 IgG 阳性 105.10 AU/ml↑。风湿全套、ANCA ＋狼疮试验正常；免疫全套：免疫球蛋白 M 2.78 G/L↑，类风湿因子 23.9 IU/ml↑。血气分析：pH 7.48，PaO_2

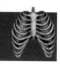

65 mmHg，PaCO$_2$ 32 mmHg，HCO$_3^-$ 25.3 mmol/L，BE 2.0 mmol/L，SaO$_2$ 93%。胸部CT（图99-1）：符合双肺间质性肺炎改变。腹部彩超：左肝囊肿。肺功能：FEV$_1$ 2.55 L（87.9% pre），FVC 2.67 L（82.3% pre），FEV$_1$/FVC 91.2%；肺CO弥散量（DLCO）4.49 ml/（min·kPa）（54.3% pre）。

【初步诊断】

两肺间质性肺炎查因：肺泡蛋白沉积症？特发性间质性肺炎？结缔组织病相关性间质性肺炎？

【确定诊断】

①肺泡蛋白沉积症；②经支气管冷冻肺活检（TBCB）术后并左侧气胸。

【鉴别诊断】

患者为中年女性，反复咳嗽，无明显咳痰，无胸闷、胸痛、气促、发热等症状，于外院完善肺部CT提示两肺多发磨玻璃病变待查，仔细阅读其胸部CT片，可见两肺多发磨玻璃病灶、小叶间隔增厚，病变散在分布，呈地图征，且在磨玻璃背景下见多处铺路石征，故影像学首先考虑肺泡蛋白沉积症可能，予以完善支气管镜检查，肺泡灌洗液或组织活检行PAS染色有助于明确诊断。患者无有毒有害气体和颗粒吸入史，无长期口服药物病史，故职业性、药物性间质性肺炎暂不考虑；无脱发、皮疹、四肢关节痛、肌肉痛、眼干、口干等症状，故结缔组织病相关性间质性肺炎可能性较小，完善风湿、免疫、狼疮等

检查有助于鉴别诊断。其他已知病因的间质性肺炎如肺淋巴管肌瘤病、肺朗格汉斯细胞组织细胞增多症、各种病原体感染等暂无支持依据；在排除上述可能疾病外，还应考虑特发性间质性肺炎的可能，多需要病理确诊。

【治疗】

患者入院后予以止咳、化痰等对症支持处理，于2020年4月10日在径向超声引导下完善经支气管冷冻肺活检（TBCB）（图99-2），取材满意。术后当晚出现呼吸困难，体检：左肺叩诊鼓音，听诊呼吸音低，语颤减弱。完善胸部X线片检查提示左侧气胸（肺组织压缩80%），予以胸腔闭式引流后症状缓解。3天后复查肺部CT提示气胸吸收好转后患者出院。

2020-04-20 TBCB病理诊断：（左下叶前内基底段）送检活检小组织，镜下见肺泡上皮增生，结构紊乱，间质纤维组织增生，慢性炎症，肺泡腔内充满红染颗粒状物，其中可见破碎板层间隙，考虑肺泡蛋白沉积症，建议临床结合相关检查综合考虑。特殊染色：PAS（＋）（图99-3）。电话联系患者，嘱来院行大容量肺灌洗。

【复诊】

（2020-05-19）湖南省某医院胸部CT：与2020-04-04胸部CT片对比，原左侧胸腔引流管未见显示，双侧胸腔未见积液、积气征象；双侧胸膜下散在磨玻璃、网格影，铺路石征较前清晰，范围大致同前。

患者分别于2020-05-20、2020-05-25、2020-

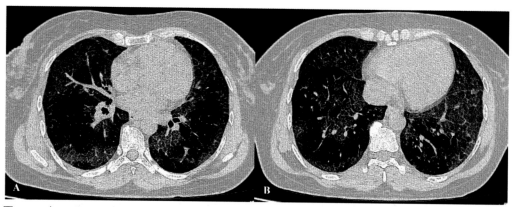

图99-1 （2020-04-04）胸部CT。可见两肺多发磨玻璃病变，以及小叶间隔增厚、铺路石征、地图征

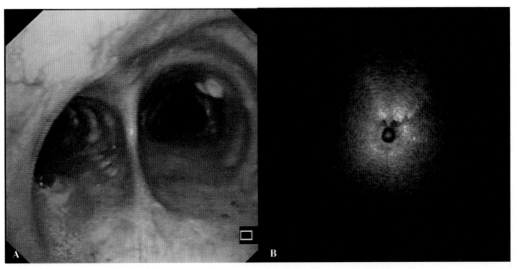

图 99-2　（2020-04-10）常规支气管镜检查。可见气道内少许脓性分泌物，径向超声探及左下肺前内基底段少许异常回声，于该处活检

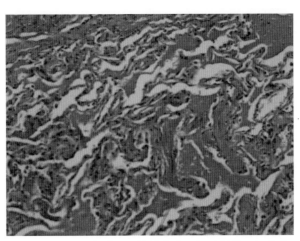

图 99-3　TBCB 病理。（HE 染色 ×20）肺泡上皮增生，结构紊乱，间质纤维组织增生，肺泡腔内充满红染颗粒状物，其中可见破碎板层间隙。特殊染色：PAS（＋）

05-28、2020-06-02 在无创通气支持下，在利多卡因局麻＋米达唑仑镇静＋芬太尼镇痛麻醉条件下分别行右肺、左肺、右肺、左肺大容量肺灌洗，灌洗量分别为 2800 ml、3600 ml、3600 ml、3600 ml，过程顺利，患者自觉症状缓解，目前正在随访过程中。

【诊治思路】

肺泡蛋白沉积症（pulmonary alveolar proteinosis，PAP）是一种特殊类型的弥漫性肺实质疾病，以过碘酸希夫（PAS）染色阳性脂蛋白类物质异常沉积在末梢气道及肺泡腔内为特征，按其发病原因可分为四大类：先天性、继发性、特发性和不可分类 PAP[1]。先天性 PAP 罕见，是由于粒细胞-巨噬细胞集落刺激因子（granulocyte-macrophage colony stimulating factor，GM-CSF）受体 α 或 β 链（CSF2RA、CSF2RB）基因缺陷导致肺泡巨噬细胞成熟障碍所致[2]；继发性 PAP 与环境暴露或吸入因素及血液系统疾病等继发因素有关，占 5% ～ 10%；特发性 PAP，或称自身免疫性 PAP，临床最为常见，占 90% ～ 95%，患者体内 GM-CSF 自身抗体异常升高，导致 GM-CSF 生物学功能障碍，引起肺泡巨噬细胞清除肺泡表面活性物质功能下降，是其主要发病机制[1]。

PAP 最常见的病理生理学异常是气体交换功能异常，可以导致呼吸困难、低氧血症、呼吸衰竭乃至死亡，部分患者可有咳嗽、咳痰症状。临床上基于高分辨 CT、支气管肺泡灌洗液（BALF）及肺组织活检病理学表现而诊断。PAP

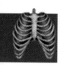

在高分辨 CT 特征性表现为磨玻璃样影、地图征、铺路石征，对于评估肺部病变严重程度及治疗效果有帮助，且影像学表现有助于鉴别特发性或继发性 PAP[3]：后者铺路石征较为少见，且磨玻璃样影通常弥漫分布而非地图样分布。

虽然临床表现和高分辨 CT 能够诊断部分较为典型的病例，明确诊断仍需病理学依据。经支气管肺活检（TBLB）或 BALF 检查是目前最常用的诊断 PAP 的方法。BALF 包含磷脂及表面蛋白 A、B、D，及少量卵磷脂和磷脂酰甘油，肉眼观为浑浊牛奶样，静止后其上层为不透明的悬液，下层为高脂蛋白无定形物质的沉淀层。大部分患者经 TBLB 可以明确诊断，但仍有 10%～20% 患者需要外科肺活检来明确诊断[1,4]。组织病理于显微镜下见肺泡腔和终末细支气管内完全或部分充填大量富含磷脂和蛋白质的 PAS 或油红染色阳性的颗粒状物质[1,5]。经支气管冷冻肺活检（TBCB）近年来开始应用于弥漫性肺实质疾病的诊断，并取得了较高的诊断阳性率和较好的安全性[6]。目前 TBCB 已应用于间质性肺疾病、肺移植术后病情监测及肺外周病灶的诊断[7]，较外科肺活检安全、易操作，且能够降低手术相关风险及病死率[6]。出血和气胸是 TBCB 的主要并发症，其出血发生率 33%～56.4%[8]，多为轻中度出血，气胸发生率 9.5%～10%[9-10]，均与 TBLB 无统计学差异，未出现危及生命的严重并发症[8]。目前没有 TBCB 关于 PAP 在诊断率及安全性方面的研究[1]，我们前期做了一些探索性的工作，通过 TBCB 诊断 PAP 3 例，仅有少量出血（＜ 10 ml），但其中 2 例发生气胸，是否由于 PAP 患者小叶间隔增厚较为明显，容易在机械暴力的牵扯下出现气胸有待进一步研究证实。

PAP 治疗方面，目前没有针对这一疾病的国际指南。通常来说，其治疗决策是基于 PAP 分型及其疾病严重程度。对于部分轻症患者或无明显生理功能下降的患者，可严密监测其症状、肺功能、氧合及胸部 CT 变化情况，从而选择治疗方案。而对于中-重度患者，多需要更为积极的治疗，全肺灌洗是首选的治疗方案，能够改善氧合[1,11]，改善肺通气功能及弥散功能[12]，延缓疾病进展。但多数患者容易复发，平均复发时间为 15 个月[12]，发病年龄小[12]、弥散功能

下降[13]、肺纤维化[14]患者对治疗效果较差，多需反复灌洗。皮下注射或吸入补充外源性 GM-CSF、利妥昔单抗、血浆置换、肺移植等亦是可供选择的治疗方案，但疗效不确切，尚需进一步研究[1]。

本例患者 TBCB 后出现左侧气胸（肺组织压缩 80%），予以胸腔闭式引流后症状缓解，3 天后复查肺部 CT 提示气胸吸收好转后患者出院。2019 年中国医师协会呼吸医师分会介入呼吸病学工作委员会 / 西南呼吸介入联盟发布《经支气管冷冻肺活检操作规程专家共识》[15]中关于气胸、纵隔气肿和皮下气肿的处理意见为：TBCB 发生气胸、纵隔气肿和皮下气肿的概率在 10% 左右。每次活检后均应仔细检查颈胸部皮肤是否有捻发感，对比叩诊和听诊双肺，若颈胸部皮肤有捻发感，或活检侧呼吸音显著降低甚至消失，应停止继续活检，利用 C 形臂或超声检查以评估气胸、纵隔气肿和皮下气肿的发生，或作诊断性穿刺抽气。若为少量气胸、纵隔气肿和皮下气肿且患者无明显呼吸困难，可不需特殊处理，予以吸氧后多可自行吸收。对于肺压缩＞30%、有呼吸困难表现或气胸加重的病例，可给予胸腔穿刺抽气或胸腔闭式引流，对于伴有呼吸困难的纵隔气肿和皮下气肿，可作胸骨上窝皮肤切开引流气体，常可在短时间内愈合。

（柳威　李芸　刘志光）

参考文献

[1] Kumar A, Abdelmalak B, Inoue Y, et al. Pulmonary alveolar proteinosis in adults：pathophysiology and clinical approach. Lancet Respir Med, 2018, 6（7）: 554-565.

[2] Suzuki T, Sakagami T, Young LR, et al. Hereditary pulmonary alveolar proteinosis: pathogenesis, presentation, diagnosis, and therapy. Am J Respir Crit Care Med, 2010, 182（10）: 1292-1304.

[3] Ishii H, Trapnell BC, Tazawa R, et al. Comparative study of high-resolution CT findings between autoimmune and secondary pulmonary alveolar proteinosis. Chest, 2009, 136（5）: 1348-1355.

[4] Inoue Y, Trapnell BC, Tazawa R, et al. Characteristics of a large cohort of patients with autoimmune pulmonary alveolar proteinosis in Japan. Am J Respir Crit Care

Med，2008，177（7）：752-762.

［5］Maygarden SJ，Iacocca MV，Funkhouser WK，et al. Pulmonary alveolar proteinosis：a spectrum of cytologic，histochemical，and ultrastructural findings in bronchoalveolar lavage fluid. Diagn Cytopathol，2001，24（6）：389-395.

［6］Babiak A，Hetzel J，Krishna G，et al. Transbronchial cryobiopsy：a new tool for lung biopsies. Respiration，2009，78（2）：203-208.

［7］张茜茜，安云霞，徐紫光，等 . 经支气管镜冷冻肺活检对弥漫性间质性肺疾病的诊断价值 . 新乡医学院学报，2018，35（5）：389-393.

［8］Gershman E，Fruchter O，Benjamin F，et al. Safety of cryo-transbronchial hiopsy in diffuse lung diseases：analysis of three hundred cases. Respiration，2015，90（1）：40-46.

［9］Ravaglia C，Bonifazi M，Wells AU，et al. Safety and diagnostic yield of transbronchial lung cryobiopsy in diffuse parenchymal lung diseases：a comparative study versus video-assisted thoracoscopic lung biopsy and a systematic review of the literature. Respiration，2016，91（3）：215-227.

［10］Iftikhar IH，Alghothani L，Sardi A，et al. Transbronchial lung cryobiopsy and video-assisted thoracoscopic lung biopsy in the diagnosis of diffuse parenchymal lung disease. A meta-analysis of diagnostic test accuracy. Ann Am Thorac Soc，2017，14（7）：1197-1211.

［11］Gay P，Wallaert B，Nowak S，et al. Efficacy of whole-lung lavage in pulmonary alveolar proteinosis：a multicenter international study of GELF. Respiration，2017，93（3）：198-206.

［12］Seymour JF，Presneill JJ. Pulmonary alveolar proteinosis：progress in the first 44 years. Am J Respir Crit Care Med，2002，166（2）：215-235.

［13］Zhao YY，Huang H，Liu YZ，et al. Whole lung lavage treatment of Chinese patients with autoimmune pulmonary alveolar proteinosis：a retrospective long-term follow-up study. Chin Med J（Engl），2015，128（20）：2714-2719.

［14］Akira M，Inoue Y，Arai T，et al. Pulmonary fibrosis on high-resolution CT of patients with pulmonary alveolar proteinosis. AJR Am J Roentgenol，2016，207（3）：544-551.

［15］中国医师协会呼吸医师分会介入呼吸病学工作委员会；西南呼吸介入联盟 . 经支气管冷冻肺活检操作规程专家共识 . 中国呼吸与危重监护杂志，2019，18（2）：1-5.

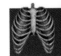

病例 99　肺泡蛋白沉积症

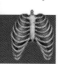
病例 100　支气管 Dieulafoy 病

【入院病史的采集】

患者男，29 岁，职员。

主诉：间断咯血 9 个月，再发 3 天。

现病史：患者自述 9 个月前跑步时突发咯血，鲜红色血液 10 余口，量约 50 ml，伴胸闷，无发热、咳嗽、咳痰、胸痛、气促，无午后潮热盗汗，在当地医院住院，予以输液治疗（具体用药不详），病情好转出院。2019 年 6 月 25 日再次运动后咳血，就诊于中山市某医院，完善肺动脉 CTA ＋肺部 CT 提示主肺动脉段增粗，左肺舌段片状密度增高影，考虑肺出血 / 炎症，住院期间予以氨甲环酸止血等对症支持治疗后好转出院。3 天前患者跑步时再发咯鲜红色血液 8 口，量约 40 ml，伴胸闷、气短，无发热、胸痛、头昏，再次就诊于中山市某医院，止血治疗（具体用药不详）仍反复咯血，7 ～ 8 口 / 天。为求进一步诊治来我院门诊。胸部 CT（2019 年 9 月 19 日）示，左肺上叶舌段渗出灶、实变；血常规、凝血功能、电解质、CRP 均正常；肝功能检查，ALT 66.9 U/L，AST 40.5 U/L，总胆红素 18.3 μmol/L；肾功能检查，尿酸 508.7 μmol/L。门诊以"咯血原因待查"收住我科。起病以来患者精神、饮食可，睡眠欠佳，大小便正常，体重无变化。

既往史：否认肝炎、结核、疟疾病史，否认高血压、心脏病史，否认糖尿病、脑血管疾病、精神疾病史，否认手术、外伤、输血史，否认食物、药物过敏史，预防接种史不详。

个人史：生于湖南省涟源市，久居本地，否认血吸虫疫水接触史，偶尔吸烟，2 ～ 3 支 / 月，嗜酒史（3 ～ 4 瓶啤酒 / 日），否认毒物接触史。

婚姻史：27 岁结婚，28 岁离婚，有一子，体健。

家族史：父母健在，3 个姐姐健在，三姐有先天性心脏病（已行手术治疗）、肺动脉高压，否认家族性遗传病史。

【体格检查】

T 36.7℃，P 75 次 / 分，R 18 次 / 分，BP 116/73 mmHg，SpO$_2$（未吸氧）96%。神清，皮肤黏膜未见黄染，全身浅表淋巴结未触及肿大。胸廓无畸形，双侧呼吸动度对称，双肺叩诊清音，左肺呼吸音粗，未闻及干湿性啰音和胸膜摩擦音。心率 75 次 / 分，律齐，P2＞A2，未闻及病理性杂音。腹部平软，无压痛及反跳痛，肝、脾肋缘下未触及，双下肢无水肿。

【辅助检查】

血气（未吸氧）：pH 7.41，PaCO$_2$ 42 mmHg，PaO$_2$ 79 mmHg ↓，HCO$_3^-$ 26.6 mmol/L ↑，SaO$_2$ 96%。心电图示窦性心动过缓、右束支传导阻滞。血常规：白细胞 11.18×10^9/L ↑，血红蛋白 151 g/L，血小板 200×10^9/L，中性粒细胞百分比 82.6% ↑。凝血功能：纤维蛋白降解产物 10.33 μg/mL ↑，活化部分凝血活酶时间 23.10 s ↓，纤维蛋白原浓度 1.46 g/L ↓，D- 二聚体 2.21 μg/ml FEU ↑。大小便常规、肌钙蛋白、BNP、ESR、CRP、PCT、血脂常规、空腹血糖、乙型肝炎三对、丙型肝类抗体、HIV 抗原抗体测定、梅毒螺旋体抗体试验、γ- 干扰素释放试验、PPD 皮试、结核全套、痰抗酸染色、肿瘤标志物、T 淋巴细胞亚群、免疫球蛋白抗体、自身免疫性肝炎 9 项、补体、抗核抗体（ANA）、ENA、血管炎抗体三项、抗中性粒细胞胞质抗体（ANCA）、抗 β$_2$ 糖蛋白 1 抗体（IgA、IgG 和 IgM）、抗心磷脂抗体（IgA、IgG 和 IgM）、类风湿因子三项均未见异常。痰镜检未见真菌，痰真菌免疫荧光染色未见真菌。痰培养（－）。

（2019-09-23）腹部彩超：①肝内脂肪沉积；②餐后胆囊。血管彩超：双下肢动脉未见明显异常，双下肢深静脉血流通畅。

（2019-09-23）电子支气管镜（图 100-1）：左舌支开口见新鲜血迹。左下背支亚分支开口、左舌支管壁、左上下舌支开口、左上尖后支亚分支开口可见多处黏膜局限性隆起，镜下见隆起病变略有搏动感，EBUS 小探头探查呈血管声像。镜下观察及 EBUS 小探头探查左舌叶时见新鲜血液间歇性自远端涌入管腔，立即以左侧卧位，静脉推注注射用血凝酶（巴曲亭）2 IU，肌内注射垂体后叶素 6 U，生理盐水 500 ml ＋垂体后叶素 18 U 缓慢静滴，镜下分次喷洒巴曲亭 6 IU、去甲肾上腺素（1∶10 000）5 ml、冰生理盐水 50 ml 后观察 5 min，未见活动性出血。镜检结论：左舌叶、左上尖后支亚分支、左下背支 Dieulafoy 病。

（2019-09-24）心脏彩超：①室壁运动欠协调；②升主动脉内径增宽；③三尖瓣（轻度）反流；④肺动脉增宽，肺动脉瓣轻度反流；⑤估测肺动脉压稍高（轻度）；⑥左心室舒张功能减退。

（2019-09-24）全主动脉 CTA：支气管动脉增粗迂曲，主动脉 CTA 未见明显异常，左肾动脉早发分支，提示肺动脉高压。

（2019-09-25）患者行双侧支气管动脉造影＋左支气管动脉栓塞术。支气管动脉造影示（图 100-2）：左支气管动脉增粗迂曲，左肺野可见多发斑片状异常染色，以左下肺野为主，右支气管动脉走行正常，未见明显异常染色。以 500 μm 的聚乙烯醇（polyvinyl alcohol，PVA）混合适量对比剂对左支气管动脉进行栓塞，栓塞满意后造影示左肺染色消失。

【初步诊断】

①咯血查因：血管畸形？结缔组织疾病继发？结核？其他？②肝功能损害。

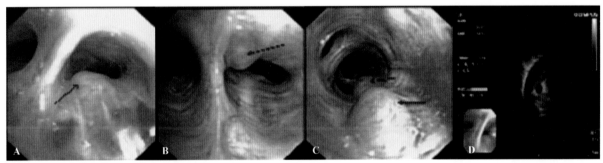

图 100-1　电子支气管镜及支气管腔内超声图。A. 左下背支亚分支局限性黏膜隆起；**B.** 左上尖后支亚分支见黏膜局限性隆起；**C.** 左上叶舌支管壁见多处黏膜局限性隆起；**D.** 左上叶舌下支 EBUS 小探头见血管声像

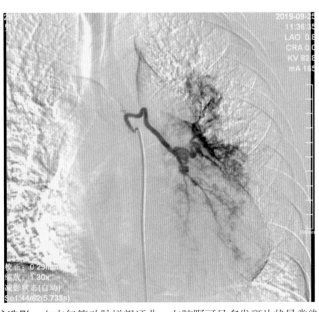

图 100-2　支气管动脉造影。左支气管动脉增粗迂曲，左肺野可见多发斑片状异常染色，以左下肺野为主

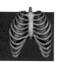

【确定诊断】

①支气管 Dieulafoy 病；②肺动脉高压（轻度）；③肝功能损害。

【鉴别诊断】

1. 支气管扩张症　支气管扩张症患者可以表现为慢性咳嗽、咳痰、咳脓性痰，也可以反复咯血为主要临床表现。本例青年男性患者，反复咯血，需考虑支气管扩张症。支气管扩张症可以通过高分辨率 CT（HRCT）明确诊断，其 HRCT 可发现囊状、柱状或不规则形状的支气管扩张，可有"印戒征"。

2. 肺结核　肺结核患者也可以出现咯血症状，通常还会有乏力、低热、盗汗、食欲缺乏等结核中毒症状，诊断主要依靠痰抗酸染色阳性或者活检组织病理发现结核分枝杆菌，其次通过肺部影像学检查、结核菌素纯蛋白衍生物试验、结核 T 细胞试验、ESR 等综合分析。青年男性患者，咯血起病，虽无明显结核中毒症状，但仍需鉴别肺结核。

3. 支气管动静脉瘘　是一种少见的肺血管疾病，大多数为先天性，动静脉瘘破裂可以导致咯血，可以表现为支气管内血管性病灶。行 EBUS 可发现病灶内存在异常的血管，行支气管动脉造影可以明确诊断。

4. 自身免疫性疾病　自身免疫性疾病如 ANCA 相关性血管炎、系统性红斑狼疮、Goodpasture 综合征等累及肺部时可以导致咯血，一般累及多个系统，因此其临床表现除咯血外，还会有累及其他系统的临床表现，通过完善相关的特异性抗体检查可以鉴别。

【治疗】

本例患者以"咯血查因"收住我科，入院时咯血量不大，为暗红色血块，生命体征平稳，遂以矛头蝮蛇血凝酶药物进行内科止血治疗，同时积极寻找病因。电子支气管镜检查时，见左舌叶活动性出血（新鲜血液间歇性自远端涌入管腔），立即予以患侧卧位，并进行镜下＋肌内注射＋静脉止血治疗［镜下分次喷洒巴曲亭 6 IU、去甲肾上腺素（1∶10 000）5 ml、冰生理盐水 50 ml，肌内注射垂体后叶素 6 U，静脉推注巴曲亭 2 IU，生理盐水 500 ml ＋垂体后叶素 18 U 缓慢静滴］。经支气管动脉造影明确病因、出血部位后，立即予以支气管动脉栓塞术，以 500 μm 的 PVA 混合适量对比剂进行栓塞。

【诊治思路】[1]

Dieulafoy 病，又称恒径动脉畸形，是由于胃肠、胆道或支气管壁血管畸形，供血动脉进入黏膜下后，没有逐渐变细形成毛细血管，而是一直保持管径不变，凸出于管腔内，在外界因素作用下破裂或自发性破裂可致急性腔道大出血。

支气管 Dieulafoy 病以支气管黏膜下扩张或急性的动脉破裂出血为病理特征，其病因及发病机制不明，可能与支气管动脉或肺动脉发育异常、气道慢性炎症或损伤、长期吸烟等有关，好发于右侧支气管。常见临床表现为反复咯血，部分患者可无咯血表现，而以咳嗽、咳痰、胸痛、发热等为临床表现。胸部 CT 可表现为肺内渗出或实变的肺内出血特征，少数患者可发现支气管腔内结节。支气管镜检查可发现局部黏膜隆起或小结节样突起，光滑凸起多见，个别有轻微搏动，有时突起表面覆盖黄白色渗出物形成"小白帽"样表现，易被误认为肿瘤结节，也可以表现为桑葚样结节、蓝紫色蚯蚓状突起、息肉样改变、新生物样改变。EBUS 可显示黏膜下的病灶内有液性无回声区，多普勒模式可显示有血流。支气管动脉 CTA 可见异常迂曲扩张的支气管动脉，有时可发现支气管腔内明显强化的结节。

支气管 Dieulafoy 病的确诊依靠支气管动脉造影或病理检查。支气管动脉造影可见病变部位血供丰富，支气管动脉迂曲扩张。术后病理或尸解病理可见迂曲、扩张、畸形的支气管动脉位于支气管黏膜下，形成被覆支气管黏膜的小结节，突出于支气管腔，直径和突出高度仅数毫米。

支气管 Dieulafoy 病需要与其他常见引起咯血的疾病相鉴别，包括支气管扩张症、肺结核、肺癌、肺部真菌感染、自身免疫性疾病等，其次需要与其他血管畸形疾病相鉴别，包括支气管动静脉瘘、支气管动脉瘤等。

支气管 Dieulafoy 病治疗的方法包括内科保守药物治疗、支气管动脉栓塞术、肺叶切除术。目前多首选支气管动脉栓塞术，栓塞失败或栓塞后再次咯血可以考虑病变肺叶切除的手术治疗。

【治疗经验】

本例患者以咯血起病，支气管镜下表现为有搏动感的多处黏膜局限隆起，通过支气管动脉造影明确为支气管 Dieulafoy 病，行支气管动脉栓塞术后好转出院。

支气管 Dieulafoy 病是一种血管性疾病，活检会出现难以控制的大出血，甚至导致患者死亡，Xin Qian 等[2] 的研究显示 19 例进行支气管镜活检的支气管 Dieulafoy 病患者中，17 例出现出血，6 例死亡，因此呼吸内科医生需要提高对支气管 Dieulafoy 病的认识。对于不明原因大咯血和（或）支气管镜下见表面光滑的黏膜隆起或结节样突起等类似支气管 Dieulafoy 病时，应慎重活检。有条件的医院可先行 EBUS 检查，EBUS 显示液性无回声暗区的血管声像时应考虑支气管 Dieulafoy 病的可能。也可以在活检前行支气管动脉 CTA 或支气管造影检查排除支气管 Dieulafoy 病的可能。

（朱芷若　肖奎）

参考文献

[1] 刘丽琼，李艳丽，刘艳红，等. 支气管 Dieulafoy 病的诊治进展. 中华结核和呼吸杂志，2016，39（2）：127-130.
[2] Xin Qian, Qiong Du, Na Wei, et al. Bronchial Dieulafoy's disease: a retrospective analysis of 73 cases. BMC Pulm Med, 2019, 19（1）：104.

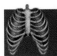

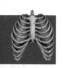

附录 支气管内超声的发展

一、支气管内超声（EBUS）

（一）EBUS 的发展历史

1956 年，无内镜视野的机械旋转探头腔内超声首次应用于直肠诊断前列腺疾病，其后被用于经阴道检查。1976 年，Franzin[1] 首先将 M 型超声探头置于食管腔内进行心脏检查。1980 年，DiMagno 等将胃镜与超声结合组成电子线阵超声内镜进行动物实验并获得成功[2]。同年，日本 ALOKA 与奥林巴斯公司合作制造了机械环扫式超声内镜[3]。1981 年，町田与东芝公司合作制造了电子线阵超声内镜，在此基础上消化道超声内镜不断得到改进，并广泛应用于消化道、子宫、膀胱、心血管、乳腺的超声检查。随后，全数字超声系统、三维重建功能、多普勒超声、二次谐波成像、弹性超声等技术不断应用于内镜检查，其迅猛发展充分也展示出其在诊断和治疗方面的巨大应用前景。1989 年，研究人员将胃肠道微小放射状扫描探头及心血管超声探头共同应用于气道检查[4-5]，心血管超声探头也可用于探及肿瘤是否侵犯肺动脉[6]。这两项技术的首次联合应用开启了 EBUS 发展的新纪元。

（二）EBUS 的分类

EBUS 根据超声探头分为径向探头支气管内超声（RP-EBUS）和凸式探头支气管内超声（CP-EBUS）两种类型。

RP-EBUS 于 1992 年被报道[7]，又称径向式扫描超声、辐射状扫描超声，其通过在气管镜内置入细径超声探头获得气管、支气管外的周围组织结构的超声断层扫描图像。按照是否加用水囊及功能分为外周型及中央型超声探头：外周型超声探头主要用于观察肺外周病变，中央型超声探头可通过观察气道周围结构用于早期中央型癌症分期、判断肿瘤浸润、气道重构

情况、识别气管软骨破坏等。尽管这种超声技术提高了疾病的诊断率，但不具备实时性，故对于经支气管肺活检术（TBLB）、经支气管针吸活检术（TBNA）来说，即使用超声探头确定了病灶或淋巴结穿刺位置，仍不能有效提高活检的阳性率[8]。

CP-EBUS 又称扇形超声，是一体化搭载电子凸式扫描超声探头的支气管腔内超声。2002 年，奥林巴斯公司和日本千叶大学医学院胸外科安福和弘医生共同研发新一代超声光纤电子支气管镜，即 CP-EBUS，其主要用于纵隔病变和中央气道周围肿物或淋巴结活检，最常用于恶性肿瘤的诊断和肺癌分期[9]。2003 年 Krasnik 等首次将该技术用于纵隔和肺门病变的诊断[10]。2008 年，CP-EBUS 引进中国。

1. 小探头：RP-EBUS

RP-EBUS（图 1 至图 3）的超声探头能通过可弯曲支气管镜的工作通道送入气道和肺外周，通过其探头前端的旋转传感器可对周围组织进行 360° 扫描，其探头扫描的频率为 20～30 MHz，20 MHz 探头扫描的最大穿透深度可达 5 cm。早期 RP-EBUS 为非实时引导下进行 TBLB，其诊断阳性率与病灶大小、病灶是否贴近胸膜、超声图像特征、病灶是否包绕 RP-EBUS 探头有关，提高操作者的技术水平可降低假阴性率。

目前临床可用的超声小探头外径包括 1.4 mm、1.7 mm 和 2.0 mm 三种，与其配套的一次性小探头引导鞘套装外径包括 2.0 mm 和 2.6 mm 两种。RP-EBUS 联合引导鞘引导 TBLB 使 RP-EBUS 具备了类似实时活检的功能。由于声波在遇到空气时会形成反射，在探查较大气道时，一般需在探头上加装充水球囊，以便将探头和气道壁贴紧，避免空气干扰，获得清晰的超声图像。在对肺外周病变进行探查和活检时，可先将探头

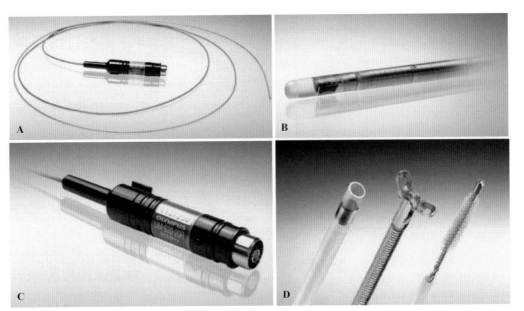

图 1　奥林巴斯 UM-S20-20R 20 MHz RP-EBUS 套装示意图。A. UM-S20-20R 超声小探头全貌。B. UM-S20-20R 小探头连接部。C. UM-S20-20R 超声小探头尖端部（直径 1.7 mm）。D. 配套引导鞘（左）、活检钳（中）、活检刷（右）

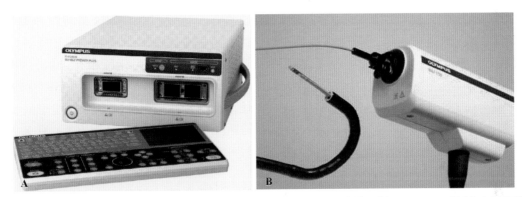

图 2　奥林巴斯 RP-EBUS 设备。A. 奥林巴斯 EU-ME2 型超声主机。B. 奥林巴斯 MAJ-1720 型超声小探头驱动器

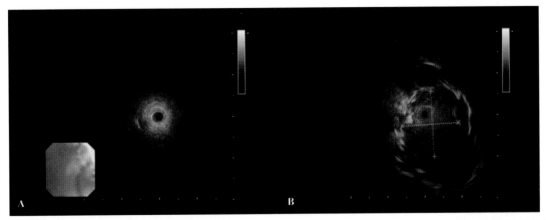

图 3　正常肺组织和恶性肿瘤在 RP-EBUS 中的表现。A. 正常肺组织在 RP-EBUS 上呈雪花状回声。B. 恶性肿瘤在 RP-EBUS 上呈较均匀的低回声区

置入引导鞘，使用超声探头探查并确定病变位置，固定引导鞘的位置后将超声探头抽出，再沿引导鞘将活检器械（专用活检钳、毛刷等）引导至超声确定的病灶部位进行活检或刷检[11-12]。应用引导鞘可以避免重复寻找病灶位置，缩短操作时间，并减少对支气管壁的损伤、减少出血和

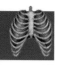

X线暴露[13]。

RP-EBUS最早用于观察中心气道壁结构，在质量良好的超声图像上可清晰显示支气管壁的5～7层组织学结构[7]，其还可用于评价肿瘤对支气管壁的浸润程度、引导纵隔病变透支气管壁活检、诊断肺外周病变并引导活检等[7, 11-12]。RP-EBUS可送至5级以下支气管分支以检测外周型肺部结节，通过RP-EBUS检查可清晰地发现肺外周低回声团块和强回声边界（图3），从而通过EBUS-TBLB精准获取组织标本。据报道，如果超声小探头引导在病灶中央，活检阳性率可以达87%，如果在病灶边缘，活检阳性率为42%[14]，因此超声小探头（径向超声）应该尽量引导到病灶中央做活检。对于早期肺癌活检，超声小探头对于1～2 cm的病灶活检较传统TBLB有更大的优势。超声小探头联合引导鞘及虚拟导航技术具有更方便、阳性率更高等优势[15]。

2. CP-EBUS

CP-EBUS（图4）是在可弯曲支气管镜前端安装了一枚凸式超声探头，频率为5～12 MHz，可做与支气管镜走行方向60°～75°的超声扫描，单个扫描平面上可观察到35°的扇形区域，其轴向分辨率较差，组织穿透度为5 cm。目前CP-EBUS尚不能清晰确认气道壁分层，但其优点在于可以在超声实时引导下对气道管腔外邻近病灶进行穿刺活检（可使用专用21 G或22 G穿刺针实施EBUS-TBNA），并可在多普勒模式下观察病灶的血供和周围血流情况，在弹性成像模式下评估组织相对硬度，图像固定后可测量病灶的二维径线，同时获得支气管镜影像，主要用于协助诊断气管/主支气管旁肿块性质、肺门/纵隔淋巴结肿大和肺血管病变[9]。

基于生物组织的弹性（或硬度）与病灶的生物学特性紧密相关的原理，超声弹性成像技术（图5）应运而生，其利用生物组织的弹性或硬度在外力（超声波）的作用下发生不同程度的改变，计算出组织的形变程度，并对其进行彩色编码成像，以提供肿块的弹性特征及其参数[16]。不同的组织有不同的弹性值，同一组织在生理状态和病理状态下弹性值也存在差异[17]。弹性成像技术可以通过对组织硬度的评估来区分病变的良恶性，以协助判断纵隔、肺门淋巴结发生转移的可能性并实时指导穿刺，特别是对于伴有坏死的淋巴结可指导穿刺非坏死组织[18]。当存在多个淋巴结肿大时，可通过超声弹性成像技术初步评估淋巴结良恶性，重点穿刺可能为恶性的淋巴结，从而提高诊断阳性率[19-20]。

二、支气管内超声小探头引导下经支气管肺活检术

支气管内超声小探头引导下经支气管肺活检术（EBUS-GS-TBLB）主要用于肺外周结节（PPL）的诊断。引导鞘（GS）的出现提高了经支气管活检（TBB）的诊断率，其类似于延长的可弯曲支气管镜，可作为活检工具管道，辅助活检工具抵达肺外周结节附近[21-23]（图6至图8）。

影响EBUS-GS-TBLB准确性的因素包括病灶直径、位置、EBUS-GS是否位于病变内部，以及是否有X线实时透视。直径越大则准确性越高；位于左肺上叶舌段和右肺中叶的病灶诊断准确性高，而位于左肺上叶尖段和右肺上叶的病灶诊断准确性偏低；EBUS-GS位于病变内部者诊断准确性高于位于病灶周边者；有X线实时透视时诊断准确性高[23-25]。

三、超声穿刺针

超声穿刺对设备的要求非常高，尤其是对超声穿刺针（图9）。穿刺坚硬组织时，穿刺针和内镜的稳定连接非常重要。

针尖可视性的影响因素包括内镜及超声探头/传感器型号、超声设备的设置和调试、操作医生的经验及熟练程度、内镜子及套头的位置、探头距离目标位置的距离（如1 cm或4 cm）、内镜角度（如弯曲角度过大时针会弯曲、针的香蕉效应等）、穿刺目标的类型和硬度、患者个体特点（如身形等）、穿刺针的类型及长度等。

使用超声穿刺针的注意事项（图10）：①确保鞘管的调节按钮完全且安全地置于"0"刻度，确认鞘管长度调节旋锁已锁牢，鞘管长度无法随意调节。每次插入或再次插入内镜工作钳道时，都必须重复此步骤。②确保镍钛针芯完成插入针管中，确认穿刺针调节旋锁已锁牢，出针长

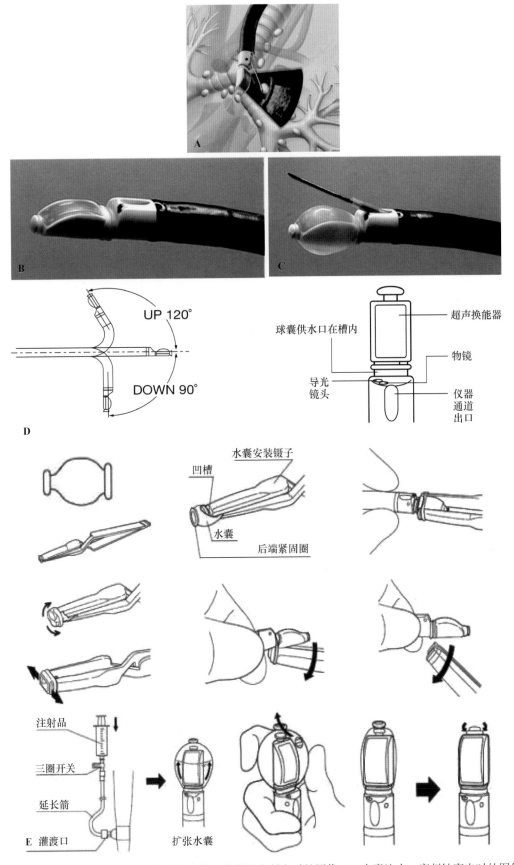

图 4　CP-EBUS 探头。A. 示意图。B. 水囊未注水、穿刺针未刺出时的图像。C. 水囊注水、穿刺针穿出时的图像。D. 支气管腔内超声前后弯曲角度及尖端部示意图。E. 水囊的安装步骤

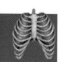
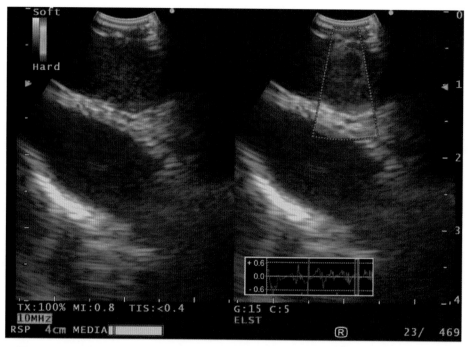

图 5 EBUS 弹性成像图像上显示淋巴结主要呈蓝色，提示其为恶性，与术后病理一致

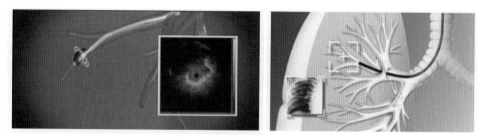

图 6 EBUS-GS-TBLB 示意图

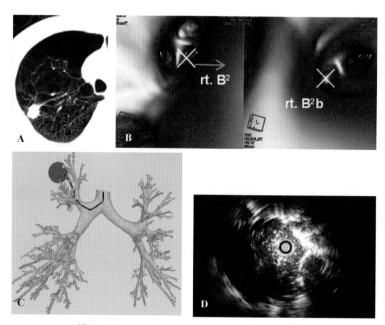

图 7 EBUS-GS-TBLB 操作流程图。**A.** CT 检查。**B.** 虚拟气管镜。**C.** 指导路径。**D.** 定位病灶

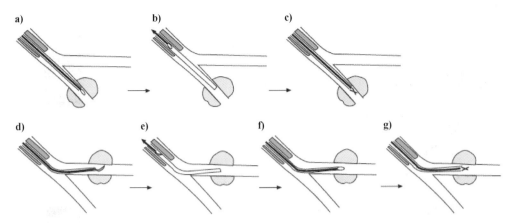

图 8　EBUS-GS-TBLB 示意图。a） EBUS-GS 探针通过支气管镜工作通道行至肺外周病灶处。**b）** 经过 EBUS 超声图像确认后，超声探头撤出支气管镜工作孔道。**c）** 活检钳或支气管刷通过 GS 进行活检。**d）** 若 EBUS 未能确认病灶位置，则将刮匙插入 GS 并选择适当的支气管刮取细胞组织。**e）** 撤出刮匙。**f）** 超声探头再次插入 GS 确认病灶位置。**g）** 确认病灶位置后，活检钳或支气管刷取活检

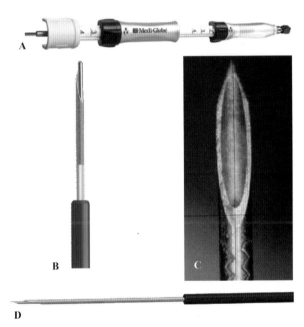

图 9　超声穿刺针。A. 专利旋锁技术。旋转 1/4 圈即可锁定或解锁针和鞘管活塞。无论从何角度旋转，解锁和锁定机制永远在适合旋转的位置，操作方便。**B. Medi-Globe** 圆形针芯。可有效保护患者和工作钳道，Medi-Globe 针芯为镍钛合金材质，柔韧度高。当手术过程中针芯反复抽插、存储及重新插入时可提供扭结阻力。**C. Medi-Globe。**为镍钛合金针，使用喷砂的方法减少针在使用时的阻力，因此在穿刺软 / 硬的组织时阻力更小，防创伤尖端可以减少出血。15° 针尖开口面积更大可以在穿刺时获得更多的组织。**D. Medi-Globe** 鞘管为深蓝色，在光学影像学可视度很高

度无法随意调节。③ EBUS 的针鞘慢慢插入工作钳道，使内镜的位置与鲁尔锁及适配器在一条直线上并锁定。④每次穿刺前必须根据工作钳道的长度调节鞘管长度，直至在镜下能看到鞘管。通过旋锁安全地固定鞘管长度。⑤松开针调节器上的旋锁，此时针芯弯曲完成固定在针上，慢慢将穿刺针放入工作钳道直至针芯在镜下可以被观察

到，然后再出针。⑥穿刺目标组织。松开针芯回撤不宜超过 5 mm，慢慢将针刺入目标组织，同时在超声下观察和控制穿刺针。如果感到很大阻力，不应用力过猛，以免伤到患者、内镜和（或）备件。⑦再次穿刺。需要对病变组织再次穿刺时，须确保针芯已经锁定，针在针鞘内且已经锁定。

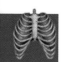
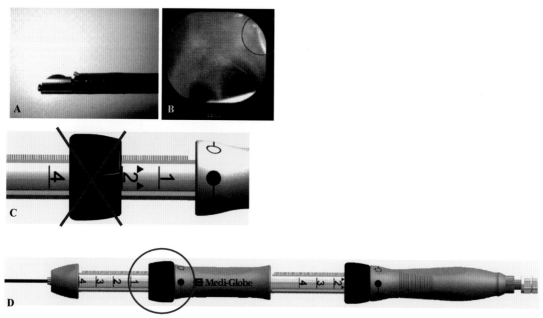

图 10　使用超声穿刺针的注意事项。A 和 B. 根据内镜工作钳道的长度，在穿刺针下方的调节器下调节鞘管长度。最佳控制长度为可见 ≤ 0.5 cm，直至在光学影像下看到鞘管头端。**C 和 D.** 穿刺针调节器上的旋锁使用（详见正文）

（肖　奎　张　骅　张自艳）

参考文献

［1］Franzin L，Talano JV，Stephanides L，et al. Esophageal echocardiography. Circulation，1976，54（1）：102-108.

［2］DiMagno EP，Buxton JL，Regan PT，et al. Ultrasonic endoscope. Lancet，1980，1（8169）：629-631.

［3］Strohm ED，Phillip J，Hagenmuller F，et al. Ultrasonic tomography by means by means of an ultrasonic fiberendoscope. Endoscopy，1980，12（5）：241-247.

［4］Becker HD. EBUS：A new dimension in bronchoscopy. Of sounds and images—a paradigm of innovation. Respiration，2006，73（5）：583-586.

［5］Koga T，Ogata K，Hayashida R，et al. Usefulness of transluminal ultrasonography in the evaluation of bronchial stenosis secondary to tuberculosis. J Jpn Soc，1994，16：477-482.

［6］Frank N，Holzapfel P，Wenk A. Neue Endoschall Minisonde in der täglichen Praxis. Endosk Heute，1994，3：238-244.

［7］Hürter T，Hanrath P. Endobronchial sonography：feasibility and preliminary results. Thorax，1992，47（7）：565-567.

［8］韩宝惠，孙加源.超声支气管镜技术.北京：人民卫生出版社，2012.

［9］Nakajima T，Yasufuku K，Yoshino I. Current status and perspective of EBUS-TBNA. Gen Thorac Cardiovasc Surg，2013，61（7）：390-396.

［10］Krasnik M，Vilmann P，Larsen SS，et al. Preliminary experience with a new method of endoscopic transbronehial real time ultrasound guided biopsy for diagnosis of mediastinal and hilar lesions. Thorax，2003，58（12）：1083-1086.

［11］Li J，Chen PP，Huang Y，et al. Radial probe endobronchial ultrasound scanning assessing invasive depth of central lesions in tracheobronchial wall. Chin Med J（Engl），2012，125（17）：3008-3014.

［12］Ali MS，Trick W，Mba BI，et al. Radial endobronchial ultrasound for the diagnosis of peripheral pulmonary lesions：A systematic review and meta-analysis. Respirology，2017，22（3）：443-453.

［13］Sampsonas F，Kakoullis L，Lykouras D，et al. EBUS：Faster，cheaper and most effective in lung cancer staging. Int J Clin Pract，2018，72（2）：2-10.

［14］Tamiya M，Okamoto N，Sasada S，et al. Diagnostic yield of combined bronchoscopy and endobronchial ultrasonography，under lung point guidance for small peripheral pulmonary lesions. Respirology，2013，18（5）：834-839.

［15］Takeuchi N，Sasaki Y，Naito Y，et al. Combination of virtual bronchoscopic navigation，endobronchial ultrasound，and rapid on-site evaluation for diagnosing small peripheral pulmonary lesions：a prospective phase II study. J Thorac Dis，2017，9（7）：1930-1936.

［16］Krouskop TA，Wheeler TM，Kallel F，et al. Elastic moduli of breast and prostate tissues under compression. Ultrason Imaging，1998，20（4）：260-274.

［17］Okasha HH，Mansour M，Attia KA，et al. Role of high resolution ultrasound/endosonography and elastography in predicting lymph node malignancy. Endosc Ultrasound，2014，3（1）：58-62.

［18］Jiang JH，Turner JF Jr，Huang JA. Endobronchial ultrasound elastography：a new method in endobronchial ultrasound-guided transbronchial needle aspiration. J Thorac Dis，2015，7（Suppl 4）：S272-S278.

［19］Huang H，Huang Z，Wang Q，et al. Effectiveness of the benign and malignant diagnosis of mediastinal and hilar lymph nodes by endobronchial ultrasound elastography. J Cancer，2017，8（10）：1843-1848.

［20］Sun J，Zheng X，Mao X，et al. Endobronchial ultrasound elastography for evaluation of intrathoracic lymph nodes：A pilot study. Respiration，2017，93（5）：327-338.

［21］Chen A，Chenna P，Loiselle A，et al. Radial probe endobronchial ultrasound for peripheral pulmonary lesions. A 5-year institutional experience. Ann Am Thorac Soc，2014，11（4）：578-582.

［22］Ishida M，Suzuki M，Furumoto A，et al. Transbronchial biopsy using endobronchial ultrasonography with a guide sheath increased the diagnostic yield of peripheral pulmonary lesions. Intern Med，2012，51（2）：455-460.

［23］Kurimoto N，Miyazawa T，Okimasa S，et al. Endobronchial ultrasonography using a guide sheath increases the ability to diagnose peripheral pulmonary lesions endoscopically. Chest，2004，126（3）：959-965.

［24］Kikuchi E，Yamazaki K，Sukoh N，et al. Endobronchial ultrasonography with guide-sheath for peripheral pulmonary lesions. Eur Respir J，2004，24（4）：533-537.

［25］Yoshikawa M，Sukoh N，Yamazaki K，et al. Diagnostic value of endobronchial uhrasonography with a guide sheath for peripheral pulmonary lesions without X-ray fluoroscopy. Chest，2007，131（6）：1788-1793.

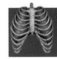

附录 支气管内超声的发展

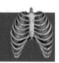

后　记

本书业已完稿，历时近 1 年，收集病例 100 余例，约翰·霍普金斯医院王国本教授主审并与上海同济大学附属东方医院李强教授共同作序（序言一）、温州医科大学附属第一医院陈成水教授作序（序言二），将由北京大学医学出版社出版。行文至此，已然临近尾声，所思所感依在，似时时萦绕在耳旁不能自已，是为之记，意以此谢志同道合诸君的共同努力，并致敬于出版社老师，感其为成书所做的辛勤劳动。

求学于珞珈山下十余载，行医 20 余年。"大医精诚"之音犹在耳。历经重重困难，始终坚持如一，在有限的条件下做力所能及的事，秉承国际标准，追求卓越医疗，寄学以致用。

幸遇诸多良师益友，承蒙美国约翰·霍普金斯医院王国本教授、中华医学会呼吸分会前任主任委员、深圳市呼吸疾病研究所所长陈荣昌教授、空军军医大学呼吸疾病研究所所长金发光教授、上海同济大学附属东方医院李强教授和刘庆华教授、北京朝阳医院施焕中教授、温州医科大学附属第一医院陈成水教授、解放军总医院第二医学中心徐国纲教授和杜英臻博士、福建中医药大学附属厦门第三医院卢晔教授等诸位老师的支持鼓励，乃终成今事，幸甚至哉。

医院领导、各科主任、诸位同仁，皆对本书贡献良多，友情至此，夫复何求。为吾铭记，及此一并谢过。

树欲静而风不止，子欲养而亲不待。每每想起严父教诲，不敢忘怀。北漂数载，远隔千里，聚少离多，终不忘恩情。经年远去，记忆被光阴的流水洗涤。感谢缘分，见与不见，亲情和友情始终是心底里那最温暖的想念。

是为记，与诸君以自勉。

张　骅
2020 年 12 月